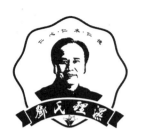

邓氏理湿文库之二

中医理湿名方

邓家刚 主编

化学工业出版社

·北京·

内容简介

该书收集整理了清代及其以前历代的理湿类名方80首，其中，张仲景的经典理湿名方34首，其他理湿名方46首。每一名方包括传统应用、现代研究、类方鉴析、原文与方论四部分。传统应用包括药物组成、功效主治、服用方法、加减化裁；现代研究包括临床应用、实验研究；类方鉴析部分列出多个典型类似方的组成、功用、主治、鉴别；原文与方论包括名方所出经典文献的原文和历代名家针对该方的论述。本书中的理湿名方，均为经历史检验证明为确有疗效的传统方剂，对当代中医药"传承精华，守正创新"极具参考价值。可供中医临床医生、中药研发科技人员、各类健康管理者、研究生及中医爱好者参考阅读。

图书在版编目（CIP）数据

中医理湿名方/邓家刚主编. —北京：化学工业出版社，2024.2

ISBN 978-7-122-44388-5

Ⅰ.①中… Ⅱ.①邓… Ⅲ.①祛湿（中医）-验方-汇编 Ⅳ.①R289.51

中国国家版本馆CIP数据核字（2023）第211815号

责任编辑：赵兰江　　　　　　　　文字编辑：赵爱萍
责任校对：宋　玮　　　　　　　　装帧设计：张　辉

出版发行：化学工业出版社
　　　　　（北京市东城区青年湖南街13号　邮政编码100011）
印　　装：大厂聚鑫印刷有限责任公司
710mm×1000mm　1/16　印张26¹/₂　字数505千字
2024年3月北京第1版第1次印刷

购书咨询：010-64518888　　　　　售后服务：010-64518899
网　　址：http://www.cip.com.cn
凡购买本书，如有缺损质量问题，本社销售中心负责调换。

定　　价：128.00元

前　言

中医认为：风、寒、暑、湿、燥、火，常之时，谓"六气"；变之秋，则为"六淫"。除暑之邪外，其余五淫皆有内外之分，如湿之伤人，有久居湿地，或饮露淋雨，湿邪外袭；有饮食不洁，或过食肥甘，或起居不慎，思虑过劳，致脏腑功能失调，水津失于敷布、运化、蒸腾而致水湿内停，阻滞气机，变生百病。又，湿为阴邪，其性黏腻，缠绵难愈，其性喜交结，常夹风裹寒，狼狈为奸；或郁久而成湿热，或遏阳而成寒湿；其症又变化多端，湿蒙清窍，则头目昏沉；湿阻中焦，则脘腹痞闷；湿蕴肺家，则为痰嗽；流注关节，则经脉不通而见痹痛；流注下焦，则净府不洁而见淋涩，凡此种种，举不胜举，故自汉·张仲景创立治湿三法，开湿病辨证施治之先河以降，历代名家论湿治湿，各有发挥，留下不可计数之名方与方论，为当今中医之传承创新、泽惠大众提供了取之不尽之宝库。本书是"邓氏理湿学派"创始人邓家刚教授率其团队部分师生，经年挖掘张仲景及历代治湿名方精粹之作。

中医治湿之法，有化湿、利湿、渗湿、燥湿、祛湿之分，本书统称之为"理湿"。理者，调理、治理之意也。理湿，即调治湿邪所致之体质与病症。中医之湿，又与痰、饮、水同质而异形，在病理上，后三者总以湿为基础，可以说，无湿则痰浊无以聚生；无湿则水饮无所停留为患。因此，治痰先治湿，治湿可使饮去水消，故理湿名方，不仅收有化湿燥湿之剂，同时也收有化痰、豁痰之剂，也有利尿行水之剂。唯有如此，方可体现理湿之法实为诸法融通之法。

自2016年始，我们正式提出构建"邓氏理湿学派"以来，"百病多因湿为害，调治务当常理湿，理湿勿忘通瘀滞"的核心理论认识，及临床治疗湿病当"首分三焦，次归五脏，再论虚实寒热"，遣方用药，既尊崇仲景经方，又活用历代名方；既擅用道地中药，更喜用芳香桂药（南药），使之逐渐形成具有鲜明特色的学术流派。为更好指导同仁对湿病的深入研修，特从古代中医文献中精心筛选，撷取其中经历千百年反复验证且迄今仍为临床常用的理湿有效方剂，辑成《中医理湿名方》奉献给读者。本书不仅对各理湿名方的"前世"（传统应用、类方鉴析）详加介绍，且对其"今生"（现代研究）也作了尽可能详尽的论述，以期为阅读者提供更多实用且前沿的"干货"。

本书共收入理湿名方80首，包含张仲景的经典理湿名方34首。各名方下设传统应用、现代研究、类方鉴析、原文与方论等。传统应用包括药物组成、功效主治、服用方法、加减化裁等内容，药物组成中各组成中药剂量单位采用了现代标准剂量单位；现代研究则包括临床应用和实验研究两部分，临床应用主要选取临床研究资料较完整，可信度较高的文献作概要介绍，实验研究主要选取相关的药理作用和机制等实验研究文献作概要介绍，以帮助读者从现代科学的角度加深对中医传统名方的认识；类方鉴析部分选取与该名方药物组成和功效主治相似的若干方剂，重点分析其药物组成特点及功效主治异同的差异性，以指导读者在临床中更精准地处方用药，所选方剂均采用原方出处文献中的剂量单位；原文与方论包括该名方出处原文和历代名家针对该名方的论述；各方正文后列出了参考文献，主要选取与该名方相关的研究文献，以备读者需要时可以检索原文，从而拓展本书的文献参考价值。

中医药是中华优秀文明的瑰宝，在千百年来的传承中不断发扬光大。在新的时代背景下，中医药人更须"传承精华，守正创新"，才能不负韶华。期待本书能使读者开卷有益，既能在温习中夯实经典名方的基础，又能得到临床应用和研究方法与思路的启迪，果真如此，则我愿足矣！

邓家刚

2023年7月8日于三仁堂

目录

上篇 经典理湿名方

下篇　历代理湿名方

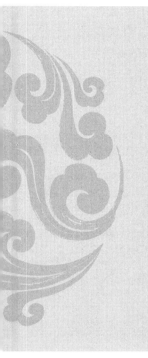

上　篇

经典理湿名方

白术散（《金匮要略》）

白术散，原出《金匮要略·妇人妊娠病脉证并治第二十》[1]，为中医著名的祛湿剂，多用于治疗脾虚寒湿，胎动不安证，症见心腹时痛、呕吐清涎、不欲饮食或胎动不安等。现代临床常用于治疗习惯性流产、先兆流产、慢性胃炎、胃及十二指肠溃疡等属脾虚寒湿者。因其性温，故妊娠脾胃虚热或实热者慎用。

一、传统应用

【**药物组成**】白术16g，川芎16g，蜀椒12g，牡蛎8g。[2]

【**功效主治**】健脾温中安胎。用于治疗脾虚寒湿，胎动不安，心腹时痛，呕吐清涎，不欲饮食等。[3]

【**服用方法**】杵为散，酒服1.5g，日三服，夜一服。[2]

【**加减化裁**】胆苦痛，加芍药；心下毒痛，倍加川芎；心烦吐痛，不能食饮，加细辛一两，半夏大者二十枚。服之后，更以醋浆水服之。若呕，以醋浆水服之；复不解者，小麦汁服之；已后渴者，大麦粥服之；病虽愈，服之勿置。[2]

二、现代研究

（一）临床应用

1.胎动不安

杜雨茂认为孕妇若因素体中虚有寒，或妊娠期恣食冷物伤脾，致寒湿内生，扰胎不安，出现脘腹疼胀，呕恶吐涎，舌苔白腻者，用本方和血温中，健脾祛湿。[4]

2.羊水过多等

赵凌云喜用本方治疗肥胖型妇人妊娠时羊水过多，或有习惯性流产，症见胎动不安，腹痛，呕吐，心烦者。[5]

3.流产

矢数道明治疗一27岁女性，已妊娠3次，但均在6～7个月时发生流产，此次妊娠已3～4月，诊后给予白术散，服后顺利产一女婴，因方中有蜀椒，故用散药酒兑服以减量为宜。[6]

（二）实验研究

先兆流产：张小花运用白术散对先兆流产模型大鼠血清孕酮、β-hCG水平的影响，发现仅白术散低剂量组血清β-hCG水平低，白术散各组间对比，白术散低剂量组血清孕酮、β-hCG均低于白术散中剂量组、白术散高剂量组，说明白术散能提高米非司酮造模的先兆流产Wistar大鼠的血清孕酮、β-hCG水平，可维持妊娠继续，有保胎的作用。[7]

三、类方鉴析

当归散（《金匮要略·妇人妊娠病脉证并治》）

（1）组成：当归、黄芩、芍药、川芎各一斤，白术半斤。[2]

（2）功用：养血健脾，清化湿热，理气安胎。[3]

（3）主治：妇人妊娠病，血虚湿热证，可见胎动不安，或胎位不正，并伴纳差，胃脘不适，或胁腹胀满，舌淡胖苔腻稍黄。治用当归散养血健脾，清化湿热，祛病安胎。[8]

（4）鉴析：当归散和白术散，均为安胎之方，但主要目的皆在于祛病，病去则胎自安。但前者为血虚而湿热不化；后者为脾虚而寒湿逗留。前者多体瘦有火，侧重在肝；后者多肥白有寒，侧重在脾。所以在临床上应根据孕妇的体质情况和症状表现，来决定治则，选择方药。[3]

附：原文与方论

【原文】

妊娠养胎，白术散主之。

白术四分，川芎、蜀椒各三分（去汗），牡蛎二分。

上四味，杵为散，酒服一钱匕，日三服，夜一服。但苦痛，加芍药；心下毒痛，倍加川芎；心烦吐痛，不能食饮，加细辛一两，半夏大者二十枚。服之后，更以醋浆水服之。若呕，以醋浆水服之；复不解者，小麦汁服之；已后渴者，大麦粥服之；病虽愈，服之勿置。

【方论】

1.张建荣

当归芍药散调理肝脾，和血利湿；当归散调补肝血，祛除湿热；白术散温中健脾，祛散寒湿。从药物组成看，知仲景治疗妊娠病，重视调理肝脾两脏，肝脾功能协调，则气血调畅充裕，寒、湿、热亦不会滋生，胎得足够营养，则能正常发育。白术散亦为妊娠补钙良方。[8]

2.尤在泾

"妊娠伤胎，有因湿热者，亦有因湿寒者，随人脏气之阴阳而各异也。当归散正治湿热之剂；白术散白术、牡蛎燥湿，川芎温血，蜀椒去寒，则正治寒湿之剂也。仲景并列于此，其所以诏示后人者深矣。"[9]

3.大塚敬节

浅田宗伯在《杂病论识》：此为妇人色白、水性浮胖而有寒时的药方。妊娠中对胎儿造成损伤，有热所致，有寒所致。所以仲景设置前面的当归散与本条的白术散，对于由热所致者用当归散，而对因寒所致者，给予白术散，二方便区别开来。[10]

4.李今庸

由于妇人的体质不同，妊娠后每有寒化热化之变：前条是为血虚湿热不化之证出其方治，本条则属脾虚寒湿逗留，并出其治法。寒湿中阻，每见心腹时痛，有气撑逆，泛吐清涎，下白带，甚至胎动不安等证。本方以白术健脾燥湿，川芎和肝舒气，蜀椒温中散寒，牡蛎除湿利水；同时白术与川芎配合，有安胎养胎作用，蜀椒与牡蛎同用，又可以降逆固胎，故有健脾温中、除寒湿、安胎之功。[11]

参考文献

[1] 曹洪欣，武国忠.仲景全书精解[M].北京：线装书局，2016.

[2] 林盛进.经方直解.2版.北京：中国中医药出版社，2016.

[3] 刘献琳.金匮要略语释.济南：山东科学技术出版社，2017.

[4] 杜雨茂，张联惠.金匮要略阐释.西安：陕西科学技术出版社，1987.

[5] 赵凌云.简明金匮要略校释及临床应用.北京：中国科学技术出版社，1990.

[6] 矢数道明，矢数圭堂.汉方辨证治疗学[M].北京：科学技术文献出版社重庆分社，1983.

[7] 张小花，申剑，刘培霞.《金匮要略》之白术散对先兆流产模型大鼠血清孕酮、β-hCG水平的影响[J].中医研究，2014，27（08）：72-74.

[8] 张建荣.经方观止.北京：中国中医药出版社，2016.

[9] 尤在泾.金匮要略心典[M].北京：中国医药科技出版社，2014：232.

[10] 大塚敬节.金匮要略研究.北京：中国中医药出版社，2016：307.

[11] 李今庸.李今庸金匮要略释义.北京：中国中医药出版社，2015：264.

白头翁汤（《伤寒论》）

白头翁汤，原出《伤寒论·辨厥阴病脉证并治》[1]，为中医著名清热利湿剂，多用于治疗热毒痢疾，症见腹痛、里急后重、肛门灼热、下痢脓血等。现代临床常用于治疗细菌性痢疾、阿米巴痢疾、溃疡性结肠炎、结膜炎、附件炎等属湿热邪内盛者。因本方性苦寒，故脾胃虚弱者忌用。

一、传统应用

【药物组成】白头翁9g，黄连、黄柏、秦皮各12g。

【功效主治】清热解毒，凉血止痢。用于治疗热毒痢疾证，症见腹痛，里急后重，肛门灼热，下痢脓血，赤多白少，渴欲饮水，舌红苔黄，脉弦数。[2]

【服用方法】水煎服[2]。

【加减化裁】若外有表邪，恶寒发热者，加葛根、连翘、金银花以透表解热；里急后重较甚者，加木香、槟榔、枳壳以调气；脓血多者，加赤芍、牡丹皮、地榆以凉血和血；夹有食滞者，加焦山楂、枳实以消食导滞；用于阿米巴痢疾，配合吞服鸦胆子（桂圆肉包裹），疗效更佳。[2]

二、现代研究

（一）临床应用

1.细菌性痢疾

周一平运用加味白头翁汤辨证治疗细菌性痢疾52例，基本方剂组成：白头翁15g，秦皮15g，黄连15g，黄芩12g，金银花15g，木香12g，厚朴12g，陈皮12g，当归10g，赤芍12g，地榆12g。水煎服，每日一剂，水煎分3次服，儿童剂量酌减，经过1周治疗，治愈43例，好转9例，无无效者。[3]

2.阿米巴痢疾

杨玉润运用白头翁汤治疗阿米巴痢疾25例，基本方剂组成：白头翁15g，黄柏10g，黄连6g，秦皮15g，苦参10g，地榆15g。水煎服，日两服，每天一剂，连服5～10剂为一疗程，病情较顽固者可间隔数天后再服一疗程，经治25例，全部有效，其中痊愈22例，好转3例。[4]

3.溃疡性结肠炎

汪远平运用白头翁汤治疗溃疡性结肠炎48例，基本方剂组成：白头翁25g，黄柏15g，黄连6g，秦皮15g，白花蛇舌草15g，五倍子10g，乌梅15g，茯苓15g。每日1剂，日服3次，7天为1个疗程，间隔2天进行下1个疗程，共3个疗程。本组48例，治愈18例，好转27例，无效3例，治愈率37.5%，总有效率93.8%。[5]

4.结膜炎

王新昌运用白头翁汤治疗传染性结膜炎87例，基本方剂组成：白头翁15g，黄连7g，黄柏10g，秦皮10g，木贼10g。每日1剂，分3次煎服，儿童减半，87例全部愈于1～3剂，其中1剂愈者26例，2剂愈者41例，3剂愈者20例。[6]

5.附件炎

杨云霞运用白头翁汤为基础方加减治疗急性盆腔炎107例，基本方剂组成：白头翁30g、黄连10g、黄柏12g、秦皮15g，每日1剂，10天为1疗程，治疗1疗程痊愈者67例，2疗程痊愈者40例。[7]

（二）实验研究

1.抑菌作用

王孝先研究白头翁汤对肠道菌株抑菌作用的实验，发现白头翁汤对伤寒杆菌、福氏痢疾杆菌、宋内氏痢疾杆菌有低敏感度抑菌作用，对甲、乙型副伤寒杆菌、鼠伤寒杆菌、大肠杆菌无抑菌作用。[8]

2.抗炎及修复溃疡的作用

宋崇顺等研究显示，白头翁汤与清热解毒药相配伍，能使大肠杆菌内毒素、血浆内毒素减少，血液黏度增加，凝血酶原时间缩短，血细胞比容增高，5-HT减少，纤溶活性减弱。[9]

三、类方鉴析

1.白头翁加甘草阿胶汤（《金匮要略·妇人产后病脉证并治》）

（1）组成：白头翁、甘草、阿胶各二两，秦皮、黄连、黄柏各三两。

（2）功用：清热解毒，凉血止痢，养血和中。

（3）主治：妇人产后血虚热痢，心烦不得眠者。

（4）鉴析：本方原治产后血虚而患热痢者。与白头翁汤相比，两方都有清热解毒、凉血止痢的作用，都可用于热毒痢。所不同者，本方尚能滋养阴血，适用于热毒痢兼有血虚或阴虚者（正虚邪实）；白头翁汤则专于凉血解毒，适于热毒痢正邪俱实者。[10]

2.芍药汤（《素问病机气宜保命集》）

（1）组成：芍药一两，当归、黄芩、黄连各半两，槟榔、木香、甘草各二钱，大黄三钱，官桂一钱半。

（2）功用：清热解毒，调和气血。

（3）主治：湿热痢。腹痛便脓血，赤白相兼，里急后重，肛门灼热，小便短赤，舌苔黄腻。

（4）鉴析：白头翁汤与芍药汤均有清热解毒、凉血止痢之功，用于治疗热痢下重之症。芍药汤证属于湿热痢，肠腑气血瘀滞，故清热解毒与调气和血并进，为气血并治，兼以"通因通用"，寒热共投，以"行血则便脓自愈，调气则后重自除"；白头翁汤证为热毒深陷血分，故清热解毒与凉血止痢并用。两方主要区别在于：白头翁汤是清解中兼以涩止，主治赤痢；芍药汤是通调中兼有清化，主治赤白痢。[11]

附：原文与方论

【原文】

（1）热利下重者，白头翁汤主之。

（2）下利欲饮水者，以有热故也，白头翁汤主之。

白头翁二两，黄连三两，黄柏三两，秦皮三两

上四味，以水七升，煮取二升，去滓，温服一升；不愈，更服一升。

【方论】

1.清·吴谦

此热利下重，乃火郁湿蒸，秽气奔逼广肠，魄门重滞难出。即《内经》所云，暴注下迫者是也。君白头翁寒而苦辛；臣秦皮，寒而苦涩，寒能胜热，苦能燥湿，辛以散火之郁，涩以收下重之剂也；佐黄连清上焦之火，则渴可止；使黄柏泻下焦之热，则利自除也。（《医宗金鉴》）[12]

2.清·程门雪

此热利下重，乃郁热奔逼广肠、魄门重滞难出。初痢用此法以寒治热，久痢则宜用乌梅丸，随所利而从治之，调其气使之平也。白头翁汤所主之热利下重，当自少阴传来，不然则为伏气化热窜入厥阴，其证虽热，而仍非外感大实之热，故白头翁汤可以胜任。乃有病在阳明之时，其病一半入府，一半由经而传于少阳，即由少阳入厥阴而为腑脏之相传。则在厥阴者既可成厥阴热利之下重，而阳明府中稽留之热，更与之相助而为虐，此非但用白头翁汤所能胜任矣。愚遇此等证，恒将白头翁、秦皮加于白虎加人参汤中，则莫不随手奏效也。（《程门雪医案》）[13]

3.巴坤杰

认为本方主治热利下重，见于《伤寒论·辨厥阴病脉证并治》的条文中。历来称为厥阴热利，由于原文证治过于简略，后来医家解释有分歧。柯琴认为"火郁则热利下重，湿热秽气奔迫广肠、魄门重滞而难出。"《伤寒蕴要全书》也认为以"热毒下痢紫血鲜色者宜之"。这些认识比较中肯。故本方多治湿热之邪深陷血分，便下脓血，赤多白少之证。白头翁苦寒，清热解毒、凉血止痢，配黄连、黄柏、秦皮燥湿坚肠、泄热解毒。全方药物配伍以清除热毒为目的。（《方剂学问难》）[14]

4.清·柯琴

"三阴俱有下利证。自利不渴者属太阴，是脏有寒也；自利渴者属少阴，以下焦虚寒，津液不升，故引水自救也；唯厥阴下利属于热，以厥阴属肝而司相火，肝旺则气上撞心，火郁则热利下重，湿热秽气奔迫广肠、魄门重滞而难出，《内经》云：暴注下迫者是矣。脉沉为在里，弦为肝脉，是木郁之征也；渴欲饮水，厥阴病则消渴也。白头翁临风偏静，长于驱风，用为君者，以厥阴风木，风动则木摇而火旺。欲平走窍之火，必宁摇动之风。秦皮木小而高，得清阳上升之象，为臣。是木郁达之，所以遂其发陈之性也；黄连泻君火，可除上焦之渴，是苦以发之；黄柏泻相火，可止下焦之利，是苦以坚之也。"（《伤寒来苏集》）[15]

5.清·王子接

"白头翁汤，治厥阴热利后重者，太、少二阴下利属寒，唯厥阴下利主热，以厥阴司相火也。故以白头翁凉阳明血分之热，秦皮收厥阴之湿，黄连胜中焦之热，黄柏燥下焦之湿，四者皆味苦性寒，直入下焦，坚阴止利。考《本草》，白头翁、秦皮各列品类，而今世所用，乃于柴胡中拣出紫皮头有白毛者，为白头翁，以防风、细辛之扎缚为秦皮。余谓白头翁沾柴胡之气，可入少阳，秦皮沾细辛之气，可入少阴，当与禹余粮汤并参。但汉时采药，未识亦如是否？存之以质君子。"（《绛雪园古方选注》）[16]

参考文献

[1] 曹洪欣，武国忠.仲景全书精解[M].北京：线装书局，2016.

[2] 邓中甲.方剂学[M].北京：中国中医药出版社，2003.

[3] 周一平.加味白头翁汤治疗细菌性痢疾52例[J].中国中医急症，2004（03）：172.

[4] 杨玉润.白头翁汤加减治疗阿米巴痢疾[J].河南赤脚医生，1981（04）：21.

[5] 汪远平.白头翁汤治疗溃疡性结肠炎48例[J].实用中医内科杂志，2007，21（05）：49.

[6] 王新昌，王荷萱.白头翁汤治疗天行赤眼87例[J].国医论坛，1991（02）：43.

[7] 杨云霞.白头翁汤治疗急性盆腔炎107例[J].河南中医，1994，14（03）：156.

[8] 王孝先.黄芩汤、白头翁汤、葛根芩连汤对肠道菌株抑菌作用的实验观察[J].中国中医基础医学杂志，2001，7（01）：42-44.

[9] 宋崇顺，王积福，任映，等.白头翁汤与清热解毒药相配伍的实验研究[J].中国中医基础医学杂志，1998，4（03）：23-25.

[10] 高汉森.方剂学.长沙：湖南科学技术出版社，2006.

[11] 贾春华.中国传统医学大系　方剂大成.长春：长春出版社，1995.

[12] 吴谦，等.医宗金鉴[M].北京：中国中医药出版社，1994.

[13] 上海中医学院.程门雪医案[M].上海：上海科学技术出版社，2002.

[14] 巴坤杰.方剂学问难[M].合肥：安徽科学技术出版社，1986.

[15] 柯琴.伤寒来苏集[M].北京：中国中医药出版社，2008.

[16] 王子接.绛雪园古方选注[M].北京：中国中医药出版社，2007.

半夏泻心汤（《伤寒论》）

半夏泻心汤，原出《伤寒论·辨太阳病脉证并治下》，为中医著名的祛湿剂，具有宣畅气机，清利湿热之功效。多用于寒热互结之痞证，症见心下痞，但满而不痛，或呕吐、肠鸣下利、舌苔腻而微黄等。现代临床常用于治疗反流性食管炎、慢性胃炎、胃脘痛、消化性溃疡、慢性肠炎等病机属于寒热互结之痞证。因本方主治虚实互见之证，故气滞或食积所致的心下痞满者，不宜使用。

一、传统应用

【药物组成】半夏12g，黄芩9g，干姜9g，人参9g，黄连3g，大枣4枚，炙甘草9g。

【功效主治】宣畅气机，清利湿热。[1]用于治疗寒热互结之痞证，症见心下痞，但满而不痛，或呕吐、肠鸣下利、舌苔腻而微黄。

【服用方法】水煎服。

【加减化裁】加减变化若痞满甚者，去大枣之甘壅，加枳实、生姜以理气止呕；湿浊甚者，加藿香、佩兰、滑石以化湿利浊；兼食滞者，加焦山楂、神曲以消食导滞。[1]

二、现代研究

（一）临床应用

1.反流性食管炎

刘氏使用半夏泻心汤加减治疗反流性食管炎40例，并与西药吗丁啉、奥克治疗40例对照观察，两组均治疗4周，停药3个月后观察疗效。基础组方为：半夏、干姜、砂仁、炒枳壳各10g，黄连、木香各6g，黄芩、陈皮、炒白术、白及、陈皮各12g，蒲公英、乌药、豆蔻各15g，煅瓦楞子30g，川厚朴8g，并在此基础上予以随症加减，每日1剂，水煎，分两次口服。结果显示半夏泻心汤加减治疗可明显降低反流性食管炎的复发率，且治愈率高于西药组。[2]

2.慢性胃炎

刘氏采用半夏泻心汤加减治疗脾虚胃热型慢性胃炎78例，将其分为对照组40例和治疗组38例，对照组给予铝碳酸镁咀嚼片和奥美拉唑胶囊治疗，治疗组给予半夏泻心汤加减治疗。基础组方为：半夏、黄芩、白及、炒枳实各10g，黄连、干姜各3g，党参15g，甘草6g，大枣6枚，并在此基础上予以随症加减，中药统一由院中药房代煎，1次150ml，1日2次。治疗组的中医证候有效率显著高于对照组。[3]

3.胃脘痛

朱氏采用半夏泻心汤加减治疗胃脘痛，分为治疗组110例，对照组105例。基础组方为：制半夏、党参、黄芩、黄连、干姜、大枣、炙甘草，并在此基础上予以随症加减，每日1剂，水煎服，分2次温服，连续应用20日为1个疗程，连续服药3个疗程。结果显示治疗组总有效率92.72%，显著优于对照组总有效率84.00%。[4]

4.消化性溃疡

丁琳探讨半夏泻心汤在消化性溃疡治疗中的作用。选消化性溃疡患者94例，将其分为对照组（采用常规三联疗法）与观察组（在对照组的基础上联合半夏泻心汤治疗），每组47例。基础组方为：半夏12g，人参（研粉，兑服）、黄芩、干姜各9g，大枣12枚，黄连3g，桂枝9g，当归10g，延胡索12g，丹参15g，炙甘草9g，并在此基础上予以随症加减，每天1剂，分早晚两次温服。连续治疗4周后评定疗效。结果显示半夏泻心汤在消化性溃疡治疗中效果显著，且安全性好，能有效改善患者的症状与体征，且治愈率高于对照组。[5]

5.慢性肠炎

贾利生运用半夏泻心汤治疗慢性肠炎78例，基础组方为：法半夏10g、黄芩12g、黄连6g、干姜6g、人参6～9g、炙甘草9g、大枣7枚，并在此基础上予以随症加减，按原方煎两次，分3次温服。治疗结果显示痊愈72例，其中服药1～2周者45例，服药2～4周者27例，好转6例。[6]

（二）实验研究

1.对胃黏膜损害的影响

李惠林等通过胃溃疡面积、胃液游离酸度、总酸度、胃蛋白酶活性等指标显示，本方对大鼠醋酸性胃溃疡有明显的治疗作用，对幽门结扎型胃溃疡有保护性作用。[7]LiJ等报道了本方对水浸应激致大鼠胃溃疡的防治作用，在保护作用方面，本方能增加胃黏蛋白的含量，显著抑制胃黏蛋白的下降；在治疗作用方面，可明显升高胃黏蛋白含量，显著降低溃疡指数。[8]

2.抗幽门螺杆菌作用

厉兰娜研究发现脾虚大鼠感染幽门螺杆菌（HP）模型有胃肠胀气、纳呆便溏等表现，与半夏泻心汤证相似，经本方治疗后，模型动物脾虚及HP感染情况均有好转。体外药敏试验发现，本方对HP有一定的抑杀作用，其单味主药黄芩、黄连

对HP亦具有明显药敏作用。[9,10]

3.对免疫功能的影响

宋忆菊等报道本方能增加小鼠脾脏指数，提高抗体生成滴度和吞噬红细胞的吞噬率，提示该方对机体免疫功能具有明显增强作用，且主要表现在增强机体体液免疫方面，而对细胞免疫的影响不明显，因为其对淋巴细胞酸性酯酶染色的阳性率和胸腺指数无明显影响。[11]与田顺一等采集人体外周血液中单核细胞进行分离，然后添加本方提取液，经5天培养后，以^{51}Cr游离试验测定K562的NK细胞活性。结果表明，浓度＜10μg/ml时NK细胞活性随浓度加大而增强，浓度为100μg/ml时活性反而降低。[12]

4.抗缺氧功能研究

李在邠等研究发现本方对腹腔注射异丙肾上腺素（ISO）、亚硝酸钠（NaNO$_2$）、氰化钾（KCN）和结扎两侧颈总动脉等方法造成的小鼠急性缺氧及常压下引起的缺氧具有明显的对抗作用，可使急性缺氧小鼠存活时间显著延长。[13]

三、类方鉴析

1.生姜泻心汤（《伤寒论》）

（1）组成：生姜（切）四两（12g），甘草（炙）三两（9g），人参三两（9g），干姜一两（3g），黄芩三两（9g），半夏（洗）半升（9g），黄连一两（3g），大枣（擘）十二枚（4枚）。

（2）功用：和胃消痞，宣散水气。

（3）主治：水热互结痞证。心下痞硬，干噫食臭，腹中雷鸣下利者。

（4）鉴别：生姜泻心汤即半夏泻心汤减干姜二两，加生姜四两而成。方中重用生姜，取其和胃降逆、宣散水气而消痞满，配合辛开苦降、补益脾胃之品，故能用治水热互结于中焦，脾胃升降失常所致的痞证。[1]

2.甘草泻心汤（《伤寒论》）

（1）组成：甘草（炙）四两（12g），黄芩、人参、干姜各三两（各9g），黄连一两（3g），大枣（擘）十二枚（4枚），半夏半升（9g）。

（2）功用：和胃补中，降逆消痞。

（3）主治：胃气虚弱痞证。下利日数十行，谷不化，腹中雷鸣，心下痞硬而满，干呕，心烦不得安。

（4）鉴别：甘草泻心汤即半夏泻心汤加重炙甘草用量而成，方中重用炙甘草调中补虚，配合辛开苦降之品，故能用治胃气虚弱、寒热互结所致的痞证。[1]

3.黄连汤（《伤寒论》）

（1）组成：黄连、甘草（炙）、干姜、桂枝各三两（各9g），人参二两（6g），半夏（洗）半升（9g），大枣（擘）十二枚（4枚）。

（2）功用：寒热并调，和胃降逆。

（3）主治：上热下寒证。胸脘痞闷，烦热，气逆欲呕，腹中痛，或肠鸣泄泻，舌苔白滑，脉弦者。

（4）鉴别：黄连汤即半夏泻心汤加黄连二两，并以桂枝易黄芩而成，本方证为上热下寒，上热则欲呕，下寒则腹痛，故用黄连清上热，干姜、桂枝温下寒，配合半夏和胃降逆，参、草、大枣补虚缓急；全方温清并用，补泻兼施，使寒散热清，上下调和，升降复常，腹痛、呕吐自愈。[1]

附：原文与方论

【原文】

伤寒五六日，呕而发热者，柴胡汤证具，而以他药下之，柴胡证仍在者，复与柴胡汤。此虽已下之，不为逆，必蒸蒸而振，却发热汗出而解。若心下满而鞕痛者，此为结胸也，大陷胸汤主之；但满而不痛者，此为痞，柴胡不中与之，宜半夏泻心汤。

半夏泻心汤方

半夏半升（洗），黄芩、干姜、人参、甘草（炙）各三两，黄连一两，大枣十二枚。

上七味，以水一斗，煮取六升，去滓，再煮，取三升，温服一升，日三服。

【方论】

1.（日）大塚敬节

半夏泻心汤虽然可以止泻利，但也有服用后出现腹泻者，甚至也有使用甘草泻心汤而导致泻利者，此时可给予人参汤等针对虚证的药方，《伤寒论》中有清楚的记述。对较半夏泻心汤证虚者，我一般均给予人参汤。如果使用人参汤也泻利的场合，便当用真武汤了，对于人参汤无效者使用真武汤多有好转。（《金匮要略研究》）[14]

2.张秉成

"所谓彼坚之处，必有伏阳，故以芩、连之苦以降之，寒以清之，且二味之性皆燥，凡湿热为病者，皆可用之。但湿浊黏腻之气，与外来之邪，既相混合，又非苦降直泻之药所能去，故必以干姜之大辛大热以开散之。一升一降，一苦一辛。而以半夏通阴阳行湿浊，散邪和胃，得建治痞之功。用甘草、人参、大枣者，病因里虚，又恐苦辛开泄之药过当，故当助其正气，协之使化耳"（《成方便读》）。[15]

3.吴昆

"伤寒下之早，胸满而不痛者为痞，此方主之。伤寒自表入里……若不治其表，而用承气汤下之，则伤中气，而阴经之邪乘之矣。以既伤之中气而邪乘之，则不能升清降浊，痞塞于中，如天地不交而成痞，故曰痞。泻心者，泻心下之邪也。姜、夏之辛，所以散痞气；芩、连之苦，所以泻痞热；已下之后，脾气必虚，人参、甘草、大枣所以补脾之虚。"（《医方考•卷一》）[16]

4.尤在泾

痞者，满而不实之谓。夫客邪内陷，即不可从汗泄，而满而不实，又不可从下夺。故惟半夏、干姜之辛，能散其结；黄连、黄芩之苦能泻其满。而其所以泄与散者，虽药之能，而实胃气之使也。用参、草、枣者，以下后中虚，故以之益气而助其药之能也。（《伤寒贯珠集》）[17]

5.柯韵伯

此痞本于呕，故君以半夏，生姜能散水气，干姜善散寒气。凡呕后痞硬，是上焦津液已干，寒气留滞可知，故去生姜而倍干姜。痛本于心火内郁，故仍用黄芩佐黄连以泻心也。干姜助半夏之辛，黄芩协黄连之苦，痞硬自散。用参、甘、大枣者，调既伤之脾胃，且以壮少阳之枢也。（《伤寒来苏集》）[18]

参考文献

[1] 顿宝生.方剂学 [M].西安：西安交通大学出版社，2011.

[2] 刘玉萍.半夏泻心汤治疗反流性食管炎40例.山西中医，2006，22（4）：20.

[3] 刘洪周.半夏泻心汤加减治疗脾虚胃热型慢性胃炎的疗效分析 [J].陕西中医，2016，37（8）：949-950.

[4] 朱永辉.半夏泻心汤加减治疗胃脘痛110例 [J].光明中医，2013，28（02）：283-284.

[5] 丁琳.半夏泻心汤治疗消化性溃疡临床观察 [J].中国民康医学，2018，30（13）：73-75.

[6] 贾利生.半夏泻心汤治疗慢性肠炎78例临床体会 [J].内蒙古中医药，2011，30（19）：13-14.

[7] 李惠林，杜雨茂，吴禹鼎，等.半夏泻心汤对大鼠实验性胃溃疡防治作用的研究.陕西中医学院学报，1987，10（3）：11.

[8] JingLi，MasaakiHAYASHI，TakeshiSHIBUYA. Protective and Therapeutic Effects of Hange Shashin to on Water-Immersion Restraint Stress Induced Gastric Ulcers. 和汉医学，1996，13（3）：210.

[9] 厉兰娜，孔繁智，胡秀爱，等.脾虚证大鼠幽门螺杆菌感染模型的实验研究.中国中西医结合脾胃杂志，1994，2（3）：21.

[10] 厉兰娜，孔繁智，沈金美，等.半夏泻心汤证与HP感染关系的临床研究.中医杂志，1998，39（4）：220.

[11] 宋忆菊，张守峰，龚传美，等.半夏泻心汤对小鼠免疫功能和常压缺氧耐受力的影响.中成药，1998，20（8）：34.

[12] 与田顺一，九鬼清典. NK活性におよほす半夏泻心汤の影响. 日本东洋医学，1995，46（6）：192

[13] 李在邠，李松风，田秋芬，等. 四种泻心汤抗缺氧作用的实验观察[J]. 解放军医学杂志，1989，14（06）：441-442.

[14] 大塚敬节. 中医师承学堂金匮要略研究[M]. 北京：中国中医药出版社，2016.

[15] 张秉成. 成方便读[M]. 北京：学苑出版社，2010.

[16] 吴昆. 医方考[M]. 北京：中国中医药出版社，2007.

[17] 尤在泾. 伤寒贯珠集[M]. 北京：中国中医药出版社，2008.

[18] 柯琴. 伤寒来苏集[M]. 北京：中国中医药出版社，2008.

大黄牡丹汤（《金匮要略》）

大黄牡丹汤，原出东汉《金匮要略·疮痈肠痈浸淫病脉证并治》，为中医著名的泻下剂，具有泄热破瘀、散结消肿之功效。多用于治疗肠痈初起、湿热瘀滞证，症见右下腹疼痛拒按，或右足屈伸痛甚，甚则局部肿痞，小便自调，或时时发热，自汗恶寒，舌苔薄腻而黄，脉滑数等。现代临床常用于治疗溃疡性结肠炎、慢性盆腔炎、间质性膀胱炎、胆囊炎、慢性阑尾炎、混合痔等属湿热瘀滞者。因其苦寒通利，故肠痈溃后及老人、孕妇、产后忌用。

一、传统应用

【药物组成】大黄12g，牡丹皮3g，桃仁9g，冬瓜子30g，芒硝9g。[1]

【功效主治】泄热破瘀，散结消肿。用于肠痈初起，湿热瘀滞证，症见右下腹疼痛拒按，或右足屈伸痛甚，甚则局部肿痞，小便自调，或时时发热，自汗恶寒，舌苔薄腻而黄，脉滑数。[1]

【服用方法】水煎服，每日1剂，分2～3次温服。[1]

【加减化裁】若热毒较重者，可加金银花、连翘、蒲公英、败酱草、白花蛇舌草等，以加强清热解毒之力；血瘀较重者，加赤芍、丹参、乳香、没药等以增活血化瘀之功；若高热腹痛较剧者，可加黄连以清热解毒；如大便似痢不爽，舌质红，脉细数，为阴伤之象，宜去芒硝，减缓泻下之力，并加玄参、麦冬、生地黄以养阴清热。[2]

二、现代研究

（一）临床应用

1.溃疡性结肠炎

胡宏中用大黄牡丹汤加减治疗溃疡性结肠炎34例，基础组方为：生大黄6g，牡丹皮10g，桃仁10g，黄芩10g，冬瓜子30g，马齿苋30g，仙鹤草30g，生黄芪30g，并在此基础上予以随症加减。每日1剂，水煎服。治疗20天后，显效22例，有效11例，无效1例，总有效率达97.1%。[3]

2.慢性盆腔炎

严宇仙用大黄牡丹汤合金铃子散加减治疗慢性盆腔炎40例，基础组方为：红藤30g，败酱草30g，牡丹皮10g，大黄10g，川楝子10g，延胡索10g，桃仁10g，当归10g，赤芍10g，并在此基础上予以随症加减。水煎2次，早晚分服，7天为1个疗程。治疗2周后，治愈34例，占85%；有效4例，占10%；无效2例，占5%，总有效率为95%。本组40例中，气虚型、阴虚型的疗程较长，一般治疗2～3个疗程，而湿热型、寒湿型的疗程较短，1～2个疗程均获痊愈。[4]

3.间质性膀胱炎

徐彦等用大黄牡丹汤加减治疗瘀热型间质性膀胱炎46例，基础组方为：大黄5g，牡丹皮10g，桃仁10g，车前子10g，当归10g，冬瓜子30g，生地黄15g，并在此基础上予以随症加减。每日1剂，分2次煎服。治疗2个月后，治愈8例，显效14例，有效16例，无效8例，总有效率为82.6%。[5]

4.胆囊炎

陈剑等用大黄牡丹汤合四逆散治疗胆囊炎患者58例，基础组方为：柴胡15g，桃仁15g，冬瓜子15g，生大黄12g，枳壳12g，牡丹皮12g，炒白芍20g，芒硝10g，甘草6g。每日1剂，早晚分服。治疗4周后，治愈17例，好转37例，无效4例，治愈好转率达93.10%。[6]

5.慢性阑尾炎

李建超用大黄牡丹汤内服加芒硝外敷治疗慢性阑尾炎32例，基础组方为：大黄10g，冬瓜子10g，牡丹皮20g，桃仁15g。每日1剂，早晚分服；另芒硝10g（外敷），每日2h，每日2次。治疗7天后，痊愈24例，显效3例，有效3例，无效2例，总有效率为93.75%。[7]

6.混合痔

曹志遥用大黄牡丹汤加减外用治疗混合痔75例，基础组方为：大黄30g，芒硝30g，牡丹皮15g，防风15g，白芷15g，川花椒15g，桃仁15g，红花15g，乳香15g，没药15g，地榆15g，益母草15g。根据症状轻缓各有侧重，将配好的药物布包投入2000～2500ml清水中，先泡后煎，文火煎至药开后再煎25min，将煎好的药水先熏后坐浴，每次15～20min，每日3次，1剂药可使用3天，9天为1疗程。每日3次。治疗9天后，53例Ⅱ期混合痔患者中治愈23例，显效27例，有效3例，治愈率为43.4%；17例Ⅲ期混合痔患者中治愈9例，显效8例，治愈率为53%；5例嵌顿痔治愈2例，显效3例，其中2例病情缓解后将部分痔核剥扎彻底治愈，总有效率达到100%。[8]

（二）实验研究

1.增强免疫调节作用

周成梅研究表明，大黄牡丹汤能够改善溃疡性结肠炎模型小鼠的炎症症状，提高机体固有免疫功能，对溃疡性结肠炎细胞免疫功能亢进有明显的抑制作用，能抑制促炎性细胞因子的生成，因而可起到治疗炎症的作用。[9]

2.药效物质基础

汪显阳用紫外-可见分光光度法测定大黄牡丹汤方药不同配伍煎煮液中有效成分含量的变化，显示在相同实验条件下，全方的有效成分丹皮酚、总蒽醌和结合蒽醌的煎出量均最高，君臣组方有效成分丹皮酚和结合蒽醌煎出量最低。其他组方有效成分总蒽醌、结合蒽醌煎出量都有不同程度的提高，尤其配伍佐药桃仁能显著提高君药大黄总蒽醌和结合蒽醌的煎出量；而有效成分丹皮酚煎出量却有不同程度的降低。表明大黄牡丹汤按"君臣佐使"理论组方其有效成分为最佳指标。[10]

3.保护肝肾功能

王云检等通过二甲基苯蒽胰腺包埋法制备大鼠胰腺癌模型，探讨了大黄牡丹汤对模型大鼠胰腺癌的治疗作用及对胰腺癌大鼠肝肾功能的保护作用。实验研究显示，大黄牡丹汤对大鼠胰腺癌有良好的治疗作用，可以促进肿瘤细胞凋亡，同时能够保护胰腺癌大鼠的肝肾功能。[11]

4.调节肠道菌群

郑彦懿等观察大黄牡丹汤对肠道菌群结构及功能的影响，考察大黄牡丹汤对肠道菌群及其分泌短链脂肪酸功能的影响。实验结果显示，大黄牡丹汤对肠道菌群结构及其代谢产物有一定影响，表明肠道菌群或其代谢产物可能是中药治疗疾病的作用靶点之一。[12]

三、类方鉴析

1.阑尾化瘀汤（《新急腹症学》）

（1）组成：川楝子、金银花各15g，延胡索、牡丹皮、桃仁、大黄（后下）、木香各9g。

（2）功用：行气活血，清热解毒。

（3）主治：瘀滞型阑尾炎初期，发热，腹痛，右下腹局限性压痛、反跳痛；或阑尾炎症消散后，热象不显著，而见脘腹胀闷，嗳气纳呆。

2.阑尾清化汤（《新急腹症学》）

（1）组成：金银花、蒲公英各30g，牡丹皮、大黄（后下）各15g，赤芍12g，川楝子、桃仁、生甘草各10g。[13]

（2）功用：清热解毒，行气活血。

（3）主治：急性阑尾炎蕴热期，或脓肿早期，或轻型腹膜炎，见低热，或午后发热，口干渴，腹痛，便秘，尿黄。

3.阑尾清解汤（《新急腹症学》）

（1）组成：金银花60g，大黄25g，蒲公英、冬瓜子各30g，牡丹皮15g，川楝子、生甘草各10g，木香6g。

（2）功用：清热解毒，攻下散结，行气活血。

（3）主治：急性阑尾炎热毒期，发热恶寒，面红目赤，唇干口燥，口渴欲饮，恶心呕吐，腹痛拒按，腹肌紧张，有反跳痛，大便秘结，舌质红，苔黄燥或黄腻，脉洪大滑数。[2]

4.鉴别

阑尾化瘀汤、阑尾清化汤、阑尾清解汤三方，是在古方大黄牡丹汤的基础上，根据中医理论，参照现代研究成果而创立的治疗急性阑尾炎的新方。阑尾化瘀汤以行气活血药为主，辅以清热解毒、通里攻下之品组方，长于行气活血，清热解毒，用于瘀滞型阑尾炎初期，或阑尾炎症消散后；阑尾清化汤以清热解毒为主，辅以行气活血、通里攻下之品组方，长于清热解毒、行气活血，用于急性阑尾炎蕴热期，或脓肿早期，或轻型腹膜炎；阑尾清解汤以清热解毒、攻下散结为主，辅以行气活血组方，功专清热解毒、攻下散结、行气活血，用于急性阑尾炎热毒期。[2]

附：原方与方论

【原文】肠痈者，少腹肿痞，按之即痛，如淋，小便自调，时时发热，自汗出，复恶寒。其脉迟紧者，脓未成，可下之，当有血。脉洪数者，脓已成，不可下也。大黄牡丹汤主之。

大黄牡丹汤方

大黄四两，丹皮一两，桃仁五十个，冬瓜仁半升，芒硝三合。

上五味，以水六升，煮取一升，去滓，纳芒硝，再煎沸，顿服之，有脓当下，如无脓，当下血。

【方论】

1.清·徐彬

"大黄牡丹皮汤乃下方也。牡丹、桃仁泻其血络，大黄、芒硝下其结热，冬瓜子下气散热，善理阳明，而复正气。然此方虽为下药，实内消药也，故稍有脓则从下去，无脓即下出血之已被毒者，而肿消也。"（《金匮要略论注卷十八》）[14]

2.清·程林

"诸疮疡痛，皆属心火。大黄、芒硝用以下实热。血败肉腐则为脓，牡丹、桃仁用以下脓血。瓜子（当是甜瓜子）味甘寒，《神农经》不载主治……则瓜子亦

肠胃中血分药也，故《别录》主溃脓血，为脾胃肠中内痈要药，想亦本诸此方。"（《金匮要略直解》）[15]

3.清·张璐

"内痈辨证不早，每多误治之失。尝考《金匮》大黄牡丹汤，与《千金》无异者，取大黄下瘀血、血闭，牡丹治瘀血留舍。芒硝治五脏积热，涤去蓄结，推陈致新之功较大黄尤锐；桃仁治疝瘕邪气，下瘀血血闭之功与大黄不异。甜瓜瓣，《别录》治腹内结聚成溃脓血，专于开痰利气，为内痈脉迟紧，脓未成之专药。"（《千金方衍义》卷二十三）[16]

4.清·尤怡

"前之痈在小肠，而此之痈在大肠也。大肠居小肠之下，逼处膀胱，致小腹肿痞，按之即痛如淋，而实非膀胱为害，故仍小便自调也。小肠为心之舍，而气通于血脉，大肠为肺之合，而气通于皮毛，故彼脉数，身无热，而此时时发热，自汗出复恶寒也。脉迟紧者，邪暴遏而营未变。云可下者，谓虽下之而亦不能消之也。大黄牡丹汤，肠痈已成未成，皆得主之，故曰：有脓当下，无脓当下血。"（《金匮要略心典》卷下）[17]

5.清·王子接

"夫肺与大肠为表里。大肠痈者，肺气下结于大肠之头，其道远于上，其位近于下，治在下者，因而夺之也。故重用大黄、芒硝开大肠之结，桃仁、丹皮下将败之血。至于清肺润肠，不过瓜子一味而已。服之当下血，下未化脓之血也。若脓已成，形肉已坏，又当先用排脓散及汤，故原文云：脓已成，不可下也。"（《绛雪园古方选注》卷下）[18]

参考文献

[1] 李冀.方剂学[M].9版.北京：中国中医药出版社，2012.

[2] 李飞.方剂学[M].北京：人民卫生出版社，2002.

[3] 胡宏中.大黄牡丹汤加减治疗溃疡性结肠炎34例[J].辽宁中医杂志，2000，27（4）：171.

[4] 严宇仙.大黄牡丹汤合金铃子散加减治疗慢性盆腔炎40例[J].河北中医，2000，22（5）：371.

[5] 徐彦，张平，卢子杰，等.从瘀热论治间质性膀胱炎46例临床观察[J].江苏中医药，2010，42（7）：29-30.

[6] 陈剑，王亚南.大黄牡丹汤合四逆散治疗胆囊炎疗效观察[J].中医学报，1999，14（4）：7-8.

[7] 李建超.大黄牡丹汤内服加芒硝外敷治疗慢性阑尾炎32例[J].现代中医药，2014，34（5）：32-33.

[8] 曹志遥.大黄牡丹汤加减治疗混合痔75例疗效观察[J].甘肃中医，2004，17（01）：23.

[9] 周成梅.大黄牡丹汤对溃疡性结肠炎小鼠免疫功能的影响[D].广州中医药大学，2006.

[10] 汪显阳. 大黄牡丹汤不同配伍对有效成分煎出的影响 [J]. 中国中医药科技, 2002, 9（3）: 161-162.

[11] 王云检, 张珉, 蒙博, 等. 大黄牡丹汤对胰腺癌大鼠的治疗作用和肝肾保护作用 [J]. 吉林大学学报, 2017, 43（6）: 1069-1074.

[12] 郑彦懿, 温如燕, 罗霞, 等. 大黄牡丹汤对肠道菌群的体外作用 [J]. 广州中医药大学学报, 2016, 33（03）: 357-361.

[13] 李永来. 中华名方大全 [M]. 哈尔滨: 黑龙江科学技术出版社, 2012.

[14] 徐忠可. 金匮要略论注 [M]. 北京: 人民卫生出版社, 1993.

[15] 程林. 中国古医籍整理丛书 伤寒金匮 金匮要略直解 [M]. 北京: 中国中医药出版社, 2015.

[16] 张璐. 千金方衍义 [M]. 北京: 中国中医药出版社, 1995.

[17] 尤怡. 金匮要略心典 [M]. 北京: 中国中医药出版社, 1992.

[18] 王子接. 绛雪园古方选注 [M]. 上海: 上海科学技术出版社, 1982.

大乌头煎（《金匮要略》）

大乌头煎，原出东汉《金匮要略·腹满寒疝宿食病脉证治》，为中医著名的温里剂，具有温阳祛寒止痛之功效。多用于治疗寒疝，阴寒痼结证。症见腹痛，恶寒，不欲饮食，脉弦而紧，且寒疝发作时，以绕脐疼痛为主，并见冷汗出，手足厥冷，脉由弦紧转为沉紧等。现代临床常用于治疗膝关节外伤后遗症、踝关节外伤后遗症、寒疝、类风湿关节炎、雷诺综合征等属阴寒痼结者。因其具有大毒，药性峻烈，故不宜超量、生用，且不宜与贝母、白及、白蔹、半夏、瓜蒌同用。

一、传统应用

【药物组成】川乌15g，蜂蜜60g。[1]

【功效主治】温阳祛寒止痛。用于寒疝，阴寒痼结证，症见腹痛，恶寒，不欲饮食，脉弦而紧，且寒疝发作时，以绕脐疼痛为主，并见冷汗出，手足厥冷，脉由弦紧转为沉紧。[2]

【服用方法】乌头一味，水煮，去滓，加入蜂蜜，再煎使水气挥发尽，取汁服用，每日1剂，分2～3次温服。[2]

【加减化裁】兼表虚者每加黄芪等药扶正。[3]

二、现代研究

（一）临床应用

1.膝关节外伤后遗症

李景银运用大乌头煎加减外用治疗膝关节外伤后遗症132例。基础组方为：生川乌10g，生草乌10g，姜黄10g，细辛10g，徐长卿（逍遥竹）24g，伸筋草30g，透骨草30g，桑枝30g，桂枝20g，路路通20g，木瓜20g，独活20g，土牛膝20g。每日熏洗2～3次，每日1剂。治疗2周后，本组病例中轻度38例中治愈32例，显效6例；中度53例中治愈37例，显效11例，有效4例，无效1例；重度41例中治愈22例，显效9例，有效7例，无效3例。合计共治愈91例，占68.94%；显效26例，占19.70%；有效11例，占8.33%；无效4例，占3.03%。本组平均用药时间为（10.23±2.17）天。[4]

2.踝关节外伤后遗症

李景银等运用大乌头煎加减外用治疗踝关节外伤后遗症112例。基础组方为：

生川乌10g，生草乌10g，姜黄10g，细辛10g，徐长卿（逍遥竹）24g，伸筋草30g，透骨草30g，桑枝30g，桂枝20g，路路通20g，木瓜20g，独活20g，土牛膝20g。每日熏洗2～3次，每日1剂。治疗2周后，本组病例中轻度18例，治愈15例，显效3例；中度53例，治愈37例，显效11例，有效4例，无效1例；重度41例，治愈22例，显效9例，有效7例，无效3例。合计共治愈74例，占66.1%；显效23例，占20.5%；有效11例，占9.8%；无效4例，占3.6%。本组平均用药时间为（6.23±2.17）天。[5]

3.寒疝

孙予杰运用大乌头煎治疗寒疝13例，基础组方为：制川乌10g，蜂蜜300g。每日1次，水煎服。结果显示治疗1次而愈8例，治疗2次而愈4例，治疗3次而愈1例，有效率为100%。[6]

4.类风湿关节炎

赵芳运用独活乌头煎加减治疗类风湿关节炎47例，基础组方为：川乌头5g，独活20g，秦艽20g，老鹳草30g。每日1剂，早晚分服。治疗4周后，临床治愈17例，占36.2%；显效11例，占23.4%；有效19例，占40.4%，总有效率100%。[7]

5.雷诺综合征

逢冰等介绍仝小林应用大乌头煎合黄芪桂枝五物汤加减治疗雷诺综合征经验，患者因情志因素出现面肿、手指末端出现雷诺现象，入当地医院检查，诊断为"未分化结缔组织病"，间断服用中西药物，就诊见舌淡、苔白、脉细弱。基础组方为：制川乌60g（先煎2h），黄芪60g，鸡血藤60g，桂枝45g，白芍45g，羌活30g，炙甘草15g，生姜5片。服上方后自觉双下肢发沉，腰痛时作，纳眠可，二便调。舌淡底瘀，苔薄白，脉沉弱。方药：在三诊基础上鸡血藤加至60g。随访半年，在原方基础上加减，症状改善。[8]

（二）实验研究

1.抗心力衰竭作用

吴红金等在观察参附注射液对实验性心力衰竭大鼠血浆肿瘤坏死因子-α、白细胞介素-6及可溶性Fas（sFas）含量的影响研究中，发现参附注射液在心力衰竭治疗中起抗凋亡的作用。[9]

2.抗炎镇痛作用

大乌头煎中主药川乌中含乌头碱类药物对风寒湿痹的关节疼痛有治疗作用，具有明显抗炎活性，口服乌头碱、苯甲酰乌头碱、苯甲酰中乌头碱、苯甲酰次乌头碱均能明显对抗角叉菜胶引起的大鼠和小鼠后踝关节肿，抑制组胺引起的皮肤渗透性增加，减少受精鸡胚浆膜囊上肉芽组织形成。[10,11]

3.抗肿瘤作用

赖春丽等研究发现乌头注射液对肝癌有一定的疗效，对在体小鼠腹水型肝癌抑制率为47.8% ～ 57.4%，能抑制癌细胞的有丝分裂，临床应用于原发性肝癌效果较好。从乌头碱类药物对HL-60细胞的影响、诱导肿瘤细胞凋亡、对肿瘤坏死因子的影响三个方面，其中附子表现出明显的抗肿瘤作用。[12,13]

4.毒理作用

大乌头煎中主药川乌中含乌头类药物，均含有毒性成分乌头碱，其毒性主要是对神经和心血管系统造成严重伤害。乌头碱首先兴奋-麻痹交感神经和中枢神经，其次是兴奋胆碱能神经和呼吸中枢而出现一系列胆碱能神经M样和N样症状，最后则由于呼吸麻痹和中枢抑制而导致机体死亡；心脏的毒性是其对钠通道的激动作用，严重的心律失常、室颤以及猝死是乌头碱导致心肌兴奋性增高、促进膜去极化而产生异位节律的结果。[14]

三、类方鉴析

1.加味乌头桂枝汤（《金匮要略》）

（1）组成：川乌二至三两（6 ～ 9g），蜂蜜二斤（200g），桂枝三两（去皮）（9g），芍药三两（9g），炙甘草二两（6g），生姜三两（9g），大枣十二枚（6g）。

（2）功用：温经解表，散寒止痛。

（3）主治：腹痛之内外皆寒证，症见腹中冷痛，手足逆冷，身体疼痛，畏寒喜热，脉沉紧弦。[15]

2.当归生姜羊肉汤（《金匮要略》）

（1）组成：当归三两（9g），生姜五两（15g），羊肉一斤（48g）。

（2）功用：温肝养血，散寒止痛。

（3）主治：①肝血虚寒疝证：腹痛或胁痛剧烈，或拘急空痛，手足筋脉麻木不仁或疼痛，遇寒则增，爪甲不荣，舌淡，苔薄，脉细。②产后血虚寒客证：腹痛剧烈，甚则牵引胸胁，遇寒则攻冲作痛，面色不华，肌肤不荣，头晕目眩，舌淡，苔薄，脉细弱。[16]

3.鉴别

大乌头煎、乌头桂枝汤及当归生姜羊肉汤都可治疗腹中寒疝证，大乌头煎所主病位在脐周，痛则冷汗出，治疗重在驱逐阴寒；乌头桂枝汤所主病位在表在里，里证为寒邪在脾胃，表证为太阳中风证，治疗重在解表温里；当归生姜羊肉汤所主病位在腹在胁，疼痛则有空虚感，治疗重在养血补血、温阳散寒，是其不同。[16]

附：原方与方论

【原文】腹痛，脉弦而紧，弦则卫气不行，即恶寒，紧则不欲食，邪正相搏，即为寒疝。寒疝绕脐痛，若发则白汗出，手足厥冷，其脉沉弦者，大乌头煎主之。

大乌头煎方

乌头（大者）五枚，煮去皮，不㕮咀。

上以水三升，煮取一升，去滓，纳蜜二升，煎令水气尽，取二升，强人服七合，弱人服五合，不瘥，明日再服，不可一日再服。

【方论】

1. 清·尤怡

"弦紧脉皆阴也，而弦之阴从内生，紧之阴从外得。弦则卫气不行而恶寒者，阴出而痹其外之阳也。紧则不欲食者，阴入而痹其胃之阳也。卫阳与胃阳并衰，而外寒与内寒交盛，由是阴反无畏而上冲，阳反不治而下伏。所谓邪正相搏，即为寒疝者也。绕脐痛，发则白津出，手足厥冷，其脉沉紧，皆寒疝之证。白津，汗之淡而不咸者，为虚汗也。一作自汗，亦通。大乌头煎大辛大热，为复阳散阴之峻剂，故云不可一日更服。"（《金匮要略心典》）[17]

2. 清·陈修园

"然大乌头煎祛寒则有余，而补血则不足也。寒痛之为寒多而血虚者，其腹中痛，及胁痛里急者，以血虚则脉不荣，寒多则脉结急故也。"（《金匮要略浅注》）[18]

3. 日·和久田氏

"弦者，强引也。紧者，缠丝急也。卫气者，守表之气也。弦脉者，为寒邪干入卫气不行处之候，即恶寒是也。紧脉者，为寒邪犯胃肠而使停滞谷食之候，故曰不欲食也。例曰：脉紧如转索无常者，有宿食也。又曰：脉紧云云，腹中有宿食不化是也。此脉弦而紧者，是寒邪外干卫气，内犯胃阳，与正气相搏之候。邪正相搏，有战争之势，所以腹痛亦剧也。名之曰寒疝者，是邪与正气并立，非真寒也。然寒干下焦，其毒绕脐而凝结，或现于小腹而弦急，因毒而发为痛也，痛发则自汗出，手足逆冷，而弦紧之脉，至于沉伏也，是故煎退寒逐水之乌头更和以蜜，治其急迫之毒也。"（《皇汉医学》）[19]

4. 刘渡舟

本病由于寒结于内，聚而不散，犯寒即发，谓之寒疝。此证初起，腹满而脉弦紧。弦紧脉皆属阴，但弦之阴从内生，紧之阴从外得。弦得卫气不行则恶寒，阴出而痹在外之阳；紧则不欲食，阴入而痹其胃内之阳。卫阳与胃阳两衰，而内寒与外寒交盛，于是，阴反无畏而上冲，阳反不治而下伏，则谓"邪正相搏，即为寒疝，寒疝绕脐痛"。若发作之时，阴寒内动，疼痛剧烈，而使人汗出，手足厥冷；若并见沉紧之脉，则沉主里，紧主寒、主痛、主实，故急以大乌头煎散寒破结以救阳气。乌头大辛大热有毒，散沉寒痼冷而止疼痛；佐白蜜以监制乌头之毒性，且润燥养血，并能缓急止痛而延长疗效。方后注云：强人服七合，弱人服五合，不可一日再服，可知本方药力峻烈，理宜慎用。（《金匮要略诠解》）[20]

参考文献

[1] 沈善寅，王成晔. 临床方剂手册 [M]. 济南：济南出版社，1991.

[2] 张建荣. 经方观止 [M]. 北京：中国中医药出版社，2016.

[3] 胡荫奇，常志遂. 痹病古今名家验案全析 [M]. 北京：科学技术文献出版社，2003.

[4] 李景银. 乌头煎熏洗治疗膝关节外伤后遗症 132 例 [J]. 中医外治杂志，2002，11（01）：7.

[5] 李景银，袁建明. 乌头煎熏洗治疗踝关节外伤后遗症 112 例 [J]. 山东中医杂志，2001，20（11）：667-668.

[6] 孙予杰. 乌头煎治疗寒疝 13 例 [J]. 河南中医，2006，26（07）：18.

[7] 赵芳. 独活乌头煎治疗类风湿性关节炎 47 例 [J]. 河北中医，2000（01）：44-45.

[8] 逄冰，赵锡艳，彭智平，等. 仝小林应用大乌头煎验案举隅 [J]. 中国中医基础医学杂志，2013，19（01）：101-103.

[9] 吴红金，张颖莉. 参附注射液对实验性心力衰竭大鼠血浆凋亡相关因子的影响 [J]. 中西医结合心脑血管病杂志，2009，7（8）：926.

[10] 陈信义，李峨，侯丽，等. 乌头类生物碱研究进展与应用前景评述 [J]. 中国中医药信息杂志，2004，11（10）：922.

[11] 蒋跃绒，殷惠军，陈可冀. 赤芍 801 研究现状 [J]. 中国中西医结合杂志，2004，24（8）：760.

[12] 赖春丽，黄婉峰，祝晨，等. 抗肿瘤中药新药开发探讨 [J]. 中药材，2003，26（9）：677.

[13] 伍耀衡，宁异真，许建邦，等. 参附注射液、高乌甲素注射液诱导白血病细胞株 HL-60 分化、凋亡的研究 [J]. 广州中医药大学学报，2008（2）：131.

[14] 刘强强，郭海东，徐策，等. 川乌毒理作用研究进展 [J]. 中国中医药信息杂志，2012，19（8）：110.

[15] 周慎. 全科医生常用方剂手册 [M]. 长沙：湖南科学技术出版社，2016.

[16] 王付，石昕昕. 仲景方临床应用指导 [M]. 北京：人民卫生出版社，2001.

[17] 尤怡. 金匮要略心典 [M]. 北京：中国中医药出版社，1992.

[18] 陈修园. 金匮要略浅注 [M]. 福州：福建科学技术出版社，1988.

[19] 汤本求真. 皇汉医学 [M]. 北京：人民卫生出版社，1956.

[20] 刘渡舟，等. 金匮要略诠解 [M]. 北京：人民卫生出版社，2013.

当归贝母苦参丸（《金匮要略》）

当归贝母苦参丸，原出《金匮要略·妇人妊娠病脉证并治》，为中医著名的妇科方剂，多用于治疗妊娠小便难，症见妊娠小便淋漓不爽、小便色黄、溲时微有涩痛等。现代临床常用于治疗前列腺增生症、老年性泌尿系统感染等湿热证。因本方剂清热利湿，故若火衰精冷，真元不足者禁用。

一、传统应用

【**药物组成**】当归12g，贝母12g，苦参12g。

【**服用方法**】上三味，末之，炼蜜丸如一小豆大；饮服三丸，加至十丸。[1]

【**功效主治**】养血润肠，清热通便。[2]主治妇人妊娠小便淋漓不爽，小便色黄，溲时微有涩痛。亦可用于治疗孕妇大便秘结。[3]

【**加减化裁**】脾虚痰浊者，加用紫苏叶、橘红；口干便秘者，加用玉竹、麦冬、胡麻仁；瘀重者加用当归、红花、桃仁。[4]

二、现代研究

（一）临床应用

1.良性前列腺增生症

瞿立武等用当归贝母苦参丸加减治疗良性前列腺增生症50例，基础组方为：当归15g，浙贝母10g，苦参10g，滑石（包煎）25g，皂角刺30g。并在此基础上予以随症加减，30日为一疗程，显效19例，有效24例，无效7例。[5]

2.慢性便秘

张少瑜等用当归贝母苦参丸加减治疗慢性便秘95例，基础组方为：当归12～20g，浙贝母、桃仁各10～15g，苦参3～6g，瓜蒌子15～20g，黄芩6～12g，生大黄3～10g。并在此基础上予以随症加减，治疗28天后疗效：治愈64人，好转21人，无效10人。[6]

3.慢性盆腔疼痛

李广涛等用当归贝母苦参丸加减治疗慢性盆腔疼痛45例，基础组方为：当归10g，浙贝母10g，苦参10g，滑石（包煎）15g。并在此基础上予以随症加减，每日1剂，水煎，分2次口服。显效28例，有效10例，无效7例，总有效率为

84.4%。[7]

4.老年性泌尿系统感染

王丽萍等应用当归贝母苦参丸加减治疗老年性泌尿系统感染34例，基础组方为：当归18g，川贝母12g，苦参15g，并在此基础上予以随症加减，每日水煎服一剂，早晚分服，连用7～10天。痊愈25例，显效7例，无效2例，总有效率为94.1%。[8]

5.阴囊湿疹

程晓春等利用当归贝母苦参丸治疗阴囊湿疹60例，基础组方为：当归、苦参各15g，浙贝母、生地黄、黄柏、徐长卿各12g，苍术9g，薏苡仁30g，甘草6g。并在此基础上予以随症加减，每日水煎服一剂，早晚分服，痊愈55例，好转5例。[9]

（二）实验研究

1.抑制胃癌SGC-7901增殖及周期与侵袭转移

师金凤等利用当归贝母苦参丸抑制胃癌SGC-7901增殖，经MTT比色法检测，结果显示SGC-7901细胞药物组的OD值较对照组明显下降，细胞S期比例减少，G_0/G_1期比例明显增加，阻滞了胃癌细胞G_0/G_1期到S期的进程，抑制了细胞的增殖，侵袭及转移能力减弱。[10]

2.前列腺保护作用

陈野采用皮下注射丙酸睾酮制作去势小鼠前列腺增生模型，利用当归贝母苦参丸治疗观察各组前列腺指数、性激素水平及腺细胞病理改变。证明当归贝母苦参丸对丙酸睾酮所致小鼠良性前列腺增生（BPH）具有显著的拮抗作用，其作用机制在一定程度上与降低小鼠血清T、E_2含量有关。[11]

3.下调荷瘤小鼠H22肝癌肿瘤组织MMP13和bFGF的表达

刘春萍等通过建立H22荷瘤小鼠模型进行体内抗肿瘤试验，当归贝母苦参丸加味方组与模型组相比，各用药组中MMP13和bFGF mRNA的表达量均降低，说明当归贝母苦参丸加味方可以在mRNA和蛋白水平下调荷瘤小鼠肿瘤组织中MMP13和bFGF的表达，进而抑制肿瘤侵袭和血管生成，发挥抑瘤、减毒增效目的。[12]

4.影响慢性细菌性前列腺炎（CBP）大鼠前列腺组织中的白细胞（WBC）和卵磷脂小体（SPL）

何丽清等通过制备慢性细菌性前列腺炎（CBP）大鼠模型发现末次给药后1h，经麻醉切开腹壁，剥离前列腺。观测各组大鼠前列腺组织中的WBC和SPL密度。发现当归贝母苦参煎剂高剂量组大鼠前列腺WBC明显减少，SPL明显增多，腺腔内分泌物明显增加，与诺氟沙星组结果基本相当。因此当归贝母苦参煎剂对慢性细菌性前列腺炎有良好的治疗效果。[13]

三、类方鉴析

1.葵子茯苓散《金匮要略·妇人妊娠病脉证并治》

（1）组成：葵子一斤，茯苓三两。[14]

（2）功用：滑利通窍，淡渗利水。[15]

（3）主治：妊娠水气病，即"子肿"。现临床亦可用于产后胞衣不下、腹痛、小便不通、大便难、恶露不下、缺乳、乳痈等证。[14]症见恶寒，身重或水肿，头晕目眩，舌淡，苔薄，脉沉。

（4）鉴别：当归贝母苦参丸与葵子茯苓散同可治疗妊娠小便不利证，当归贝母苦参丸所主妊娠小便不利有两大特点。一是湿热之邪所致，症以湿热病理为突出；二是素体血虚，症必有血虚之反映，治在清热利水、益血。而葵子茯苓散所主妊娠小便不利，乃气不化水，水又反过来遏阻阳气，水气更充斥泛溢，症以阳郁则恶寒，水充于外则身重，水溢于上则头眩为特点，故治重在利水以通阳，阳通正可化水，是其别也。[15]

2.当归散《金匮要略·妇人妊娠病脉证并治》

（1）组成：当归、黄芩、芍药、川芎各一斤（12g），白术半斤（10g）。[16]

（2）功用：养血健脾，清热除湿安胎。[16]

（3）主治：肝血不足，脾失健运，湿热内蕴，胞胎失养之胎动不安证。症见胎动下坠或妊娠下血，或腹痛，或曾经半产等，并伴神疲肢倦，口干口苦，纳少，面黄形瘦，大便或结或溏，舌尖微红或苔薄黄等。现代常用于习惯性流产、预防母婴血型不合之新生儿溶血病等属肝血不足，脾失健运者。[16]

（4）鉴别：二者皆可治疗妊娠下血，冲任失调。当归贝母苦参丸有养血清热、利气解郁的作用，临床上见小便淋沥不爽、尿痛、饮食如故等，属于血虚有热，气郁化燥者。当归散有养血健脾、清热化湿的作用，适用于腹痛、胎动不安等，属于脾虚湿热所致者。[17]

附：原文与方论

【原文】

妊娠小便难，饮食如故，当归贝母苦参丸主之。

当归贝母苦参丸方

当归、贝母、苦参各四两。

上三味，末之，炼蜜丸如小豆大，饮服三丸，加至十丸。

【方论】

1. 清·周扬俊

小便难者，膀胱热郁，气结成燥，病在下焦，不在中焦，所以饮食如故。用当归和血润燥。《本草》贝母治热淋……乃治肺金燥郁之剂。肺是肾水之母，水之燥郁，由母气不化也。贝母非治热，郁解则热散，非淡渗利水也，其结通则水行。苦参长于治热，利窍逐水，佐贝母入行膀胱以除热结也。（《金匮玉函经二注》）[18]

2. 清·尤怡

小便难而饮食如故，则病不由中焦出，而又无腹满身重等证，则更非水气不行，知其血虚热郁，而津液涩少也。《本草》当归补女子诸不足，苦参入阴利窍除伏热，贝母能疗郁结，兼清水液之源也。（《金匮要略心典》）[18]

3. 清·陈修园

苦参、当归补心血而清心火，贝母开肺郁而泻肺火。然心火不降，则小便短涩；肺气不行于膀胱，则水道不通。此方为下病上取之法也。况贝母主淋沥邪气，《神农本经》有明文也哉。（《金匮方歌括》）[18]

4. 秦伯未

小便难而饮食照常的用当归、贝母、苦参来治，很难理解，古今注家多望文生训，理论脱离实际。金华沈介业中医师指正"小便难"，当作"大便难"，经他祖父五十年的经验和他自己试用，效验非凡。孕妇患习惯性便闭，有时因便闭而呈轻微燥咳，用当归四份，贝母、苦参各三份，研粉，白蜜为丸，服后大便润下，且能保持一天一次的正常性，其燥咳亦止。（《金匮要略简释》）[18]

参考文献

[1] 王占玺. 金匮要略临床研究 [M]. 北京：科学技术文献出版社，1994.

[2] 刘献琳. 金匮要略语释 [M]. 济南：山东科学技术出版社，1981：367.

[3] 谢世平，石惠欣，云鹰. 金匮方应用及研究 [M]. 郑州：河南科学技术出版社，1994：531.

[4] 张丽芬. 金匮要略研究与应用 [M]. 北京：中医古籍出版社，2008.

[5] 瞿立武，姚彤. 当归贝母苦参丸加味治疗良性前列腺增生症50例 [J]. 长春中医药大学学报，2007，23（04）：58.

[6] 张少瑜，慕海军. 当归贝母苦参丸治疗慢性便秘95例 [J]. 陕西中医，2008，29（09）：1157.

[7] 李广涛，颜微. 当归贝母苦参丸治疗慢性盆腔疼痛综合征临床观察 [J]. 湖北中医杂志，2007，29（06）：36.

[8] 王莉萍，詹亚梅. 当归贝母苦参汤治疗老年性泌尿系统感染34例小结 [J]. 贵阳中医学院学报，2006，28（04）：18-19.

[9] 程晓春，等. 当归贝母苦参丸加味为主治疗阴囊湿疹60例. 实用中医药杂志，2004，20（4）：181.

[10] 师金凤，李海龙，王红蕾，等. 当归贝母苦参丸含药血清对胃癌细胞SGC-7901侵袭转移能力和

周期的影响[J]. 辽宁中医药大学学报，2014，16（10）：30-33.

[11] 陈野，赵东，蔡淼，等. 当归贝母苦参丸对小鼠良性前列腺增生的抑制作用研究[J]. 中国药物警戒，2010，7（01）：4-6.

[12] 刘春萍，李海龙，张艳，等. 当归贝母苦参丸加味方对荷瘤小鼠H22肝癌肿瘤组织MMP13和bFGF表达的影响[J]. 国际检验医学杂志，2017，38（02）：153-156.

[13] 何丽清，傅延龄，张林. 当归贝母苦参煎剂对慢性细菌性前列腺炎大鼠前列腺WBC和SPL的影响[J]. 世界中西医结合杂志，2012，7（12）：1027-1028，1044.

[14] 李惠治. 经方传真　胡希恕经方理论与实践[M]. 北京：中国中医药出版社，1994：296.

[15] 谢海洲，卢祥之. 中医历代良方全书[M]. 青岛：青岛出版社，2006.

[16] 尚炽昌，王付. 经方配伍用药指南[M]. 北京：中国中医药出版社，1998.

[17] 肖子曾. 现代名医用方心得[M]. 太原：山西科学技术出版社，2013.

[18] 邓鑫，胡久略，梁健. 临床仲景方剂学[M]. 北京：中医古籍出版社，2012.

当归芍药散（《金匮要略》）

当归芍药散，出自《金匮要略·妇人妊娠病脉证并治》，为中医著名的和解剂，多用于治疗肝血亏少，脾虚湿阻证。症见妊娠后小腹绵绵作痛、按之痛减、面色萎黄、头晕目眩等。现代临床常用于月经不调、痛经、功能性子宫出血、慢性盆腔炎、妊娠贫血、更年期综合征等属肝脾失调，气郁湿阻者。[1]因当归活血调血，故湿阻中满及大便溏泄者慎服。

一、传统应用

【药物组成】当归9g，芍药18g，茯苓2g，白术12g，泽泻12g，川芎9g。

【功效主治】养血调肝，渗湿健脾。[1]常用于肝血亏少，脾虚湿阻之腹痛证。症见妊娠后小腹绵绵作痛，按之痛减，面色萎黄，头晕目眩，或心悸少寐，舌淡、苔薄白，脉细弱。

【服用方法】现代多作汤剂，剂量按比例酌定。[2]

【加减化裁】本方去茯苓、泽泻二味水药，加黄芩，名"当归散"。本方去茯苓、白术、泽泻，加地黄，即四物汤，为后世养血的常用方。[3]经期水肿，水血同病，若肾气偏虚者，酌加二仙汤。[3]水肿闭经，水湿偏重者，又可与五苓散、五皮饮加减为用。[3]若为功能性子宫出血，水血同病，夹有瘀血者，又可与桂枝茯苓丸并举。[3]较单纯的痛经，可将原方改汤服。[3]

二、现代研究

（一）临床应用

1.痛经

郑常军等采用当归芍药散治疗痛经45例，基础组方为：当归10g，赤芍10g，川芎10g，泽泻10g，白术10g，茯苓10g。并在此基础上予以随症加减，配合命门、肾俞温和灸治疗膜样痛经，痊愈21例，显效15例，好转6例，未愈3例。[4]

2.偏头痛

冯小燕以当归芍药散治疗偏头痛35例，基础组方为：当归、白术、川芎各10g，白芍20g，泽泻、茯苓各15g，葛根30g，全蝎5g。并在此基础上予以随症加减，两个月为一疗程，显效12例，有效20例，无效3例。[5]

3.单纯性卵巢囊肿

徐星平以当归芍药散治疗单纯性卵巢囊肿45例。基础组方为：泽泻15g，当归9g，白芍30g，茯苓12g，川芎9g，白术12g。并在此基础上予以随症加减，早晚饭后服用，每天1剂，对照组显效24例，有效6例，无效15例。[6]

4.黄褐斑

彭涛以当归芍药散治疗黄褐斑40例，基础组方为：川芎9g，当归9g，茯苓12g，白术12g，泽泻15g，芍药30g。加水煎熬，于早晚饭后服用，每天1剂，每剂300ml。并在此基础上予以随症加减，显效12例，有效20例，无效8例。[7]

5.慢性盆腔炎

王兰菊等用当归芍药散配合妇科微波治疗慢性盆腔炎、附件炎患者68例，基础组方为：当归9g，白芍12～20g，川芎9g，白术12g，茯苓12～15g，泽泻15g。并在此基础上予以随症加减，中药内服同时，外用微波治疗，治愈56例，显效10例，总有效率为100%。[8]

（二）实验研究

1.抗氧化和清除自由基

于永军等采用大剂量垂体后叶素诱发动物冠状动脉痉挛而引起急性心肌缺血。实验发现，当归芍药散不同剂量组小鼠心率减慢情况明显改善，说明当归芍药散能有效减轻心肌缺血。超氧化物歧化酶（SOD）能反映自由基产生和消除的动态平衡能力，还能反映氧自由基浓度，能够防止发生脂质过氧化，从而达到对机体组织的保护作用。[9]

2.神经保护作用

田建英采用动物造模实验MTT比色法观察细胞活性变化，免疫组化法观察α7烟碱型乙酰胆碱能受体（α7nAChR）阳性表达情况。研究发现当归芍药散能通过抑制B-淀粉样多肽的神经毒性作用而改善阿尔茨海默病患者的学习记忆功能，机制为调节细胞α7nAChR表达。[10]

3.防治高脂血症

陈静等通过饲养法建立家兔高脂血症模型观察当归芍药散对高脂家兔的血清脂质、肝脏脂质的影响发现，当归芍药散可以显著降低高脂血症模型家兔血清总胆固醇、三酰甘油、低密度脂蛋白、载脂蛋白B_{100}水平，升高高密度脂蛋白和载脂蛋白AI水平，降低肝组织血清总胆固醇、三酰甘油，抑制脂质在肝脏的沉积。当归芍药散防治高脂血症的作用机制可能与以上因素密切相关。[11]

4.抑制组蛋白乙酰化酶p300/血清环加氧酶－2通路调控核因子E₂相关因子

李燕红等采用不同浓度加味当归芍药散处理健康人表皮黑素细胞，肌内注射黄体酮及紫外线照射建立黄褐斑小鼠模型。健康人表皮黑素细胞p300HAT、COX-2、Nrf2的RNA及蛋白表达量降低、升高越明显，健康人表皮黑素细胞黑素相对含量降低越明显；治疗后仅低剂量、高剂量组p300HAT、COX-2的RNA、蛋白表达量较治疗前明显降低，Nrf2的RNA、蛋白表达量明显升高，且治疗后高剂量组各项指标变化较低剂量组明显。结论：加味当归芍药散治疗黄褐斑的机制可能与其抑制p300HAT/COX-2通路调控Nrf2表达有关。[12]

三、类方鉴析

1.当归散《金匮要略·妇人妊娠病脉证并治》

（1）组成：当归、黄芩、芍药、川芎各一斤，白术半斤。

（2）功用：养血健脾，清热除湿安胎。

（3）主治：妊娠血虚湿热胎动不安之证。

（4）鉴别：当归散和当归芍药散均有养血安胎之功效。当归散适用于妇人妊娠，其素体薄弱，见胎动不安而漏红者，是由于肝血不足、脾失健运所致。肝血虚而生内热，脾不运则生湿，湿热内阻，则胎动不安，仲景用当归散养血健脾、清化湿热。用于妊娠血虚湿热胎动不安之证。当归芍药散用于妊娠肝脾不和所致腹痛之证。妇人妊娠，腹中拘急，绵绵作痛，是由于肝脾失调，气血瘀滞所致。肝虚气郁则血滞，脾虚气弱则生湿，故仲景用当归芍药散养血疏肝，健脾利湿。[13]

2.桃红四物汤《医宗金鉴》

（1）组成：熟地黄二钱（6g），川芎一钱（3g），白芍二钱（6g），当归二钱（6g），桃仁二钱（6g），红花二钱（6g）。

（2）功用：养血活血，调经止痛。

（3）主治：妇女月经不调，闭经，痛经，经前腹痛，经行不畅而有血块，色紫暗；血瘀引起的月经过多、淋漓不净，产后恶露不净。[14]

（4）鉴别：当归芍药散和桃红四物汤均可以养血活血，调经止痛。当归芍药散主要针对的病机为血虚湿盛，方中当归、芍药、川芎养血活血，茯苓、白术、泽泻健脾利湿，全方用药简洁规整，目的明确，临床在辨清证型的基础上单用或联用效果十分显著。桃红四物汤则用于因既有实证，又有久病耗血伤正的虚候，形成本虚标实的疾病，立法宜权衡虚实轻重。要补化并用，以化为主，做到既能活血化瘀，散结消癥，又不伤损正气，化法宜徐图缓攻，不可过用峻猛攻伐之品。以熟地黄、白芍、当归、川芎养血荣面，桃仁、红花活血化瘀，养血荣面。[15]

附：原文与方论

【原文】

妇人怀妊，腹中疼痛，当归芍药散主之。

妇人腹中诸疾痛，当归芍药散主之。

当归芍药散方

当归三两，芍药一斤，川芎半斤，茯苓四两，白术四两，泽泻半斤，一作三两。

上六味，杵为散，取方寸匕，酒和，日三服。

【方论】

1. 岳美中

"此方之证，腹中挛急而痛，或上迫心下及胸，或小便有不利，痛时或不能俯仰。腹诊：脐旁拘挛疼痛，有的推右则移于左，推左则移于右，腹中如有物而非块，属血与水停滞。方中芎、归、芍药和血舒肝，益血之虚；苓、术、泽泻运脾胜湿，除水之气。方中多用芍药，芍药专主拘挛，取其缓解腹中急痛。合用之，既疏瘀滞之血，又散郁蓄之水。服后小便或如血色，大便或有下水者，系药中病，是佳兆，应坚持多服之。"（《岳美中医案集》）[15]

2. 清·徐彬

"痛者，绵绵而痛，不若寒疝之绞痛，血气之刺痛也。乃正气不足，使阴得乘阳，而水气胜土，脾郁不伸，郁而求伸，土气不调，则痛而绵绵矣。故以归、芍养血，苓、术扶脾，泽泻泻其有余之旧水，芎畅其欲遂之血气。不用黄芩，痛因虚则稍挟寒也。然不用热药，原非大寒，正气充则微寒自去耳。"（《金匮要略论注》）[15]

3. 清·徐灵胎

"柴胡疏肝郁以调经；白术健脾土以生血；茯苓清治节以和脾；甘草缓中州以和胃；白芍敛阴血能资任脉；当归养血脉更资冲脉也。"（《徐灵胎医略六书·杂病证治》）[17]

4. 清·张秉成

"此方以当归、白芍之养血以涵其肝；苓、术、甘草之补土以培其本；柴胡、薄荷、煨生姜，俱系辛散气升之物，以顺肝之性而使之不郁。如是则六淫七情之邪皆治，则前证岂有不愈者哉！"（《成方便读》）[17]

参考文献

[1] 肖子曾. 现代名医用方心得 [M]. 太原：山西科学技术出版社，2013.

[2] 裴正学. 新编中医方剂学 [M]. 兰州：甘肃科学技术出版社，2008.

[3] 王占玺.张仲景药法研究[M].上海：科学技术文献出版社，1984.

[4] 郑常军，等.当归芍药散配合灸法治疗膜样痛经45例[J].中国民族民间医药，2008（5）：41-42.

[5] 冯小燕.当归芍药散治疗偏头痛疗效观察[J].中国中医急症，2007，16（04）：401，404.

[6] 徐星平.当归芍药散联合桂枝茯苓胶囊治疗单纯性卵巢囊肿的临床研究[J].基层医学论坛，2018，22（31）：4474-4475.

[7] 彭涛.中药当归芍药散治疗80例黄褐斑的临床效果观察[J].医学理论与实践，2017，30（20）：3047-3048.

[8] 王兰菊，等.当归芍药散为主治疗慢性盆腔炎68例.中国社区医师，2012，14（15）：259.

[9] 于永军，等.当归芍药散煎剂对垂体后叶素所致小鼠心肌缺血的影响.中国实验方剂学杂质，2012，18（6）：243-246.

[10] 田建英，马锋，马伟，等.当归芍药散神经保护作用的实验研究[J].山东医药，2008，48（23）：1-3.

[11] 陈静，叶平，阎艳丽，等.当归芍药散防治高脂血症的实验研究[J].天津中医药，2005（06）：493-494.

[12] 李燕红，杨谦，李锦亮，等.加味当归芍药散抑制组蛋白乙酰化酶p300/血清环加氧酶-2通路调控核因子E2相关因子2在黄褐斑形成中的作用机制研究[J].山西医药杂志，2017，46（24）：2975-2978.

[13] 叶森.仲景方药现代研究[M].北京：中国中医药出版社，1997.

[14] 马惠荣.妇科疾病[M].北京：中国中医药出版社，2009.

[15] 唐海燕，汤亚娥.桃红四物汤联合当归芍药散治疗女性黄褐斑疗效观察[J].中国医学文摘（皮肤科学），2015，32（05）：549.

[16] 胡久略.方剂学[M].北京：中医古籍出版社，2009.

[17] 王付，张大伟，吴建红.方剂学[M].2版.北京：中国中医药出版社，2012.

茯苓泽泻汤（《金匮要略》）

茯苓泽泻汤，原出《金匮要略·呕吐哕下利病脉证治》[1]，为中医著名的利水剂，多用于饮阻脾胃呕渴证。症见心下痞满、口渴、呕吐、上腹部膨隆等。现代临床常用于治疗2型糖尿病合并高脂血症、糖尿病性胃轻瘫、淤积性皮炎、高脂血症等属脾胃虚寒、饮邪逆动者。因桂枝辛温，故阴虚证慎用。

一、传统应用

【**药物组成**】茯苓10g，泽泻5g，甘草2.5g，桂枝2.5g，白术4g，生姜5g。[1]

【**功效主治**】通阳化饮，和胃止呕。[2]用于治疗妊娠腹痛及妇女腹中诸疾痛等。症见反复呕吐，渴欲饮水，愈吐愈渴，愈饮愈吐，或兼见心下悸，头眩，舌苔白腻或白滑者。

【**服用方法**】以1000ml水煎煮，煎成400ml药汁，每天1剂，分早晚2次空腹服用。[3]

【**加减化裁**】若脾胃阳虚甚者，可加少量干姜、附子；[2]呕吐甚者加橘皮、半夏。[2]

二、现代研究

（一）临床应用

1.糖尿病性胃轻瘫

林海飞使用茯苓泽泻汤加减配合治疗糖尿病性胃轻瘫26例，基础组方为：茯苓20g，泽泻10g，甘草、桂枝各6g，白术、制半夏各9g，生姜3片，并在此基础方上予以随症加减，每日1剂，水煎，分2次服。治疗1～2个疗程后（10天为1疗程），临床治愈14例，有效9例，无效3例，总有效率88.47%。[4]

2.高脂血症

展照双使用茯苓泽泻汤加味治疗高脂血症49例，其基础组方为：茯苓30g，泽泻15g，桂枝9g，白术10g，生山楂30g，甘草6g，生姜3片，并在此基础方上予以随症加减，每日1剂，水煎服。治疗2个疗程后（3周为1个疗程），显效37例，有效9例，无效3例，总有效率93.9%。[5]

3.淤积性皮炎

田学文等使用茯苓泽泻汤治疗淤积性皮炎193例，其基础组方为：茯苓30g，泽泻12g，桂枝6g，白术15g，干姜6g，当归10g，丹参20g，川牛膝10g，白鲜皮10g，甘草6g，并在此基础方上予以随症加减，每日1剂，水煎服。治疗两个月后，治愈78例，好转101例，未愈14例。[6]

4.循环缺血性眩晕痰浊中阻证

孟向阳使用茯苓泽泻汤治疗循环缺血性眩晕痰浊中阻证34例，其基础组方为：茯苓15g，葛根20g，泽泻25g，桂枝12g，白术20g，川芎15g，生姜3片，炙甘草6g。并在此基础方上予以随症加减，每日1剂，分早、晚两次温服。痊愈15例，显效11例，有效6例，无效2例，总有效率94.12%。[7]

（二）实验研究

1.对血管内皮功能的完整性的保护作用

李文雄等采用动物造模实验发现，加味茯苓泽泻汤通过抑制MPO的活性，升高NO的含量，进而对血管内皮功能的完整性起到一定的保护作用。[8]

2.血流动力学作用

展照双采用对高脂血症模型大鼠动物造模实验研究发现，茯苓泽泻加山楂汤对于降低胆固醇及血液黏稠度的疗效与对照组比较有显著性差异，对高脂血症早期有较好的降脂及降低血液黏稠度作用。[9]

三、类方鉴析

1.猪苓散《金匮要略》

（1）组成：猪苓、茯苓、白术各等分。杵为散，每服6g，每日三次。

（2）功用：健脾利水。

（3）主治：脾虚呕吐，吐后欲饮水。

（4）鉴别：二方均可用于呕吐，茯苓泽泻汤主治中阳不运，胃中停饮的"胃反"重症。治以温阳化气利水止呕。而猪苓散虽属饮停于胃，却因脾虚不能运化水湿引起，猪苓散方中猪苓、茯苓淡渗利湿，白术健脾运湿，三药同用使滞留之水湿饮邪从小便下泄；药后滞留之饮得去，三焦决渎通调，脾运得健，水津可得四布，再入之饮不复滞留，则不再渴，亦不欲饮。

2.苓桂术甘汤《伤寒论》

（1）组成：茯苓四两（18g），桂枝（去皮）、白术各三两（10g），甘草（炙）二两（6g）。[10]

（2）功用：温化痰饮，健脾利湿。[11]

（3）主治：中阳不足之痰饮证。症见胸胁支满，目眩心悸，短气而咳，舌苔白滑，脉弦滑或沉紧。[12]

（4）鉴别：茯苓泽泻汤是苓桂术甘汤加泽泻、生姜而成，两方证均属水停心下（胃），以心下痞、眩晕、少尿作为投药指征。但茯苓泽泻汤证有呕吐，所以加生姜；苓桂术甘汤证有气上冲胸、心悸，所以桂枝量较茯苓泽泻汤重，以资区别。[13]

附：原文与方论

【原文】

胃反，吐而渴欲饮水者，茯苓泽泻汤主之。

茯苓泽泻汤方

茯苓半升，泽泻四两，甘草二两，桂枝二两，白术三两，生姜四两

上六味，以水一斗，煮取三升，纳泽泻，再煮取二升半，温服八合，日三服。

【方论】

1.清·尤怡

猪苓散治吐后饮水者，所以崇土气，胜水气也。茯苓泽泻汤治吐未已，而渴欲饮水者，以吐未已，知邪未去，则宜桂枝、甘、姜散邪气，苓、术、泽泻消水气也。（尤怡《金匮要略心典》）[3]

2.清·李彣

吐而渴者，津液亡而胃虚燥也。饮水则水停心下，茯苓、泽泻降气行饮，白术补脾生津，此五苓散原方之意也。然胃反因脾气虚逆，故加生姜散逆，甘草和脾。又五苓散治外有微热，故用桂枝。此胃反无表热，而亦用之者，桂枝非一于攻表药也，乃彻上彻下，达表里，为通行津液、和阳散水之剂也。（李彣《金匮要略广注》）[3]

3.明·赵以德

胃反吐，津液竭而渴矣。斯欲饮水以润之，更无小便不利而用此汤，何哉？盖阳绝者，水虽入而不散于脉，何以滋润表里。解其燥郁乎？惟茯苓之淡行其上，泽泻之咸行其下，白术、甘草之甘和其中，桂枝、生姜之辛通其气，用布水精于诸经，开阳存阴而洽荣卫也。（《金匮玉函经二注》）[14]

4.清·程云来

此方乃五苓散去猪苓加甘草、生姜。以猪苓过于利水故去之，甘草、生姜长于和胃止吐故加之。茯苓、白术、泽泻、桂枝相须宣导，补脾而利水饮。陈修园曰：此为胃反之因于水饮者，而出其方治也。此方治水饮人尽知之，而治胃反则人未必知也，治渴更未必知也。然参之《本论》猪苓散，《伤寒论》五苓散、猪苓

汤，可以恍然悟矣。且《外台》用此汤治消渴脉绝，胃反者，有小麦一升，更得其妙。徐灵胎曰：此治蓄饮之吐。（《黄竹斋医书合集》）[15]

参考文献

[1] 曹洪欣，武国忠.仲景全书精解[M].北京：线装书局，2016.

[2] 张建荣.经方观止[M].北京：中国中医药出版社，2016.

[3] 钟相根.张仲景传世名方金匮要略卷[M].北京：中国医药科技出版社，2013.

[4] 林海飞.茯苓泽泻汤治疗糖尿病性胃轻瘫26例——附西沙比利治疗20例对照[J].浙江中医杂志，2001（09）：15.

[5] 展照双，王加锋.茯苓泽泻汤加味治疗高脂蛋白血症49例[J].北京中医，2004，23（01）：24-26.

[6] 田学文.茯苓泽泻汤治疗淤积性皮炎193例[J].河南中医，1997（05）：12-13，63.

[7] 孟向阳，赵玉洲，崔春凤.茯苓泽泻汤加味治疗后循环缺血性眩晕痰浊中阻证34例临床观察.国医论坛，2018，33（2）：7-9.

[8] 李文雄，孙赫，韦伟标，等.加味茯苓泽泻汤对高脂血症大鼠血清NO和MPO水平的影响[J].动物医学进展，2014，35（09）：77-81.

[9] 展照双，王加锋.茯苓泽泻加山楂汤对高脂血症早期干预的实验研究[J].山东中医杂志，2006，25（10）：693-695.

[10] 大塚敬节.金匮要略研究[M].北京：中国中医药出版社，2016.

[11] 信彬，吴剑坤.汤头歌诀精版[M].江苏：江苏凤凰科学技术出版社，2016：363.

[12] 严哲琳.方剂必背速记[M].北京：人民军医出版社，2015：141.

[13] 谢炜，王福强，黄仕营.陈宝田教授经方临床应用[M].3版.广州：广东科技出版社，2014：441.

[14] 赵以德.金匮玉函经二注[M].北京：人民卫生出版社，1990.

[15] 黄竹斋.黄竹斋医书合集[M].天津：天津科学技术出版社，2011：893.

葛根芩连汤（《伤寒论》）

葛根芩连汤，原出《伤寒论·太阳病脉证并治》，为中医著名的清热剂，多用于治疗脾虚痰盛，肠道湿热证。症见身热下利、胸脘烦热、口干作渴、喘而汗出等。现代临床常用于治疗细菌性痢疾、急性肠炎、溃疡性结肠炎、糖尿病、结肠炎等属表邪未解、里热已炽者。因葛根甘辛而凉、黄芩黄连苦寒清热，故虚寒下利者忌用。

一、传统应用

【药物组成】葛根15g，甘草（炙）3g，黄芩10g，黄连三10g。[1]

【功效主治】清热利湿，和胃止泻。[2]主治外感表证未解，热邪入里。症见身热下利，胸脘烦热，口干作渴，喘而汗出，苔黄，脉数。[3]

【服用方法】用水560ml，先煎葛根10min，加入其余诸药，煮取药液140ml，每日分2次服用。[1]

【加减化裁】高热烦渴、舌红苔干燥者加生石膏15g；腹胀加陈皮、厚朴各5g；饮食所伤加焦三仙各5g；脾虚加白术5g，党参5g，山药5g；腹痛加白芍5g，木香3g；湿重加藿香6g，厚朴5g；呕吐频繁加生姜5g，半夏3g。[2]

二、现代研究

（一）临床应用

1.细菌性痢疾

王广芳使用葛根芩连汤加减配合治疗治疗细菌性痢疾42例，基础组方为：葛根20g，黄芩15g，黄连10g，炙甘草5g，并在此基础方上予以随症加减，每日1剂，水煎服。治疗1个疗程后，治愈35例，有效7例；经2个疗程治疗后，有效病例均恢复正常。[4]

2.急性肠炎

黄承华等使用葛根芩连汤加减配合治疗急性胃肠炎40例，基础组方为：葛根30g，黄芩10g，黄连10g，甘草6g，并在此基础方上予以随症加减，每日1剂，水煎服。服药3剂后，痊愈者35例，服药4～5剂有效者4例，无效1例。[5]

3.溃疡性结肠炎

刘宝驹等采用葛根芩连汤治疗溃疡性结肠炎65例，基础组方为：黄芩、黄连、葛根各20g，煎成浓缩液200ml，保留灌肠，每晚1次。治疗2个疗程后（15天为1个疗程），轻度治愈35例，有效7例，无效5例；中度治愈7例，有效5例，无效6例。[6]

4.糖尿病

董华等采用葛根芩连汤治疗糖尿病39例，基础组方为：葛根30g，黄芩20g，黄连6g，炙甘草6g，每日1剂，水煎服。治疗8周后，显效24例，有效13例，无效2例，有效率为94.87%。[7]

5.代谢综合征

杨爱民等采用葛根芩连汤加减配合使用治疗代谢综合征30例，基础组方为：葛根30g，黄芩15g，黄连9g，猪苓12g，水蛭6g，黄芪30g，甘草10g，并在此基础方上随症加减，每日1剂，水煎服。治疗3个疗程后（1个月为1个疗程），显效9例，有效17例，无效4例，有效率为86.7%。[8]

6.结肠炎

时小明使用葛根芩连汤合白头翁汤治疗结肠炎34例，基础组方为：葛根、黄芩、白头翁、黄连、黄柏各15g，秦皮40g，党参、炒白术、茯苓各20g，甘草10g，并在此基础方上随症加减，每日1剂，水煎服。治疗2个疗程后（1个月为1个疗程），显效18例，有效14例，无效2例，总有效率94.12%。[9]

（二）实验研究

1.调节肝糖代谢

章常华等采用MTT法检测葛根芩连汤含药血清对细胞增殖的影响发现，葛根芩连汤含药血清可调节肝糖代谢，进而可改善肝细胞胰岛素抵抗。[10]

2.肠道保护作用

张华等采用大鼠肠外翻模型考察葛根芩连汤中黄酮类成分（葛根素、大豆苷、甘草苷、野黄芩苷、黄芩苷、汉黄芩苷）的肠吸收机制以及不同肠段、药物浓度等因素对它们吸收的影响，发现肠囊对各成分的吸收有选择，不同配伍组间各组分的肠吸收有所变化，但在全方中吸收较好。[11]

3.改善糖尿病

武志黔等通过检测葛根芩连汤对2型糖尿病模型大鼠宏观表征、肛温、抓力及相关生化指标的影响，从而探索葛根芩连汤治疗2型糖尿病的可能作用机制。发现葛根芩连汤可维持2型糖尿病大鼠体重，具有降低空腹血糖，减少进食量，增加抓力，降低TG作用，对于倦怠乏力、津液亏虚的症状具有一定改善作用。[12]

4.诱导肝脏胰岛素

隋淼等通过制备肝脏胰岛素抵抗模型发现葛根芩连汤各剂量组和吡格列酮组

肝脏空泡变性明显降低；葛根芩连汤各剂量组及吡格列酮组 SIRT1 mRNA 表达较高脂模型组明显增加。结论：葛根芩连汤可以通过上调 SIRT1 表达，减少 FoxO1 乙酰化水平，改善肝脏胰岛素抵抗。[13]

三、类方鉴析

黄芩汤《伤寒论》

（1）组成：黄芩三两（9g），甘草（炙）、芍药各二两（6g），大枣十二枚。

（2）功用：清胆热，利大肠。

（3）主治：少阳胆热下利证。下利不爽，肛门灼热，或泄利下重，不欲饮食，口苦，或表情沉默，舌红，苔黄，脉弦数。

（4）鉴别：葛根芩连汤与黄芩汤皆能治下利，葛根芩连汤用葛根量大，用黄连、黄芩清热燥湿止利，既能解表又能清里，以主治表里兼证（即太阳温病证与大肠热利证相兼）；黄芩汤用黄芩清热，用芍药、大枣、甘草补虚，主治虚热下利以虚为主。[14]

附：原文与方论

【原文】

太阳病，桂枝证，医反下之，利遂不止，脉促者，表未解也；喘而汗出者，葛根黄芩黄连汤主之。

葛根半斤，炙甘草二两，黄芩三两，黄连三两

上四味，以水八升，先煮葛根，减二升，纳诸药，煮取二升，去渣，分温再服。

【方论】

1.明·许宏

用葛根为君，以通阳明之津而散表邪；以黄连为臣，黄芩为佐，以通里气之热，降火清金而下逆气；甘草为使，以缓其中而和调诸药者也。且此方亦能治阳明大热下利者，又能治嗜酒之人热喘者，取用不穷也。（《金镜内台方议》）[15]

2.清·柯琴

君气轻质重之葛根，以解肌而止利；佐苦寒清肃之芩、连，以止汗而除喘；用甘草以和中。先煮葛根后纳诸药，解肌之力优，而清中之气锐，又与补中逐邪之法迥殊矣。（《伤寒来苏集·伤寒附翼》）[15]

3.清·汪昂

此足太阳、阳明药也。表证尚在，医反误下，邪入阳明之腑，其汗外越，气上奔则喘，下陷则利，故舍桂枝而用葛根，专治阳明之表，加芩、连以清里热，

甘草以调胃气，不治利而利自止，不治喘而喘自止矣。又太阳表里两解之变法也。（《医方集解》）[15]

4.清·王子接

是方即泻心汤之变，治表寒里热。其义重在芩、连肃清里热；虽以葛根为君，再为先煎，无非取其通阳明之津；佐以甘草缓阳明之气，使之鼓舞胃气而为承宣苦寒之使。清上则喘定，清下则利止，里热解而邪亦不能留恋于表矣。（《绛雪园古方选注》）[15]

5.清·尤怡

邪陷于里者十之七，而留于表者十之三，其病为表里并受之病，故其治亦宜表里两解之法……葛根解肌于表，芩、连清热于里，甘草则合表里而并和之耳。盖风邪初中，病为在表，一入于里，则变为热矣。故治表者，必以葛根之辛凉；治里者，必以芩、连之苦寒也。（《伤寒贯珠集》）[15]

参考文献

[1] 李嵩山，康秀英，李卫东.中医方剂诠解[M].石家庄：河北科学技术出版社，1990：191.

[2] 刘学文.古今效方临床应用：妇科、儿科、外科、五官科卷[M].沈阳：辽宁科学技术出版社，1999：145.

[3] 张永兴.神奇的抗病毒中草药[M].北京：中国中医药出版社，2004：165.

[4] 王广芳.葛根芩连汤加味治疗细菌性痢疾42例[J].中国中医急症，2004（01）：52-53.

[5] 黄承华，田明达.葛根芩连汤加减治疗急性胃肠炎40例疗效观察[J].贵阳中医学院学报，2004（04）：23.

[6] 刘宝驹，陈尹.葛根芩连汤保留灌肠治疗溃疡性结肠炎65例[J].广西中医药，2003，26（02）：38.

[7] 董华.葛根芩连汤治疗糖尿病39例临床效果分析[J].糖尿病新世界，2015（11）：24，26.

[8] 杨爱民，智冰清.葛根芩连汤加味治疗代谢综合征30例[J].河南中医，2015，35（04）：689-690.

[9] 时小明.葛根芩连汤合白头翁汤治疗结肠炎34例[J].光明中医，2017，32（15）：2202-2204.

[10] 章常华，邓可众，于梅，等.葛根芩连汤含药血清对HepG2肝细胞胰岛素抵抗模型糖代谢的调节作用[J].中国实验方剂学杂志，2015，21（05）：120-123.

[11] 张华，安叡，徐冉驰，等.葛根芩连汤及不同配伍组中黄酮类成分的肠外翻吸收研究[J].中国中药杂志，2011，36（23）：3332-3337.

[12] 武志黔，郝改梅，等.葛根芩连汤对2型糖尿病大鼠表征的影响[J].中国实验方剂学杂志，2014，20（11）：106-110.

[13] 隋淼，陈国芳，茅晓东，等.葛根芩连汤对高脂诱导肝脏胰岛素抵抗小鼠SIRT1/FoxO1信号通路的影响[J].南京中医药大学学报，2018，34（06）：578-582.

[14] 王付，张大伟，吴建红.方剂学[M].2版.北京：中国中医药出版社，2012：90.

[15] 姚建平，李青雅.中医实用经典100方[M].郑州：河南科学技术出版社，2016.

栝蒌瞿麦丸（《金匮要略》）

栝蒌瞿麦丸，原出《金匮要略·消渴小便不利淋病脉证并治》[1]，为中医著名的祛湿剂，多用于肾不化气，水气内停证，症见小便不利，口干而渴，腹中冷，下肢水肿。现代临床常用于治疗尿路感染、肾盂肾炎、尿路结石、前列腺炎等证属肾阳不足者。因附子性大热，故痰热内盛证者慎用本方。

一、传统应用

【药物组成】天花粉240g，茯苓360g，山药360g，炮附子60g，瞿麦120g。[2]

【功效主治】润燥化气，利水通淋。[2]用于小便不利、下寒上燥者，症见小便不利，口干而渴，腹中冷，下肢水肿，舌质红苔黄，脉沉无力。[3]

【服用方法】上五味，末之，炼蜜丸如梧子大，饮服三丸，日三服；不知，增至七八丸，以小便利，腹中温为止。[2]

【加减化裁】若糖尿病肾病加五爪龙、山药：慢性前列腺炎加山药、浙贝母；尿路综合征湿热偏重者加滑石、车前子、石韦，肾阴虚偏重者加墨旱莲、女贞子、黄柏、知母，兼肝郁气滞者加香附、沉香。[4]

二、现代研究

（一）临床应用

1.糖尿病肾病

刘登祥等使用栝蒌瞿麦丸治疗糖尿病肾病属阴阳两虚型者27例，基础组方为：天花粉（瓜蒌根）30g，瞿麦20g，山药45g，茯苓30g，附片45g，并在此基础方上予以随症加减，每日1剂，水煎服。治疗1～2疗程后，治愈11例，显效14例，有效2例。[5]

2.尿道综合征

张淑文使用栝蒌瞿麦丸治疗尿道综合征52例，基础组方为：天花粉20g，瞿麦20g，山药10g，茯苓30g，附片5g，并在此基础方上予以随症加减，每日一剂，水煎服。治疗1个疗程后（一个月为1个疗程），痊愈36例，有效14例，无效2例。[6]

3.肾病综合征

薛积才使用栝蒌瞿麦丸治疗肾病综合征属脾肾阳虚型30例，基础组方为：附片20g（先熬1h），茯苓、怀山药、天花粉（瓜蒌根）各30g，瞿麦15g，并在此基础方上予以随症加减，每日一剂，水煎服。治疗1个疗程后（1年为1个疗程），痊愈15例，显效7例，有效6例，无效2例。[7]

（二）实验研究

降低糖尿病肾病的微量白蛋白：赵宇等选取本院2016年5月至2017年5月诊断为糖尿病肾病患者共80例，将其随机分为研究组40例（应用栝蒌瞿麦丸+氯沙坦治疗）及对照组40例（应用氯沙坦治疗），发现栝蒌瞿麦丸联合氯沙坦治疗方法能显著降低糖尿病肾病患者的微量白蛋白的排出量。[8]

三、类方鉴析

1.猪苓汤《伤寒论》

（1）组成：猪苓、茯苓、泽泻、滑石、阿胶各一两。[9]

（2）功用：滋阴止血，利水通淋。[9]

（3）主治：血淋，小便涩痛，点滴难出，尿血，少腹胀满作痛者。

（4）鉴别：两证都有口渴，但口渴的机制各不相同。栝楼瞿麦丸证是因肾阳不足，不能气化水液，津不上承，上焦燥热而口渴，所以治宜温阳化气、生津止渴。方中以炮附子温阳，天花粉（瓜楼根）、山药生津止渴，茯苓、瞿麦渗利水气。猪苓汤证是因水热互结，热盛伤阴而出现口渴，治宜清热滋阴利水。此方中以阿胶滋阴润燥，滑石清热利水，以二苓、泽泻渗湿利水。[9]

2.肾气丸《金匮要略》

（1）组成：地黄八两，山茱萸、山药各四两，牡丹皮、茯苓、泽泻各三两，桂枝、附子（炮）各一两。

（2）功用：补肾助阳。

（3）主治：肾阳不足的腰痛脚软，身半以下常有冷感，少腹拘急，小便不利，或小便反多，入夜尤甚，阳痿早泄等。[10]

（4）鉴别：肾气丸主治肾阳虚衰而致的虚劳腰痛、微饮短气、男子消渴小便反多等病证。本方具有振奋肾气，温养肾阳的作用，可使肾脏恢复蒸腾津液，化气行水（摄水）之功能。栝楼瞿麦丸则主治"小便不利者，有水气，其人苦渴"之证。诸症的产生主要责之于肾，肾气不化，则小便不利，水气内停；肾阳虚弱不能蒸腾津液上润，于是其人苦口渴，下寒上燥是本证的特点。施用栝楼瞿麦丸是因为：天花粉、山药生津润燥；瞿麦、茯苓渗泄行水，炮附子温肾阳以化气，使津液上蒸，水气下行，为方中之主药。本方有润燥、化气、利水之功效，其根本在于恢复肾主水而司气化的功能。由此可见，本方与肾气丸的功效有相似之处，故有肾气丸变剂之称。[9]

附：原文与方论

【原文】

小便不利者，有水气，其人苦渴，栝蒌瞿麦丸主之。[1]

栝蒌根二两，茯苓三两，薯蓣三两，附子一枚（炮），瞿麦一两。

右五味，末之，炼蜜丸梧子大，饮服三丸，日三服。不知，增至七八丸，以小便利，腹中温为知。

【方论】

1.清·陈元犀

《内经》云：膀胱者，州都之官，津液存焉，气化则能出矣。余于气化能出之义，而借观之烧酒法，盖恍然悟矣，酒由气化，端赖锅下之火力，方中附子补下焦之火，即其义也；酒酿成之水谷，收于锅内而蒸之，其器具亦须完固，方中茯苓、薯蓣补中焦之土，即其义也；锅下虽要加薪，而其上亦要频换凉水，取凉水之气，助其清肃以下行，则源源不竭，方中瓜蒌根清上焦之力，即其义也；至于出酒之窍道，虽云末所当后，亦须去其积垢而通达，方中瞿麦一味专通水道，清其源而并治其流也。

2.明·赵以德

《内经》云：肺者通调水道，下输膀胱，又谓膀胱藏津液，气化出之。盖肺气通于膀胱，上通则下行，下寒则上闭，若塞若闭，若有其一，即气不化，气不化，则水不行而积矣，水积，则津液不生而胃中燥，故苦渴。（《金匮玉函经二注》）[11]

3.清·尤怡

此下焦阳弱气冷，而水气不行之证，故以附子益阳气，茯苓、瞿麦行水气。观方后云，腹中温为知，可以推矣。其人苦渴，则是水寒偏结于下，而燥火独聚于上，故更以薯蓣、栝楼根除热生津液也；夫上浮之焰，非滋不熄，下积之阴，非暖不消，而寒润辛温，并行不悖，此方为良法矣。欲求变通者，须于此三复焉。（《金匮要略心典》）[11]

4.清·陈念祖

此言小便不利，求之膀胱。然膀胱之所以能出者，气化也，气之所以化者，不在膀胱而在肾。故清上焦之热，补中焦之虚，行下焦之水，各药中加附子一味，振作肾气，以为诸药之先锋。方后自注腹中温三字，为大眼目，即肾气丸之变方也。（《金匮要略浅注》）[11]

参考文献

[1] 张仲景.金匮要略[M].北京：线装书局，2012.

[2] 苏世屏.金匮要略原文真义[M].广州：广东科技出版社，2017.

[3] 肖子曾.现代名医用方心得[M].太原：山西科学技术出版社，2013.

[4] 陈纪藩.金匮要略[M].2版.北京：人民卫生出版社，2000.

[5] 刘登祥.栝蒌瞿麦丸加味治疗糖尿病27例[J].四川中医，1999（01）：24.

[6] 张淑文.栝蒌瞿麦丸治疗尿道综合征52例[J].中国医药学报，2003（2）：126-127.

[7] 薛积才.栝蒌瞿麦丸加激素治疗肾病综合征（脾肾阳虚型）30例临床研究[J].新中医，2016，48（01）：49-50.

[8] 赵宇.栝蒌瞿麦丸合氯沙坦对糖尿病肾病早期尿微量白蛋白影响的研究[J].系统医学，2018（4）：27-29.

[9] 李克光.中医学问答题库金匮要略分册[M].北京：中医古籍出版社，1988.

[10] 张万义，刘正岭，仲崇邦，等.睡眠障碍实用良方[M].北京：中国医药科技出版社，2016.

[11] 李克光.金匮要略[M].北京：人民卫生出版社，1989.

己椒苈黄丸（《金匮要略》）

己椒苈黄丸，原出《金匮要略》，为中医著名的祛湿剂，多用于痰饮水停、水热结滞证，症见口舌干燥，二便不利，体胖或水肿。现代临床常用于治疗慢性肺源性心脏病心功能不全、胆囊肿大、肺癌伴胸腔积液等属水饮内停，郁而化热证。因防己、葶苈子、大黄味苦性寒，故脾虚水湿停聚者，不宜使用。

一、传统应用

【**药物组成**】防己、椒目、葶苈子（熬）、大黄各15g。[1]

【**功效主治**】分消水饮，攻坚决壅[1]。用于治疗因肠间有留饮而变水肿者，症见肠鸣，腹部胀满，口舌干燥，二便不利，可见体胖或水肿，苔黄腻，脉弦滑有力者。[1]

【**服用方法**】上四味为末，蜜丸如梧子大，食后服1丸（约12g）。如果改为汤，当减其量。[2]

【**加减化裁**】失眠多梦者，加酸枣仁、龙骨（先煎）；便溏者，葶苈子减量，加白术；便秘者，加槟榔、肉苁蓉；兼肝郁者，加柴胡、香附；兼肾阳虚者，加补骨脂、五味子；兼脾虚者，加党参、白术。[3]

二、现代研究

（一）临床应用

1.慢性肺源性心脏病心功能不全

赵东凯等使用小青龙汤合己椒苈黄丸治疗慢性肺源性心脏病心功能不全40例，基础组方为：炙麻黄10g，桂枝15g，白芍15g，干姜10g，细辛5g，姜半夏7g，五味子5g，甘草5g，葶苈子20g，川椒10g，防己10g，酒大黄（酒军）10g，并在此基础方上予以随症加减，每日1剂，水煎服。治疗后，治疗组20例，治愈4例，显效12例，好转1例，无效3例，总有效率85.00%。[4]

2.治疗慢性泄泻

段峻英使用己椒苈黄丸加味治疗慢性泄泻38例，基础组方为：防己10g，椒目6g，甜葶苈子10g，土炒大黄6g，茯苓10g，厚朴6g，并在此基础方上予以随症加减，每日1剂，水煎服。治疗58天后，痊愈26例，有效8例，无效4例，总有效率89.5%。[5]

3.肺癌伴胸腔积液

张蕾等使用己椒苈黄丸辅助治疗肺癌伴胸腔积液的临床病例55例，基础组方为：汉防己、川椒目、葶苈子、制大黄各14g。并在此基础方上予以随症加减，每日1剂，水煎服。治疗6周后，完全缓解12例，部分缓解17例，稳定19例，无效7例，总有效率87.27%。[6]

4.肝硬变腹水

王晓东等使用茵陈蒿汤联合己椒苈黄丸治疗肝硬变腹水40例，治疗组基础组方为：茵陈18g，栀子15g，大黄6g，防己10g，椒目6g，葶苈子15g，并在此基础方上予以随症加减，每日1剂，水煎服。治疗3个月后，显效28例，有效10例，无效2例，总有效率95%。[7]

5.胆囊肿大

刘斌使用己椒苈黄丸合苓桂术甘汤加减治疗胆囊肿大33例，基础组方为：汉防己9g，川椒目5g，葶苈子（包）30g，制大黄9g，桂枝10g，白茯苓15g，生白术15g，牵牛子（黑白丑）15g，泽泻30g，生姜3g，车前子（包）30g，并在此基础方上予以随症加减，每日1剂，水煎服。治疗两个月后，显效21例，有效8例，无效4例，总有效率87.9%。[8]

6.肺心病

王宏伟等使用己椒苈黄丸治疗肺心病急性发作36例，基础组方为：防己12g，椒目3g，葶苈子9g，大黄6g，并在此基础方上予以随症加减，每日1剂，水煎服。治疗6～14天后，治愈18例，显效16例，无效2例，总有效率94.4%。[9]

（二）实验研究

1.兴奋肠道

李春响、王培忠、刘维新实验证明，己椒苈黄丸的水煎液对家兔离体肠管有兴奋作用，且该作用不被M受体阻断剂阿托品所抑制，因此认为己椒苈黄丸对离体肠管的兴奋作用可能与M受体无关。另外，经研究发现，己椒苈黄丸水煎液对麻醉家兔有轻微的利尿作用。[10]

2.强心作用

动物实验证明，本方中葶苈子的醇提取物有强心作用，对衰竭的心脏可增加输出量，降低静脉压。但均需较大剂量才能引起以上强心苷样作用。己椒苈黄丸的水煎液对家兔离体肠管有兴奋作用，且该作用不被M受体阻断剂阿托品所抑制，因此认为己椒苈黄丸对离体肠管的兴奋作用可能与M受体无关。[11]

三、类方鉴析

1.疏凿饮子《严氏济生方·水肿门》

（1）组成：羌活、秦艽、槟榔、大腹皮、商陆、川椒目、木通、泽泻、生姜皮各二钱，茯苓皮、赤小豆各四钱。[12]。

（2）功用：行气泻水，疏风利湿。[13]

（3）主治：水湿壅盛证。症见遍身水肿较甚，呼吸气粗似喘，口渴不欲饮，大便不通，小便短少，舌苔润滑，脉沉滑。[14]

（4）鉴别：疏凿饮子与己椒苈黄丸，前者逐水作用较强，后者作用较缓和。前者配伍利水祛湿之品，利尿之中有攻逐，并配疏风祛湿的药物，能发汗以消水，把利、泻、汗三法融为一体，以治疗全身水肿为主；后者则以大黄泻下通便来促使肠间水饮外排，以防己、椒目、葶苈子利尿，使水湿从小便而去，为治腹水的平和方剂。[14]

2.十枣汤《金匮要略·痰饮咳嗽病脉证并治》

（1）组成：芫花（熬）、甘遂、大戟各等份。

（2）功用：攻逐水饮。

（3）主治：用于"悬饮"与水肿、腹胀等。如严重胸腔积液、腹水胀满、水肿，不得平卧，喘息短气，而体质尚好者。[15]

（4）鉴别：己椒苈黄丸，十枣汤均为仲景之方，用治痰饮病证。但理法各不相同，临床上不可混施。己椒苈黄丸主治水停肠间之痰饮实证，症见水走肠间、沥沥有声、腹满便秘、小便不利、口舌干燥、脉沉弦等，采用前后分消之法，攻逐水饮，利水通便。十枣汤主治水停胁下之悬饮证，症见咳唾牵引胸胁作痛、心下痞硬、干呕短气、头痛目眩或胸背掣痛不得息、舌苔滑、脉沉弦等，治法重在逐饮破坚。[15]

附：原文与方论

【原文】

腹满，口舌干燥，此肠间有水气，己椒苈黄丸主之。

防己、椒目、葶苈（熬）、大黄各一两

上四味，末之，蜜丸如梧子大，先食饮服一丸，日三服。稍增，口中有津液。渴者，加芒硝半两。

【方论】

1.明·赵以德

肺与大肠合为表里。肺本通调水道，下输膀胱，今不输膀胱，仅从其合，积于肠间。水积则金气不宣，贲郁成热为腹满，津液遂不上行，以成口燥舌干。用防己、椒目、葶苈，皆能利水行积聚结气，而葶苈尤能利小肠。然肠胃受水谷之气，若邪实腹满者，非轻剂所能治，必加芒硝以泻之。(《金匮玉函经二注》) [15]

2. 明·徐彬

中脘以下曰腹，腹满自不得责上焦。口舌在上，上焦无病，何以干燥？则知腹满为大肠病，口舌干燥乃水气伤阴，大肠主津液，阴伤而津液不得上达，口舌乃干燥矣，故曰此肠间有水气。药用防己，不言木，汉防己也。肠间为下焦，下焦血主之，汉防己泻血中湿热，而利大肠之气。椒目椒之核也，椒性善下，而核尤能利水。葶苈泄气闭而逐水，大黄泄血闭而下热，故主之。若口中有津液，是大肠之阴不为饮伤，故阴津不亡，而胃家之津反为壅热所耗，故渴乃热在胃，为实邪，故加芒硝急下之以救胃耳。先服一小丸，尤巧，所谓峻药缓用也。(《金匮要略论注》) [15]

3. 清·程林

此水气在小肠也，防己、椒目导饮于前，清者得从小便而出；大黄、葶苈推饮于后，浊者得从大便而下也。此前后分消，则胀满减而水饮行，脾气转而津液生矣。若渴，则甚于口舌干燥，加芒硝佐诸药以下腹满，而救脾土。(《金匮要略直解》) [15]

4. 清·尤怡

水既聚于下，则无复润于上，是以肠间有水气而口舌反干燥也。后虽有水饮之入，祗足以益下趋之势，口燥不除而腹满益甚矣。防己疗水湿，利大小便；椒目治腹满，去十二种水气；葶苈、大黄泄以去其闭也。渴者，知胃热甚，故加芒硝。经云：热淫于内，治在咸寒也。(《金匮要略心典》) [15]

5. 清·吴谦

心下有痰饮，喉间有漉漉声，肠间有水气，肠中有沥沥声者，用苓桂术甘汤，即温药和之之法也。若更腹满，则水结实矣；口舌干燥，则水化矣。故以防己、椒目、葶苈、大黄前后分攻水结，水结开豁，则腹满可除；水化津生，则口燥可滋。小服而频，示缓治之意。稍增者，稍稍增服之。口中有津液渴者，乃饮渴也。加芒硝者，以峻药力耳。(《医宗金鉴》) [15]

参考文献

[1] 李艳彦，冯玉华，梁琦. 大黄的临床运用 [M]. 太原：山西科学技术出版社，2012：255.

[2] 谢世平，石惠欣，云鹰. 金匮方应用及研究 [M]. 郑州：河南科学技术出版社，1994：302.

[3] 周德生. 袖珍中医名方临床应用速查手册 [M]. 长沙：湖南科学技术出版社，2012：555.

[4] 赵东凯，王檀. 应用小青龙汤合己椒苈黄丸治疗慢性肺源性心脏病心功能不全40例临床观察[J].
中国医药指南，2011，9（26）：117-118.

[5] 段峻英. 己椒苈黄丸加味治疗慢性泄泻38例[J]. 河北中医，2000，22（08）：609.

[6] 张蕾，任中海，薛永飞，等. 己椒苈黄丸辅助治疗肺癌伴胸腔积液的临床分析[J]. 中国实验方剂学
杂志，2016，22（03）：174-178.

[7] 王晓东，张赤志. 茵陈蒿汤联合己椒苈黄丸加减治疗肝硬变腹水临床研究[J]. 中医学报，2014，29
（09）：1373-1374.

[8] 刘斌. 己椒苈黄丸合苓桂术甘汤加减治疗胆囊肿大33例[J]. 江西中医药，2009，40（04）：23-24.

[9] 王宏伟，郭芳，朱会友. 己椒苈黄丸治疗肺心病急性发作36例[J]. 实用中医药杂志，1999，15（04）：
21.

[10] 张恩勤. 经方研究. 济南：黄河出版社，1989：19.

[11] 李艳彦，冯玉华，梁琦. 大黄的临床运用[M]. 太原：山西科学技术出版社，2012：256.

[12] 严用和. 严氏济生方[M]. 北京：中国医药科技出版社，2012.

[13] 王永午. 现代儿科药物治疗学[M]. 北京：人民军医出版社，1998：585.

[14] 王绵之，尤荣辑，杨义，等. 中医学问答题库（修订本）方剂学分册[M]. 太原：山西科学技术
出版社，1994：156.

[15] 邓鑫，胡久略，梁健. 临床仲景剂学[M]. 北京：中医古籍出版社，2012：113.

葵子茯苓散（《金匮要略》）

葵子茯苓散，原出《金匮要略·妇女妊娠病脉证并治》[1]，为中医著名的利水剂，原用于妇女妊娠小便不利，后多用于膀胱水气证，症见小便不利，少腹胀满，恶寒，身重或水肿，头晕目眩。现代临床常用于治疗急性肾炎、泌尿系结石、慢性前列腺炎等下焦不利者。因葵子利水作用虽强，而性滑利窍，易致堕胎，故用量宜慎。

一、传统应用

【药物组成】葵子160g，茯苓30g。[1]

【功效主治】利水通阳化气。[2]主治膀胱水气证，症见小便不利，少腹胀满，恶寒，身重或水肿，头晕目眩，舌淡，苔薄，脉沉。[2]

【服用方法】杵为散，饮服方寸匕（5～8g）。日三服。[1]

【加减化裁】若见腹满，可加紫苏、砂仁理气除湿，又可安胎；头面四肢皆肿者，可加桂枝、泽泻、猪苓化气行水；喘者可加葶苈子、厚朴、桑白皮降气平喘；若见小便涩痛、舌红少苔等伤阴症状，加生地黄、玄参滋阴润燥；若眩晕明显，加泽泻、白术健脾利水。[3]

二、现代研究

（一）临床应用

1.急性肾炎

王水才使用葵子茯苓散合当归贝母苦参丸加减治疗急性肾炎38例，其基础方为：冬葵子15g，茯苓12g，川贝母9g，苦参15g，并在此基础方上予以随症加减，每日1剂，水煎服。治疗2～4周后，临床症状均消失，尿常观检查每周一次，连续多次正常，38例均获临床治愈，经随访半年至一年均未复发。[4]

2.泌尿系结石

洪长春使用葵子茯苓散加味治疗泌尿系结石100例，其基础方为：冬葵子30g，茯苓20g，王不留行20g，车前子20g，鱼首石10g，木通10g，海金沙20g，鸡内金20g，牛膝20g，益母草20g，金钱草20g，石韦20g，虎碧10g，芒硝10g（另冲），并在此基础方上予以随症加减，每日1剂，水煎服。治疗5～65天后，治愈82例，好转18例。[5]

3.慢性前列腺炎

赵章华使用《金匮要略》"葵子茯苓散"合"当归贝母苦参丸"制成前列消液治疗慢性前列腺炎156例，其基础方为：冬葵子、云茯苓、当归、浙贝母、苦参、楮实子、白花蛇舌草，依药物主要活性成分，提取制成流浸膏。治疗2～3个疗程（20天为1个疗程）后，临床治愈29例，显效69例，有效45例，无效13例，总有效率92%。[6]

（二）实验研究

保护肠胃，防治肝损伤

倪和宪等发现茯苓次聚糖，还有水溶性的羧甲基茯苓次聚糖，对小鼠肉瘤-180均有显著抑制作用。此种作用是通过增强机体免疫力而产生抗肿瘤作用的。羧甲基茯苓次聚糖能显著增强小鼠腹腔巨噬细胞的吞噬功能，拮抗免疫抑制剂可的松对巨噬细胞功能的抑制作用，并使荷瘤动物低下的巨噬细胞吞噬功能恢复正常，还能显著增加脾脏和胸腺重量。茯苓对兔离体肠管有直接松弛作用，对大鼠幽门结扎所形成的胃溃疡有预防效果，对四氯化碳所致大鼠肝损伤有保护作用。[7]

三、类方鉴析

1.五苓散《伤寒论·辨太阳病脉证并治》

（1）组成：茯苓十八铢，猪苓十八铢，泽泻一两六铢，白术十八铢，桂枝半两。[8]

（2）功用：通阳化气，利水渗湿。[8]

（3）主治：外有表证，内停水湿，发热、烦渴、饮水即吐、小便不利；水湿内停，水肿、泄泻、小便不利；霍乱吐泻；痰饮，短气而咳、脐下动悸、吐涎沫而头眩等，舌苔白，脉浮。[8]

（4）鉴别：五苓散与葵子茯苓散同可治膀胱水气证，五苓散所主膀胱水气证，病机是气不化水，水气内停膀胱，症以少腹急结疼痛、消渴为特点，治在化气行水；而葵子茯苓散所主膀胱水气证，病机是水遏阳气，泛滥上下内外，症以少腹胀满、恶寒、身重为特点，治在利水通阳，此乃二方之别。[9]

2.当归贝母苦参丸《金匮要略·妇女妊娠病脉证并治》

（1）组成：当归、贝母、苦参各四两。

（2）功用：养血润燥，清除湿热。[9]

（3）主治：主治血虚夹有湿热，病在下焦的妊娠小便不通之症。方中当归养血润燥、活血通络[10]。

（4）鉴别：当归贝母苦参丸与葵子茯苓散同可治妊娠小便不利证，当归贝母苦参丸所主妊娠小便不利有两大特点：一是湿热之邪所致，症以湿热病理为突出；另一是素体血虚，症必有血虚之反映，治宜清热利水，益血；而葵子茯苓散所主妊娠小便不利，乃气不化水，水又反过来遏阻阳气，水气更充斥泛溢，症以阳郁则恶寒，水充于外则身重，水溢于上则头眩为特点，故治重在利水以通阳，阳通正可化水，是其别也。[9]

附：原文与方论

【原文】

妊娠有水气，身重，小便不利，洒淅恶寒，起即头眩，葵子茯苓散主之。

葵子一升，茯苓三两

上二味，杵为散，饮服方寸匕，日二服，小便利则愈。

【方论】

1.清·张路玉

膀胱者，内为胞室，主藏津液，气化出溺，外利经脉，上行至头，为诸阳之表。今膀胱气不化水，溺不得出，外不利经脉，所以身重洒淅恶寒，起即头眩。但利小便，则水去而经气行，表病自愈。用葵子直入膀胱，以利癃闭，佐茯苓以渗水道也。（《张氏医通》）[11]

2.清·尤怡

妊娠小便不利，与上条同。而身重恶寒头眩，则全是水气为病，视虚热液少者，霄壤悬殊矣。葵子、茯苓滑窍行水。水气既行，不淫肌体，身不重矣。不侵卫阳，不恶寒矣，不犯清道，不头眩矣。经曰：有者求之，无者求之，盛虚之变，不可不审也。（《金匮要略心典》）[12]

3.清·赵以德

膀胱者，内为胞室，主藏津液，气化出溺，外利经脉，上行至头，为诸阳之表。今膀胱气不化，困于水，溺不得出，故外不利经脉，所以身重，洒淅恶寒，起即头眩。但利小便，其水去则经气行，而表病自愈，于是用葵子直入膀胱利其癃闭；佐以茯苓，茯苓亦本脏利水药也。（《金匮方论衍义》）[13]

4.清·李彣

妊娠有水气，由肺虚气不下降，脾虚土不胜水也，故水气下壅则小便不利，水气外溢则身重恶寒，水气上蒸则烦眩（本经云心下有支饮，其人苦眩冒）。葵子滑以利水，茯苓淡以行水，故主之。（《金匮要略广注》）[13]

5.清·徐忠可

有水气者，虽未大肿胀，经脉中之水道已不利，而卫气挟水，不能调畅如平人矣。水道不利，则周身之气为水滞，故重。水以通调而顺……卫气不行气也。

起即头眩，内有水气，不动则微，阳尚留于目而视明，起则厥阳之火逆阴气而上蒙，则所见皆玄，故头眩。药用葵子茯苓者，葵滑其窍，而苓利其水也，下窍利则上自不壅，况葵子淡滑属阳，亦能通上之经络气脉乎，然葵能滑胎而忌，有病则病当之也。（《金匮要略论注》）[13]

参考文献

[1] 曹洪欣，武国忠.仲景全书精解[M].北京：线装书局，2016.

[2] 尚炽昌，王付.经方配伍用药指南[M].北京：中国中医药出版社，1998：324.

[3] 杨殿兴，邓宜恩，冯兴奎，等.金匮要略读本[M].北京：化学工业出版社，2006.

[4] 王水才.葵子茯苓散合当归贝母苦参丸加减治疗急性肾炎38例[J].湖北中医杂志，1986（06）：25.

[5] 洪长春.葵子茯苓散加味治疗泌尿系结石[A].中华中医药学会学术年会——创新优秀论文集[C].2002.

[6] 赵章华，曹鸿云，华琼，等.前列消液治疗慢性前列腺炎156例[J].中国中医药信息杂志，2002，9（02）：56.

[7] 吴贻谷.中国医学百科全书 中药学[M].上海：上海科学技术出版社，1991：136.

[8] 陈川，范忠泽.中医名方临床集验[M].上海：上海科学技术出版社，2017：416.

[9] 尚炽昌，王付.经方配伍用药指南[M].北京：中国中医药出版社，1998：325.

[10] 瞿岳云.中医经方全书[M].长沙：湖南科学技术出版社，2015：348.

[11] 张璐.张氏医通[M].北京：中国中医药出版社，1995.

[12] 钟相根.张仲景传世名方 金匮要略卷[M].北京：中国医药科技出版社，2013：342.

[13] 张建荣.金匮妇人三十六病[M].北京：人民卫生出版社，2001：112.

瓜蒌薤白白酒汤（《金匮要略方论》）

瓜蒌薤白白酒汤，原出《金匮要略·胸痹心痛短气病脉证治》[1]，为中医著名的通阳化痰剂，多用于治疗胸阳不振，痰气互结证，症见胸痛彻背、咳唾喘息、短气、舌苔白腻、脉沉弦或紧者等。现代临床常用于冠心病心绞痛、不稳定型心绞痛等属痰阻气滞之胸痹。因白酒具有一定刺激性，故胸痹而阴虚有热者、胸痹而痰热盛者忌用。

一、传统应用

【药物组成】瓜蒌实（捣）24g，薤白14g，白酒1400ml。

【功效主治】通阳散结，豁痰下气。[1]主治痰阻气滞之胸痹。症见胸部闷痛，甚则胸痛彻背，咳唾喘息，短气，舌苔白腻，脉沉弦或紧者。[2]

【服用方法】三味同煮，取二升，分温再服。[3]

【加减化裁】如胸痹寒邪较甚者另加干姜、附片以温散寒邪，振奋胸阳，提高疗效；本方加半夏，名为瓜蒌薤白半夏汤，治胸痹痛甚，不能安卧，此为痰涎结聚较重，加半夏以加强散结化痰作用。[4]

二、现代研究

（一）临床应用

1.冠心病心绞痛

戴文琴等采用瓜蒌薤白白酒汤内服治疗冠心病心绞痛116例。基础组方是：瓜蒌20g，薤白15g，白酒适量。并在此基础上予以随症加减，每日1剂，水煎服，两组均以15天为1个疗程，连续治疗6个疗程，观察组58例，显效47例，有效8例，无效3例。[5]

2.病毒性心肌炎

王建军等以瓜蒌薤白白酒汤治疗病毒性心肌炎36例。基础组方是：炙甘草12g，生姜9g，桂枝9g，麦冬15g，火麻仁12g，人参12g，生地黄30g，阿胶10g，瓜蒌15g，薤白9g，大枣30枚。并随症加减，每日1剂，以清酒1400ml，水1600ml，2次共煎500ml，早晚分服，2周为1个疗程，连服2～3个疗程。并在此基础上予以随症加减，治疗组显效22例，有效6例，无效8例。[6]

3.心律失常

徐建玉以瓜蒌薤白白酒汤合丹参饮加减治疗心律失常18例，基础组方是：瓜蒌实（捣）24g，薤白14g，白酒7L。并在此基础上予以随症加减，并配合气功治疗。结果显效7例，有效5例，无效6例，总有效率为67%。[7]

4.支气管炎

蔡少杭运用瓜蒌薤白白酒汤治疗慢性支气管炎一例，其方是：瓜蒌30g，薤白10g，半夏10g，杏仁9g，川芎10g，红花6g，桂枝9g，浙贝母9g。服用5剂后，半年来病情稳定，咳痰喘症未作。[8]

（二）实验研究

1.抑制NOS的活性

周波等采用结扎左冠状动脉前降支法复制心肌缺血再灌注损伤模型，分离血清检测血清中一氧化氮（NO）含量和一氧化氮合酶（NOS）活性，摘取左室心肌做常规病理切片的方法，发现瓜蒌薤白白酒汤对家兔心肌缺血再灌注损伤的心肌有保护作用，其机制可能与抑制NOS的活性，减少NO的过量产生有关，且低剂量药物组疗效优于高剂量组。[9]

2.抑制血小板聚集活性

何祥久采用高效薄层色谱法在药理活性指导下利用各种化学和色谱手段对瓜蒌薤白白酒汤方进行追踪分离，利用化学及波谱手段鉴定化学结构；同时对所分离得到的部分化合物进行了心血管方面的活性测试，发现瓜蒌薤白白酒汤方中部分化合物表现出较好的抗血小板聚集活性。[10]

3.抗凝和溶纤作用

吴雪茹等通过凝血实验、体外纤溶实验，研究加味瓜蒌薤白白酒汤对小鼠凝血时间和体外纤维蛋白重量的影响，发现加味瓜蒌薤白白酒汤能显著延长小鼠凝血时间，有抗凝和纤溶作用。[11]

4.减轻心肌缺血再灌注损伤

程婧等通过Langendorff系统建立离体模型；对照组小鼠心脏持续体外灌注与对照组比较，MIRI组IS和AI增加，p-Akt、p-GSK-3β和Bcl-2/Bax降低，Cleaved-Caspase-3表达上调；与MIRI组比较，瓜蒌薤白白酒汤低剂量组、高剂量组IS和AI降低，高剂量组p-Akt、p-GSK-3β和Bcl-2/Bax升高，Cleaved-Caspase-3表达下调，存在浓度梯度效应；与高剂量组比较，Akt组p-Akt、p-GSK-3β表达和Bcl-2/Bax明显下调，Cleaved-Caspase-3表达显著升高。瓜蒌薤白白酒汤可能通过调节p-Akt/p-GSK-3β的表达减轻缺血再灌注损伤引起的心肌细胞凋亡。[12]

5.改变血流动力

卞海等给药7天，末次给药后40min向一侧颈内动脉注入血栓栓子复制模型。术后24h取脑组织，进行各项指标测定。与模型组比较，瓜蒌薤白白酒汤可降低脑卒中大鼠血小板聚集率，降低血液黏稠度，改善模型大鼠脑组织病理状态。瓜蒌薤白白酒汤对大鼠缺血性脑卒中有预防作用，其作用机制可能与改善血液流变学有关。[13]

三、类方鉴析

1.栝蒌薤白半夏汤《金匮要略方·胸痹心痛短气病脉证治》

（1）组成：栝蒌实一枚，薤白三两，半夏半升，白酒一斗。右四味，同煮，取四升，温服一升，日三服。[14]

（2）功用：通阳散结，祛痰宽胸。[14]

（3）主治：胸阳不振，痰涎壅塞胸中，胸痹不得卧，心痛彻背者之胸痹证候。现代用于治疗冠心病心绞痛、肋间神经痛、心律失常、胆囊炎、支气管哮喘、心源性哮喘等诸疾病见上述症状者。[5]

（4）鉴别：二方均有瓜蒌、薤白，功效、主治相近，均可用治胸痹。其中瓜蒌薤白白酒汤以通阳散结为主，适用于胸痹而痰浊较轻者；瓜蒌薤白半夏汤祛痰散结之力较强，适用于胸痹而痰浊较盛者。[14]

2.枳实薤白桂枝汤《金匮要略·胸痹心痛短气病脉证治》

（1）组成：枳实四枚，薤白半斤，桂枝一两，瓜蒌一枚（捣），厚朴四两。

（2）功用：通阳散结，祛痰下气。[14]

（3）主治：胸痹。胸中闷痛，甚至胸痛彻背，喘息咳唾，短气，舌苔白腻，脉沉弦或紧。[5]

（4）鉴别：二方均有瓜蒌、薤白，功效、主治相近，均可用治胸痹。其中瓜蒌薤白白酒汤以通阳散结为主，适用于胸痹而痰浊较轻者；枳实薤白桂枝汤则长于下气消痞散结，适用于胸痹痰气互结较甚，胸中痞满，并有逆气从胁下上冲心者。[5]

附：原文与方论

【原文】

胸痹之病，喘息咳唾，胸背痛，短气，寸口脉沉而迟，关上小紧数，瓜蒌薤白白酒汤主之。

瓜蒌薤白白酒汤方

瓜蒌实一枚（捣），薤白半升，白酒七升。

上三味，同煮，取二升，分温再服。

【方论】

1.黄树曾

"此证除喘息咳唾，胸背痛外，又加心中痞满，胸部亦气寒满闷，胁下之气复上逆冲心，此乃羁当不去之阴气结于胸间，其证甚急，治宜急通其痞结之气，惟当审其虚实，实者由于邪气搏结，蔽塞心胸，允宜开泄。故用枳实泄其胸中之气，厚朴泄其胁下之气，桂枝通心阳，合以瓜蒌、薤白开结宣气，病邪自去"。（《金匮要略释义》）[15]

2.清·魏荔彤

"胸痹，自是阳微阴盛矣。心中痞气，气结在胸，正胸痹之病状也。再连胁下之气俱逆而抢心，则痰饮水气俱乘阴寒之邪动而上逆，胸胃之阳气全难支拒矣。故用枳实薤白桂枝汤行阳开郁，温中降气，犹必先后煮治，以融和其气味，俾缓缓荡除其结聚之邪也"。[15]（《金匮要略方论本义》）

3.清·陈灵石

"枳实、厚朴泄其痞满，行其留结，降其抢逆，得桂枝化太阳之气，而胸中之滞塞自开，以此三药与薤白、栝蒌之专疗胸痹者而同用之，亦去痰莫如尽之旨也"。（《金匮方歌括·卷三》）[15]

4.清·尤怡

"胸中阳也，而反痹，则阳不用矣。阳不用，则气之上下不相顺接，前后不能贯通，而喘息、咳唾、胸背痛、短气等证见矣。更审其脉，寸口亦阳也，而沉迟，则等于微矣，关上小紧，亦阴弦之意，而反数者，阳气失位，阴反得而主之，易所谓阴凝于阳，书所谓牝鸡之晨也，是当以通胸中之阳为主，薤白、白酒，辛以开痹，温以行阳，栝蒌实者，以阳痹之处，必有痰浊阻其间耳。"（《金匮要略心典》）[16]

5.清·喻嘉言

"胸中阳气，如离照当空，旷然无外。设地气一上，则室塞有加，故知胸痹者，阳气不用，阴气上逆之候也。仲景微则用薤白、白酒以益其阳，甚则用附子、干姜以消其阴。世医不知胸痹为何病？习用豆蔻、木香、诃子、三棱、神曲、麦芽等药，坐耗其胸中之阳，亦相悬矣。"（录自《医方集解》）[16]

6.清·吴谦

"寸口脉沉而迟，沉则为里气滞，迟则为藏内寒，主上焦藏寒气滞也。关上小紧而疾，小为阳虚，紧疾寒痛。是主中焦气急寒痛也。胸背者，心肺之宫城也，阳气一虚，诸寒阴邪得以乘之，则胸背之气痹而不通，轻者病满，重者病痛，理之必然也。喘息、咳唾、短气证之必有也。主之以瓜蒌薤白白酒汤者，用辛以开胸痹，用温以行阳气也。"（《医宗金鉴·订正仲景全书金匮要略注》）[16]

7.清·周扬俊

"寒浊之邪，滞于上焦，则阻其上下往来之气，塞其前后阴阳之位，遂令为喘息，为咳唾，为痛，为短气也。阴寒凝泣，阳气不复自舒，故沉迟见于寸口，理自然也；乃小紧数复显于关上者何耶？邪之所聚，自见小紧，而阴寒所积，正足以遏抑阳气，故反形数。然阳遏则从而通之，栝蒌实最足开结豁痰，得薤白、白酒佐之，既辛散而复下达，则所痹之阳自通矣。"（《金匮玉函经二注》）[16]

8.清·徐忠可

"故以栝蒌开胸中之燥痹为君，薤白之辛温以行痹着之气，白酒以通行营卫为佐。其意谓胸中之阳气布，则燥自润，痰自开，而诸证悉愈也。"（录自《成方切用》）[16]

参考文献

[1] 曹洪欣，武国忠.仲景全书精解[M].北京：线装书局，2016.

[2] 温长路.实用方剂歌诀[M].北京：中国中医药出版社，2014：235.

[3] 卢祥之，董瑞.国医大师经方之运用[M].沈阳：辽宁科学技术出版社，2016：7.

[4] 郭志雄.临证处方用药4321[M].成都：四川科学技术出版社，2011：58.

[5] 戴文琴.瓜蒌薤白白酒汤治疗冠心病心绞痛临床研究[J].河南中医，2016，36（05）：763-765.

[6] 王建军，孙玫.炙甘草汤合瓜蒌薤白白酒汤治疗病毒性心肌炎30例[J].河南中医，2004，24（06）：7-8.

[7] 徐建玉.中医辨证配合气功治疗心律失常135例.陕西中医，1996，17（9）：394.

[8] 蔡少杭.胸痹与慢性支气管炎.实用中西医结合杂志，1997，10（3）：260.

[9] 周波，陈飞，仲维娜，等.从NO、NOS变化探讨瓜蒌薤白白酒汤对心肌缺血再灌注损伤的防治作用[J].中医药学报，2010，38（03）：36-38.

[10] 何祥久，王乃利，邱峰，等.瓜蒌薤白白酒汤活性成分研究（Ⅲ）黄酮类活性成分[J].中国中药杂志，2003，28（05）：40-43.

[11] 吴雪茹，吴启端，符惠燕.加味瓜蒌薤白白酒汤抗凝和溶纤作用的实验研究[J].时珍国医国药，2009，20（01）：88-89.

[12] 程婧，黄丽，孔成诚，等.瓜蒌薤白白酒汤通过调节Akt/GSK-3β信号通路减轻心肌缺血再灌注损伤[J].上海中医药大学学报，2018，32（01）：82-85，97.

[13] 卞海，杨帆，张静，等.瓜蒌薤白白酒汤对硬膜下血肿模型大鼠抗凝血实验[J].中成药，2015，37（06）：1333-1335.

[14] 梁启军.方剂配伍分析[M].北京：中国中医药出版社，2015：70.

[15] 许济群，王绵之.方剂学[M].北京：人民卫生出版社，1995：372.

[16] 李外，冯宇.中医方剂自学入门[M].北京：金盾出版社，2008：155.

苓桂术甘汤（《金匮要略》）

苓桂术甘汤，原出《金匮要略·痰饮咳嗽病脉证并治》，也见于《伤寒论·辨太阳病脉证并治》，为中医著名的祛湿剂，具有温阳化饮，健脾利湿之功效。多用于治疗中阳不足之痰饮证，症见胸胁支满、目眩心悸、短气而咳、舌苔白滑、脉弦滑或沉紧等。现代临床常用于治疗胃脘痛、慢性心力衰竭、小儿哮喘、尿路结石、椎-基底动脉供血不足等证属于中阳素虚，水湿内停者。若饮邪化热，咳痰黏稠者，非本方所宜。

一、传统应用

【**药物组成**】茯苓12g，桂枝9g，白术6g，甘草6g。

【**功效主治**】温阳化饮，健脾利湿。用于治疗中阳不足之痰饮，症见胸胁支满，目眩心悸，短气而咳，舌苔白滑，脉弦滑或沉紧。[1]

【**服用方法**】水煎服，每天1剂，分2～3次温服。

【**加减化裁**】咳嗽痰多者，加半夏、陈皮以燥湿化痰；心下痞或腹中有水声者，可加枳实、生姜以消痰散水。[1]

二、现代研究

（一）临床应用

1.慢性心力衰竭

叶建芳等使用苓桂术甘汤加减治疗心力衰竭60例，基础组方为：茯苓15g，桂枝、泽兰各10g，白术20g，炙甘草3g，人参（另包）8g，葶苈子30g，并在此基础上予以随症加减。浓煎，每日1剂，早、晚饭前各服100ml，连服15天后停药观察。治疗15天后，治疗组显效36例，有效21例，无效2例，恶化1例，治疗组显效率60%，提示本方有较好的改善心功能作用。[2]

2.小儿哮喘

陈祖周使用加味苓桂术甘汤治疗小儿哮喘50例，基础组方为：细辛2g，麻黄6g，五味子6g，紫苏子9g，桑白皮10g，桂枝6g，白术10g，甘草3g，茯苓10g，并在此基础上予以随症加减。每日1剂，水煎服。50例中，治愈25例（占50.0%），好转21例（占42.0%），无效4例（占8.0%），有效率92.0%。治疗时间最短1个月，最长6个月。[3]

3. 胃脘痛

谢宏文使用苓桂术甘汤加味治疗胃脘痛患者92例，基础组方为：茯苓15g、桂枝20g、白术30g、甘草6g、生姜9g、厚朴12g、枳实9g，并在此基础上予以随症加减。每天1剂，水煎2次，分早、晚2次温服，连服2周为一疗程。治疗后，观察组治愈70例，好转18例，未愈4例，总有效率（治愈+好转）95.7%。[4]

4. 尿路结石

张志忠使用苓桂术甘汤配合清热排石药随证加减治疗尿路结石62例，基础组方为：桂枝9g，茯苓10g，白术10g，甘草6g，黄芪30g，干姜5g，金钱草30g，郁金15g，鸡内金10g，怀牛膝10g，并在此基础上予以随症加减，水煎服。治疗以15天为1个疗程，2个疗程后观察疗效。治疗30天后，治愈23例，显效24例，无效5例，有效率91.9%。[5]

5. 椎－基底动脉供血不足

张建文使用苓桂术甘汤加味治疗椎-基底动脉供血不足引起的眩晕79例，苓桂术甘汤为基本方，基础组方为：茯苓20g，桂枝40g，焦白术15g，甘草10g，并在此基础上予以随症加减。每日1剂，水煎，早晚分2次温服，病情较重者，每日服3次。15天为1个疗程。用药3个疗程后观察疗效。服药3个疗程后，治疗组治愈58例，显效14例，好转7例，无效0例，总有效率100%。[6]

（二）实验研究

1. 调节糖代谢紊乱

黄江荣等探讨加味苓桂术甘汤对代谢综合征模型大鼠糖代谢紊乱的调节作用。结果显示加味苓桂术甘汤对代谢综合征所致体重增加有降低作用，对由此所致血糖、瘦素、胰岛素含量变化能调节到正常水平，提示加味苓桂术甘汤对代谢综合征所致糖代谢紊乱有调节糖代谢，治疗糖代谢障碍性疾病的作用。[7]

2. 抗过敏作用

徐慧贤等探讨苓桂术甘汤对过敏性鼻炎的抗过敏作用及机制。结论是苓桂术甘汤可改善过敏性鼻炎的症状，其机制可能与升高白细胞介素-2（IL-2）水平，降低血清IL-4水平，减少组织中嗜酸细胞、肥大细胞释放有关。[8]

3. 调节免疫功能

黄金玲等观察苓桂术甘汤对免疫功能低下模型小鼠免疫功能的影响。结论：苓桂术甘汤对环磷酰胺（Cy）所致免疫功能低下模型小鼠三类淋巴细胞的免疫活性均具有明显的激活作用。[19]

4.对肾功能的保护作用

王玲玲观察加味苓桂术甘汤对大鼠慢性肾功能衰竭的影响。结论：加味苓桂术甘汤对延缓大鼠慢性肾功能衰竭具有一定的影响。[10]

5.对心脏的保护作用

齐鑫等研究苓桂术甘汤对犬急性心肌缺血、心脏血流动力学及心肌耗氧量的影响。表明苓桂术甘汤能增加心肌的供血供氧，改善心肌缺血状况。[11]

三、类方鉴析

1.真武汤（《伤寒论·辨少阴病脉证并治》）

（1）组成：茯苓三两，芍药三两，白术二两，生姜三两，附子炮，去皮，破八片一枚。

（2）功用：温阳利水。

（3）主治：阳虚水泛证。畏寒肢厥，小便不利，心下悸动不宁，头目眩晕，身体筋肉𣚛动，站立不稳，四肢沉重疼痛，水肿，腰以下为甚；或腹痛，泄泻；或咳喘呕逆。舌质淡胖，边有齿痕，舌苔白滑，脉沉细。

（4）鉴别：茯苓桂枝白术甘草汤证虽复经发汗而损伤经脉，证见"身为振振摇"，类似真武汤证之"身𣚛动，振振欲擗地"，但病因病机不同。真武汤证之病变部位在肾，为肾阳虚耗；而茯苓桂枝白术甘草汤证之病变部位在脾，为脾阳损伤。真武汤证病在少阴，病势沉重；而茯苓桂枝白术甘草汤证病在太阴，病势轻浅。真武汤证是阳虚水泛，重点在寒，故心下悸，头眩，身𣚛动，振振欲擗地，腹痛，小便不利，或小便不禁，四肢沉重疼痛，自下利，或咳，或呕，或遍身水肿；而茯苓桂枝白术甘草汤证是脾不运水，重点在水气上冲，故不见心下悸，而见心下逆满，气上冲胸，不是头眩，而是起则头眩，不动则不眩，亦不见身𣚛动，振振欲擗地，而只见身为振振摇，因非阴凝寒冽，所以更无腹痛、四肢沉重疼痛，以及咳、利、呕、肿、尿不利或尿不禁之症。此则两方同与不同之处，需在临床应用时加以详辨。[12]

2.甘草干姜茯苓白术汤（《金匮要略·五脏风寒积聚病脉证并治》）

（1）组成：甘草二两，白术二两，干姜四两，茯苓四两。

（2）功用：温脾胜湿。

（3）主治：寒湿下侵之肾着。腰部冷痛沉重，但饮食如故，口不渴，小便不利，舌淡苔白，脉沉迟或沉缓。

（4）鉴别：本方与苓桂术甘汤在组成上仅一味之差。苓桂术甘汤以茯苓配桂枝一利一温，成温阳化饮之剂，以祛水饮为主，主治中阳不足，饮停心下之痰饮病，症见胸胁支满、目眩心悸；本方以干姜温中祛寒，伍以茯苓、白术除湿健脾，重在温中散寒祛湿，以祛寒湿为要，主治寒湿下侵所致之肾着病，症见腰重冷痛。[1]

附：原文与方论

【原文】

病痰饮者，当以温药和之。

心下有痰饮，胸胁支满，目眩，苓桂术甘汤主之。

苓桂术甘汤方

茯苓四两，桂枝三两，白术三两，甘草二两。

上四味，以水六升，煮取三升，分温三服，小便则利。

【方论】

1.元·赵以德

心胞络循胁出胸下。《灵枢》曰：胞络是动，则胸胁支满，此痰饮积其处而为病也。目者心之使，心有痰水，精不上注于目，故眩。《本草》茯苓能治痰水，伐肾邪；痰，水类也，治水必自小便出之，然其水淡渗手太阴，引入膀胱，故用为君。桂枝乃手少阴经药，能调阳气，开经络，况痰水得温则行，用之为臣。白术除风眩，燥痰水，除胀满，以佐茯苓。然中满勿食甘，用甘草何也？盖桂枝之辛，得甘则佐其发散，和其热而使不僭也；复益土以制水，甘草有茯苓则不支满而反渗泄。《本草》曰：甘草能下气，除烦满也。（《金匮玉函经二注》）[13]

2.明·许宏

大吐则伤阳，大下则伤阴。今此吐、下后，阴阳之气内虚，则虚气上逆，心下逆满，气上冲胸，起则头眩。若脉浮紧者，可发汗。今此脉沉紧者，不可发汗，发汗则动经，身为振摇者，此阳气外内皆虚也。故用茯苓为君，白术为臣，以益其不足之阳，经曰：阳不足者，补之以甘，是也。以桂枝为佐，以散里之逆气。以甘草为使，而行阳气且缓中也。（《金镜内台方议》）[13]

3.清·张璐

微饮而短气，由肾虚水邪停蓄，致三焦之气升降呼吸不前也。二方各有所主。苓桂术甘汤主饮在阳，呼气之短；肾气丸主饮在阴，吸气之短。盖呼者出心肺，吸者入肾肝。茯苓入手太阴，桂枝入手少阴，皆轻清之剂，治其阳也；地黄入足少阴，山萸入足厥阴，皆重浊之剂，治其阴也。必视其人形体之偏阴偏阳，而为施治。一证二方，岂无故哉。（《张氏医通》）[13]

4.明·汪石山

治伤寒吐下后，心下逆满，气上冲胸，起则头眩，脉沉紧。此乃因吐下后以损中气所致。经云：中不足者，补之以甘。是以用茯苓、白术、甘草以补中气，

佐桂枝以行逆满上冲之气。再加人参，恐助逆满间之逆气也。（《医学原理》）[14]

5.明·方有执

术与茯苓，胜湿导饮。桂枝、甘草，固表和中。故发汗动经，所需者四物也。（《伤寒论条辨》）[14]

6.明·施沛

阳不足者，补之以甘，茯苓、白术，生津液而益阳也；里气逆者，散之以辛，桂枝、甘草，行阳散气。（《祖剂》）[14]

参考文献

[1] 邓中甲.方剂学[M].北京：中国中医药出版社，2003：309-310.

[2] 叶建芳，张晓红，张赖辉.苓桂术甘汤加减治疗慢性心力衰竭60例[J].陕西中医，2005，26（07）：613.

[3] 陈祖周.加味苓桂术甘汤治疗小儿哮喘50例报告[J].中医药临床杂志，2005，17（02）：156.

[4] 谢宏文.苓桂术甘汤加味治疗胃脘痛92例疗效观察[J].山东医药，2008，48（35）：111.

[5] 张志忠.苓桂术甘汤加减治疗尿路结石62例临床观察[J].北京中医，2004，23（02）：95-96.

[6] 张建文.苓桂术甘汤加味治疗椎-基底动脉供血不足疗效观察[J].中国中医药信息杂志，2006，13（07）：76.

[7] 黄江荣，李祥华，杜亚明，等.加味苓桂术甘汤对代谢综合征大鼠糖代谢的影响[J].中药药理与临床，2013，29（03）：167.

[8] 徐慧贤，阮岩，孟瑜，等.苓桂术甘汤对鼻超敏大鼠的抗过敏作用及机制研究[J].广州中医药大学学报，2016，33（04）：531.

[9] 黄金玲，龙子江，吴华强，等.苓桂术甘汤对免疫功能低下模型小鼠淋巴细胞活性的影响[J].安徽中医学院学报，2004，23（01）：40.

[10] 王玲玲，丁斗，董小君，等.加味苓桂术甘汤对大鼠慢性肾功能衰竭功能的影响[J].亚太传统医药，2016，12（16）：18.

[11] 齐鑫，王敏伟，刘兴君，等.苓桂术甘汤对犬急性心肌缺血的影响[J].沈阳药科大学学报，2002，19（03）：208.

[12] 柴瑞震.《伤寒论》真武汤证治研究[J].河南中医，2011，31（10）：1086.

[13] 王庆国.中医名著名篇临床导读 方剂卷[M].北京：中国医药科技出版社，2010：443-444.

[14] 王付.历代经方方论[M].北京：人民军医出版社，2013.

麻黄加术汤（《金匮要略》）

麻黄加术汤，原出《金匮要略·痉湿暍病脉证并治》，为中医著名的祛风湿剂，具有发汗解表，散寒祛湿之功效。多用于风寒湿痹证，症见身体疼烦、无汗等。现代临床常用于治疗风湿病、寒湿痹、风湿性关节炎等风寒湿痹证者。因其发散温燥，故热证、阴虚等患者慎用、忌用。由于麻黄的发散之性强，易致头晕、心悸、呕吐等不适，故需先煮。

一、传统应用

【药物组成】麻黄45g，桂枝30g，甘草15g，杏仁70个，白术60g。

【功效主治】发汗解表，散寒祛湿。用于风寒湿痹证，症见身体疼烦、无汗等。[1]

【服用方法】放1800ml水，先煮麻黄，减400ml，去掉上面的浮沫，放入其他药，煮取500ml，去渣，温服160ml，盖被子或加衣服捂出微汗。

【加减化裁】痛在上半身者，加羌活3g；痛在下半身者，加独活3g。[2]

二、现代研究

（一）临床应用

1.结节囊肿型痤疮

蔡国林等运用麻黄加术汤配合针灸刺络治疗结节囊肿型痤疮，将结节囊肿型痤疮患者随机分为2组，治疗组19例采用麻黄加术汤配合针灸刺络治疗，基础处方：麻黄、桂枝、苦杏仁各9g，白术、连翘、金银花各12g，蝉蜕、川芎、炙甘草各6g，每天1剂，水煎后服用。连服1月。对照组20例单纯口服异维A酸胶丸治疗。结果：临床疗效总有效率治疗组为78.9%，对照组为45.0%。[3]

2.慢性肾衰

李永高运用麻黄加术汤治疗慢性肾衰20例，处方：麻黄、桂枝、白术各15g，杏仁10g，甘草5g，三煎取汁300ml，日分3次服，日1剂，连服2周，药后入睡保暖，有微汗为度。治愈11例，占55%；好转6例，占30%；未愈3例，占15%，有效率为85%。[4]

3.风湿性关节炎

黄裕成运用麻黄加术汤治疗类风湿关节炎36例，处方：麻黄8g，独活10g，甘草8g，宣木瓜15g，白术10g，桂枝10g，桑枝10g，羌活10g。每日1剂，用清水煎煮2次，混合2次煎出的药汤，分早晚2次服用，疗程为2个月。36例患者经服药2个月，显效18例，有效16例，无效2例，总有效率94.44%。[5]

（二）实验研究

1.改善寒湿环境下的免疫状态

李俊莲等通过制备小鼠病毒模型、寒湿模型和寒湿+病毒模型，随机分为8组，观察麻黄加术汤对寒湿环境因素下的呼吸道合胞病毒感染小鼠血清白介素-2（IL-2）、干扰素-γ（IFN-γ）含量的影响以及在生态医学思想下寒湿环境、中西药物与机体免疫状态之间的相关性。揭示了寒湿外邪与病毒感染均可以使小鼠免疫力下降，西药抗病毒、中药散寒祛湿的麻黄加术汤均可以改善寒湿环境下病毒感染小鼠免疫状态。[6]

2.类风湿关节炎

徐琦等运用II型胶原法建立Wistar大鼠类风湿关节炎模型，采用麻黄加术汤给予干预，检测大鼠血清炎性细胞因子IL-1β、TNF-α浓度，观察大鼠膝关节滑膜组织病理改变。揭示了麻黄加术汤治疗类风湿关节炎的机制可能与降低炎性因子IL-1β、TNF-α的水平，抑制炎性细胞浸润、纤维组织增生和巨噬样A型细胞增生有关。[7]

3.改善脾淋巴细胞的增殖能力

李艳彦等通过分析寒湿外邪及麻黄加术汤对病毒感染小鼠免疫状态产生的影响，揭示了麻黄加术汤可提高小鼠的免疫功能，而其对寒湿病毒所致小鼠脾淋巴细胞的增殖能力降低的改善不及病毒所致，可能是由于寒湿病毒较病毒使小鼠脾淋巴细胞的增殖能力降低更显著所致。[8]

三、类方鉴析

麻黄杏仁薏苡甘草汤（《金匮要略·痉湿暍病脉证并治》）

（1）组成：麻黄半两，甘草一两（炙），薏苡仁半两，杏仁10个。

（2）功用：发汗解表，祛风除湿。

（3）主治：风湿在表，湿郁化热证。症见一身尽痛，发热，日晡所剧者。

（4）鉴析：麻黄加术汤与麻黄杏仁薏苡甘草汤均由麻黄汤加减而成，皆为治疗风寒湿痹之方。但前方证属风寒湿三邪俱重，其证身体疼烦而无汗，表寒及身痛较后者为重，故用麻黄、桂枝与白术相配，以发汗解表、散寒祛湿；后方不仅风寒较轻，且有湿邪化热之象，其症身痛、发热、日晡所剧，故不用桂枝、白术，改用薏苡仁渗湿清化，且全方用量尤轻，为微汗之用。[9]

附：原文与方论

【原文】

麻黄加术汤方

麻黄（去节）二两、桂枝（去皮）二两、甘草（炙）一两、杏仁（去皮尖）七十个、白术四两。

上五味，以水九升，先煮麻黄，减二升，去上沫，纳诸药，煮取二升半，去滓，温服八合，覆取微似汗。湿家身烦疼，可与麻黄加术汤，发其汗为宜，慎不可以火攻之。

【方论】

1.清·张璐

用麻黄汤开发肌表，不得白术健运脾气，则湿热虽以汗泄，而水谷之气依然复为痰湿，流薄中外矣。然术必生用，若经炒焙，但有健脾之能而无祛湿之力矣。（《张氏医通》）[10]

2.清·张秉成

方中用麻黄汤祛风以发表，即以白术除湿而固里，且麻黄汤内有白术，则虽发汗而不至多汗，而术得麻黄并可以行表里之湿，即两味足以治病。况又有桂枝和营达卫，助麻黄以发表；杏仁疏肺降气，导白术以宣中；更加甘草协和表里，使行者行，守者守，并行不悖。（《成方便读》）[11]

3.权依经

方中以麻黄开汗孔以发汗，杏仁利气，甘草和中，桂枝从肌以达表。又恐大汗伤阴，寒去而湿不去，故加白术健脾生液以助除湿气，在发汗中又有缓汗之法。（《古方新用》）[12]

参考文献

[1] 李冀.方剂学[M].3版.北京：中国中医药出版社，2012：24-25.

[2] 周慎.全科医生常用方剂手册[M].长沙：湖南科技出版社，2016：515.

[3] 蔡国林.麻黄加术汤配合针灸刺络治疗结节囊肿型痤疮疗效观察[J].新中医，2016，48（08）：122-123.

[4] 李永高.麻黄加术汤治疗慢性肾衰20例观察[J].实用中医药杂志，1998（09）：13-14.

[5] 黄裕成.麻黄加术汤治疗类风湿性关节炎的临床观察[J].光明中医，2018，33（05）：676-678.

[6] 李俊莲，李艳彦，高鹏，等.麻黄加术汤对呼吸道合胞病毒感染小鼠血清IL-2，IFN-γ的影响[J].中国实验方剂学杂志，2013，19（13）：196-199.

[7] 徐琦，尹抗抗，谭达全，等.麻黄加术汤对大鼠类风湿性关节炎模型作用机制的研究[J].湖南中医药大学学报，2011，31（05）：13-15.

[8] 李艳彦，李俊莲，高鹏，等.麻黄加术汤对寒湿环境下小鼠脾淋巴细胞增殖能力作用的实验研究[J].世界中西医结合杂志，2013，8（02）：184-186，189.

[9] 刘献琳.金匮要略语译[M].济南：山东科学技术出版社，1981：27.

[10] 张璐.张氏医通.太原：山西科学技术出版社，2010.

[11] 张秉成.成方便读.北京：中国中医药出版社，2002.

[12] 权依经.古方新用.兰州：甘肃人民出版社，1981.

木防己汤（《金匮要略》）

木防己汤，原出东汉《金匮要略·痰饮咳嗽病脉证并治》，为中医著名的祛湿剂，具有行水化饮，益气清热之功效。多用于治疗气虚与饮热互结的膈间支饮证，症见胸闷而满、心烦、气喘、心下痞硬坚、面色黧黑、短气、乏力、舌红、苔黄腻、脉迟或沉等。现代临床常用于治疗冠心病、心功能不全、高血压、肺气肿、肺间质纤维化、支气管哮喘、胸腔积液等病机属于痰饮的病证。因本方苦寒，药力迅猛，故属脾肾阳虚者慎用。

一、传统应用

【药物组成】木防己9g，石膏30g，桂枝6g，人参12g。

【功效主治】行水化饮，益气清热。用于治疗气虚与饮热互结的膈间支饮证，症见胸闷而满，心烦，气喘，心下痞硬坚，面色黧黑，短气，乏力，舌红，苔黄腻，脉迟或沉。

【服用方法】上四味。以水六升，煮取二升，分温再服。[1]

【加减化裁】风胜则引，引者，加桂枝、桑叶；湿胜则肿，肿者加滑石、萆薢、苍术；寒胜则痛，痛者加粉防己、桂枝、姜黄、海桐皮；面赤口涎自出者，重加石膏、知母；绝无汗者，加羌活、苍术；汗多者，加黄芪、炙甘草；兼痰饮者，加半夏、厚朴、广皮。（《温病条辨》）[2]

二、现代研究

（一）临床应用

1.急性痛风性关节炎

高成芬采用加减木防己汤治疗急性痛风性关节炎55例，基础组方为：防己30g，滑石、薏苡仁各20g，石膏30g，桂枝、通草各10g，杏仁12g。并在此方基础上予以随症加减，每日1剂，分3次服。7天为1个疗程，连服2～3个疗程。结果临床痊愈29例，显效11例，有效13例，无效2例，总有效率96.36%。[3]

2.慢性心力衰竭

刘向萍等使用木防己汤治疗心力衰竭32例，基础组方为：木防己20g，桂枝15g，人参15g，石膏20g，并在此方基础上予以随症加减，剂量不作加减，水煎服，每日1剂。10剂不效则停药，如有效则持续服用直到不能继续改善而停药。

结果：本组32例，显效4例，有效20例，无效8例，总有效率75.00%。[4]

3.单纯性收缩压升高

朱西杰使用木防己汤加减治疗单纯性收缩压升高50例，基础组方为：木防己、茯苓各12g，石膏30g，桂枝、党参、瓜蒌、薤白各10g，红藤15g，并在此方基础上予以随症加减，每日1剂，水煎2次，取汁250ml，分3～4次服完。6天为1个疗程，2个疗程为一完整观察周期，结果显示患者收缩压恢复正常最快者1周，最慢者8周。治愈45例，有效3例，无效2例，总有效率96%。说明木防己汤对单纯性收缩压升高有明显治疗作用。[5]

4.风湿性心脏病

于志强等应用木防己汤治疗16例风湿性心脏病患者，基础组方为：木防己15～20g，桂枝6～10g，红参6～10g，生石膏10～25g，益母草（坤草）15～30g，枳壳6～10g，并在此方基础上予以随症加减，每日1剂，重者日2剂。10天为1个疗程，可连服1～3个疗程。结果显效4例，有效11例，无效1例。总有效率为93.75%。[6]

（二）实验研究

1.滑膜细胞基质金属蛋白酶（MMP）生成的影响

孟明讨论加味木防己汤对佐剂性关节炎（AA）大鼠滑膜细胞基质金属蛋白酶（MMP）生成的影响及其可能的分子机制。发现加味木防己汤不仅能抑制AA大鼠滑膜细胞生成MMP-2和MMP-9，同时也能抵抗TNF-α对AA大鼠滑膜细胞生成MMP-α的刺激作用。提示加味木防己汤可能具有调控类风湿关节炎发病的作用。[7]

2.心力衰竭心室重构的影响

许琳探讨加减木防己汤对缺血性心力衰竭（IHF）大鼠心室重构的影响及其作用机制。结论：西药和加减木防己汤均能改善大鼠心功能，主要表现为对收缩功能的改善；中高剂量加减木防己汤在改善收缩功能方面优于西药；中高剂量加减木防己汤能显著增加心肌SERCA2a含量，但中药未能改善心肌重构。[8]

3.心肌梗死面积扩大的抑制作用

日本学者为了阐明木防己汤对心肌梗死动物模型的影响，以木防己汤为试验方，通过定量研究探讨了对心肌梗死面积扩大的抑制作用，发现服药后其梗死灶与心脏重量比、梗死灶与左心室重量比均明显低于对照组，认为木防己汤可能对猪心肌梗死灶面积扩大有抑制作用。[9]

三、类方鉴析

木防己去石膏加茯苓芒硝汤（《金匮要略·痰饮咳嗽病脉证并治》）

（1）组成：木防己、桂枝各二两，人参四两，芒硝三两，茯苓四两。

（2）功用：扶正祛饮，软坚散结。

（3）主治：支饮重症。

（4）鉴析：由于水饮停聚，痼结不解，木防己汤已不能胜任，故将原方中的散水之石膏去掉，而加茯苓淡渗利水，使水饮随小便而出。加芒硝软坚散结，以治心下痞坚，且能导水饮从大便而出，所以方后注"微利则愈"。[10]

附：原文与方论

【原文】

膈间支饮，其人喘满，心下痞坚，面色黧黑。其脉沉紧，得之数十日，医吐下之不愈，木防己汤主之。虚者即愈。实者三日复发，复与不愈者，宜木防己汤去石膏加茯苓芒硝汤主之。

木防己汤方

木防己三两，石膏十二枚（鸡子大），桂枝二两，人参四两。

上四味，以水六升，煮取二升，分温再服。

【方论】

1.清·尤怡

木防己、桂枝，一苦一辛，并能行水气而散结气。而痞坚之处，必有伏阳。吐下之余，定无完气。书不尽言，而意可会也。故又以石膏治热，人参益虚，于法可谓密矣。其虚者，外虽痞坚，而中无结聚，即水去气行而愈。其实者中实有物，气暂行而复聚，故三日复发也。魏氏曰：后方去石膏加芒硝者，以其既散复聚，则有坚定之物留作包囊，故以坚投坚而不破者，即以软投坚而即破也。加茯苓者，亦引饮下行之用耳。[11]

2.日·大塚敬节

胸膈，即为胸。患支饮，水邪积聚于胸，心窝部痞塞硬满，有喘鸣，面色黄黑，有紫绀状，脉沉紧。此种脉象为水毒积聚于胸膈所致。如此病状经过数十日，其间医者给予吐剂使吐之，给予泻下剂而泻下，均未好转。此为木防己汤主治之证。如果为水毒充实的状态，虽然会一时好转，但二三日后会再发。此时如果给予木防己汤无效，则宜使用木防己汤去石膏加茯苓芒硝汤。（《金匮要略研究》）[12]

3.日·浅田宗波

此方治膈间支饮，咳逆倚息，短气不得卧，其形如肿者。膈间水气、非石膏不能坠下（《方函口诀》）。[13]

4.清·程林

防己利大小便，石膏主心下逆气，桂枝宣通水道，人参补气温中，正气旺则水饮不待散而自散矣。加芒硝之咸寒，可以软痞坚；茯苓之甘淡，可以渗痰饮；

石膏辛寒，近于解肌，不必杂于方内，故去之。（《金匮要略直解》）[14]

5.清·唐宗海

膈即心下之膜膈，正当心下……属三焦少阳。少阳无下吐法，正以其在膈膜间，吐下不能愈之也。三焦膈膜通气行水之道也，故主防己之通有孔者，以行膈膜中之水。（《伤寒论浅注补正》）[15]

6.清·陈修园

防己入手太阴肺，肺主气，气化而水自行矣，桂枝入足太阳膀胱，膀胱主水，水行而气自化矣，二药并用，辛苦相需，所以行其水气而散其结气也。水行结散，则心下痞坚可除矣。然病得数十日之久，又经吐下，可知胃阴伤而虚气逆，故用人参以生既伤之阴，石膏以镇虚逆之气，阴复逆平，则喘满面黧自愈矣。又，前方去石膏加芒硝者，以其邪既散而复聚，则有坚定之物留作包囊，故以坚投坚而不破者，则以软投坚而必破也。加茯苓者，亦引饮下行之用耳。（《金匮方歌括》）[16]

参考文献

[1] 蒋健，朱抗美.金匮要略汤证新解.上海：上海科学技术出版社，2017：241.

[2] 吴瑭.温病条辨[M].北京：中国医药科技出版社，2013.

[3] 高成芬，刘咏梅.加减木防己汤治疗急性痛风性关节炎55例[J].四川中医，2003，21（02）：42-43.

[4] 刘向萍，马垂宪.木防己汤治疗慢性心力衰竭临床观察[J].中国中医急症，2012，21（09）：1511.

[5] 朱西杰.木防己汤加减治疗单纯性收缩压升高50例临床分析[J].四川中医，2004，22（12）：43-44.

[6] 于志强，戴冰，田芬兰.加味木防己汤治疗风心病心衰16例临床观察[J].天津中医，1989（05）：7-8.

[7] 孟明，顾立刚，杨菁，等.加味木防己汤对类风湿关节炎大鼠滑膜的基质金属蛋白酶生成的影响[J].细胞与分子免疫学杂志，2007，23（08）：748-750.

[8] 许琳，龚一萍，唐海林，等.加减木防己汤对缺血性心力衰竭大鼠心肌肌浆网Ca^{2+}-ATP酶及心肌重构的影响[J].中华中医药学刊，2015，33（09）：2220-2224.

[9] 张丽娟.柴胡加龙骨牡蛎汤、当归芍药散和木防己汤对心肌梗塞面积扩大的抑制作用[J].国外医学（中医中药分册），2000，22（03）：161-162.

[10] 吕翠霞，蔡群.金匮方歌括　白话解[M].北京：中国医药科技出版社，2012：133.

[11] 尤怡撰.金匮要略心典[M].沈阳：辽宁科学技术出版社，1997.

[12] 大塚敬节.中医师承学堂 金匮要略研究[M].北京：中国中医药出版社，2016.

[13] 赵俊欣.方证学习精义 伤寒阔眉[M].北京：学苑出版社，2009.

[14] 程林撰.中国古医籍整理丛书 伤寒金匮 金匮要略直解[M].北京：中国中医药出版社，2015.

[15] 唐宗海.金匮要略浅注补正[M].天津：天津科学技术出版社，2010.

[16] 陈修园.金匮方歌括[M].北京：人民军医出版社，2007.

排脓散（《金匮要略》）

排脓散，原出《金匮要略·疮痈肠痈浸淫病脉证并治》，为中医治疗各种内痈的基础代表方剂，具有解毒排脓，调理气血之功效。多用治气郁血滞、瘀腐成脓者。主治胃痈或肠痈热盛成脓期。症见胸胁闷胀疼痛，口舌干燥，吐脓血，或大便带脓血、舌红苔黄、脉数等。现代临床常用于治疗各类化脓性疾病，如肺痈、肠痈、胃痈等，同时可治疗鼻渊、急性化脓性疾病等内痈证。因其性偏寒凉，故脾胃寒而有痈、气血不足者慎用。

一、传统应用

【药物组成】枳实16g，芍药18g，桔梗6g，鸡子黄一枚。[1]

【功效主治】解毒排脓，调理气血。症见胸胁闷胀疼痛，口舌干燥，吐脓血，或大便带脓血、舌红苔黄、脉数等。[1]

【服用方法】水煎服。[1]

【加减化裁】若热毒较甚者，可加金银花、蒲公英、紫花地丁、败酱草等以清热解毒；脓液较多者，可加赤小豆、浙贝母、薏苡仁、桃仁、制乳香、制没药等以逐瘀利湿排脓。

二、现代研究

（一）临床应用

1.炎症型牙周病急性发作期

东洋医学对牙龈发红、肿胀、疼痛、溢脓等明显炎症症状（实热型）的炎症型牙周病急性发作期患者分别投与黄连解毒汤10例、排脓散及汤10例，并以牙龈所见为主，判定临床效果。发现排脓散及汤剂对于牙龈肿胀但发红轻或溢脓的牙周炎有效。[2]

2.鼻渊

胡建和等总结名老中医杨志一运用排脓散治疗鼻渊的临床经验，基础组方为：桔梗10g，枳实10g，赤芍10g，白芍10g，桃仁10g，红花10g，每日1剂，水煎服。详细阐述了该方适用的不同临床症状，根据辨证进行加减化裁，分型明确，效果显著。[3]

3.急性化脓性疾病

张氏运用排脓散加减治疗急性化脓性疾病25例，基础组方为：枳实10g，芍药6g，桔梗2g，成人3～4.5g/d，小儿剂量根据体重予以调整。结果有效21例，恶化2例，不变2例。[4]

4.带下病

马大正运用排脓散加减治疗带下病的临床经验，基础组方为：枳实10g，生芍药10g，桔梗9g，甘草6g，生姜4片，大枣6个，皂角刺12g，贯众15g，薏苡仁30g，苍术10g，海螵蛸20g，浙贝母10g，蒲公英15g，每日1剂，早晚分服。治疗10天后，带下立即消失，小腹疼痛减轻，白带解脲支原体、人型支原体以及衣原体检测均为阴性，舌脉如上，中药守上方续进7剂。以排脓散治疗湿热型带下过多，取得良效，认为其功不仅在于清热解毒，更在于排脓。[5]

5.扁桃体肿大

柳红良等验案论述，选用排脓散合麻杏石甘汤治疗过量使用抗生素导致的慢性扁桃腺肿大。排脓散能够使阴分之邪疏解出表，以使邪结阻滞扁桃腺内的伏邪透达出表，从表而解。[6]

（二）实验研究

1.抗炎作用

陈氏用正交设计法安排实验，研究排脓散的抗炎作用和复方配伍的定量规律。选择醋酸致小鼠腹腔毛细血管通透性亢进为急性炎症模型，以阿司匹林和生理盐水为对照，以血管通透性大小作为炎症指标，定量分析各药味的抗炎作用和相互作用。结果显示排脓散及其拆方均不同程度地抑制炎症的渗出，具有抗炎作用。[7]

2.抗菌作用

齐藤谦一团队又扩大了研究范围，将重点放在研究排脓散的抗菌性及枳实、芍药、桔梗三味药在抗菌性方面的贡献度，发现排脓散具有广谱抗菌作用，白芍是三味药中抗菌作用最强的生药，枳实次之，而被称为排脓要药的桔梗并不具有抗菌性能。[8]

三、类方鉴析

排脓汤（《金匮要略·疮痈肠痈浸淫病脉证并治》）

（1）组成：甘草二两（6g），桔梗三两（9g），生姜一两（3g），大枣十枚。

（2）服用方法：上四味，以水三升，煮取一升。温服五合。日再服。

（3）功用：益气扶正，托痈排脓，解毒和营。[1]

（4）主治：肺痈成脓期。咽喉肿痛、咳嗽胸痛、吐脓血腥臭、振寒发热、脉滑数等。[1]

（5）鉴别：排脓散与排脓汤，一散一汤，均名"排脓"，均治疗痈脓证，但药物组成并不相同，相同者只桔梗一味，可见桔梗为排脓要药。由于枳实、芍药偏治胃肠气分血分病变，故排脓散以治肠痈或胃热痈、脓痈为主；排脓汤为桔梗汤加姜枣组成，故以治肺痈及胃寒痈脓为主。[1]

附：原文与方论

【原文】

排脓散方

枳实十六枚，芍药六分，桔梗二分，上三味，杵为散。取鸡子黄一枚，以药散与鸡黄相等，揉和令相得，饮和服之，日一服。[9]

【方论】

1.清·陈修园

枳实得阳明金气以制风，禀少阴水气以清热，又合芍药以通血，合桔梗以利气，而尤赖鸡子黄以养心和脾，取有情之物，助火土之脏阴，以为排脓化毒之本也。《金匮要略浅注》[10]

2.清·邹澍

皮毛者肺之合，桔梗入肺，畅达皮毛，脓自当以出皮毛为顺也……枳实芍药散本治产后瘀血腹痛，加桔梗、鸡子黄为排脓，是知所排者，结于阴分、血分之脓。《本经疏证》[11]

3.清·徐忠可

鸡子黄、芍药以和阴气，枳实合桔梗以通达周身之气，则脓自行也。人知枳实能下内气，岂知合桔梗能利周身之气而排脓耶。《金匮要略论注》[12]

4.清·黄竹斋

是方芍药行血分之滞而不伤阴，桔梗利气分之结而不损阳，枳实导水以消肿，鸡子黄调胃以护心安神。尤为排脓之良剂也。《金匮要略方论集注》[13]

5.清·魏念庭

排脓散一方，为疮痈将成未成治理法也。枳实为君，用在开瘀破滞；佐以芍药，凉血息热，桔梗降气宽胸；济以鸡子黄，滋阴消火邪之毒。火郁于内，应远苦寒，而又善具开解调济之用，诚良法也。排脓汤一方，尤为缓治，盖上部胸喉之间，有欲成疮痈之机，即当急服也。甘草、桔梗即桔梗汤，已见用肺痈病中，加以生姜、大枣以固胃气，正盛而邪火斯易为解散也。疮痈未成者，服之则可开解；已成者，服之则可吐脓血而愈矣。《金匮要略方论本义》[14]

参考文献

[1] 胡久略. 方剂学 [M]. 北京：中医古籍出版社，2009：647.

[2] 怡悦. 炎症型牙周病急性发作期服用黄连解毒汤与排脓散及汤的效果 [J]. 国外医学（中医中药分册），1994（04）：24-25.

[3] 胡建和，辜宝祥. 排脓散加味治疗鼻渊 [J]. 江西中医药，1993，24（05）：25.

[4] 张志军. 排脓散对急性化脓性疾病的效果 [J]. 国外医学（中医中药分册），1994，16（03）：29.

[5] 马大正. 经方治疗妇科杂病验案5则 [J]. 河南中医，2006，26（04）：14-16.

[6] 柳红良. 误治引起的扁桃腺肿大的思考 [A]. 中华中医药学会、北京中医药大学. 第二次全国温病学论坛——暨辩治思路临床拓展应用高级研修班论文集 [C]. 中华中医药学会、北京中医药大学：中华中医药学会，2014：8.

[7] 陈君超，李禄金，文世梅，等. 排脓散在小鼠的抗炎作用及其方剂配伍的定量分析 [J]. 中国实验方剂学杂志，2008，14（09）：33-37.

[8] 齐藤谦一. 生药制剂的药物学特性"排脓汤"和"排脓散"的抗菌作用 [J]. 日本东洋医学杂志，1979，33（4）：198-201.

[9] 张仲景. 金匮要略 [M]. 北京：中国中医药出版社，2002：278.

[10] 陈修园. 金匮要略浅注 [M]. 太原：山西科学技术出版社，2011：235.

[11] 邹澍. 本经书证 [M]. 海口：海南出版社，2009：256

[12] 徐忠可. 金匮要略论注 [M]. 北京：人民卫生出版社，1993.

[13] 黄竹斋. 金匮要略方论集注 [M]. 北京：人民卫生出版社，1957.

[14] 魏荔彤. 金匮要略方论本义 [M]. 北京：人民卫生出版社，1997.

蛇床子散（《金匮要略》）

蛇床子散，原出《金匮要略·妇人杂病脉证并治》，为中医著名的杀虫祛湿剂，多用于治疗妇人带下，寒湿不化证，症见自觉前阴中寒冷，或伴有少腹、股腋寒冷，腰酸，阴中瘙痒等。现代临床常用于治疗滴虫性阴道炎、外阴上皮非瘤样病变、女性生殖道解脲支原体感染、湿疹、病毒性疱疹等属寒湿侵袭下焦者。因本方中铅粉有毒，不可久用。

一、传统应用

【药物组成】蛇床子适量。

【功效主治】暖宫除湿，杀虫止痒。用于治疗妇人带下，寒湿不化证，症见自觉前阴中寒冷，或伴有少腹、股腋寒冷，腰酸重，时下白带清稀量多，阴中瘙痒。[1]

【服用方法】取蛇床子适量，研细末，用少量白粉（白矾粉或珍珠母粉）和丸，做成椭圆形如枣子大，直接放入阴中。[1]

【加减化裁】若阴部寒冷者，加菟丝子、淫羊藿，以温补阳气；若阴肿者，加当归、桂枝，以活血消肿止痛；若瘙痒明显者，加花椒、地肤子、茯苓皮，以利湿止痒；若阴部潮湿者，加通草、桂枝、苍术，以温阳利湿。[2]

二、现代研究

（一）临床应用

1.滴虫性阴道炎

许爱华运用蛇床子散加减熏洗联合小剂量甲硝唑治疗滴虫性阴道炎56例，基本方剂组成：蛇床子30g，白矾10g，苦参10g，百部30g，蒲公英15g，龙胆15g，川椒15g，地肤子15g，鹤虱10g，黄连15g，黄柏10g，甘草6g，每日1剂，趁热熏洗外阴、阴道，待温后坐浴，每晚1次，每次20min，经过10天治疗，治愈38例，好转18例，无无效者。[3]

2.外阴上皮非瘤样病变

黄彦肖运用蛇床子散加减方熏洗治疗湿热下注型外阴上皮非瘤样病变30例，基本方剂组成：蛇床子30g，苦参20g，黄柏10g，花椒6g，龙胆20g，威灵仙10g，生百部15g，焦栀子10g，每日1剂，水煎2次外用，早晚各一次，14天为1

个疗程，连续用药6个疗程，经治28例有效，其中痊愈7例，好转21例。[4]

3.女性生殖道解脲支原体感染

吴芳芳运用加味蛇床子散外用联合多西环素治疗女性生殖道解脲支原体感染35例，基本方剂组成：蛇床子、地肤子、鱼腥草、苦参、百部、黄柏、白芷、金银花、野菊花各30g，煎汤先熏后坐浴10天，本组35例，治愈30例，好转2例，无效3例，总有效率91.43%。[5]

4.龟头、包皮念珠菌病

冯桥运用蛇床子散加减治疗龟头、包皮念珠菌病25例，基本方剂组成：蛇床子30g、苦参30g、百部30g、地肤子30g、明矾15g、黄柏30g、龙胆30g、白鲜皮30g、冰片0.3g，每天1剂，水煎取药液，擦洗患处，每次30min，10天为1个疗程，治愈14例，好转10例，未愈1例，总有效率96%。[6]

5.病毒性疱疹

何天佑运用蛇床子散化裁治疗病毒性疱疹87例，基本方剂组成：地肤子7～10g，黄柏7～10g，蛇床子7～15g，白鲜皮7～12g，地骨皮7～10g，苦参5～10g，桑白皮7～10g，五倍子5～10g，仙鹤草7～15g，明矾5～10g。用法：冷水泡10min，煨15min，取汁外洗，每天3～4次，每次4～5min，连用3～4天，配合其他中药使用，有效率达到99%。[7]

（二）实验研究

1.抗皮肤过敏

武蕾蕾研究探讨蛇床子抗炎、抗过敏、止痒作用机制的实验，发现蛇床子能明显对抗二甲苯所致小鼠耳肿胀，减少4-AP诱导的瘙痒反应的舔体次数，降低过敏皮肤组织匀浆中组胺浓度，说明蛇床子有显著的抗炎、抗过敏、止痒作用。[8]

2.肺腺癌、肺鳞癌生长抑制作用

周俊研究显示蛇床子素对肺鳞癌的抑瘤率为69.5%，对肺腺癌的抑瘤率为50.0%，对DR-70也有显著降低作用。[9]

3.抗心律失常作用

周俐研究显示蛇床子素对氯仿诱发的小鼠室颤、氯化钙诱发的大鼠室颤均有明显的预防作用，对乌头碱诱发的大鼠心律失常有明显的治疗效果，且能明显提高兔心室电致颤阈。[10]

4.抗炎作用

连其深采用多种实验性炎症模型，观察了蛇床子素的抗炎作用。蛇床子素对二甲苯所致小鼠耳壳肿胀，醋酸引起的小鼠腹腔毛细血管通透性增高，角叉菜胶诱发的大鼠及切除双侧肾上腺的大鼠足爪肿胀均有明显的抑制作用，但不影响大鼠足爪炎症组织内PGE含量。蛇床子素对琼脂引起的小鼠肉芽肿增生亦有明显的抑制作用。[11]

三、类方鉴析

暂无

附：原文与方论

【原文】

蛇床子散方，温阴中坐药。

蛇床子仁。

上一味末之，以白粉少许，和令相得，如枣大，绵裹纳之，自然温。

【方论】

1.清·尤在泾

蛇床子温以去寒，合白粉燥以除湿也。此病在阴中而不关脏腑，故但纳药阴中自愈。（《金匮要略心典》）[12]

2.黄树会

蛇床子芬芳燥烈，不受阴湿之气，故能逐阴户中之寒邪，况寒则生湿，非此不可胜任，益以白粉（即炒米粉）之燥香以除湿秽，则奏效更捷，合为坐药，以绵裹纳入阴户中者，径温其有邪之处，俾能速愈。（《金匮要略释义》）[13]

3.李今庸

条文中只提到阴寒，但从药测证，应有带下、腰中重坠、阴内瘙痒、病人自觉阴中冷等症状，故用蛇床子散作为坐药，直接温其受邪之处，以逐阴中寒湿。（《李今庸金匮要略释义》）[14]

4.吴熙

或者说这阴寒不是子室寒，而是阴道寒冷，因坐药不能入子室，犹如嗽药不能到喉以下。阴道与子室，口部与胸部，真有这样隔离、遮断，药力达此则不能到彼吗？大抵不至如此，且不多作剖辩。只请试试用气味浊烈、刺激性强的药水来漱口，看看会引起胃的不适，甚至呕吐的反应否？自然明白。况"阴寒"二字，实则不论子室和阴道，都已概括了，何必在两者之间筑起一间格来？又况本节用坐药之外，并没有不必另服内治药的明文，更凭何根据来决定只是阴道外寒而不是子室内寒，只需外治而不需要内治呢？更从临床上验证，此等证候仅靠坐药而不另服内治药，殊少得到根本的治效，可知或者之方言，未免求深反悔。（《吴熙妇科溯洄》）[15]

5.日·森枳园

妇人阴中痒痛，或白带，或子宫下垂，交合时发痛者，用蛇床子末和熟艾置入绢袋中，其形如番椒，插入阴中，以尖头插入子宫为佳。此法为余所屡经验者。（《汉药神效方》）[16]

参考文献

[1] 张建荣.经方观止.北京：中国中医药出版社，2016.

[2] 王付.经方实践论.北京：中国医药科技出版社，2006.

[3] 许爱华，张利，刘红梅，等.蛇床子散加减熏洗联合小剂量甲硝唑治疗滴虫性阴道炎临床观察[J].河北医药，2014，36（24）：3710-3712.

[4] 黄彦肖.蛇床子散加减方治疗湿热下注型外阴上皮非瘤样病变的临床疗效观察[D].南京中医药大学，2017.

[5] 吴芳芳，胡小荣.加味蛇床子散外用联合多西环素治疗女性生殖道解脲支原体感染的疗效观察[J].实用中西医结合临床，2014，14（02）：66-67.

[6] 冯桥.蛇床子散加减治疗龟头、包皮念珠菌病25例[J].广西中医药，1999（03）：37.

[7] 何天佑，刘娟.蛇床子散化裁治疗病毒性疱疹87例疗效观察[J].云南中医中药杂志，2004（05）：18.

[8] 武蕾蕾，许晓义.蛇床子抗皮肤过敏实验研究[J].牡丹江医学院学报，2011，32（03）：8-10.

[9] 周俊，程维兴，许永华，等.蛇床子素对肺腺癌、肺鳞癌生长抑制作用的实验研究[J].癌变·畸变·突变，2002，14（04）：231-233.

[10] 周俐，上官珠，连其深，等.蛇床子素抗心律失常作用实验研究[J].现代应用药学，1996，13（02）：11-13，70.

[11] 连其深，周俐，叶和扬，等.蛇床子素抗炎作用的实验研究[J].赣南医学院学报，1999，19（03）：165-168.

[12] 尤怡篆注.金匮要略心典[M].太原：山西科学技术出版社，2008.

[13] 黄树会.金匮要略释义[M].北京：人民卫生出版社，1956.

[14] 李今庸.金匮要略释义[M].北京：中国中医药出版社，2015.

[15] 吴熙著.吴熙妇科溯洄：第1集[M].厦门：厦门大学出版社，1994.

[16] 黄竹斋.黄竹斋医书合集：上.天津：天津科学技术出版社，2011.

射干麻黄汤（《金匮要略》）

射干麻黄汤，原出东汉《金匮要略·肺痿肺痈咳嗽上气病脉证并治》，为中医著名的宣肺化痰剂，具有宣肺祛痰、降气止咳之功效。多用于治疗痰饮郁结，气逆喘咳证。症见咳而上气，喉中有水鸡声者等。现代临床常用于治疗咳嗽变异性哮喘、急性支气管炎、小儿毛细支气管炎、小儿过敏性鼻炎等属痰饮郁结者。因其甘温燥热，故肺痰热证者忌用。

一、传统应用

【药物组成】射干9g，麻黄9g，生姜12g，细辛3g，紫菀9g，款冬花9g，大枣3g，半夏9g，五味子9g。[1]

【功效主治】宣肺祛痰，降气止咳。用于痰饮郁结，气逆喘咳证，症见咳而上气，喉中有水鸡声者。[1]

【服用方法】水煎服，每日1剂，分2～3次温服。[1]

【加减化裁】临证若咳痰不利，加桔梗祛痰开结；若喘鸣甚者，加地龙、僵蚕、蜈蚣搜风解痉；鼻窍是肺气出入的门户，治喘咳应保持鼻窍通利，故可适当加辛夷、苍耳子。[2]

二、现代研究

（一）临床应用

1.咳嗽变异性哮喘

喻敏等运用射干麻黄汤加减治疗咳嗽变异性哮喘30例，基础组方为：射干12g，炙麻黄10g，细辛3g，生姜9g，紫菀9g，款冬花9g，五味子9g，法半夏9g，紫苏子9g，杏仁9g，大枣5枚，每日1剂，早晚分服。具体选取咳嗽变异性哮喘患者60例，随机分为对照组及观察组，每组30例，对照组患者口服孟鲁司特钠及吸入布地奈德，观察组在对照组治疗方案基础上加用射干麻黄汤加减。连续治疗2周后，2组患者治疗后咳嗽症状评分均有下降，观察组下降的幅度大于对照组；2组患者治疗后诱导2组中性粒细胞百分比均减少，观察组优于对照组；治疗后2组患者Th1/Th2比例均有所上调，观察组提升更明显。研究证实：射干麻黄汤可有效治疗咳嗽变异性哮喘，提高人体细胞免疫功能。[3]

2.急性支气管炎

毛芝芳等运用射干麻黄汤加减治疗急性支气管炎合并支原体感染46例，基础组方为：黄芩10g，桔梗10g，麻黄10g，桑叶10g，射干10g，枳壳10g，杏仁10g，浙贝母15g，鱼腥草30g，甘草6g，半枝莲20g，每日1剂，水煎服。具体选取92例急性支气管炎合并支原体感染患者，随机分为对照组及试验组，每组各46例，对照组实施西药治疗，试验组使用射干麻黄汤加减。治疗2周后，治疗显效率试验组为56.52%，对照组为39.13%，总有效率试验组为91.80%，对照组为71.74%；两组患者均出现胃肠反应、静脉刺激、皮疹等不良反应，不良反应发生率试验组为6.52%，对照组为32.61%。研究证实：针对急性支气管炎合并支原体感染患者使用射干麻黄汤加减治疗临床效果显著、确切，安全性高，值得临床推广应用。[4]

3.小儿毛细支气管炎

吴艳玲运用射干麻黄汤加减治疗毛细支气管炎患儿20例，基础组方为：射干9g，麻黄9g，生姜9g，半夏9g，细辛3g，五味子3g，紫菀3g，款冬花6g，大枣3枚，每日1剂。早晚分服。具体根据随机数字表法分为参照组和实验组各20例，两组患儿入院之后均予以止咳、镇静、吸氧、抗病毒以及雾化吸入等常规综合治疗，对于存在细菌感染患儿需要予以抗生素，并对酸碱失衡与电解质紊乱情况进行纠正，将实行常规治疗的患儿作为20例参照组，实验组患儿在上述基础上予以射干麻黄汤加减治疗。结果显示，实验组毛细支气管炎患儿临床治疗总有效率为95.00%，组间显著高于参照组的总有效率（75.00%）。研究证实：射干麻黄汤加减治疗小儿毛细支气管炎疗效显著，此为可靠、恢复周期短的治疗方式。[5]

4.小儿过敏性鼻炎

邱根祥等运用射干麻黄汤加减治疗小儿过敏性鼻炎30例，基础组方为：麻黄5g，射干6g，半夏6g，五味子6g，石菖蒲6g，紫菀6g，款冬花6g，徐长卿6g，细辛3g，生甘草3g，大枣3枚，生姜3片，每日1剂，水煎服。具体将60例患者分为对照组和治疗组，对照组30例采用扑尔敏+苯海拉明麻黄素治疗，治疗组30例在对照组治疗的基础上，加服加味射干麻黄汤加减。治疗4周后，治疗组30例中治愈7例，显效10例，好转12例，无效1例，总有效率为96.7%；对照组30例中，治愈4例，显效7例，好转11例，无效8例，总有效率为73.3%。[6]

（二）实验研究

1.改善哮喘气道重塑

刘鑫等通过建立卵白蛋白（OVA）致敏及反复激发建立哮喘大鼠模型探讨射干麻黄汤对慢性哮喘大鼠气道重塑和缺氧诱导因子-1α（HIF-1α）、血管内皮生长因子（VEGF）的影响。结果显示，射干麻黄汤可抑制哮喘大鼠气道重塑的发生，其机制可能与下调HIF-1α及VEGF的表达有关，且其抑制哮喘气道重塑的程度与射干麻黄汤的剂量呈正相关。[7]

2. 缓解气道炎症

隋博文等采用卵白蛋白（OVA）腹腔注射致敏及气道雾化激发构建小鼠哮喘模型，观察射干麻黄汤对哮喘小鼠模型气道炎症及血清白细胞介素6（IL-6）、白细胞介素10（IL-10）水平的影响。结果显示：射干麻黄汤对哮喘小鼠的气道炎症具有一定的拮抗作用，其机制可能与降低血清IL-6、升高IL-10水平相关。[8]

3. 促进嗜酸性粒细胞凋亡

林永廉等探讨射干麻黄汤对嗜酸性粒细胞凋亡的影响，以卵白蛋白致敏法制作豚鼠哮喘模型并用射干麻黄汤进行干预，实验结束后分析各组动物的嗜酸性粒细胞凋亡情况。结果显示，实验组豚鼠嗜酸性粒细胞显著下降、凋亡明显增加。[9]

4. 对肥大细胞（MC）脱颗粒作用的影响

谭素娟通过对射干麻黄汤化裁方抗过敏性哮喘的实验研究发现，MC是IgE介导的Ⅰ型变态反应的主要始动效应细胞，其分泌颗粒释放多种介质，这些介质可引起平滑肌收缩，黏液分泌亢进，血管通透性增加，炎症反应及气道高反应性。研究显示，射干麻黄汤化裁方可从变态反应发生的根本环节（IgE的产生）抑制其发生，能有效预防Ⅰ型变态反应。[10]

5. 对花生四烯酸代谢产物的影响

梁直英等通过射干麻黄汤对哮喘豚鼠血浆栓素B_2和6-酮前列腺素$F_{1α}$水平变化的影响观察发现。参与哮喘发生的炎症介质主要有花生四烯酸代谢产物血栓素A_2（TXA_2）和前列环素（PGI_2），前者可强烈收缩血管、支气管平滑肌，促进血小板聚集；后者则有相反作用。实验显示，加减射干麻黄汤可使哮喘豚鼠升高的TXB_2水平及TXB_2/6-keto-$PGF_{1α}$比值降低，并使因哮喘引起降低的6-keto-$PGF_{1α}$含量升高。[11]

6. 对内皮素的影响

陈若冰等通过射干麻黄糖浆对豚鼠支气管哮喘的实验研究，发现内皮素（ET）对支气管有强烈的收缩作用，能提高肺血管的渗透性，调节炎性细胞的激活，参与气道炎症和平滑肌痉挛。研究显示，射麻止喘液可降低ET在血浆和肺组织中的水平。[12]射干麻黄糖浆也可以降低哮喘发作的豚鼠血中的ET的水平。[13]

7. 对氧自由基的影响

武跃华发现加味射干麻黄汤治疗后可提高哮喘小鼠SOD活性，降低MDA活性，通过提高肺组织抗氧化能力，从而减轻气道免疫炎症、降低支气管高反应性治疗哮喘。[14]

8.对一氧化氮的影响

张丽艳的加味射干麻黄汤对哮喘大鼠体内一氧化氮及IgE水平影响的实验研究显示：哮喘状态下一氧化氮（NO）产生增多，可造成组织黏膜水肿，NO又是有力的血管扩张剂，引起气道充血，加重气道的渗出和水肿，因而加重气道的炎症反应。研究证实，射干麻黄汤能降低哮喘大鼠血清及支气管肺泡灌洗液（BALF）中NO的含量，且疗效接近于强的松。[15]

三、类方鉴析

1.小青龙汤（《伤寒论》）

（1）组成：麻黄去节三两，芍药三两，细辛三两，干姜三两，炙甘草三两，桂枝去皮三两，五味子半升，半夏洗半升。

（2）功用：解表散寒，温肺化饮。

（3）主治：外寒内饮证。恶寒发热，头身疼痛，无汗，喘咳，痰涎清稀而量多，胸痞，或干呕，或痰饮喘咳，不得平卧，或身体沉重，头面四肢水肿，舌苔白滑，脉浮。

（4）鉴别：射干麻黄汤与小青龙汤皆有解表化饮之功。但前方主症之特点为风寒较轻，痰饮郁结，肺气上逆较重，故于小青龙汤基础上减桂枝、芍药、炙甘草；增入祛痰肃肺、止咳平喘之射干、款冬花、紫菀等药。可见小青龙汤解表散寒之力大，功偏治表；射干麻黄汤祛痰降气之力强，功偏治里。[1]

2.小青龙加石膏汤《金匮要略·肺痿肺痈咳嗽上气病脉证并治》

（1）组成：麻黄、芍药、桂枝、细辛、甘草、干姜各三两，五味子、半夏各半升，石膏二两。

（2）功用：解表蠲饮，清热除烦。

（3）主治：肺胀，心下有水气。症见咳而上气、烦躁而喘、脉浮等。

（4）鉴别：射干麻黄汤、小青龙加石膏汤与小青龙汤皆有解表化饮之功。但射干麻黄汤证为风寒较轻，痰饮郁结，肺气上逆较重，故于小青龙汤基础上减桂枝、芍药、甘草；增入祛痰肃肺、止咳平喘之射干、款冬花、紫菀等药。可见小青龙汤解表散寒之力大，功偏治表；射干麻黄汤祛痰降气之力强，功偏治里。小青龙加石膏汤即在小青龙汤基础上加石膏二两而成，主治外感风寒、内有饮邪郁热之证，故用小青龙汤解表化饮，加少量石膏清热除烦躁。石膏药性虽大寒，但用量较少，故不悖全方辛温之旨。

附：原方与方论

【原文】

咳而上气，喉中水鸡声，射干麻黄汤主之。

射干十三枚，麻黄四两，生姜四两，细辛、紫菀、款冬花各三两，五味子半升，大枣七枚，半夏八枚。

上九味，以水一斗二升，先煮麻黄两沸，去上沫，纳诸药，煮取三升，分温三服。[1]（东汉·《金匮要略·肺痿肺痈咳嗽上气病脉证并治第七》）

【方论】

1.清·喻昌

上气而作水鸡声，乃是痰碍其气，气触其痰，风寒入肺之一验耳。发表、下气、润燥、开痰，四法萃于一方，用以分解其邪，不使之合，此因证定药之一法也。（《医门法律·卷六·肺痈肺痿门》）[16]

2.清·张璐

小青龙汤方中除桂心之热，芍药之收，甘草之缓而加射干、紫菀、款冬、大枣，专以麻黄、细辛发表，射干、五味下气，款冬、紫菀润燥，半夏、生姜开痰，四法萃于一方，分解其邪，大枣运行脾津以和药性也。（《千金方衍义·卷十八》）[17]

3.清·尤怡

射干、紫菀、款冬降逆气；麻黄、细辛、生姜发邪气；半夏消饮气，而以大枣安中，五味敛肺，恐劫散之药，并伤及其正气也。（《金匮要略心典·卷上》）[18]

4.清·徐彬

其喉中水鸡声，乃痰为水所吸不能下，然火乃风所生，水从风战而作声耳。故以麻黄、细辛，驱其外邪为主，以射干开结热气，行水湿毒，尤善清肺气者为臣，而余皆降逆消痰宣散药，惟五味一品，以收其既耗之气，令正气自敛，邪气自去，恐肺气久虚不堪劫散也。（《金匮要略论注·第七》）[19]

5.清·魏念庭

为寒郁于表，燥结于里者立法。咳而上气，气郁而格逆也。喉中水鸡声，气格逆则声阻滞也。虽为咳而上气者言治，而痿痈之先声可夺矣。以射干为君，专散胸中热气，兼破疗老血，在上部间者，佐以麻黄、生姜、细辛，以散表郁，紫菀、款冬、五味，以收润肺气，半夏开郁，大枣补中，一方而解表润里，邪去而正气行，自结开而津液复，必无痿痈等证矣，此因外感而预防肺病之法也。（《金匮要略方论本义·第七》）[20]

参考文献

[1] 李冀，左铮云.方剂学[M].北京：中国中医药出版社，2021.

[2] 张建荣.经方观止[M].北京：中国中医药出版社，2016.

[3] 喻敏，王慧敏，王少飞.射干麻黄汤对咳嗽变异性哮喘的疗效观察及其对免疫平衡的影响[J].世界

中医药，2018，13（07）：1625-1628，1632.

[4] 毛芝芳，吴清，郑利锋. 射干麻黄汤加减治疗急性支气管炎合并支原体属感染临床研究 [J]. 中华医院感染学杂志，2014，24（04）：909-910，913.

[5] 吴艳玲. 射干麻黄汤加减治疗小儿毛细支气管炎40例效果观察 [J]. 中医临床研究，2018，10（02）：32-33.

[6] 邱根祥，江敏. 加味射干麻黄汤为主治疗小儿过敏性鼻炎30例——附西药治疗30例对照 [J]. 浙江中医杂志，2004（11）：26.

[7] 刘鑫，邹中兰，梅全慧，等. 射干麻黄汤对慢性哮喘大鼠缺氧诱导因子-1α、血管内皮生长因子表达及气道重塑的影响 [J]. 中国实验方剂学杂志，2012，18（08）：190-195.

[8] 隋博文，李明虎，翟平平，等. 射干麻黄汤对哮喘小鼠模型气道炎症及血清IL-6、IL-10水平的影响 [J]. 中国中医急症，2017，26（05）：783-785，822.

[9] 林永廉，林求诚. 射干麻黄汤对实验性哮喘豚鼠嗜酸性粒细胞凋亡的影响 [J]. 实用中医药杂志，2007，23（01）：3-5.

[10] 谭素娟. 射干麻黄汤化裁方抗过敏性哮喘的实验研究 [J]. 中医杂志，2000，41（5）：282.

[11] 梁直英，周名璐，陈芝喜，等. 加减射干麻黄汤对哮喘豚鼠血浆血栓素B_2和6-酮前列腺素$F_{1\alpha}$水平变化的影响 [J]. 广州中医药大学学报，2000，17（3）：253.

[12] 刘琼，梁直英，陈芝喜，等. 射麻止喘液对过敏性哮喘豚鼠的作用 [J]. 广州中医药大学学报，2000，17（1）：24.

[13] 陈若冰，邱兰萍. 射干麻黄糖浆对豚鼠支气管哮喘的实验研究 [J]. 中华中医药学刊，2007，25（7）：1480-1482.

[14] 武跃华. 加味射干麻黄汤对支气管哮喘小鼠模型的影响 [J]. 中华中医药学刊，2007，25（6）：1228-1230.

[15] 张丽艳. 加味射干麻黄汤对哮喘大鼠体内一氧化氮及IgE水平影响的实验研究 [D]. 沈阳：辽宁中医学院，2002.

[16] 喻昌. 医门法律 [M]. 北京：中医古籍出版社，2002.

[17] 张璐. 千金方衍义 [M]. 北京：中国中医药出版社，1995.

[18] 尤怡. 金匮要略心典 [M]. 北京：中国中医药出版社，1992.

[19] 徐忠可. 金匮要略论注 [M]. 北京：人民卫生出版社，1993.

[20] 魏荔彤. 金匮要略方论本义 [M]. 北京：人民卫生出版社，1997.

肾气丸（《金匮要略》）

肾气丸，又名崔氏八味丸、八味肾气丸，原出《金匮要略·妇人杂病脉证并治》，亦见于中风历节病、血痹、虚劳病、痰饮咳嗽病、消渴小便不利淋病等篇。为中医著名的补益肾气的代表方剂，具有温肾助阳之功效，多用于治疗肾阳不足证。腰痛脚软，身半以下常有冷感，少腹拘急，小便不利，或小便反多，入夜尤甚，阳痿早泄，舌淡而胖，脉虚弱，尺部沉细，以及痰饮、水肿、消渴、脚气、转胞等。现代临床常用于治疗肾小球肾炎、慢性前列腺炎、弱精子症、糖尿病肾病、支气管哮喘缓解期等属肾阴阳俱虚者。若咽干口燥，舌红少苔，属肾阴不足，虚火上炎者不宜应用。[1]

一、传统应用

【药物组成】干地黄24g，山药（薯蓣）12g，山茱萸12g，泽泻9g，茯苓9g，牡丹皮9g，桂枝3g，附子（炮）3g。

【功效主治】温补肾阳。症见腰痛脚软，身半以下常有冷感，少腹拘急，小便不利，或小便反多，入夜尤甚，阳痿早泄，舌淡而胖，脉虚弱，尺部沉细或沉弱而迟[1]。

【服用方法】原作丸服，现代亦可水煎服。每日一剂，2～3次分服。

【加减化裁】若畏寒肢冷较甚者，可将桂枝改为肉桂，并加重桂、附之量，以增温补肾阳之效；兼痰饮咳喘者，加姜、辛、夏以温肺化饮；夜尿多者，可加巴戟天、益智、金樱子、芡实以助温阳固摄之功。[2]

二、现代研究

（一）临床应用

1.慢性咽喉炎

张超武等运用金匮肾气煎剂加味治疗92例慢性咽喉炎，基础组方为：肉桂3g，熟地黄20g，山茱萸10g，山药15g，泽泻10g，牡丹皮10g，细辛3g，玄参20g，茯苓20g，熟附片10g，车前子10g，牛膝10g，射干20g，山豆根20g，甘草10g，每日1剂，水煎，分2次温服。治疗1～2月内，临床治愈55例，有效32例，无效5例，总有效率为95%。[3]

2.2型糖尿病

杨晓明运用金匮肾气丸加味治疗2型糖尿病120例，基础组方为：干地黄24g，山药（薯蓣）12g，山茱萸12g，泽泻9g，茯苓9g，牡丹皮9g，桂枝3g，炮附子3g，来源为金匮肾气丸（北京同仁堂）。中、重型5g/次，轻型3g/次，3次/日，饭前30min温开水送服，疗程1个月。结果显示，显效69例，有效43例，无效8例，总有效率达93.33%。[4]

3. 慢性肾炎

李靖运用金匮肾气煎剂加减治疗慢性肾炎50例，基础组方为：熟附子6g，肉桂6g，丹参30g，黄芪30g，熟地黄30g，山药30g，山茱萸10g，茯苓10g，牡丹皮10g，泽泻10g，仙茅10g，淫羊藿（仙灵脾）10g，五味子10g，10剂为1个疗程。治疗2～10个疗程后，临床治愈41例，好转7例，无效2例，总有效率96%。[5]

4. 老年性膀胱过度活动症

贾钢等运用金匮肾气煎剂加减治疗老年性膀胱过度活动症55例，基础组方为：熟地黄15g，山药15g，山茱萸10g，泽泻6g，茯苓6g，牡丹皮6g，制附子3g，肉桂3g，每日1剂，水煎，早晚各1次口服，患者住院后对原发病进行西医常规治疗，另给予金匮肾气煎剂。治疗4周后，显效36例，有效16例，无效3例，总有效率为94.5%。[6]

5. 少精子症

姚氏运用加味肾气丸方治疗肾虚血瘀型少弱精子症52例，基础组方为：干地黄40g，山茱萸20g，怀山药20g，泽泻15g，牡丹皮15g，茯苓15g，桂枝5g，炮附子5g，菟丝子15g，枸杞子15g，肉苁蓉10g，青皮10g，郁金10g，当归15g，桃仁10g，水蛭6g，煎汤，口服150ml/次，2次/天，饭后30min服用。治疗3个月后，结果发现治疗后可明显增加精子密度、提高a级精子活动率以及a+b级精子活动率（$P < 0.05$），且治疗组精子浓度[（47.05 ± 22.95）$\times 10^6$/mL]、a级精子活动率[（23.77 ± 5.71）%]及a+b级精子活动率[（43.10 ± 7.72）%]改善情况均较对照组明显。[7]

（二）实验研究

1. 改善下丘脑－垂体－靶腺轴的功能紊乱

许氏等观察金匮肾气丸对强迫游泳致肾阳虚模型小鼠体征如自主活动减少、倦怠蜷缩、耐寒能力下降等有一定的改善作用。并对促肾上腺皮质激素（ACTH）、促皮质素释放激素、皮质酮有明显改善作用，证实金匮肾气丸可调节下丘脑-垂体肾上腺轴。[8]

2. 抗氧化、衰老、应激作用

姚晓渝等发现金匮肾气丸对氢化可的松致肾阳虚小鼠血液和脑中降低的超氧化物歧化酶活力明显提高，说明本方有抗氧化作用。[9]吴正平等制备D-半乳糖致Wistar大鼠亚急性衰老模型，连续服用金匮肾气丸42天。[10]与对照组相比，大鼠血清睾酮和睾丸SOD水平明显升高，为该方抗衰老机制提供了实验依据。展照双等发现金匮肾气丸通过抑制fas表达，促进Bcl-2表达，从而抑制肾组织细胞凋亡、改善大鼠肾脏病理改变。[11]张先庚等还发现金匮肾气丸可明显升高血浆5-HT含量，从而加强反复恐惧应激状态下仔鼠的抗应激能力。[12]许翠萍等同样采用小鼠"劳倦过度、房事不节"模型，发现金匮肾气丸组小鼠端粒酶活性与模型组相比升高，证明本方增强端粒酶表达，是其抗衰老的机制之一。[13]

3.调节免疫

刘妍等观察了金匮肾气丸对自身免疫性脑脊髓炎模型（EAE）小鼠的药理作用。实验结果表明金匮肾气丸组可明显降低EAE小鼠的神经功能评分，缩短病程，调节CD_4^+/CD_8^+比值及NK细胞水平。[14]

4.抗纤维化作用

张瑞等运用金匮肾气丸治疗用平阳霉素复制SD大鼠肺纤维化模型，结果发现本方可有效缓解大鼠肺泡炎及纤维化，降低肺组织中血小板源性生长因子BB（PDGF-BB）表达。[15]

5.提高肠黏膜上皮细胞分化能力

彭氏探讨肾气丸对衰老大鼠十二指肠黏膜消化酶的影响及其可能机制。发现肾气丸可改善衰老大鼠十二指肠黏膜消化酶的表达，其机制可能为上调十二指肠Notch信号使吸收细胞分化增多并提高十二指肠黏膜上皮分化能力。[16]

三、类方鉴析[2]

1.加味肾气丸《严氏济生方》

（1）组成及用法：炮附子二枚，白茯苓一两，泽泻一两，山茱萸一两，山药一两，车前子一两，牡丹皮一两，官桂半两，川牛膝半两，熟地黄半两。上为细末，炼蜜为丸，如梧桐子大，每服七十丸，空心米饮送下。

（2）功用：温肾化气，利水消肿。

（3）主治：肾（阳）虚水肿。症见腰重脚肿，小便不利。

（4）鉴别：本方由肾气丸化裁而来，加味肾气丸由肾气丸加车前子、牛膝，但方中熟地黄等补肾之品用量锐减，而附子之量倍增，重在温阳利水，补肾之力较轻，适用于阳虚水肿而肾虚不著者。

2.十补丸《严氏济生方》

（1）组成及用法：炮附子二两，五味子二两，山茱萸一两，山药一两，牡丹皮一两，鹿茸（去毛，酒蒸）一两，熟地黄（洗，酒蒸）一两，肉桂一两，白茯苓一两，泽泻一两。上为细末，炼蜜为丸，如梧桐子大，每服七十丸，空心，盐酒、盐汤任下。

（2）功用：补肾阳，益精血。

（3）主治：症见面色黧黑，足冷足肿，耳鸣耳聋，肢体羸瘦，足膝软弱，小便不利，腰脊疼痛，或阳痿，遗精，舌淡苔白，脉沉迟尺弱。

（4）鉴别：本方与肾气丸相比，十补丸非但加入鹿茸、五味子，且更增附子之量，遂易温补肾气之方而为补肾阳、益精血之剂，适用于肾阳虚损、精血不足之证。

附：原文与方论

【原文】

崔氏八味丸：治脚气上入，少腹不仁。

虚劳腰痛，少腹拘急，小便不利者，八味肾气丸主之。

男子消渴，小便反多，以饮一斗，小便一斗，肾气丸主之。

问曰：妇人病，饮食如故，烦热不得卧而反倚息者。何也？师曰：此名转胞，不得溺也，以胞系了戾，故致此病，但利小便则愈，宜肾气丸主之。

肾气丸方

干地黄八两，薯蓣、山茱萸各四两，泽泻、茯苓、牡丹皮各三两，桂枝、附子（炮）各一两。

上八味，末之，炼蜜和丸，梧子大，酒下十五丸，加至二十五丸，日再服。

【方论】

1.清·陈士铎

人有年老遗尿者，不必夜卧而遗也，虽日间不睡而自遗……此命门寒极不能制水也。夫老人孤阳，何至寒极而自遗乎？盖人有偏阴、偏阳之分，阳旺则有阴虚火动之忧，阳衰则有阴冷水沉之患。少年时过泄其精，水去而火又何存。水火必两相制者也，火无水制则火上炎，水无火制则水下泄。老人寒极而遗，正坐水中之无火耳。惟是补老人之火，必须于水中补之，以老人火衰而水亦不能甚旺也。方用八味地黄汤……八味地黄汤正水中补火之圣药。水中火旺，则肾中阳气，自能通于小肠之内，下达于膀胱。膀胱得肾之气，能开能阖，一奉令于肾，何敢私自开关，听水之自出乎？气化能出，即气化能闭也。惟是八味汤中，茯苓、泽泻过于利水，老人少似非宜。丹皮清骨中之热，遗尿之病，助热而不可助寒，故皆略减其分量，以制桂、附之横，斟酌得宜，愈见八味汤之妙。然此方但可加减而不可去留，加减则奏功，去留则寡效也。《辨证录》[17]

2. 清·柯琴

命门之火，乃水中之阳。夫水体本静，而川流不息者，气之动、火之用也，非指有形者言也。然少火则生气，火壮则食气，故火不可亢，亦不可衰。所云火生土者，即肾家之少火游行其间，以息相吹耳。若命门火衰，少火几于熄矣。欲暖脾胃之阳，必先温命门之火，此肾气丸纳桂、附于滋阴剂中十倍之一，意不在补火，而在微微生火，即生肾气也。故不曰温肾，而名肾气，斯知肾以气为主，肾得气而土自生也。且形不足者，温之以气，则脾胃因虚寒而致病者固痊，即虚火不归其原者，亦纳之而归封蛰之本矣。《医宗金鉴·删补名医方论》[18]

3. 清·魏念庭

肾气丸，以附、桂入六味滋肾药中，益火之源以烘暖中焦之阳，使胃利于消而脾快于运，不治水而饮自无能留伏之患。是治痰饮，以升胃阳、燥脾湿为第一义，而于命门加火，又为第一义之先务也。《金匮要略方论本义》[19]

4. 民国·张山雷

仲景八味，全为肾气不充，不能鼓舞真阳，而小水不利者设法。故以桂、附温煦肾阳，地黄滋养阴液，萸肉收摄耗散，而即以丹皮泄导湿热，茯苓、泽泻渗利膀胱；其用山药者，实脾以堤水也。立方大旨，无一味不从利水着想，方名肾气，所重在一气字，故桂、附轻，不过借其和煦，吹嘘肾中真阳，使溺道得以畅遂。《小儿药证直诀笺正》[20]

参考文献

[1] 李冀，左铮云. 方剂学[M]. 北京：中国中医药出版社，2021.

[2] 邓中甲. 方剂学[M]. 上海：上海科学技术出版社，2008：152.

[3] 张超武. 加味肾气丸治疗慢性咽喉炎92例[J]. 湖北中医杂志，2006，28（08）：39.

[4] 杨晓明. 金匮肾气丸治疗2型糖尿病120例[J]. 中国实验方剂学杂志，2011，17（17）：261-263.

[5] 李靖. 加味肾气丸治疗慢性肾炎50例[J]. 陕西中医，2010，31（05）：561-562.

[6] 贾钢，陈晓群，张家林，等. 金匮肾气汤治疗老年性膀胱过度活动症疗效观察[J]. 陕西中医，2013，34（8）：955.

[7] 姚增民，赵玉，张健，等. 加味肾气丸方治疗肾虚血瘀型少弱精子症[J]. 中国中西医结合外科杂志，2018，24（05）：634-636.

[8] 许翠萍，孙静，朱庆均，等. 金匮肾气丸对"劳倦过度、房室不节"肾阳虚模型小鼠下丘脑-垂体-肾上腺轴功能的影响[J]. 山东中医药大学学报，2009，33（3）：248-249.

[9] 姚晓渝，舒守琴，周恩平. 金匮肾气丸对"阳虚"模型动物血液和脑组织中超氧化物歧化酶活力的影响[J]. 中国药学杂志，1989，24（5）：283-285.

[10] 吴正平. 肾气丸对衰老大鼠睾丸抗氧化能力和生精细胞凋亡的影响[J]. 中国老年学杂志，2014，34（4）：994-995.

[11] 展照双.肾气丸与右归丸对肾虚大鼠肾脏细胞凋亡及肾组织内Bcl-2、fas表达的影响[J].山东中医杂志，2011，30（6）：412-414.

[12] 张先庚，王红艳.金匮肾气丸对"恐伤肾"模型仔鼠5-羟色胺水平的调节作用[J].中华中医药杂志，2014，29（2）：608-610.

[13] 许翠萍.金匮肾气丸对肾阳虚小鼠睾丸组织端粒酶活性的促进作用[J].中国中西医结合杂志，2013，33（2）：252-255.

[14] 刘妍，王蕾，赵晖.六味地黄和金匮肾气丸对实验性自身免疫性脑脊髓炎小鼠淋巴细胞亚群和NK细胞的影响[J].中国实验方剂学杂志，2009，15（4）：42-47.

[15] 张瑞，宋建平，李瑞琴，等.金匮肾气丸对肺纤维化大鼠肺组织中血小板衍生长因子BB表达的影响[J].中国实验方剂学杂志，2011，17（5）：173-176.

[16] 彭丹丽，郭煜晖，程志豪，等.肾气丸对衰老大鼠十二指肠黏膜消化酶的影响[J].中药材，2018，41（10）：2427-2430.

[17] 陈士铎.陈士铎医学全书[M].太原：山西科学技术出版社，2012.

[18] 李一宏.点校精编医宗金鉴·删补名医方论[M].台北：明师出版公司，2001.

[19] 魏荔彤.金匮要略方论本义[M].北京：人民卫生出版社，1997.

[20] 张山雷.小儿药证直诀笺正附阎氏董氏方论笺正[M].上海：上海卫生出版社，1958.

茱萸汤（《金匮要略》）

茱萸汤，又称"吴茱萸汤"，原出《金匮要略·呕吐哕下利病脉证治》，亦见于《伤寒论·辨阳明病脉证并治》。为中医著名的温中祛寒剂，多用于治疗肝胃虚寒，浊阴上逆证，症见食后泛泛欲呕，或呕吐酸水，或干呕，或吐清涎冷沫等。现代临床常用于治疗偏头痛、经行头痛、慢性胃炎、梅尼埃病、神经官能症等属浊阴上逆证者。因本方性温，故热呕吐、阴虚呕吐或肝阳上亢者禁用此方。

一、传统应用

【药物组成】吴茱萸9g，人参9g，生姜18g，大枣4枚。[1]

【功效主治】温中补虚，降逆止呕。[1]用于治疗肝胃虚寒，浊阴上逆证，症见食后泛泛欲呕，或呕吐酸水，或干呕，或吐清涎冷沫，胸满脘痛，巅顶头痛，畏寒肢凉，甚则伴手足逆冷，大便泄泻，烦躁不宁，舌淡苔白滑，脉沉弦或迟。[1]

【服用方法】水煎服。[1]

【加减化裁】若呕吐较甚者，可加半夏、陈皮、砂仁等以增强和胃止呕之力；头痛较甚者，可加川芎以加强止痛之功。肝胃虚寒重证，可加干姜、小茴香等温里祛寒。[1]

二、现代研究

（一）临床应用

1.偏头痛

刘红燕运用吴茱萸汤治疗偏头痛32例，基本方剂组成：吴茱萸18g，人参15g（另炖），炙甘草15g，川芎20g，全蝎10g，蜈蚣2g，生姜25g，大枣9g。每日1剂。水煎，日服3次。基本恢复16例，显效10例，有效4例，无效2例。[2]

2.经行头痛

杨枫运用加减吴茱萸汤治疗经行头痛34例，基本方剂组成：吴茱萸10g，党参10g，生姜6g，小茴香6g，桂枝9g，生地黄10g，当归10g，川芎9g，白芷9g，赤芍9g。经前2天开始服用，每日1剂，水煎2次，早晚两次温服，连服5～7剂，连续三个月经周期为一个疗程，1～2个疗程后观察疗效。治愈18例，好转14例，无效2例。[3]

3.慢性胃炎

魏岳斌运用加味吴茱萸汤联合西药治疗脾胃虚寒型幽门螺杆菌相关性慢性胃炎30例，在西药基础上加服加味吴茱萸汤，基本方剂组成：吴茱萸5g，党参15g，大枣15g，生姜15g，炙甘草5g，香附10g，白术10g，黄芪15g，每剂药煎成300ml，均分为2份，分2次餐后0.5h温服，每日1剂。疗程为4周，经治疗后，治疗组治愈12例，显效10例，有效6例，无效2例，总有效率为93.3%。[4]

4.梅尼埃病

王翠芬运用吴茱萸汤治疗梅尼埃病40例，基本方剂组成：吴茱萸5g，党参15g，生姜4片，大枣4枚，桂枝6g，上方每剂复煎，每日分2次服。经治40例，痊愈35例（眩晕症状消失），好转3例（眩晕症状明显减轻），无效2例（眩晕症状未减或加重），有效率为95%。[5]

5.神经官能症

曹金婷运用吴茱萸汤治疗神经官能症100例，基本方剂组成：吴茱萸6g，党参15g，大枣6枚，生姜9g，同时在此基础上加减治疗，每日1剂，水煎服，10天为1个疗程，治疗100例中，痊愈51例，显效20例，好转16例，无效13例，有效率为87%。[6]

（二）实验研究

1.温胃止呕作用

邱赛红研究吴茱萸汤温胃止呕作用，发现吴茱萸汤能明显抑制硫酸铜灌胃引起的家鸽呕吐；止呕作用以吴茱萸最为重要，配伍生姜则加强，最佳组成为原方四药皆用。吴茱萸汤并能显著提高小鼠胃残留率、抑制大鼠胃条的自主活动，对抗乙酰胆碱和$BaCl_2$引起的胃条痉挛性收缩。吴茱萸汤还能减少胃液分泌量，降低胃液酸度，明显减轻由冷水浸渍法造成的大鼠应激性胃黏膜出血和溃疡，并能防止幽门结扎法胃溃疡的形成。[7]

2.抗胃溃疡作用

李冀观察吴茱萸汤对幽门结扎型胃溃疡大鼠胃液及胃组织中相关指标的影响，发现吴茱萸汤对幽门结扎型胃溃疡大鼠胃液量、总酸度及胃蛋白酶活性有明显的抑制作用，能显著增加其胃液中NO含量；能使胃组织中SOD活性明显升高，说明吴茱萸汤抗幽门结扎型胃溃疡的作用是通过抑制攻击因子与促进防御因子，即抑制胃液总酸度、胃蛋白酶活性，增加黏膜血流量，提高机体抗氧化能力实现的。[8]

3.回阳固脱作用

黄如栋研究吴茱萸汤注射液回阳固脱作用，发现吴茱萸汤水煎醇沉法制成的注射液，能显著加强离体蟾蜍心和在体兔心的心肌收缩力，增加蟾蜍心输出量，升高麻醉狗和大鼠血压，对麻醉兔球结膜微动脉呈先短暂收缩，后持久扩张，迅速增快微血流流速，改善流态，离散聚集的红细胞，增加毛细血管网交点数；能显著提高晚期失血性休克兔的生存率，升高血压，增加尿量。提示吴茱萸汤注射液对失血失液后的气虚阳脱型厥脱证（包括休克）有一定的回阳固脱功效。[9]

4.温脾止泻作用

唐映红研究吴茱萸汤温脾止泻作用的实验证明：吴茱萸汤对苦寒攻下药生大黄的冷浸液灌胃引起的小鼠泄泻有明显的止泻效果；能抑制兔离体十二指肠的自发性活动及乙酰胆碱、氯化钡引起的肠痉挛；显著降低小鼠小肠推进率，并能对抗新斯的明引起的小肠推进功能亢进；促进肠内水分和电解质的吸收。这些结果提示吴茱萸汤的温脾止泻作用可能与抑制肠运动、解除肠痉挛、促进肠吸收有关。[10]

三、类方鉴析

1.理中丸（《伤寒论·辨霍乱病脉证并治》）[1]

（1）组成：人参、干姜、炙甘草、白术各三两。

（2）功用：温中祛寒，补气健脾。[1]

（3）主治

①脾胃虚寒证：脘腹绵绵作痛，喜温喜按，呕吐，大便稀溏，脘痞食少，畏寒肢冷，口不渴，舌淡苔白润，脉沉细或沉迟无力。

②阳虚失血证：便血、吐血、衄血或崩漏等，血色暗淡，质清稀。

③脾胃虚寒所致的胸痹；或病后多涎唾；或小儿慢惊等。[1]

（4）鉴析：理中丸与吴茱萸汤均可治中焦虚寒证。但理中丸温中祛寒，补气健脾，为治脾胃虚寒，腹痛吐利之基础方。吴茱萸汤以温胃降逆为主，兼补中虚，为治胃寒呕吐、肝寒及肾寒上逆之经典方。[11]

2.左金丸（《丹溪心法》）

（1）组成：黄连六两，吴茱萸一两。[1]

（2）功用：清泻肝火，降逆止呕。[1]

（3）主治：肝火犯胃证。胁肋疼痛，嘈杂吞酸，呕吐口苦，舌红苔黄，脉弦数。[1]

（4）鉴析：吴茱萸汤与左金丸皆治肝木犯胃之呕吐。但吴茱萸汤所治为肝寒上犯于胃而致胃脘疼痛、吞酸嘈杂、呕吐涎沫等。左金丸所治则为肝火犯胃之嘈杂吞酸、呕吐口苦等。[11]

附：原文与方论

【原文】

1.呕而胸满者，茱萸汤主之。

茱萸汤方

吴茱萸一升，人参三两，生姜六两，大枣十二枚

上四味，以水五升，煮取三升，温服七合，日三服。

2.干呕，吐涎沫，头痛者，茱萸汤主之。

【方论】

1.明·许宏

干呕，吐涎沫，头痛，厥阴之寒气上攻也。吐利，手足逆冷者，寒气内甚也；烦躁欲死者，阳气内争也；食谷欲呕者，胃寒不受食也；以此三者之证共用此方者，以吴茱萸能下三阴之逆气为君，生姜能散气为臣，人参、大枣之甘缓，能和调诸气者也，故用之为佐使，以安其中也。（《金镜内台方议》）[12]

2.民国·张锡驹

此言中土内虚，不能灌溉四旁、交媾水火也……中土虚不能灌溉四旁，故手足逆冷；不能交媾水火，故烦躁，水自水而火自火，阴阳欲合而不得，故烦躁欲死也。此由中土内虚，故以吴茱萸汤温其中土，则吐利止而中气复，少阴水火之气得由中土而交合，烦躁自止矣。（《伤寒论直解》）[13]

3.清·陈古愚

论云：食谷欲呕者属阳明也，吴茱萸汤主之。又云：干呕、吐涎沫、头痛者，吴茱萸汤主之。此阳明之正方也。或谓吴茱萸降浊阴之气为厥阴专药，然温中散寒，又为三阴并用之药，而佐以人参、姜、枣，又为胃阳衰败之神方也。[14]

4.清·王子接

吴茱萸汤，厥阴、阳明药也。厥阴为两阴交尽，而一阳生气实寓于中，故仲景治厥阴以护生气为重。生气一亏，则浊阴上干阳明，吐涎沫、食谷欲呕、烦躁欲死，少阴之阳并露矣。故以吴茱萸直入厥阴，招其垂绝之阳，与人参震坤合德，以保生气。仍用姜、枣调其营卫，则参、茱因之以承宣中下二焦，不治心肺而涎沫得摄、呕止烦宁。（《绛雪园古方选注》）[15]

参考文献

[1] 邓中甲.方剂学[M].北京：中国中医药出版社，2003.

[2] 刘红燕，刘春艳. 吴茱萸汤治疗偏头痛32例临床观察[J]. 中国中医急症，2006，15（06）：608，625.

[3] 杨枫，罗红斌，王霞，等. 加减吴茱萸汤治疗经行头痛34例[J]. 光明中医，2009，24（08）：1485-1486.

[4] 魏岳斌，杨小兰，程善廷. 加味吴茱萸汤联合西药对脾胃虚寒型幽门螺杆菌相关性慢性胃炎的疗效观察[J]. 中国中西医结合消化杂志，2013，21（05）：272-273.

[5] 王翠芬. 吴茱萸汤治疗梅尼埃病40例[J]. 河南中医，2005（03）：20.

[6] 曹金婷. 吴茱萸汤治疗神经官能症100例[J]. 河南中医学院学报，2008（02）：70.

[7] 邱赛红，窦昌贵. 吴茱萸汤温胃止呕作用的实验研究[J]. 中药药理与临床，1988，4（03）：9-15.

[8] 李冀，柴剑波，赵伟国. 吴茱萸汤抗大鼠幽门结扎型胃溃疡作用机理的实验研究[J]. 中医药信息，2007（06）：53-54，83.

[9] 黄如栋，窦昌贵. 吴茱萸汤注射液回阳固脱作用的实验研究[J]. 中药药理与临床，1991（02）：1-5.

[10] 唐映红，窦昌贵. 吴茱萸汤温脾止泻作用的实验研究[J]. 中药药理与临床，1990（01）：6-9.

[11] 全国中医药专业技术资格考试大纲与细则编委会. 2016全国中医药专业技术资格考试大纲与细则　中医针灸专业 中级. 北京：中国中医药出版社，2015.

[12] 许宏. 金镜内台方议[M]. 北京：人民卫生出版社，1986.

[13] 张锡驹. 伤寒论直解[M]. 北京：中国中医药出版社，2015.

[14] 李成文. 张锡纯用小方. 北京：中国医药科技出版社，2016.

[15] 王子接. 绛雪园古方选注[M]. 北京：中国中医药出版社，2007.

五苓散（《伤寒论》）

五苓散，原出东汉《伤寒论·痰饮咳嗽病脉证并治》，[1]亦见于《伤寒论·辨太阳病脉证并治》。为中医著名的祛湿剂，具有利水渗湿、温阳化气之功效。多用于蓄水证、痰饮、水湿内停证，症见小便不利，头痛微热，烦渴欲饮，甚则水入即吐，舌苔白，脉浮；脐下动悸，吐涎沫而头眩，或短气而咳者；水肿，泄泻，小便不利，以及霍乱吐泻等。现代临床常用于治疗肝硬化腹水、急性脑卒中后尿潴留、慢性阻塞性肺疾病、高血压、便秘、糖尿病肾病等属水湿内停者。因其温通利湿，故湿热者忌用。

一、传统应用

【药物组成】猪苓9g，泽泻15g，白术9g，茯苓9g，桂枝6g。[1]

【功效主治】利水渗湿，温阳化气。用于：①蓄水证：症见小便不利，头痛微热，烦渴欲饮，甚则水入即吐，舌苔白，脉浮。②痰饮：症见脐下动悸，吐涎沫而头眩，或短气而咳者。③水湿内停证：症见水肿，泄泻，小便不利，以及霍乱吐泻等。[1]

【服用方法】散剂，每服6～10g，多饮热水，取微汗；亦可作汤剂，水煎服，温服取微汗，每日1剂，分2～3次温服。[1]

【加减化裁】兼腹胀者，加陈皮、枳实以理气消胀；兼热者，去桂枝，加黄芩以清热；中暑霍乱泄泻者，加滑石以利湿清热；伏暑身热而大渴者，合人参白虎汤以益气清热生津；水肿较甚者，加桑白皮、橘皮、大腹皮、车前子以增强行水消肿作用；若水气壅盛者，可与五皮散合用，则利水消肿之力更大；夏日痛风，选加威灵仙、防风、防己、细辛、木瓜、薏苡仁、苍耳子等以祛风胜湿止痛。[2]

二、现代研究

（一）临床应用

1.肝硬化腹水

祝玉清等运用五苓散加减治疗脾肾阳虚型肝硬化腹水56例，基础组方为：茯苓20g，白芍20g，泽泻20g，猪苓20g，附子15g，白术15g，桂枝15g，当归15g，生姜15g，川芎9g，大腹皮30g，每日1剂，早晚分服。将患者随机分为对照组和治疗组各28例，对照组采用西医常规治疗并加服利水药呋塞米和螺内酯，治疗组在对照组治疗的基础上加服真武汤合五苓散加减。治疗1个月后，真武汤合五苓散加减治疗肝硬化腹水疗效显著，治疗组有效率（92.86%），明显高于对照组（67.86%）。[3]

2.急性脑卒中后尿潴留

董桂英等运用五苓散加味配合电针治疗急性脑卒中后尿潴留68例，基础组方为：泽泻18g，猪苓12g，茯苓12g，白术12g，大腹皮12g，肉桂3g，通草3g，竹叶10g，每日2剂，口服或鼻饲。电针取穴，主穴：中极、气海、关元。配穴：三阴交、水道。每日1次。治疗3天后，治愈率为42.6%，总有效率为91.2%；无意识障碍者平均起效时间（0.96±0.37）h，浅昏迷者平均起效时间（2.87±1.56）h，两组之间比较，$t=4.878$，$P<0.001$。研究证实：五苓散加味配合电针治疗急性脑卒中后尿潴留可醒脑开窍，促进神志清醒，恢复对膀胱括约肌、尿道内括约肌的调节功能。[4]

3.慢性阻塞性肺疾病

梁爱武运用苏子降气汤合五苓散加减治疗慢性阻塞性肺疾病60例，基础组方为：紫苏子15g，泽泻15g，白术15g，半夏12g，前胡12g，厚朴10g，当归10g，肉桂8g，干蛤蚧粉20g，茯苓20g，猪苓20g，甘草6g，陈皮6g，每日1剂，水煎服。具体应用随机数字法将120例患者随机分为观察组和对照组各60例。观察组加用苏子降气汤、五苓散治疗。治疗15天后，观察组临床控制15例，显效30例，好转13例，无效2例，总有效率为96.67%；对照组临床控制10例，显效23例，好转19例，无效8例，总有效率为86.67%。[5]两组疗效经Ridit分析，$u=2.19$，$P<0.05$，说明观察组疗效优于对照组。研究证实：加用苏子降气汤、五苓散治疗慢性阻塞性肺疾病急性加重期属中医痰湿、痰热蕴肺者有较好的临床疗效。

4.高血压

吕会民运用五苓散加减治疗高血压50例，基础组方为：茯苓、猪苓、泽泻、白术、桂枝、郁金、石决明，共为散剂，每次服5g，每日3次，空腹米醋送下。结果服药3天内，共34例患者血压下降至正常，1周内血压全部降至正常，同时随血压下降，患者心烦、失眠、头痛、头晕、耳鸣、肢体麻木均消失或减轻。[6]

5.便秘

颜惠萍运用五苓散加味治疗便秘30例，基础组方为：茯苓15g，白术15g，泽泻15g，枳实15g，槟榔15g，莱菔子15g，猪苓10g，桂枝10g，麦芽10g，火麻仁30g，大黄6g，每日1剂，每日2次，水煎服。治疗10日内和随访半年期间，近期和远期均收到很好疗效。[7]

6.糖尿病肾病

毛振营运用五苓散加减合血府逐瘀汤治疗糖尿病肾病（DN）80例，基础处方为：猪苓15g，泽泻15g，茯苓15g，红花15g，牛膝15g，赤芍15g，玉米须15g，丹参20g，桃仁20g，黄芪20g，白术10g，桂枝10g，当归10g，熟地黄10g，川芎10g，桔梗10g，柴胡10g，枳壳10g，甘草10g，水煎，日1剂，分2次口服。将患者随机分为对照组和治疗组各80例，对照组经予糖尿病健康教育及优质低蛋白糖尿病饮食，分别予糖适平（格列喹酮）90～180mg/d或诺和龙1～3mg/d，分3次口服，合并高血压者予卡托普利25～75mg/d，分2～3次口服，两组均以3个月为一个疗程。结果显示，治疗组总有效率为93.1%，明显高于对照组（66.7%）。研究证实：五苓散合血府逐瘀汤加减对DN患者有调整糖脂代谢，减少尿蛋白，改善肾功能和血液流变学状态、延缓肾功能减退进程的作用。[8]

7.原发性高脂血症

景华等运用五苓散加味治疗原发性高脂血症（TG）66例，基础处方为：猪苓12g，茯苓12g，泽泻15g，白术9g，桂枝6g，苍术16g，神曲16g，山楂20g，每日1剂，水煎服。将患者随机分为治疗组和对照组，治疗组66例予五苓散加味，对照组42例予舒降之10mg/d，每日2片，睡前服。治疗60天后，两组总体疗效比较：五苓散加味组的总有效率为86.4%，与舒降之疗效（88.1%）比较，经检验差异无显著性（$P>0.05$）。治疗TG个体疗效总有效率，与舒降之组比较有显著性差异，具有统计学意义。研究证实：五苓散加味调节血脂个体疗效方面控制TG比舒降之好，其余与舒降之效果相似。[9]

8.骨折后肢体肿胀

张惠法运用五苓散加味治疗骨折后肢体肿胀1例经验，基础处方为：茯苓15g，泽兰15g，生黄芪15g，猪苓10g，白术10g，桂枝10g，防己10g，每日1剂，分2次口服，同时小腿及足部穿高弹力袜，并加强功能锻炼以促进回流及关节功能的恢复。如此治疗12天后骨折肢体肿胀消退，踝关节功能亦得较好恢复。[10]

9.老年椎基底动脉供血不足

贺敏波等运用五苓散加减治疗老年椎基底动脉供血不足26例，基础处方为：猪苓15g，茯苓15g，白术15g，白芍15g，丹参15g，泽泻9g，僵蚕9g，地龙9g，桂枝6g，黄芪30g，葛根12g，升麻3g，每日1剂，水煎服。具体将52例患者随机分为两组，治疗组和对照组各26例，对照组予西药低分子右旋糖酐500ml，加复方丹参注射液16ml，静脉滴注，1次/日，都可喜片，2次/日，1片/次，口服，治疗组在西药基础上加用五苓散汤剂。治疗15天后，总有效率治疗组为92%，对照组为73%。[11]

10.小儿腹泻

刘敏运用五苓散加减治疗小儿腹泻46例，基础组方为：泽泻10g，茯苓6g，猪苓6g，白术6g，桂枝4g，每日1剂，水煎服。具体将91例外感所致的小儿腹泻患者随机分为2组。治疗组46例予五苓散加减口服；对照组45例予蒙脱石散口服治疗。2组均治疗3天。结果：治疗组总有效率93.48%，对照组总有效率73.33%，治疗组疗效优于对照组。研究证实：五苓散能改善血液流变学指标，对老年椎基底动脉供血不足具有较好的治疗作用。[12]

11.丘疹性荨麻疹

翁陈琳运用五苓散加减治疗小儿丘疹性荨麻疹30例，基础组方为：猪苓10g，白术10g，茯苓10g，地肤子10g，桂枝6g，白鲜皮30g，每日1剂，分2次温服。将患儿随机分为2组。对照组30例予氯雷他定颗粒口服+炉甘石洗剂外用，治疗组30例在对照组治疗基础上予五苓散加减。治疗7天后，治疗组有效率76.67%，对照组有效率40.00%，治疗组疗效优于对照组。[13]

12.小儿遗尿

高璟等运用五苓散加味治疗小儿遗尿30例，基础组方为：桂枝3g，猪苓6g，茯苓6g，泽泻6g，芡实6g，桑螵蛸6g，远志6g，白术8g，每日1剂，水煎服。将患儿随机分为2组，治疗组30例予五苓散加味治疗，对照组27例予醋酸去氨加压素口服。两组均治疗1个月，随访2个月。结果：治疗组总有效率93.33%，对照组总有效率88.89%，治疗组疗效优于对照组。[14]

13.小儿尿频

常晓一等运用五苓散加味治疗小儿神经性尿频30例，基础组方为：桂枝6g，猪苓10g，茯苓10g，泽泻10g，炒白术10g，竹叶10g，覆盆子10g，菟丝子10g，芡实10g，益智10g，土茯苓15g，通草3g，灯心草3g，甘草3g，每日1剂，分2次温服。将患儿随机分为2组，治疗组30例予五苓散加味口服，对照组27例予山莨菪碱、谷维素口服治疗。两组均7天为1个疗程，共治疗2个疗程。结果：治疗组有效率96.67%，对照组有效率81.48%，治疗组疗效优于对照组。[15]

14.阳虚水泛型抑郁症

王雪利运用五苓散加减治疗抑郁症28例，基础组方为：桂枝20g，泽泻20g，黄连20g，肉桂6g，吴茱萸6g，炒白术15g，猪苓30g，茯神30g，怀牛膝25g，红花10g，每日1剂，水煎服。具体将患者按照随机数字表法随机分为两组，28例给予五苓散加减，为治疗组，28例给予盐酸帕罗西汀片，为对照组，两组均以2周为1个疗程。治疗4周后，五苓散加减治疗阳虚水泛型抑郁症有较好疗效，治疗组有效率（89.3%）和HAMD评分（10.2±3.9）均优于对照组（64.3%、15.2±2.8）。研究证实：五苓散加减治疗阳虚水泛型抑郁症有较好疗效。[16]

15.脑转移瘤脑水肿

沈有碧等运用五苓散结合西医治疗脑转移瘤脑水肿30例，基础组方为：茯苓9g，猪苓9g，白术9g，泽泻15g，桂枝6g，每日1剂，水煎服。选择脑转移瘤患者60例，随机分为两组，治疗组30例给予五苓散+西医常规脱水、激素治疗，对照组30例给予西医常规脱水、激素治疗。治疗2周后，治疗组总有效率（90.00%）以及显效率均优于对照组（66.67%），治疗组的血清VEGF明显低于对照组（$P < 0.05$），差异具有统计学意义。研究证实：五苓散结合西医治疗可减轻脑转移瘤患者的脑水肿，并明显改善临床症状，其减轻脑水肿的作用机制考虑与降低血清VEGF有关。[17]

16. 肾结石

王雪峰运用五苓散加味联合西药治疗肾结石48例，基础组方为：茯苓30g，鸡内金30g，泽泻30g，金钱草30g，肉桂10g，桃仁10g，王不留行10g，滑石15g，川牛膝15g，石韦15g，苍术12g，冬葵子5g，每日1剂，分2次温服。具体选取96例肾结石患者，随机分为观察组和对照组，每组48例，给予对照组常规西医治疗方法，给予观察组在常规西医治疗基础上联合实施五苓散加味治疗。治疗4周后，观察组总有效率为95.83%，明显高于对照组，差异显著，两组治疗后观察组中医证候评分和生活质量评分明显高于治疗前，差异显著，但观察组评分明显高于对照组。研究证实：肾结石采用五苓散加味联合西药治疗效果显著，可大幅度提升肾结石的排石率。[18]

17. 顽固性汗出异常

刘萍等运用五苓散加减治疗顽固性汗出异常1例经验，基础组方为：白术15g，猪苓15g，泽泻10g，桂枝10g，车前子10g，茯苓30g，制附子3g，甘草6g，分析1例反复汗出异常达5年之久的患者服用五苓散加减的治疗过程及疗效。结果显示，患者2月后诉汗出症状得以控制，嘱其间断停药，再观其效，随诊1年未诉复发。[19]

18. 恶性肿瘤双下肢水肿

丁艳艳等运用加味五苓散口服加外敷治疗恶性肿瘤双下肢水肿12例，基础组方为：黄芪20g，白芍20g，当归20g，熟地黄20g，猪苓15g，茯苓15g，泽泻15g，白术15g，葶苈子15g，车前子15g，泽兰15g，延胡索15g，桂枝10g，每日1剂，分2次温服。将纳入标准23例患者随机分为两组，对照组11例予常规西药呋塞米；观察组12例在对照组基础上予加味五苓散，水煎取汁口服兼以药渣外敷。治疗4周后，12例观察组患者中，显效6例，有效4例，无效2例，有效率83.3%。11例对照组患者中，显效4例，有效2例，无效5例，有效率54.5%，观察组疗效明显优于对照组。研究证实：加味五苓散的应用可有效减轻恶性肿瘤患者的双下肢水肿，并对局部症状有明显改善，进一步改善晚期肿瘤患者的生活质量。[20]

19. 单纯性肥胖合并脂代谢异常

武永华运用五苓散加味治疗单纯性肥胖合并脂代谢异常40例，基础组方为：

茯苓20g，山药30g，白术30g，天花粉30g，薏苡仁30g，泽泻15g，知母15g，猪苓15g，山楂15g，桂枝6g，荷叶6g，生甘草6g，每日1剂，分2次温服。具体将纳入标准的80例单纯性肥胖合并脂代谢异常患者随机分为治疗组和对照组，每组各40例，对照组给予健康教育、饮食指导及适度有氧运动干预，同时给予辛伐他汀胶囊，治疗组在对照组的基础上加用五苓散加味治疗。治疗60天后，对照组有效率为75.0%，治疗组有效率为92.5%。研究证实：五苓散加味可以明显改善单纯性肥胖合并脂代谢异常症患者的临床症状，提高临床疗效。[21]

20.慢性心力衰竭

薛莺运用五苓散加减治疗慢性心力衰竭30例，基础组方为：桂枝10g，猪苓10g，白术10g，泽泻20g，茯苓20g，每日1剂，水煎服。将纳入标准的60例慢性心力衰竭患者为对象进行研究，将其随机分为对照组和观察组，各30例，对照组采用抗血小板药物、缬沙坦氢氯噻嗪片，治疗组在此基础上采用五苓散加减。结果显示，观察组治疗有效率为96.67%，显著高于对照组76.67%。研究证实：在慢性心力衰竭治疗中应用五苓散的效果非常显著，即可有效提升患者左室射血分数，从而有效改善其心功能，因此值得应用推广。[22]

21.痛风

陈敏庄等运用五苓散穴位贴敷治疗脾阳亏虚型痛风间隙期35例，基础组方为：猪苓9g，茯苓9g，白术9g，泽泻15g，桂枝6g，每日1剂。具体将35例脾阳亏虚型痛风间隙期患者采用五苓散穴位贴敷的方法治疗。治疗1个月后、治疗3个月后血清尿酸水平、血沉、C反应蛋白均低于治疗前，所有患者治疗后临床证候积分低于治疗前。研究证实：五苓散穴位贴敷治疗脾阳亏虚型痛风间隙期，可有效维持患者血尿酸水平及炎症因子水平处于一个较低的稳态水平，改善患者各种临床症状，防止脾阳亏虚型痛风的急性发作。[23]

22.新生儿黄疸

欧阳福连等运用茵陈五苓散联合蓝光治疗新生儿黄疸34例，基础组方为：泽泻15g，猪苓9g，赤茯苓9g，白术9g，桂枝6g，茵陈4g，每日1剂，分2次温服。具体将纳入标准的68例黄疸新生儿按双盲法随机分为蓝光治疗组和联合治疗组，每组各34例，蓝光治疗组采纳蓝光治疗；联合治疗组采纳蓝光治疗联合茵陈五苓散加减。治疗2个月后，联合治疗组总治疗效果显著高于蓝光治疗组；联合治疗组新生儿治疗1周胆红素含量显著低于蓝光治疗组，两组均未出现明显副作用；联合治疗组2个月复发率显著低于蓝光治疗组。研究证实：蓝光联合茵陈五苓散治疗新生儿黄疸效果显著，较单纯蓝光治疗可提高疗效，迅速降低胆红素水平，且安全性高，不增加副作用，疗效持久，可降低复发率。[24]

23.混合型颈椎病

何浩森等运用茵陈五苓散化裁结合穴位贴敷治疗混合型颈椎病35例，基础组方为：茵陈15g，茯苓15g，泽泻15g，白术15g，桂枝6g，猪苓9g，桑枝30g，钩藤20g，鸡血藤20g，丹参20g，地龙10g，每日1剂，分2次温服。具体将纳入标准的70例混合型颈椎病患者，采取随机数字表法随机分为研究组和对照组，每组35例，研究组采取茵陈五苓散化裁结合穴位贴敷的方式进行治疗，对照组采取西药甲钴胺片0.5mg，每次1片，每天3次；醋氯芬酸钠分散片0.1g，每次1片，每天2次；尼莫地平片20mg，每次1片，每天3次，对比两组患者的临床疗效。治疗10天后，治疗后研究组VAS评分明显低于对照组，临床总有效率明显高于对照组。[25]

24.卵巢过度刺激综合征

徐道芬运用五苓散合五皮饮加减辅助治疗中重度卵巢过度刺激综合征（OHSS）68例，基础组方为：桂枝6g，白术10g，猪苓10g，陈皮10g，生姜皮10g，泽泻12g，茯苓皮30g，大腹皮20g，桑白皮9g，每日1剂，分2次温服。治疗7～20天内，出现轻度肝损害15例（22.1%），其余均未出现血栓、肝肾衰竭等严重并发症，12例（17.6%）抽取腹水1000～3000ml，2例（2.9%）抽取胸腔积液600～1000ml。出院后电话随访妊娠结局：56例中足月产39例（69.6%），早产11例（19.6%），自然流产6例（10.7%）。[26]

（二）实验研究

1.对血压的调节作用

前田加奈等研究五苓散和柴苓汤对用去氧皮质酮DOCA-盐制作的肾性高血压模型大鼠病理模型，并与西药呋塞米（速尿）的作用进行比较，结果五苓散变方组合柴苓汤组未见动物死亡，确认二方有效，且柴苓汤对机体内水液分布、代谢的作用不及五苓散，对DOCA-盐所致血压升高的抑制作用也较为缓和。[27]

2.对血脂的调节作用

喻嵘等通过实验证明五苓散预防及治疗给药均能抑制高脂模型大鼠血清总胆固醇（TCH）、三酰甘油（TG）、低密度脂蛋白胆固醇（LDL-C）含量及LDL-C/HDL-C比值的升高。表明五苓散可以明显降低高胆固醇小鼠血TCH含量。[28]

3.对动脉管壁的作用

王东生等研究茵陈五苓散对动脉粥样硬化（AS）大鼠蛋白质组学的影响时发现，它能够维持细胞结构的完整性、功能、血管内膜光滑、完整、VSMC梭型排列有序，并有可能通过调控蛋白质的表达而抑制动脉粥样硬化的生成；又研究茵陈五苓散对AS大鼠血管平滑肌细胞（VSMC）调整相关基因c-myc mRNA表达的影响，结论为 AS 模型组 c-myc mRNA 的表达上调，而茵陈五苓散组 c-myc mRNA 的表达下调，c-myc mRNA 的表达可能是其治疗的分子机制。[29,30]

4.对细胞毒性脑水肿的作用

刘泰等采用注血法制造大耳白兔脑出血后脑水肿模型，分组观察以健神利水Ⅰ号（五苓散加三七、丹参）与醒脑消肿胶囊（五苓散加石菖蒲、夏枯草）两方治疗脑水肿的效果，结果表明二者均可不同程度地降低脑含水量。[31]

5.对肾小球滤过屏障的作用

何岚等通过建立阿霉素肾病大鼠模型，对各组动物的足细胞进行形态计量；以聚乙烯亚胺作为阳离子示踪剂，观察显示五苓散可以减少其足突的宽度和体积密度，增加其表面积密度以及比表面；可以增加其基底膜的阴离子位点；说明五苓散对阿霉素肾病大鼠的足细胞形态及基底膜电荷屏障有一定保护作用，这是其减轻阿霉素肾病大鼠蛋白尿的作用机制之一。[32]

6.对肝脏的作用

周焕等将茵陈五苓散用于酒精性肝损伤的 Wistar 大鼠，结果显示模型组血清 ALT、AST 明显升高，预防组、治疗组血清 ALT、AST 均明显低于模型组（P 均 < 0.01）且肝组织病理学改变较模型组显著减轻，说明茵陈五苓散能有效预防和治疗大鼠酒精性肝损伤。[33]

三、类方鉴析

1.四苓散（《丹溪心法》）

（1）组成：白术、茯苓、猪苓各一两半，泽泻二两半。

（2）功用：健脾渗湿。

（3）主治：脾失健运，水湿内停证。症见水泻，小便不利。

2.胃苓汤（《丹溪心法》）

组成：甘草，茯苓，苍术，陈皮，白术，官桂，泽泻，猪苓，厚朴。

功用：健脾和中，利水化湿。

主治：寒湿内阻，腹痛泄泻，小便不利，舌苔白，脉濡。

3.茵陈五苓散（《金匮要略》）

（1）组成：茵陈蒿末十分，五苓散五分。

（2）功用：利湿退黄。

（3）主治：湿热黄疸，湿重于热，小便不利者。[1]

4.鉴别

四苓散、胃苓汤、茵陈五苓散皆由五苓散加减而成，均可健脾利水渗湿；用于治疗脾失健运，水湿内停，小便不利之证。四苓散因减去桂枝，故重在健脾渗湿，适用于脾失健运，湿盛泄泻；胃苓汤系五苓散与平胃散合方，故有燥湿和中、行气利水之效，适用于水湿内盛，气机阻滞之水肿、泄泻、腹胀、舌苔厚腻者；茵陈五苓散为五苓散加倍量茵陈而成，故有利湿清热退黄之功，适用于湿重热轻之黄疸。[1]

附：原方与方论

【原文】

假令瘦人脐下有悸，吐涎沫而癫眩，此水也，五苓散主之。

五苓散方

泽泻一两一分，猪苓（去皮）三分，茯苓三分，白术三分，桂枝（去皮）二分。

右五味，为末，白饮服方寸匕，日三服，多饮暖水，汗出愈。

【方论】

1.金·成无己

"苓，令也，号令之令矣。通行津液，克伐肾邪，专为号令者，苓之功也。五苓之中，茯苓为主，故曰五苓散。茯苓味甘平，猪苓味甘平，甘虽甘也，终归甘淡。《内经》曰：淡味渗泄为阳。利大便曰攻下，利小便曰渗泄。水饮内蓄，须当渗泄之，必以甘淡为主，是以茯苓为君，猪苓为臣。白术味甘温，脾恶湿，水饮内蓄，则脾气不治，益脾胜湿，必以甘为助，故以白术为佐。泽泻味咸寒，《内经》曰：咸味下泄为阴，泄饮导溺，必以咸为助，故以泽泻为使。桂味辛热，肾恶燥，水蓄不行则肾气燥，《内经》曰：肾恶燥，急食辛以润之，散湿润燥，故以桂枝为使。多饮暖水，令汗出愈者，以辛散水气外泄，是以汗润而解也。"（《伤寒明理论》）[34]

2.明·许宏

"发汗后，烦渴饮水，脉洪大者，属白虎汤；发汗后，烦渴饮水，内热实，脉沉实者，属承气汤；今此发汗后，烦渴欲饮水，脉浮，或有表，小便不利者，属五苓散主之。五苓散乃汗后一解表药也，此以方中覆取微汗是也。故以茯苓为君，猪苓为臣，二者之甘淡，以渗泄水饮内蓄，而解烦渴也。以泽泻为使，咸味泄肾气，不令生消渴也；桂枝为使，外能散不尽之表，内能解有余之结，温肾而利小便也。白术为佐，以其能燥脾土而逐水湿也。故此五味之剂，皆能逐水而祛湿。是曰五苓散，以其苓者令也，通行津液，克伐肾邪，号令之主也。"（《金镜内台方议》卷十一）[35]

3.明·吴昆

"水道为热所秘，故令小便不利；小便不利，则不能运化津液，故令渴。水无当于五味，故用淡以治水。茯苓、猪苓、泽泻、白术，虽有或润或燥之殊，然其为淡则一也，故均足以利水。桂性辛热，辛热则能化气。《经》曰：膀胱者，州都之官，津液藏焉，气化则能出焉矣。此用桂之意也。桂有化气之功，故并称曰五苓。浊阴既出下窍，则清阳自出上窍，又热随溺而泄，则渴不治可以自除。虽然，小便小利亦有因汗、下之后内亡津液而致者，不可强以五苓散利之，强利之则重亡津液，益亏其阴，故曰大下之后复发汗，小便不利者，亡津液故也，勿治之，得小便利必自愈。师又曰：太阳随经之邪，直达膀胱，小便不利，其人如狂者，此太阳之邪不传他经，自入其府也，五苓散主之。亦是使阳邪由溺而泄耳。"(《医方考》卷一)[36]

4.清·张璐

"此两解表里之药，故云覆取微汗。茯苓、猪苓味淡，所以渗水涤饮；用泽泻味咸，所以泄肾止渴也；白术味甘，所以燥脾逐湿也；桂枝味辛，所以散邪和营也。欲兼温表，必用桂枝，专用利水，则宜肉桂，妙用全在乎此。若以其辛热而去之，则何能疏肝伐肾，通津利水乎？"(《伤寒缵论》卷一)[37]

5.清·柯琴

"凡中风、伤寒，结热在里，热伤气分，必烦渴饮水。治之有二法：表证已罢，而脉洪大，是热邪在阳明之半表里，用白虎加人参清火以益气；表证未罢，而脉仍浮数，是寒邪在太阳之半表里，用五苓散饮暖水，利水而发汗。此因表邪不解，心下之水气亦不散，既不能为溺，更不能生津，故渴；及与之水，非上焦不受，即下焦不通，所以名为水逆。水者肾所司也，泽泻味咸入肾，而培水之本；猪苓黑色入肾，以利水之用；白术味甘归脾，制水之逆流；茯苓色白入肺，清水之源委，而水气顺矣。然表里之邪，谅不因水利而顿解，故必少加桂枝，多服暖水，使水精四布，上滋心肺，外达皮毛，漐漐汗出，表里之烦热两除也。白饮和服，亦啜稀粥之微义，又复方之轻剂矣。本方非能治消渴也，注者不审消渴之理及水逆之性，称为化气回津之剂。夫四苓之燥，桂枝之热，何所恃而津回？岂知消渴与水逆不同，消字中便见饮水多能消，则不逆矣……又云：渴欲饮水者，以五苓散救之，可知用五苓原是治水，不是治渴，所以散所饮之水，而非治烦渴、消渴之水也。且本方重在内烦外热，用桂枝是逐水以除烦，不是热因热用；是少发汗以解表，不是助四苓以利水。其用四苓是行积水留垢，不是疏通水道。后人不明此理，概以治水道不通。夫热淫于内者，心下已无水气，则无水可利，无汗可发，更进燥烈之品，津液重亡，其能堪耶！"(《伤寒来苏集·伤寒附翼》)[38]

参考文献

[1] 李冀，左铮云.方剂学[M].北京：中国中医药出版社，2021.

[2] 李飞.方剂学[M].北京：人民卫生出版社，2002.

[3] 祝玉清，梁宝慧.真武汤联合五苓散治疗脾肾阳虚型肝硬变腹水临床研究[J].河南中医，2016，36（3）：466-468.

[4] 董桂英，李泉红，杨静.五苓散加味配合电针治疗急性脑卒中后尿潴留68例疗效分析[J].中医药信息，2006，23（1）：36.

[5] 梁爱武.加用苏子降气汤、五苓散治疗慢性阻塞性肺疾病急性加重期临床观察[J].广西中医药，2003，26（02）：12-14.

[6] 吕会民.五苓散加减治疗高血压病50例临床观察[J].现代中西医结合杂志，2000，9（1）：51.

[7] 颜惠萍.小议五苓散加味治疗便秘[J].甘肃中医学院学报，2005（01）：30-31.

[8] 毛振营.五苓散合血府逐瘀汤治疗糖尿病肾病160例[J].光明中医，2003，6（18）：9.

[9] 景华，刘华.五苓散加味对原发性高脂血症之脂质调节的影响[J].中成药，2005，27（1）：56-59.

[10] 张惠法.五苓散在骨伤科应用举隅[J].辽宁中医杂志，2004，31（06）：508-509.

[11] 贺敬波，陈捷，祁丹红.五苓散加减对老年椎基底动脉供血不足患者血液流变学的影响[J].中国临床康复，2005（03）：224.

[12] 刘敏.五苓散治疗小儿腹泻46例临床观察[J].中国中医急症，2006，15（03）：257-258.

[13] 翁陈琳.五苓散配合常规西药治疗小儿丘疹性荨麻疹的体会[J].大家健康：学术版，2015，9（5）：140.

[14] 高璟，王倩.五苓散加味治疗小儿遗尿30例疗效观察[J].实用临床医学，2010，11（6）：77-78.

[15] 常晓一，王有鹏，杨曦.五苓散治疗小儿神经性尿频30例观察[J].实用中医药杂志，2016，32（8）：763-764.

[16] 王雪利.五苓散加减治疗阳虚水泛型抑郁症28例[J].中医研究，2015，28（7）：27-28.

[17] 沈有碧，郑都，黄涛，等.五苓散结合西医治疗脑转移瘤脑水肿的疗效及机制[J].实用医学杂志，2018，34（07）：1200-1203.

[18] 王雪峰.五苓散加味联合西药治疗肾结石疗效观察[J].北方药学，2018，15（06）：96-97.

[19] 刘萍，李明，王慧萍.五苓散加减治疗顽固性汗出异常1例[J].江西中医药，2016，47（9）：65-66.

[20] 丁艳艳，王文萍.加味五苓散治疗恶性肿瘤双下肢水肿疗效观察[J].江西中医药，2016，47（09）：61-63.

[21] 武永华.五苓散加味治疗单纯性肥胖合并脂代谢异常40例[J].河南中医，2018，38（01）：42-44.

[22] 薛莺.五苓散在慢性心力衰竭治疗中的应用效果研究[J].中西医结合心血管病电子杂志，2018，6（18）：91，93.

[23] 陈敏庄，方小林，甘嘉亮，等.五苓散穴位敷贴治疗脾阳亏虚型痛风35例[J].河南中医，2017，37（10）：1712-1714.

[24] 欧阳福连，黄涛.蓝光联合茵陈五苓散治疗新生儿黄疸效果观察[J].长江大学学报（自科版），2015，12（36）：39-40，46.

[25] 何浩森，张柏新，谭俊.茵陈五苓散化裁结合穴位贴敷治疗混合型颈椎病的临床观察[J].中国处方药，2018，16（07）：121-122.

[26] 徐道芬.五苓散合五皮饮加减辅助治疗中重度卵巢过度刺激综合征68例[J].中国乡村医药，2018，25（03）：30.

[27] 贺玉琢.五苓散变方及柴苓汤对DOCA诱发大鼠高血压的作用[J].国外医学 中医中药分册，2003，20（2）：74-81.

[28] 喻嵘，吴勇军，周衡.茵陈五苓散对高脂蛋白血症及其脂质过氧化影响的实验研究[J].中医杂志，1997，38（2）：104-107.

[29] 王东生，陈方平.茵陈五苓散对动脉粥样硬化大鼠蛋白质组学的影响[J].浙江中医学院学报，2005，29（1）：41-44.

[30] 王东生，陈方平.茵陈五苓散对动脉粥样硬化大鼠VSMC c-myc mRNA表达的影响[J].中国医学杂志，2005，7（5）：580.

[31] 刘泰，唐宇萍，吕晶.传统方剂五苓散加减后2种复方制剂对细胞毒性脑水肿的作用[J].中国临床康复，2006，10（11）：53.

[32] 何岚，彭波，等.五苓散保护阿霉素肾病大鼠肾小球滤过屏障的实验研究[J].中药材，2006，3（29）：272.

[33] 周焕，蔡军红，陈少玲.茵陈五苓散对大鼠酒精性肝损伤防治作用的研究[J].现代中西医结合杂志，2006，15（8）：1005.

[34] 成无己.伤寒明理论[M].北京：中国中医药出版社，2007.

[35] 许宏.金镜内台方议[M].上海：上海科学技术出版社，1959.

[36] 吴昆.医方考[M].北京：中国中医药出版社，2007.

[37] 张璐.伤寒缵论[M].北京：中国中医药出版社，2015.

[38] 柯琴.伤寒来苏集[M].上海：上海科学技术出版社，2008.

小半夏加茯苓汤（《金匮要略》）

小半夏加茯苓汤，原出《金匮要略·痰饮咳嗽病脉证并治》，为中医著名的祛痰剂，具有行水消痞，降逆止呕之功效。多用于治疗膈间停水证。症见恶心呕吐、心下痞满、头眩心悸、口不渴等。[1]现代临床常用于治疗化疗所致呕吐、胃切除术后胃轻瘫、颈性眩晕。胃热呕吐者不宜用。

一、传统应用

【**药物组成**】半夏15g，生姜10g，茯苓15g。[2,3]

【**功效主治**】行水消痞，降逆止呕。[1]膈间停水证。症见恶心呕吐、心下痞满、头眩心悸、口不渴等。[1]

【**服用方法**】水煎服。[1]

【**加减化裁**】湿重痰多加厚朴、杏仁，以辛开气机[4]；痰多者，加陈皮、甘草以燥湿化痰，理气和中。[5]

二、现代研究

（一）临床应用

1.化疗所致呕吐

刘霄等探讨小半夏加茯苓汤预防化疗所致呕吐的临床疗效。将42例化疗患者随机分为观察组和对照组，对照组（21例）单用甲氧氯普胺（胃复安）止呕；观察组（21例）在对照组的基础上加小半夏加茯苓汤止呕，处方：法半夏50g，生姜50g，茯苓50g。煎服法：上方加水600ml，中火煎至300ml，每次100ml，每日3次，每日1剂。小半夏加茯苓汤于化疗前一天开始服用，连服6天。观察两组化疗开始后第一至第五日出现的恶心、呕吐及食欲情况。在化疗后第一至第五日，观察组在食欲减退、恶心、呕吐方面的有效率均高于对照组，且不良反应轻微。[6]

2.获得性免疫缺陷综合征（艾滋病）高效抗逆转录病毒疗法所致消化道反应

张明利等观察小半夏加茯苓汤治疗获得性免疫缺陷综合征（艾滋病）采用高效抗逆转录病毒疗法（HAART）治疗后消化道反应的疗效。处方：净半夏30g，生姜15g，茯苓30g。煎服法：以水600ml，中火煎取200ml。每日1剂，每次服100ml，分早晚2次温服。连服1周为1个疗程，仍呕吐者加服1周，治疗本病

24例，采用治疗前后自身对照。治疗2周后，恶心、呕吐总有效率分别为91.67%和95.0%。[7]

3.胃切除术后胃轻瘫

张氏采用小半夏加茯苓汤联合莫沙必利治疗胃切除术后胃轻瘫60例，将患者随机分为两组，对照组患者给予促胃动力药莫沙必利治疗，治疗组患者给予促胃动力药莫沙必利联合小半夏加茯苓汤治疗。基础组方为：清半夏20g，茯苓15g，生姜10g，并在此方基础上予以随症加减，每日1剂，水煎服。治疗后，观察两组患者的临床疗效、治疗前后胃运动功能指标变化及不良反应发生情况，结果治疗后两组患者的临床症状均得到明显改善。治疗组患者经治疗后胃运动功能指标改善优于对照组。[8]

4.颈性眩晕

张氏采用小半夏加茯苓汤合泽泻汤加味治疗颈性眩晕80例，患者随机分为治疗组和对照组，各40例，均以丁咯地尔注射液200mg加入5%葡萄糖或生理盐水250ml中静滴，1次/天，治疗组同时给予小半夏加茯苓汤合泽泻汤加味口服，基础组方为：半夏10g、茯苓30g、泽泻30g、白术15g、葛根30g、丹参30g、当归12g、川芎9g、生山楂15g、生姜10g，并在此方基础上予以随症加减，每日1剂，2周为1个疗程，水煎服。治疗2个疗程后进行疗效比较。结果：治疗组总有效率为92.5%，对照组总有效率为72.5%。[9]

（二）实验研究

1.体外抑瘤作用

孟氏用健康SD大鼠制备含药血清，分别为空白组、西药组、小半夏加茯苓汤组、小半夏加茯苓颗粒大剂量、中剂量、小剂量组。结果显示：①小半夏加茯苓汤及颗粒含药血清有破坏肿瘤细胞形态、抑制肿瘤细胞生长增殖的作用。②小半夏加茯苓汤及颗粒含药血清能够抑制体外培养的SMMC-7721细胞和SGC-7901细胞的增殖，可能与下调凋亡相关基因Bcl-2表达而诱导细胞凋亡，或者影响细胞膜特性而对肿瘤细胞产生直接杀伤作用有关。③小半夏加茯苓颗粒对体外培养肿瘤细胞的抑制作用呈时间剂量相关性，随着剂量加大，作用时间延长其抑制作用增强。④改良剂型颗粒剂与原方汤剂相比，抑瘤作用无显著差异。[10]

2.防治化疗呕吐

何氏用顺铂造家鸽急性化疗呕吐模型和延迟性化疗呕吐模型；将家鸽随机分为空白对照组、模型组、西药对照组、小半夏加茯苓汤剂组、小半夏加茯苓颗粒抗延迟性化疗呕吐模型组以及小半夏加茯苓颗粒小剂量、中剂量、大剂量组，以呕吐潜伏期、呕吐次数和呕吐频率为指标观察化疗呕吐家鸽的呕吐情况，并检测该复方对化疗呕吐家鸽中枢神经递质（脑干中5-HT含量）以及血液中胃肠激素

（血浆胃动素水平、血清胃泌素水平）的影响。结论：药效学实验表明小半夏加茯苓颗粒具有显著防治化疗呕吐的作用，其止吐机制与其显著降低化疗呕吐家鸽脑干中 5-HT 含量、升高血清胃泌素水平和血浆胃动素水平以及镇静作用有关。[11]

3. 胚胎干细胞（ES）增殖及分化

宋氏噻唑蓝比色法（MTT）检测小半夏加茯苓汤含药血清作用下 24h、48h、72h、96h 后的 ES 细胞活性，半定量逆转录 - 聚合酶链反应法（RT-PCR）检测小半夏加茯苓汤含药血清作用下 ES 分化为心肌细胞的能力，判断受试物的胚胎发育毒性。结论：小半夏加茯苓汤含药血清能够促进 ES 细胞增殖，并能促进 ES 细胞向心肌细胞分化，提示在该实验剂量下，小半夏加茯苓汤无明显胚胎毒性。[12]

三、类方鉴析

1. 小半夏汤（《金匮要略·痰饮咳嗽病脉证并治》）[13]

（1）组成：半夏一升，生姜半斤。[13]

（2）功用：降逆和胃，化痰散饮。[13]

（3）主治：痰饮呕吐。呕吐痰涎，口不渴，或干呕呃逆，饮食不下，小便自利，舌苔白滑。[13]

（4）鉴析：小半夏加茯苓汤与小半夏汤均治因饮邪导致的呕吐。但小半夏汤证为饮停心下，饮阻气逆致呕。小半夏加茯苓汤证为饮停膈间，外邪偶触，胃气上逆致呕。《金匮》原文一个"卒"字，表示发病突然，病势偏急，呕吐较剧，并有痞、眩、悸之症，用药又增利水之茯苓，由此可知，小半夏加茯苓汤主治病证重于小半夏汤病证，小半夏加茯苓汤蠲饮降逆之力胜于小半夏汤。[2]

2. 茯苓甘草汤（《伤寒论·辨太阳病脉证并治》）[14]

（1）组成：茯苓二两，桂枝二两，生姜三两，炙甘草一两（3g）。[14]

（2）功用：温中化饮，通阳利水。[14]

（3）主治：水饮停心下。症见心下悸、口不渴、四肢厥逆等。[14]

（4）鉴析：茯苓甘草汤系由小半夏加茯苓汤去半夏，加桂枝、炙甘草而成。桂枝通阳化气，炙甘草补脾和中，助茯苓培土制水，兼调和诸药，临床对于饮停心下之心悸，或四肢厥逆之证用之适宜。小半夏加茯苓汤证为饮停膈间，外邪偶触，胃气上逆致呕。[14]

附：原文与方论

【原文】

卒呕吐，心下痞，膈间有水，眩悸者，小半夏加茯苓汤主之。

小半夏加茯苓汤方

半夏一升，生姜半斤，茯苓三两（一法四两）。

上三味，以水七升，煮取一升五合，分温再服。

【方论】

1. 王欣

本方所治乃水停膈间，气机阻滞，胃失和降之证，治宜行水消痞，降逆止呕。方中半夏辛温，燥湿和胃，降逆止呕；生姜为呕家圣药，既可辛散水饮，又可监制半夏毒性，加强降逆止呕之力；茯苓甘淡性寒，健脾利水渗湿，使膈间之水从小便而去。全方三药合用，共奏行水消痞，降逆止呕之功。[1]

2. 清·周扬俊

以辛散之。半夏、生姜皆味辛，《本草》半夏可治膈上痰、心下坚、呕逆者；眩，亦上焦阳气虚，不得升发，所以半夏、生姜并治之；悸，则心受水凌，非半夏可独治，必加茯苓去水，下肾逆以安神，神安则悸愈矣。（《金匮玉函经二注》）[15]

3. 清·汪昂

此足太阳、阳明药也。半夏、生姜行水气而散逆气，能止呕吐；茯苓宁心气而泄肾邪，能利小便；火因水而下行，则悸眩止而痞消矣。（《医方集解》）[16]

4. 清·陈修园

按水滞于心下则为痞，水凌于心则眩悸，水阻胸膈则阴阳升降之机不利为呕吐。方用半夏降逆，生姜利气，茯苓导水，合之为涤痰定呕之良方。（《金匮方歌括》）[17]

参考文献

[1] 王欣.汤头歌诀白话解[M].2版.北京：中国医药科技出版社，2016.

[2] 蒋健，朱抗美.金匮要略汤证新解[M].上海：上海科学技术出版社，2017.

[3] 张存悌.汤头歌诀应用新解[M].沈阳：辽宁科学技术出版社，2016.

[4] 郭谦亨.郭氏温病学[M].北京：中国中医药出版社，2011.

[5] 郑全雄，等.张仲景方方族[M].北京：中国医药科技出版社，2012.

[6] 刘霄，王家辉.小半夏加茯苓汤预防化疗所致呕吐的临床疗效观察[J].遵义医学院学报，2008，31（6）：607-609.

[7] 张明利，徐立然，张世玺，等.小半夏加茯苓汤治疗艾滋病HAART疗法致消化道反应24例[J].中医研究，2006，19（3）：48-49.

[8] 张伟杰，贺卫超，刘俊.小半夏加茯苓汤联合莫沙必利治疗胃切除术后胃轻瘫60例临床疗效观察[J].黑龙江中医药，2016，45（2）：15-16.

[9] 张士金.小半夏加茯苓汤合泽泻汤加味治疗颈性眩晕40例[J].中国医药导报，2010，07（26）：67.

[10] 孟庆华. 小半夏加茯苓颗粒体外抑瘤作用的实验研究 [D]. 贵阳中医学院，2009.

[11] 汪昂. 医方集解 [M]. 北京：中国中医药出版社，1997：168.

[12] 宋殿荣，王雅楠，张崴，等. 小半夏加茯苓汤含药血清对小鼠胚胎干细胞体外增殖及分化的影响 [J]. 天津中药，2011，28（6）：486-488.

[13] 邓中甲. 方剂学 [M]. 上海：上海科学技术出版社，2008.

[14] 北京中医药大学方剂教研室. 汤头歌诀白话解 [M]. 3 版. 北京：人民卫生出版社，2004.

[15] 赵以德. 金匮玉函经二注 [M]. 北京：人民卫生出版社，1990：193.

[16] 汪讱庵. 医方集解 [M]. 上海：上海科学技术出版社，1959.

[17] 陈修园. 金匮方歌括 [M]. 上海：上海科学技术出版社，1980.

小柴胡汤（《伤寒论》）

小柴胡汤，原出《伤寒论·辨太阳病脉证并治》，为中医著名的表里双解剂，具有和解少阳之功效。多用于治疗伤寒少阳证，症见往来寒热、胸胁苦满、默默不欲饮食、心烦喜呕、口苦咽干、目眩等。现代临床常用于治疗新生儿黄疸、结石性胆囊炎、慢性肾功能衰竭湿热证等证属于邪入少阳者。因柴胡升散，芩、夏性燥，故阴虚血少者忌用。

一、传统应用

【药物组成】柴胡30g，黄芩9g，人参9g，炙甘草9g，半夏9g，生姜9g，大枣4枚。

【功效主治】和解少阳。用于治疗伤寒少阳证，症见往来寒热，胸胁苦满，默默不欲饮食，心烦喜呕，口苦，咽干，目眩，舌苔薄白，脉弦者；热入血室。妇人伤寒，经水适断，寒热发作有时；黄疸、疟疾以及内伤杂病而见少阳证者。[1]

【服用方法】水煎服，每天1剂，分2～3次温服。

【加减化裁】若胸中烦而不呕，去半夏、人参，加瓜蒌清热理气宽胸；若渴，去半夏，加天花粉止渴生津；若腹中痛者，去黄芩，加芍药柔肝缓急止痛；若胁下痞梗，去大枣，加牡蛎软坚散结；若心下悸，小便不利者，去黄芩，加茯苓利水宁心；若不渴，外有微热者，去人参，加桂枝解表；若咳者，去人参、大枣、生姜，加五味子、干姜温肺止咳。[1]

二、现代研究

（一）临床应用

1.新生儿黄疸

龚大伟等使用小柴胡汤加减配合治疗小儿黄疸34例，基础组方为：柴胡5g，黄芩3g，半夏3g，党参3g，茯苓3g，茵陈5g，甘草1g，并在此方基础上予以随症加减，每日1剂，水煎服。治疗72h后，显效21例，有效11例，无效2例，总有效率94.12%。[2]

2.结石性胆囊炎

郭百涛使用小柴胡汤联合三仁汤加减治疗结石性胆囊炎49例，基础组方为：

滑石、苇根、淡竹叶、藿香、通草、杏仁、薏苡仁、法半夏、黄芩、厚朴，并在此方基础上予以随症加减。49例患者中，显效38例，有效9例，无效2例，治疗的总有效率为95.92%，无效所占比例为4.08%，显效高达77.55%，疗效显著。[3]

3. 慢性肾功能衰竭湿热证

全红等使用小柴胡汤治疗慢性肾功能衰竭湿热证34例，基础组方为：柴胡12g，黄芩12g，法半夏12g，太子参10g，甘草6g，熟大黄8g，猪苓、茯苓各12g，车前草30g，并在此方基础上予以随症加减。每日1剂，水煎服，1个月为1个疗程。经1个月治疗，显效13例（38.24%），有效16例（47.05%），无效5例（14.71%），总有效率为85.29%。[4]

4. 溃疡性结肠炎

卜思媛等使用小柴胡汤治疗大肠湿热型溃疡性结肠炎46例，治疗组采用口服小柴胡汤加减治疗，对照组采用单纯口服西药柳氮磺胺吡啶治疗，观察治疗组和对照组4周后的治疗效果。结果治疗组治愈率为78.3%。对照组治愈率为47.8%，总有效率为52.2%。[5]

5. 胆汁反流性胃炎

蒋大华使用小柴胡汤加减治疗胆汁反流性胃炎92例，观察组患者给予小柴胡汤加减治疗，基础组方为：柴胡12g、黄芩9g、人参6g、半夏9g、甘草（炙）5g、生姜9g、大枣（擘）4枚，并在此方基础上予以随症加减。对照组患者给予雷尼替丁胶囊1次1粒（150mg），1天2次，饭前口服；多潘立酮片1次1片，1天3次，饭前15～30min口服。研究证实：小柴胡汤加减治疗胆汁反流性胃炎临床疗效好，无不良反应，超氧化物歧化酶含量及一氧化氮水平升高。[6]

6. 慢性乙型肝炎

刘海艳使用小柴胡汤治疗慢性乙型肝炎80例，对照组依据西医诊疗指南给予抗病毒、保肝等治疗。试验组患者在对照组治疗的基础上加用中药小柴胡汤治疗，基础组方为：柴胡25g，人参8g，大枣20g，甘草8g，黄芩10g，法半夏10g，生姜5g，并在此方基础上予以随症加减。1剂/天，水煎服，日2次口服。8周为一个疗程。结果试验组脘腹胀闷、倦怠乏力、胁肋疼痛、舌苔黄腻、口干口苦、烦躁易怒证候积分均低于对照组。研究证实：小柴胡汤治疗慢性乙型肝炎效果显著，可以改善患者的临床症状，提高患者的生活质量。[7]

7. 慢性肾小球肾炎

蔡亚宏等使用小柴胡汤治疗慢性肾小球肾炎148例，对照组采用常规治疗，即水肿明显者给予利尿药，降压药以钙离子拮抗剂为主，并食优质蛋白，保持情绪稳定，不剧烈活动等，连续治疗3个疗程（1个疗程7天）。治疗组在对照组治疗基础上采用小柴胡汤治疗，基础组方为：柴胡、党参各15g，制半夏、黄芩各

10g，生姜5g，甘草3g，大枣8g，玫瑰花6g，并在此方基础上予以随症加减，每天1剂，清水煎服，早晚2次分服，每次100ml，连续治疗3个疗程（1个疗程7天）。结果：治疗组治疗总有效率为83.78%，明显高于对照组60.81%。[8]

8. Ⅱ型糖尿病

骆桂根使用小柴胡汤加减治疗Ⅱ型糖尿病76例。对照组加用二甲双胍片，于进餐时口服，剂量0.25g/次，频率2～3次/天。实验组在对照组方法上加用小柴胡汤，基础组方为：知母10～15g、白芍10～15g、甘草5g、黄芩10g、山药20g、牡丹皮10g、柴胡10g、北沙参15g、天花粉15g、姜半夏10g、煅牡蛎30g，并在此方基础上予以随症加减，头煎、二煎分别持续20min、15min，1剂/天，口服，2次/天（早晚温服），300ml/次。结果：实验组总有效率（92.11%）高于对照组（73.68%）。[9]

（二）实验研究

1. 解热作用

钱妍观察中药制剂小柴胡汤体内抗感染及解热作用的实验中，小柴胡汤和板蓝根冲剂对肺炎链球菌所致小鼠感染均有一定的保护作用，可显著降低感染小鼠的死亡率。[10]

2. 抗菌作用

袁长津等在比较研究小柴胡汤及其加减方体外抗菌作用实验中，检测结果表明小柴胡汤加减方抗菌作用优于原方，特别是对乙型溶血性链球菌、流感嗜血杆菌、金黄色葡萄球菌的优势明显。[11]

3. 抗炎作用

白晶等在考察小柴胡汤及其药物配伍对角叉菜胶诱导的大鼠胸膜炎的影响实验中，表明小柴胡汤及其各配伍药群组能抑制角叉菜胶诱导的白细胞浸润游走和活化，对抗炎性渗出，对胸膜炎具有显著的防治作用。[12]

4. 抗病毒作用

蒋丽敏等在探讨小柴胡汤对病毒性心肌炎的治疗作用实验中，显示小柴胡汤具有抗柯萨奇病毒感染和保护心肌细胞作用。[13]

5. 对肝肾的保护作用

刘应柯等在探讨化疗药物顺铂、阿霉素的致肝肾损害机制及加味小柴胡汤的保护作用实验中，显示加味小柴胡汤可明显减轻肝肾功能及组织损害，升高总抗氧化能力（T-AOC）、过氧化物歧化酶（SOD）、谷胱甘肽还原酶（GSH-Px）活性及谷胱甘肽（GSH）含量，降低丙二醛（MDA）含量。[14]

6.调节免疫功能

周锡顺等从免疫角度探讨小柴胡汤对动物非特异性免疫功能的影响实验中，表明中药小柴胡汤可提高体内单核 - 吞噬细胞系统的吞噬功能。[15]

7.对肿瘤的抑制作用

杨惠玲等探讨小柴胡汤（XCHT）浸膏对荷瘤鼠S_{180}的抑制作用实验中，小柴胡汤对荷瘤鼠S_{180}有明显抑制作用，可诱导S_{180}细胞凋亡及坏死，其中瘤细胞以哪种死亡方式为主，依用药的剂量不同而异。[16]

三、类方鉴析

1.大柴胡汤（《伤寒论·辨太阳病脉证并治》）

（1）组成：柴胡半斤，黄芩三两，芍药三两，半夏半升，生姜五两，炙枳实四枚，大枣十二枚，大黄二两。

（2）功用：和解少阳，内泄热结。

（3）主治：少阳阳明合病。往来寒热，胸胁苦满，呕不止，郁郁微烦，心下痞硬，或心下满痛，大便不解，或协热下利，舌苔黄，脉弦数有力。

（4）鉴别：本方中用柴胡、黄芩苦寒，清解少阳经腑邪热；大黄、炙枳实行气通便，以泄阳明实热；半夏、生姜辛苦，以和降胃气；芍药配大黄，平肝胆气逆，生姜、大枣和胃气。诸药配伍，既可以疏利肝胆，又可清理胃肠实热。大柴胡汤证适用于用了小柴胡汤后，出现的呕吐不止、心下急、郁郁微烦等症状，主要是少阳的邪气循经入腑，相火旺盛的腑实证。小柴胡汤是以虚证为主，大柴胡汤是以实证为主。大柴胡汤与小柴胡汤临床应用范围极广，适应证均有往来寒热、心烦喜呕、胸胁苦满、黄疸，均可用于治疗胆囊炎、胆石症、肝病、胃炎等。不同的是大柴胡汤功能和解少阳、内泄热结，主治少阳阳明合病，尤其擅长治疗胆囊炎、胆石症、胰腺炎等急腹症。小柴胡汤功能和解少阳，主治少阳证或少阳兼太阳证。[17]

2.半夏泻心汤（《伤寒论·辨太阳病脉证并治》）

（1）组成：半夏半升，黄芩三两，干姜三两，人参三两，黄连一两，大枣十二枚，甘草三两（炙）。

（2）功用：寒热平调，消痞散结。

（3）主治：寒热错杂之痞证。心下痞，但满而不痛，或呕吐，肠鸣下利，舌苔腻而微黄。

（4）鉴别：根据疾病的变化趋势可以看出，小柴胡汤证病位在半表半里，而半夏泻心汤证则更偏向于里，表邪更微，所以半夏泻心汤证之满在心下，而非小柴胡汤证之满在胸胁。相对于小柴胡汤证的表证，半夏泻心汤证出现下利之腑证，提示病位更为深在。另外，小柴胡汤证之寒热与半夏泻心汤证之寒热不同。邪在表则寒，邪在里则热，今邪在半表半里之间，未有定处，是以寒热往来也。"往来寒热"是指恶寒发热两个症状交替出现，小柴胡汤证的病理特点是胆热内郁，病性属热。而半夏泻心汤证是邪热内陷，同时因中阳受损，变生寒邪，以致寒热错杂于中，病性乃寒热错杂，区别于小柴胡汤证寒热往来之症。[18]

附：原文与方论

【原文】

阳明病，发潮热，大便溏，小便自可，胸胁满不去者，小柴胡汤主之。

阳明病，胁下硬满，不大便而呕，舌上白苔者，可与小柴胡汤。

阳明中风，脉弦浮大而短气，腹都满，胁下及心痛，久按之气不通，鼻干不得汗，嗜卧，一身及面目悉黄，小便难，有潮热，时时哕，耳前后肿，刺之小差。外不解，病过十日，脉续浮者，与小柴胡汤。

伤寒五六日，中风，往来寒热，胸胁苦满，嘿嘿不欲饮食，心烦喜呕，或胸中烦而不呕，或渴，或腹中痛，或胁下痞硬，或心下悸，小便不利，或不渴，身有微热，或咳者，与小柴胡汤主之。

小柴胡汤方

柴胡半斤，黄芩三两，人参三两，半夏半升，甘草（炙）、生姜（切）各三两，大枣（擘）十二枚。

上七味，以水一斗二升，煮取六升，去滓，再煎取三升，温服一升，日三服。

【方论】

1. 明·方有执

柴胡，少阳之君药也；半夏辛温，主柴胡而消胸胁满；黄芩苦寒，佐柴胡而主寒热往来；人参、甘、枣之甘温者，调中益胃，止烦呕之不时也。此小柴胡之一汤，所以为少阳之和剂欤。（《伤寒论条辨》）[19]

2. 秦伯未

和解，是和其里而解其表。和其里不使邪再内犯，解其表仍使邪从外出，含有安内攘外的意义，目的还在祛邪。所以小柴胡汤用柴胡、黄芩清热透邪，又用人参、甘草和中，佐以半夏、姜、枣止呕而和营卫。这方法不仅用于外感发热，内伤杂证出现不规则的寒热往来，也能用来加减。（《谦斋医学讲稿》）[20]

3. 明·许宏

病在表者宜汗，病在里者宜下，病在半表半里之间者宜和解。此小柴胡汤，乃和解半表半里之剂也。柴胡味苦性寒，能入胆经，能退表里之热，祛三阳不退之邪热，用之为君；黄芩味苦性寒，能泄火气，退三阳之热，清心降火，用之为臣；人参、甘草、大枣三者性平，能和缓其中，辅正除邪，甘以缓之也；半夏、生姜之辛，能利能汗，通行表里之中，辛以散之也，故用之为佐为使。各有所能，且此七味之功能，至为感应。能解表里之邪，能退阳经之热，上通天庭，下彻地户。此非智谋之士，其孰能变化而通机乎！（《金镜内台方论》）[21]

4. 清·徐灵胎

此汤除大枣共二十八两，较今秤亦五两六钱零，虽分三服，已为重剂。盖少阳介于两阳之间，须兼顾三经，故药不宜轻。去渣再煎者，此方乃和解之剂，再煎则药性和合，能使经气相融，不复往来出入。古圣不但用药之妙，其煎法俱有精义。（《伤寒论类方》）[22]

5. 清·张秉成

此仲景治少阳伤寒之方也。以少阳为枢，其经在表之入里、里之出表处，故邪客少阳之经，其治法既不可汗、不可攻，且补、泻、温、清之法，皆不得专，或为之证不定，故特立此和解一法。以少阳为稚阳，生气内寓，犹草木初萌之时，一遇寒气，即凌弱而不能生长，是以少阳受寒，即有默默不欲饮食之状。本方之意，无论其在表在里，或寒或热，且扶其生气为主，故以人参、甘草补正而和中，正旺即自可御邪。然后以柴胡得春初生发之气者，入少阳之经，解表祛邪；黄芩色青属木，能清泄少阳之郁热，乃表里两解之意。如是则寒热可愈，心烦喜呕、口苦、耳聋等证亦可皆平。半夏虽生于盛夏，然得夏至阴气而始生，能和胃而通阴阳，为呕家圣药，其辛温之性，能散逆豁痰。加以姜、枣者，以寒热往来皆关营卫，使之和营卫、通津液也。（《成方便读》）[23]

6. 清·吴谦

邪传太阳、阳明，曰汗、曰吐、曰下，邪传少阳唯宜和解，汗、吐、下三法皆在所禁，以其邪在半表半里，而界于躯壳之内界。在半表者，是客邪为病也；在半里者，是主气受病也。邪正在两界之间，各无进退而相持，故立和解一法，既以柴胡解少阳在经之表寒，黄芩解少阳在腑之里热，犹恐在里之太阴正气一虚，在经之少阳邪气乘之，故以姜、枣、人参和中而壮里气，使里不受邪而和，还表以作解也。（《医宗金鉴·伤寒论注》）[24]

7. 清·陈尧道

柴胡性辛温，辛者金之味，故用之以平木；温者春之气，故就之以入少阳，一云专主往来寒热，谓其能升提风木之气也。黄芩质枯而味苦，枯则能浮，苦则能降，君以柴胡，则入少阳矣。一云味苦而不沉，黄中带青，有祛风热之专功，谓其能散风木之邪也。然邪之伤人常乘其虚，用人参、甘草者，欲中气不虚，邪不得复传入里耳……邪初入里，以风寒之外邪，挟身中有形之痰涎，结聚于少阳之本位，所以里气逆而烦呕，故用半夏之辛，以除呕逆，邪半在表，则营卫争，

故用姜、枣之辛甘以和营卫亦所以佐人参、甘草以补中气，使半表之邪从肌表而散也。(《伤寒辨证》)[25]

8.刘渡舟

对于小柴胡汤的应用，外感病重其和解少阳，疏利肝胆，通达内外之功；内伤杂病则倡其开郁调气，以利气机升降出入之枢。临证之时，主张"有柴胡证，但见一证便是，不必悉具"，处方时，以原方为多，但也提倡灵活加减。在应用小柴胡汤时，刘渡舟教授仅仅抓住本方是少阳病主方之特点，只要见到"口苦"一证，必用柴胡类方。[26]

参考文献

[1] 邓中甲.方剂学[M].北京：中国中医药出版社，2003：76-77.

[2] 龚大伟，章淑萍.小柴胡汤加减配合治疗小儿黄疸的临床观察[J].中医临床研究，2015，7（10）：102-103.

[3] 郭百涛.小柴胡汤合三仁汤加减治疗结石性胆囊炎49例[J].中国中医药现代远程教育，2014，12（1）：47.

[4] 全红，李秀英.小柴胡汤治疗慢性肾功能衰竭疗效观察[J].中国中医药信息杂志，2010，17（9）：80.

[5] 卜思媛，于永铎.小柴胡汤加减治疗大肠湿热型溃疡性结肠炎的临床观察[J].云南中医中药杂志，2018，39（11）：48-49.

[6] 蒋大华.小柴胡汤加减治疗胆汁反流性胃炎46例疗效分析[J].内蒙古中医药，2018，37（03）：8-9.

[7] 刘海艳.小柴胡汤治疗慢性乙型肝炎的临床研究[J].光明中医，2018，33（19）：2844-2845.

[8] 蔡亚宏，蔡文锋，熊丹.小柴胡汤改善慢性肾小球肾炎患者炎症及减轻蛋白尿的作用研究[J].陕西中医，2018，39（10）：1405-1407.

[9] 骆桂根.小柴胡汤加减治疗2型糖尿病的疗效观察[J].药品评价，2017，14（23）：11-13.

[10] 钱妍，吴整军.小柴胡汤抗感染与解热作用的实验研究[J].中华医院感染学杂志，2008，18（4）：576.

[11] 袁长津，卢芳国，朱应武.小柴胡汤及其加减方体外抗菌作用的实验研究[J].中医药导报，2005，11（10）：54.

[12] 白晶，孙明瑜，王守勇，等.小柴胡汤药群配伍对角叉菜胶诱导的大鼠胸膜炎模型的影响[J].北京中医药大学学报，2005，28（1）：34.

[13] 蒋丽敏，佟梅丽，李薇.小柴胡汤对体外感染柯萨奇病毒心肌细胞琥珀酸脱氢酶的影响[J].沈阳部队医药，2006，19（1）：19.

[14] 刘应柯，董红兵，张喜卿，等.加味小柴胡汤对顺铂、阿霉素致大鼠肝肾损害的保护作用[J].中国中医基础医学杂志，2008，14（5）：364.

[15] 周锡顺，陈鹏.小柴胡汤对小鼠腹腔巨噬细胞功能的影响[J].解剖科学进展，1997，3（2）：183.

[16] 杨惠玲，汪雪兰，吴义方，等.小柴胡汤对荷瘤鼠S180细胞生长和结构影响的研究[J].中国病理生理杂志，1998，14（3）：278.

[17] 赵怀康.对比大柴胡汤与小柴胡汤的临床应用[J].中国医药指南，2015，13（16）：35.

[18] 郑莉明.小柴胡汤与半夏泻心汤差异比较[J].中医临床研究，2014，6（13）：21.

[19] 方有执.伤寒论条辨[M].北京：中国中医药出版社，2009：35-36.

[20] 秦伯未.谦斋医学讲稿[M].上海：上海科学技术出版社，2009：54.

[21] 许宏.金镜内台方议[M].北京：人民卫生出版社，1986：63.

[22] 徐灵胎.伤寒论类方[M].南京：江苏科学技术出版社，1984：27.

[23] 张秉成.成方便读[M].北京：中国中医药出版社，2002：29-30.

[24] 吴谦.医宗金鉴[M].北京：中国中医药出版社，1994：86.

[25] 陈尧道.伤寒辨证[M].北京：人民卫生出版社，1992：138-139.

[26] 王阶，张允岭，何庆勇.经方名医实践录[M].北京：科学技术文献出版社，2009：188.

小青龙汤（《伤寒论》）

小青龙汤，原出《伤寒论·辨太阳病脉证并治》，为中医著名的辛温解表剂，多用于治疗外寒里饮证，症见恶寒发热、头身疼痛、无汗、喘咳、痰涎清稀而量多等。现代临床常用于治疗过敏性鼻炎、支气管哮喘、慢性阻塞性肺病、病态窦房结综合征、咳嗽变异性哮喘等属里饮者。因本方性辛温，故阴虚干咳无痰者禁用此方。

一、传统应用

【药物组成】麻黄9g，芍药9g，细辛6g，干姜6g，炙甘草6g，桂枝9g，五味子6g，半夏9g。[1]

【功效主治】解表散寒，温肺化饮。[1]用于治疗外寒里饮证，症见恶寒发热，头身疼痛，无汗，喘咳，痰涎清稀而量多，胸痞，或干呕，或痰饮喘咳，不得平卧，或身体疼重，头面四肢水肿，舌苔白滑，脉浮。[1]

【服用方法】水煎温服。[1]

【加减化裁】若外寒证轻者，可去桂枝，麻黄改用炙麻黄；兼有热象而出现烦躁者，加生石膏、黄芩以清郁热；兼喉中痰鸣，加杏仁、射干、款冬花以化痰降气平喘；若鼻塞，清涕多者，加辛夷、苍耳子以宣通鼻窍；兼水肿者，加茯苓、猪苓以利水消肿。[1]

二、现代研究

（一）临床应用

1.变应性鼻炎（过敏性鼻炎）

朱正民，运用小青龙汤加减治疗变应性鼻炎（过敏性鼻炎）36例，基本方剂组成：麻黄、桂枝、半夏各9g，白芍、干姜、五味子、甘草各6g，细辛3g，日1剂，水煎服。5天为1个疗程。治疗3个疗程，治愈12例，好转18例，无效者6例。[2]

2.支气管哮喘

李兰铮运用加味小青龙汤治疗支气管哮喘急性发作期30例，基本方剂组成：麻黄9g，款冬花、紫菀各10g，白芍、半夏、僵蚕、地龙各12g，五味子、炙甘草、干姜、细辛各6g，每日1剂，7天为1个疗程，经治28例有效，其中控制9例，显效15例，有效4例，总有效率为93%。[3]

3.慢性阻塞性肺病

杨荣源运用小青龙汤加减治疗慢性阻塞性肺病急性加重期52例，基本方剂组成：麻黄、桂枝、干姜、五味子、半夏、芍药各10g，细辛3g，甘草6g，每天1剂，水煎至200ml，早晚分2次服，疗程为2周。显效22例，有效24例，无效6例，总有效率88.46%。[4]

4.病态窦房结综合征

姚祖培运用小青龙汤治疗病态窦房结综合征24例，基本方剂组成：川桂枝10～20g，炙麻黄5～12g，北细辛5～12g，淡干姜5～10g，制半夏10g，生白芍10～15g，五味子5～10g，炙甘草6～15g。每日1剂，水煎取药汁400ml，分早晚2次温服，连用4周为1个疗程。显效13例，有效9例，无效2例，有效率91.7%。[5]

5.咳嗽变异性哮喘

陈琦辉运用小青龙汤治疗咳嗽变异性哮喘39例，基本方剂组成：蜜麻黄10g，桂枝5g，白芍12g，干姜10g，细辛5g，法半夏10g，五味子10g，甘草5g，15剂为1个疗程，一般持续服用2个疗程。临控18例，显效12例，好转6例，无效3例，总有效率92.3%。[6]

（二）实验研究

1.调节Th1/Th2作用

张在其研究小青龙汤对哮喘模型小鼠肺组织内Th1/Th2比值的影响的实验，发现小青龙汤选择性降低肺组织内Th1、Th2数量；小青龙汤与糖皮质激素合用有药效相加作用；小青龙汤逆转Th1/Th2比值的作用与用药时间和用药剂量有关。[7]

2.抗气管平滑肌收缩作用

黄坚研究显示口服小青龙汤煎剂的豚鼠血清具有显著抗组胺引起的离体豚鼠气管平滑肌收缩作用，且呈良好的量效关系，与直接用煎剂进行的离体药理实验具有相似的药理效应。[8]

3.改善哮喘气道炎症

罗丹冬研究小青龙汤对小鼠支气管哮喘模型气道炎症及细胞因子的影响，显示小青龙汤的干预治疗能显著降低小鼠BALF中炎性细胞总数及嗜酸性粒细胞（EOS）数量；BALF上清液中IFN-γ水平明显升高，IL-4水平显著下降。[9]

4.抗过敏性鼻炎

李家乐探讨小青龙汤抗豚鼠过敏性鼻炎的作用，发现小青龙汤各剂量组豚鼠鼻黏膜炎性细胞浸润及水肿程度减轻，小青龙汤高、中剂量组血清中OVA-sIgE的浓度明显降低，说明小青龙汤通过减轻炎性浸润和抗原抗体反应发挥抗过敏性鼻炎作用。[10]

三、类方鉴析

1.射干麻黄汤（《金匮要略·肺痿肺痈咳嗽上气病脉证并治》）

（1）组成：射干十三枚，麻黄四两，生姜四两，细辛三两，紫菀三两，款冬花三两，大枣七枚，半夏（大者洗）半升，五味子半升。[1]

（2）功用：宣肺祛痰，下气止咳。[1]

（3）主治：痰饮郁结，气逆喘咳证。咳而上气，喉中水鸡声者。[1]

（4）鉴析：射干麻黄汤与小青龙汤同属解表化饮方剂，但前方主治风寒表证较轻，证属痰饮郁结、肺气上逆者，故于小青龙汤基础上减桂、芍、草，加入祛痰利肺、止咳平喘之射干、款冬花、紫菀等药。可见小青龙汤治表为主，解表散寒之力大；射干麻黄汤则治里为主，下气平喘之功强。[1]

2.大青龙汤（《伤寒论·辨太阳病脉证并治》）

（1）组成：麻黄六两，桂枝二两，甘草二两，杏仁四十枚，石膏如鸡子大，生姜三两，大枣十二枚。[1]

（2）功用：发汗解表，兼清里热。[1]

（3）主治：外感风寒，里有郁热证。恶寒发热，头身疼痛，无汗，烦躁，口渴，脉浮紧。[1]

（4）鉴析：两方证均属寒邪外束太阳之表，均见发热、恶寒、无汗、脉紧等症，而在治疗上均以表里双解，且均用麻桂以发汗解表。两方证之异，大青龙汤证为表寒外束，闭热于里，表里俱实证，因阳热之邪郁于内，故现烦躁，除烦躁之里热证外，其他均属表寒证，故其汤证表寒重，里热轻，治疗是在用麻黄汤散表寒的基础上加生石膏以清里热；小青龙汤证为表寒外束，内有水饮，表里皆寒，实中有虚，因心下有水气停积，以致胃气逆而发生干呕，寒水射肺而发生咳嗽痰多，因饮邪伏于内，里证为多，只有发热恶寒为表证，故治疗上用发表之味虽同，而治里之味则异，除麻桂解表散寒之外，其他则为温化里水之味。[11]

附：原文与方论

【原文】

病溢饮者，当发其汗，大青龙汤主之，小青龙汤亦主之。

妇人吐涎沫，医反下之，心下即痞，当先治其吐涎沫，小青龙汤主之。

伤寒表不解，心下有水气，干呕发热而咳，或渴，或利，或噎，或小便不利，少腹满，或喘者，小青龙汤主之。

小青龙汤方

麻黄三两，芍药三两，五味子半升，干姜三两，甘草三两（炙），桂枝三两，半夏半升，细辛三两。

上八味，以水一斗，先煮麻黄，减二升，去上沫，内诸药，煮取三升，去滓，温服一升。

【方论】

1.金·成无己

青龙象肝木之两歧，而主两伤之疾。中风见寒脉，伤寒见风脉，则为荣卫之两伤，故以青龙汤主之。伤寒表不解，则麻黄汤可以发；中风表不解，则桂枝汤可以散。惟其表且不解，而又加之心下有水气，则非麻黄汤所能发，桂枝汤所能散，乃须小青龙汤，始可祛除表里之邪气尔。麻黄味甘辛温，为发散之主。表不解，应发散之，则以麻黄为君。桂味辛热，甘草味甘平，甘辛为阳，佐麻黄表散之，用二者所以为臣。芍药味酸微寒，五味子味酸温，二者所以为佐者，寒饮伤肺，咳逆而喘，则肺气逆。《内经》曰：肺欲收，急食酸以收之。故用芍药、五味子为佐，以收逆气。干姜味辛热，细辛味辛热，半夏味微温，三者所以为使者，心下有水，津液不行，则肾气燥。《内经》曰：肾苦燥，急食辛以润之。是以干姜、细辛、半夏为使，以散寒水。逆气收，寒水散，津液通行，汗出而解矣。（《伤寒明理论》）[12]

2.民国·张锡纯

仲景之方，用五味即用干姜。诚以外感之证皆忌五味，而兼痰嗽者尤忌之，以其酸敛之力甚大，能将外感之邪锢闭肺中，永成劳嗽，惟济之以干姜至辛之味，则无碍。诚以五行之理，辛能制酸，《内经》有明文也。徐氏《本草百种注》中论之甚详。而愚近时临证品验，则另有心得。盖五味之皮虽酸，其仁则含有辛味，以仁之辛济皮之酸，自不至过酸生弊，是以愚治劳嗽，恒将五味捣碎入煎，少佐以射干、牛蒡诸药即能奏效，不必定佐以干姜也。（《医学衷中参西录》）[13]

3.明·吴昆

伤寒表不解，心下有水气，干呕，或咳，或噎，或喘，小青龙汤主之……麻黄、桂枝、甘草发表邪也，半夏、细辛、干姜散水气也，芍药所以和阴血，五味子所以收肺气。（《医方考》）[14]

4.清·王子接

小青龙汤治太阳表里俱寒，方义迥异于大青龙汤之治里热也，盖水寒上逆，即涉少阴肾虚，不得已而发表，岂可不相绾照，独泄卫气，立铲孤阳之根乎。故于麻桂二汤内，不但留芍药之收，拘其散表之猛，再复干姜、五味摄太阳之气，监制其逆，细辛、半夏辛滑香幽，导纲药深入少阴，温散水寒，从阴出阳，推测全方，是不欲发汗之意，推原神妙，亦在乎阳剂而以敛阴为用，偶方小制，故称之曰小青龙。（《绛雪园古方选注》）[15]

5.清·尤在泾

大青龙合麻、桂而加石膏，能发邪气除烦燥。小青龙无石膏，有半夏、干姜、芍药、细辛、五味，能散寒邪行水饮。而通谓之青龙者，以其有发汗蠲饮之功。夫热闭于经，而不用石膏，汗为热隔，宁有能发之者乎。饮伏于内而不用姜、夏，寒与饮抟，宁有能散之者乎。其芍药、五味，不特收逆气而安肺气，抑以制麻、桂、姜、辛之势，使不相惊而相就，以成内外协济之功耳。（《伤寒贯珠集》）[16]

参考文献

[1] 邓中甲. 方剂学 [M]. 北京：中国中医药出版社，2003.

[2] 朱正民，耿以安，陈虹. 小青龙汤加减治疗过敏性鼻炎 [J]. 湖北中医杂志，2004，26（05）：38-39.

[3] 李兰铮，杨志文，单丽因. 加味小青龙汤治疗支气管哮喘急性发作期30例 [J]. 陕西中医，2005，26（08）：740-742.

[4] 杨荣源，林燕凤，李际强. 小青龙汤加减治疗慢性阻塞性肺病急性加重期临床观察 [J]. 新中医，2009，41（01）：43-44.

[5] 姚祖培，陈建新. 小青龙汤治疗病态窦房结综合征24例 [J]. 江苏中医，2000（07）：14-15.

[6] 陈琦辉. 小青龙汤治疗咳嗽变异型哮喘39例 [J]. 福建中医药，2004（01）：34-35.

[7] 张在其，梁仁，黄建明，等. 小青龙汤对哮喘小鼠肺组织Th1/Th2作用的实验研究 [J]. 中国中西医结合急救杂志，2004，11（06）：368-371.

[8] 黄坚，陈长勋，李仪奎. 用血清实验法观察小青龙汤对离体豚鼠气管平滑肌的作用 [J]. 中药药理与临床，1995（06）：12-13.

[9] 罗丹冬，丘振文. 小青龙汤对小鼠支气管哮喘模型气道炎症及细胞因子的影响 [J]. 现代生物医学进展，2010，10（04）：655-657.

[10] 家乐，陈宝田. 小青龙汤抗过敏性鼻炎的实验研究 [J]. 热带医学杂志，2011，11（02）：131-133，140.

[11] 李文瑞，李秋贵. 伤寒论汤证论治. 北京：中国科学技术出版社，2000.

[12] 成无己. 伤寒明理论 [M]. 北京：中国中医药出版社，2007.

[13] 张锡纯. 医学衷中参西录 [M]. 太原：山西科学技术出版社，2009.

[14] 吴昆. 医方考 [M]. 北京：中国中医药出版社，2007.

[15] 王子接. 绛雪园古方选注 [M]. 北京：中国中医药出版社，2007.

[16] 尤在泾. 伤寒贯珠集 [M]. 北京：中国中医药出版社，2008.

薏苡附子败酱散（《金匮要略》）

薏苡附子败酱散原出自于《金匮要略·疮痈肠痈浸淫病脉证并治》，为中医著名祛湿消痈剂。本方具有利湿排脓、温阳散结的功效，多用于治疗肠痈，症见内已成脓，身无热，肌肤甲错，腹皮急，如肿状、按之软，脉数。现代临床常用于治疗急性阑尾炎脓肿，或慢性阑尾炎急性发作，腹部柔软，压痛不明显，并见面色苍白、脉弱等阳虚证属于肠痈证者。因方中重用薏苡仁利湿排脓，以败酱草破瘀排脓，轻用附子扶助阳气，以导热散结，故发热者，腹部硬满而痛，手不可近者，忌之。

一、传统应用

【**药物组成**】薏苡仁30g，附子6g，败酱草15g。

【**功效主治**】利湿排脓，温阳散结。[1]主治肠痈内已成脓，身无热，肌肤甲错，腹皮急，如肿状、按之软，脉数。[1]

【**服用方法**】共研为末，取30g水煎10min，顿服。或一分作3g计算，水浸20min，煎30min，取汁200ml，顿服，一日两剂。

【**加减化裁**】腹中有肿块，为气血瘀滞较甚，加桃仁、牡丹皮、当归化瘀消肿，加枳壳、橘核等以行气散结；神疲体倦，食少，加党参、黄芪、白术、茯苓健脾益气；外有发热，加金银花、蒲公英、连翘清热解毒；腹痛甚者，加白芍、延胡索（元胡）缓急止痛；右少腹时有灼痛，加黄连、黄芩、赤芍、当归、牡丹皮之类，并重用败酱草，以增强清热解毒祛湿、凉血化瘀止痛之效。[1]

二、现代研究

（一）临床应用

1.肛窦炎

卫建强等用薏苡附子败酱散灌肠治疗肛窦炎120例，基础处方为：薏苡仁30g，制附子6g，败酱草15g。制附子先加水煎40min，再加药加水500ml，水煎浓缩至200ml，分早晚2次灌肠，一般于大便后、睡觉前各1次，每次约100ml保留灌肠，7天为1疗程。结果治愈率90.83%，对照组81.67%；复发率6.42%，对照组19.39%。[2]

2.溃疡性结肠炎

邱庐山运用薏苡附子败酱散加减保留灌肠治疗溃疡性结肠炎35例。基础处方为：附子6g，败酱草15g，薏苡仁30g。持续治疗1个月。结果临床治疗总有效率明显低于治疗组；接受治疗后腹痛消失时间、脓血便消失时间以及腹泻消失时间均明显短于对照组。[3]

3.痤疮

王蓓运用薏苡附子败酱散合三仁汤化裁治疗湿热瘀结证痤疮68例。基础处方为：薏苡仁30g，败酱草20g，制附子（先煎）6g，皂角刺15g，杏仁15g，豆蔻10g，淡竹叶9g，通草6g，法半夏12g，厚朴15g，川芎10g，赤芍15g，丹参20g，灯心草4g，白花蛇舌草15g，虎杖15g，生甘草6g。1剂/天，水煎，分早晚2次内服，连用1个月为一疗程。结果患者有效率为92.6%；患者生活质量DLQI评分较对照组明显降低。[4]

4.盆腔炎

王敏运用保留灌肠联合薏苡附子败酱散加味治疗慢性盆腔炎40例，中药口服药物基础组成：薏苡仁45g，制附子3g，败酱草30g，牡丹皮10g，桃仁10g，冬瓜子15g，红藤15g，土茯苓15g，生甘草6g，上述药物水煎500mL分早晚2次服用，日1剂。以4周为1个疗程，疗程结束后评价临床疗效。有效率（97.5%）明显高于对照组（80.0%）；患者腰痛、腹痛、白带异常及月经过多等症状积分均较治疗前明显降低，较对照组降低明显。[5]

5.宫外孕

沈关桢运用薏苡附子败酱散治疗宫外孕包块属瘀热互结少腹33例，基础处方为：红藤20g，败酱草15g，蒲公英15g，白花蛇舌草15g，生地黄15g，炒黄柏10g，薏苡仁15g，冬瓜子30g，淡附片6g。每日1剂，水煎，分2次服。所有患者均服用薏苡附子败酱散加减治疗，2月内痊愈率（包块完全消除）达93.9%。[6]

6.慢性前列腺炎

刘佳瑞运用薏苡附子败酱散合桂枝茯苓丸治疗湿热瘀滞型慢性前列腺炎40例。基础处方为：桃仁11g，赤芍16g，牡丹皮10g，茯苓12g，桂枝6g，红藤18g，败酱草28g，生薏苡仁29g，黄芪31g。结果：治疗组治愈率31.67%，总有效率88.34%，治疗组高于对照组。[7]

（二）实验研究

1.对肠道微生物的影响

陈玲玲探讨薏苡附子败酱散对糖尿病小鼠的治疗效果及对炎症因子和肠道菌群的影响的研究，与西药他汀组相比较，薏苡附子败酱散能够增加乳酸杆菌和双歧杆菌的数量，降低 LPS 和 IL-6 的水平，改善糖尿病小鼠的糖脂代谢，发挥治疗糖尿病的作用。[8]

2.抗氧化应激反应

方静探讨薏苡附子败酱散治疗溃疡性结肠炎在抗氧化应激信号通路方面的作用机制，研究发现薏苡附子败酱散能够上调 Nrf2 及其下游抗氧化蛋白 HO-1 的表达，增加 Nrf2 mRNA 表达，对溃疡性结肠炎有治疗作用。[9]

3.抗肝癌细胞SMMC-7721有效组分配伍研究

宋珊珊等通过均匀设计方法筛选出薏苡附子败酱散方有效组分抗肝癌细胞 SMMC-7721 有效组分最佳配伍比例为：败酱草总皂苷 - 薏苡仁挥发油 - 败酱草总黄酮 - 附子总生物碱＝0.40：2.06：1.06：1.70。最佳配伍对肝癌细胞 SMMC-7721 的 IC_{50} 值比对人正常肝细胞 L-02 显著降低；与空白对照组比较，各组分单用组及最佳配伍组作用于肝癌细胞 SMMC-7721 后，细胞凋亡率均增加；细胞分裂周期 G_0/G_1 期、S 期比例升高，G_2/M 期比例降低。最佳配伍组作用优于各有效组分单用组。结论：通过本实验筛选出的薏苡附子败酱散方有效成分最佳配伍对肝癌细胞 SMMC-7721 有明显的增殖抑制作用，为该方的进一步研发奠定了基础。[10]

4.提取工艺研究

周政等采用正交试验法，以薏苡仁油的提取率为评价指标，以原儿茶酸、绿原酸、苯甲酰新乌头原碱的转移率为评价指标，优选薏苡仁最佳提取工艺为：加 4 倍量无水乙醇，超声提取 3 次，每次 20min。附子和败酱草最佳提取工艺为：提取 2 次，即第 1 次附子加 10 倍量水煎煮 1.0h，然后加入败酱草，共同煎煮 45min；第 2 次药渣加 8 倍量水，再煎煮 30min。[11]

三、类方鉴析

大黄牡丹汤（《金匮要略·疮痈肠痈浸淫病脉证并治》）

（1）组成：大黄四两，牡丹皮一两，桃仁五十个，冬瓜子半升，芒硝三两。

（2）功用：泄热破结，散结消肿。[12]

（3）主治：肠痈初起，湿热瘀滞证。证见右下腹肿痞，疼痛拒按，按之痛如淋，小便自调，时时发热，自汗恶寒，或右足屈而不伸，苔黄腻，脉滑数。[12]

（4）鉴析：本方与大黄牡丹汤均为《金匮要略》治疗肠痈的有效名方，但二者的区别在于本方以祛湿清热、排脓消痈之薏苡仁、败酱草与辛温大热之附子配伍组方，旨在祛湿、清热、温散同用，功专消痈排脓、温阳散结。大黄牡丹汤以寒性泻下药大黄、芒硝与凉血活血药牡丹皮、桃仁，以及除湿清热、排脓散结药瓜子（冬瓜子）配伍组方，旨在攻下泄热与破瘀散结同用，是以泄热破瘀为主，用于肠痈初起，湿热瘀滞于肠，稍有发热及恶寒，舌质暗红，舌苔薄腻而黄，脉弦紧，证属湿热瘀滞，结于肠腑者。[12]

附：原文与方论

【原文】

肠痈之为病，其身甲错，腹皮急，按之濡，如肿状，腹无积聚，身无热，脉数，此为肠内有痈脓，薏苡附子败酱散主之。

薏苡附子败酱散方

薏苡仁十分，附子二分，败酱五分

右三味，杵为末，取方寸匕，以水二升煎减半，顿服，小便当下。

【方论】

1.元·赵以德

"血积于内，然后错甲于外，经所言也……虽其患在肠胃间，究非腹有积聚也。外无热而见数脉者，其为痈脓在里可知矣。然大肠与肺相表里，腑病而或上移于脏，正可虞也，故以保肺而下走者，使不上乘。附子辛散，以逐结；败酱苦寒，以祛毒而排脓，务令脓化为水，仍从水道而出，将血病解而气亦开，抑何神乎？"（《金匮玉函经二注》卷十八）[13]

2.清·徐彬

"肠痈之病毒在肠，肠属阳明，阳明主肌肉，故其身甲错。腹为肠之腑，故腹皮急，热毒之气上鼓也；气非有形，故按之濡。然皮之急虽如肿状，而实无积聚也。病不在表，故身无热，热虽无而脉数。痈为血病，脉主血也，故曰此为肠痈。薏苡寒能除热，兼下气胜湿，利肠胃，破毒肿，故以为君；败酱善排脓破血，利结热毒气，故以为臣；附子导热行结，故为反佐。"（《金匮要略论注》）[14]

3.清·魏念庭

"内热生痈，痈在肠间必矣，主之以薏苡附子败酱散。薏苡下气，则能泄脓；附子微用，意在直走肠中，屈曲之处可达；加以败酱之酸寒以清积热。服后以小便下为度者，小便者，气化也，气通则脓结者可开，滞者可行，而大便必泄污秽脓血，肠痈可已矣。顿服者，取其快捷之力也。"（《金匮要略本义》卷中）[15]

4.清·尤怡

"甲错、肌皮干起，如鳞甲之交错，由营滞于中，故血燥于外也。腹皮急，按之濡，气虽外鼓而病不在皮间也。积聚为肿胀之根，脉数为身热之候。今腹如肿状而中无积聚，身不发热而脉反见数，非肠内有痈，营郁成热而何？薏苡破毒肿，利肠胃为君；败酱一名苦菜，治暴热火疮，排脓破血为臣；附子则假其辛热，以行瘀滞之气尔。"（《金匮要略心典》）[16]

5.清·王子接

"小肠痈，仲景详言腹无积聚，昭然是气结而成，奈诸家以方中附子为据，纷纷注释是小肠寒冷凝结成痈，抑何荒谬若此，余因悬内照之鉴以明之。盖心气抑郁不舒，则气结于小肠之头，阻传道之去路，而为痈肿，即《内经》所谓脏不容邪，则还之于腑也。故仲景重用薏苡开通心气，荣养心境，佐以败酱化脓为水，使以附子一开手太阳小肠之结，一化足太阳膀胱之气，务令所化之毒，仍从水道而出。精微之奥，岂庸浅者所能推测耶？"（《绛雪园古方选注》）[17]

参考文献

[1] 李冀.方剂学[M].北京：中国中医药出版社，2012.

[2] 卫建强，闫卫军，宁桂兰，等.薏苡附子败酱散灌肠治疗肛窦炎120例[J].光明中医，2013,28（5）：957-958.

[3] 邱庐山，张双喜，王维琼，等.薏苡附子败酱散保留灌肠治疗溃疡性结肠炎临床效果观察[J].内蒙古中医药，2018，37（12）：27-28.

[4] 王蓓.薏苡附子败酱散合三仁汤化裁治疗湿热瘀结证痤疮68例[J].环球中医药，2018，11（07）：1141-1144.

[5] 王敏，冯兰兰，韩春霞.薏苡附子败酱散加味联合中药灌肠治疗慢性盆腔炎临床研究[J].河南中医，2014，34（12）：2300-2301.

[6] 沈关桢，吴展，林春兰.薏苡附子败酱散加减治疗宫外孕包块66例[J].中西医结合实用临床急救，1998（07）：35.

[7] 刘佳瑞，刘姝媛.薏苡附子败酱散合桂枝茯苓丸治疗湿热瘀阻型慢性前列腺炎的效果观察[J].临床医药文献电子杂志，2018，5（37）：165-166.

[8] 陈玲玲，张思为，李董平，等.薏苡附子败酱散对糖尿病小鼠炎症因子及肠道菌群的影响[J].陕西中医，2018，39（4）：415-418.

[9] 方静，陈江，彭君伟，等.基于Nrf2通路探讨薏苡附子败酱散治疗溃疡性结肠炎的作用机制[J].中国实验方剂学杂志，2018，24（13）：85-92.

[10] 宋珊珊，包永睿，赵焕君，等.薏苡附子败酱散方抗肝癌细胞SMMC-7721有效成分配伍研究[J].中南药学，2018，16（02）：161-166.

[11] 周政，刘丽萍，刘海涛，等.正交试验优选薏苡附子败酱散提取工艺[J].中药材，2016，39（04）：829-832.

[12] 于海艳，黄秀深，叶俏波，等.大黄牡丹汤的临床新用及研究进展[J].湖南中医杂志，2017，33（9）：211-213.

[13] 赵以德，周扬俊.金匮玉函经二注[M].北京：人民卫生出版社，1990：311-312.

[14] 徐忠可.金匮要略论注[M].北京：人民卫生出版社，1993：285.

[15] 魏荔彤.金匮要略方论本义[M].北京：人民卫生出版社，1997：255.

[16] 尤在泾.金匮要略心典[M].上海：上海人民出版社，1975：136.

[17] 王子接.绛雪园古方选注[M].北京：中国中医药出版社，1993：153-154.

薏苡附子散（《金匮要略》）

薏苡附子散，原出《金匮要略·胸痹心痛短气病脉证治》，为中医著名的温化水湿剂，多用于治疗阳虚寒湿胸痹证，症见胸痛时缓时急，急则剧烈疼痛，胸痛彻背，甚则口唇发紫等。现代临床常用于治疗胸痹、哮喘、坐骨神经痛、肩周炎等属寒凝积滞者。因本方性辛温燥湿，故阴虚、痰热盛者禁用此方。

一、传统应用

【**药物组成**】薏苡仁45g，大附子（炮）80g。[1]

【**功效主治**】温阳除湿，通痹缓急。用于治疗阳虚寒湿胸痹证，症见胸痛时缓时急，急则剧烈疼痛，胸痛彻背，甚则口唇发紫，手足不温，汗自出，舌淡暗苔白滑，脉弦或紧。[1]

【**服用方法**】散剂，每服5g。

【**加减化裁**】本方临证可根据病情调整附子用量，若阳虚甚者，加桂枝；气虚者，加党参、黄芪；湿邪甚者，加橘皮、半夏、茯苓；痰浊甚者，加瓜蒌、薤白；心血瘀阻者，加丹参、赤芍、川芎、三七。[2]

二、现代研究

（一）临床应用

1.胸痹

王庆昌运用薏苡附子散加味治疗胸痹62例，以薏苡附子散为主方加味，基本方剂组成：薏苡仁50g，附子20g（先煎），进行辨证加味治疗，每日1剂，连续煎煮3次，混合后分2次服，一般服药3～5剂后，西药可减量或停服，显效42例，占67.7%；好转15例，占24.2%；无效5例，占8%，总有效率为92%，经对大部分显效及好转的病例进行追访，疗效稳定，其疗程最短2个月，最长1年。[3]

2.哮喘

于宗学运用薏苡附子散治疗哮喘发作期60例，采用薏苡附子散治疗，每8h一次，每次2g（6岁以下减半），10天为1个疗程，服用1个疗程，定期门诊复查，随访1年，1个疗程后作疗效统计，治疗期间停用其他中西药物，60例中临床治愈24例（40.0%），好转32例（53.33%），无效4例（6.67%），有效率93.33%。[4]

3.坐骨神经痛

程广里运用薏苡附子散合芍药甘草汤加味治疗坐骨神经痛23例，基本方剂组成：薏苡仁60～90g，制附子（先煎）10～30g，赤芍20～40g，炙甘草10～30g，党参15～30g，当归10～20g，鸡血藤12g，秦艽12～18g，海风藤10g，川牛膝10g，每日一剂，水煎，分早晚服，痊愈者（症状消失并观察1年以上未复发）15例，显效者（症状消失，观察半年至1年又复发，但经再次治疗仍可消失者）7例，无效者（症状无改善）1例，痊愈的15例中，平均治愈天数为10.5天。[5]

4.肩周炎

易显慧运用薏苡附子散加味合黄芪桂枝五物汤治疗肩周炎30例，基本方剂组成：黄芪50g，桂枝、桑枝各20g，白芍、薏苡仁、制附片（先煎）各30g，大枣、牛膝各15g，生姜6g，乳香12～15g，每日1剂，水煎，日服3次，痊愈者21例，显效者6例，无效者3例。[6]

（二）实验研究

暂无

三、类方鉴析

1.乌头赤石脂丸（《金匮要略·胸痹心痛短气病脉证治》）

（1）组成：蜀椒一两，炮乌头一分，炮附子半两，干姜一两，赤石脂一两。[1]

（2）功用：温阳逐寒，止痛救逆。[1]

（3）主治：阴寒痼结胸痹证。心痛彻背，背痛彻心，伴四肢厥冷，面色青白，冷汗出，舌淡胖紫暗苔白，脉沉紧或微细欲绝。[1]

（4）鉴析：乌头赤石脂丸与薏苡附子散均有温阳散寒之功，均可治疗阳虚阴寒胸痹证。但薏苡附子散所主胸痹证证机是阳虚寒湿，重在阳虚，适用于阳虚寒湿胸痹证，证以胸痛时缓时急、畏寒、汗出为特点；而乌头赤石脂丸所主胸痹证证机是寒凝脉阻，重在寒凝脉阻，适用于阴寒痼结胸痹证，证以心痛彻背、背痛彻心为要点。[1]

2.薏苡附子败酱散（《金匮要略·疮痈肠痈浸淫病脉证并治》）

（1）组成：薏苡仁10分，附子2分，败酱5分。

（2）功用：利湿排脓，温阳散结。

（3）主治：肠痈内已成脓，身无热，肌肤甲错，腹皮急，如肿状，按之软，脉数。

（4）鉴析：胸痹病突见左侧胸部、心前区剧烈绞痛如刺，并骤发口眼、四肢抽搐，当是"胸痹缓急"证的辨证要点，是应用薏苡附子散的主要指征；本方加败酱，名薏苡附子败酱散，治肠痈脓成者，意在排脓，但亦有缓急止痛作用。[7]

附：原文与方论

【原文】

胸痹，缓急者，薏苡附子散主之。

薏苡仁十五两，大附子十枚（炮）。

上二味，杵为散，服方寸匕，日三服。

【方论】

1.林盛进

薏苡附子散证之病理，为寒湿胸痹也。其言缓急者，盖湿痹之为痛，平时痛缓，遇寒则痛急，故谓之缓急。以天气寒冷，则血运更为不畅，故方用附子强心促血运，苡仁健脾利痰湿，且为散服之，乃病不可急攻，缓而进之之意。(《经方直解》)[8]

2.清·程林

寒邪客于上焦则痛急，痛急则神归之，神归之则气聚，气聚则寒邪散，寒邪散则痛缓，此胸痹之所以有缓急者，亦心痛去来之义也。薏苡仁以除痹下气，大附子以温中散寒。(《金匮要略直解》)[9]

3.李今庸

本条叙证简略，既云胸痹，可知应有喘息咳唾，胸背疼痛，或心痛彻背等症。仲景对附子的用法是：凡亡阳急证，需温经回阳的，多用生附子；用以止痛的，多用炮附子。对发作性疼痛，证属沉寒痼冷，病急而有肢冷汗出的，则用乌头。因乌头止痛作用比附子更强，如《腹满寒疝篇》的大乌头煎、乌头桂枝汤，皆为此等证候而设。本证由胸痛一时发作，尚未到肢冷汗出的程度，故不用乌头而用炮附子。据《本经》记载，薏苡仁有缓解筋脉拘挛的作用；与附子合用，则有缓解疼痛之效。因为痛势急迫，故用散剂，取其药力厚而收效速。(《李今庸金匮要略释义》)[10]

4.清·朱光被

按缓急是病气之为缓为急。盖湿性濡滞，其气缓；寒性劲切，其气急也。时缓时急，循环无端，缓则百体懈弛，急则四肢拘急，其胸中痹痛之象有如此者，此元阳亏而为寒湿所痹故也。药用薏苡去湿，附子散寒，阴邪退听，阳运不失其常度矣。(《金匮要略正义》)[11]

5.民国·曹颖甫

胸痹缓急，仲师以薏苡附子散为主治之方。薏苡祛湿，附子散寒，此固尽人能言之，但"缓急"二字，毕竟当作何解，病状未知而妄议方治，恐亦误人不浅也。盖胸为太阳出入之道路，湿痹则痛，平时痛缓，遇寒则痛急，故谓之缓急，方用薏苡以祛湿，大附子以散寒，欲药力之厚，故散而服之，病不可以急攻，故缓而进之。方中薏苡用至十五两，大附子十枚，以今权量计，大附子每枚当得一两半，则十枚亦得十五两矣，谁谓古今权量之不同耶。（《金匮发微》）[12]

参考文献

[1] 胡久略.方剂学.北京：中医古籍出版社，2009.

[2] 张建荣.经方观止.中国中医药出版社，2016.

[3] 王庆昌.薏苡附子散加味治疗胸痹62例[J].国医论坛，1993（06）：17.

[4] 于宗学，胡东明，李强.薏苡附子散治疗哮喘发作期临床观察[J].光明中医，2011，26（11）：2228-2229.

[5] 程广里.薏苡附子散合芍药甘草汤加味治疗坐骨神经痛23例[J].中医杂志，1982（07）：45，68.

[6] 易显慧.黄芪桂枝五物汤合薏苡附子散加味治疗肩周炎30例[J].四川中医，1996（07）：33.

[7] 李克光，等.金匮要略译释[M].上海：上海科学技术出版社，1993：277.

[8] 林盛进.经方直解.2版.北京：中国中医药出版社，2016.

[9] 程林.金匮要略直解.谢世平，李志毅，陈晓辉，李丹校注.北京：中国中医药出版社，2015.

[10] 李今庸.金匮要略释义.北京：中国中医药出版社，2015.

[11] 朱光被.金匮要略正义.北京：中国中医药出版社，2015.

[12] 曹家达.金匮发微[M].福州：福建科学技术出版社，2007：106.

茵陈蒿汤（《伤寒论》《金匮要略》）

茵陈蒿汤，原出《伤寒论·辨阳明病脉证并治》，亦见于《金匮要略·黄疸病脉证并治》等篇。具有清热利湿退黄之功效。多用于治疗黄疸阳黄证，症见头汗出、身无汗、剂颈而还、小便不利、渴引水浆、身黄如橘子色、腹微满等。现代临床常用于治疗病毒性肝炎、急性黄疸性肝炎、淤胆型肝炎、高胆红素血症、胆囊炎、慢性乙型肝炎、寻常性痤疮、胆石症、胆石症术后、胆道感染、肝脓肿等湿热发黄证。因其苦寒通利，故孕妇及虚寒病者忌用。

一、传统应用

【药物组成】茵陈18g，栀子12g，大黄6g。

【功效主治】清热利湿退黄。用于黄疸阳黄证，症见一身面目俱黄，黄色鲜明，发热，无汗或但头汗出，口渴欲饮，恶心呕吐，腹微满，小便短赤，大便不爽或秘结，舌红苔黄腻，脉沉数或滑数有力。[1]

【服用方法】水煎服，日1剂，分2～3次温服。[1]

【加减化裁】两胁疼痛者，加柴胡10g、郁金15g、川楝子12g；恶心欲吐者，加橘皮10g、竹茹10g；热毒较盛者，加蒲公英15g、金钱草20g、白花蛇舌草20g；如有结石者，加鸡内金8g、金钱草20g、海金沙20g、王不留行15g。[2]

二、现代研究

（一）临床应用

1.急性黄疸性肝炎

邵靓杰运用茵陈蒿汤加减治疗急性黄疸性肝炎39例，基础组方为：茵陈15g，栀子10g，大黄6g，茯苓15g，车前子15g，丹参15g，赤芍15g，厚朴10g，甘草4g，每日1剂，分2～3次温服。治疗7天后，有效率（92.31%）高于对照组（76.92%）；治疗后ALT、AST及总胆红素（TBIL）改善更为明显。[3]

2.淤胆型肝炎

王继海等运用加味茵陈蒿汤治疗急性病毒性淤胆型肝炎30例，基础组方为：茵陈30g，栀子15g，大黄10g，赤芍90～120g，每日1剂，分2次温服。治疗30天后，治疗组治愈14例，显效10例，有效4例，无效2例，总有效率（93.3%）明显高于对照组（80%）。[4]

3.高胆红素血症

郭玉兰运用茵陈蒿汤加减治疗新生儿高胆红素血症60例，基础组方为：茵陈15g，车前草15g，大叶金钱草20g，金银花20g，黄芪20g，郁金10g，甘草10g，每日1剂，分3次温服。治疗8周后，血清总胆红素、直接胆红素以及间接胆红素的水平改善均优于治疗前，且优于对照组。治疗后总有效率（91.67%）优于对照组的（75.00%）。[5]

4.胆囊炎

彭洪亮运用茵陈蒿汤加减治疗肝胆湿热型慢性胆囊炎患者30例，基础组方为：大黄10g，栀子12g，茵陈10g，每日1剂，分2次温服。治疗30天后，患者治疗总有效率（93.33%）明显高于对照组患者（70.00%），观察组患者肝功能改善状况明显优于对照组患者，患者药物不良反应发生率（2.67%）明显低于对照组（16.67%）。[6]

5.慢性乙型肝炎

刘海艳运用茵陈蒿汤加减治疗肝胆湿热型慢性乙型肝炎40例，基础组方为：茵陈30g，大黄20g，栀子20g，败酱草30g，金钱草20g，白茅根30g，黄柏20g，龙胆20g，郁金20g，甘草20g，每日1剂，分2次温服。治疗3个月后，临床总有效率为87.5%，优于对照组75.0%。[7]

6.寻常性痤疮

胡艳阁运用茵陈蒿汤加减治疗寻常性痤疮46例，基础组方为：甘草6g，皂角刺30g，金银花15g，黄芩9g，栀子9g，大黄9g，茵陈20g，每日1剂，早晚各1次。治疗4周后，治疗总有效率明显高于对照组，治疗后，全部患者皮损积分明显低于治疗前，皮损积分明显低于对照组。[8]

（二）实验研究

1.抗肝纤维化作用

曹红燕等通过茵陈蒿汤可以显著抑制DMN诱导大鼠肝纤维化形成，其机制可能是调控了KCs，抑制相关炎症因子的释放，同时可能参与调控MAPK通路，从而达到抗肝纤维化的作用。[9]王永宏等[10]采用茵陈蒿汤可以降低肝组织羟脯氨酸含量，改变大鼠肝组织中氨基酸代谢谱，可以显著逆转二甲基亚硝胺诱导所致大鼠肝纤维化的作用。

2.保护胰腺组织作用

魏国丽等采用茵陈蒿汤干预急性胰腺炎（AP）小鼠，发现干预后血性腹水显著减少，各时间点胰腺炎症病变明显改善，出血坏死灶较前明显吸收，仅有充血水肿，无红细胞漏出，伴有少量的中性粒细胞浸润。茵陈蒿汤能减轻AP模型胰腺组织的炎症病理改变，对胰腺组织结构有一定保护作用。[11]

3.调节血糖作用

潘竞锵等采用茵陈蒿汤对正常和多种糖尿病模型动物进行干预，采用茵陈蒿汤既能明显降低正常小鼠的空腹血糖（FBG），还能降低四氧嘧啶性糖尿病大、小鼠的FBG，该方有磺脲类和双胍类降糖药的降糖特性。[12]

4.抗肿瘤作用

华永庆等观察茵陈蒿汤细胞膜固相化色谱法特异性结合成分对肿瘤细胞的影响。其中采用MTT法测定不同浓度的细胞膜固相色谱法，得到的与肝细胞特异性结合的活性成分对SMMC-7721人肝癌细胞及A549人肺癌细胞活力的影响，观察茵陈蒿汤对癌细胞增殖的影响。结果发现茵陈蒿汤含有抗肿瘤作用的活性成分，对癌细胞增殖有抑制作用。[13]

三、类方鉴析

1.栀子柏皮汤（《伤寒论·辨阳明病脉证并治》）

（1）组成：栀子十五枚，炙甘草一两，黄柏二两。

（2）功用：清热利湿。

（3）主治：黄疸，热重于湿证。身热，发黄，心烦懊恼，口渴，苔黄。

（4）鉴别：茵陈蒿汤、栀子柏皮汤均主治阳黄，均因湿热内蕴所致。其中茵陈蒿汤以茵陈配栀子、大黄，清热利湿并重，宜于湿热俱盛之黄疸；栀子柏皮汤以栀子配伍黄柏，以清热为主，宜于湿热黄疸属热重于湿者。[1]

2.茵陈四逆汤（《伤寒微旨论》）

（1）组成：茵陈二两，甘草二两，干姜一两半，附子一个。

（2）功用：温里助阳，利湿退黄。

（3）主治：阴黄。晦暗，皮肤冷，背恶寒，手足不温，身体沉重，神倦食少，口不渴或渴喜冷饮，大便稀溏，舌淡苔白，脉紧细或沉细无力。

（4）鉴析：茵陈蒿汤与茵陈四逆汤均属茵陈蒿类方，均可用于湿蕴体内，不同的是茵陈蒿汤主治阳黄，常因湿热内蕴所致，以茵陈配栀子、大黄，清热利湿并重，宜于湿热俱盛之黄疸；而茵陈四逆汤以茵陈与干姜、附子配伍，借助二者温阳之力强化利湿退黄之功，宜于寒湿内阻之阴黄。[1]

附：原文与方论

【原文】

阳明病，发热、汗出者，此为热越，不能发黄也。但头汗出，身无汗，剂颈而还，小便不利，渴引水浆者，此为瘀热在里，身必发黄，茵陈蒿汤主之。

伤寒七八日，身黄如橘子色，小便不利，腹微满者，茵陈蒿汤主之。

谷疸之为病，寒热不食，食即头眩，心胸不安，久久发黄，为谷疸，茵陈蒿汤主之。

茵陈蒿汤方

茵陈蒿六两，栀子十四枚，大黄二两。

上三味，以水一斗二升，先煮茵陈，减六升，纳二味，煮取三升，去滓，分温三服。小便当利。尿如皂角汁状。色正赤。一宿腹减。黄从小便去也。

【方论】

1.清·吴谦

身黄，湿热之为病也，湿盛于热，则黄色晦；热盛于湿，则黄色明。如橘子色者，谓黄色明也。伤寒七八日，身黄色明，小便不利，其腹微满，此里热深也。故以茵陈蒿治疸病者为君，佐以大黄，使以栀子，令湿热从大小二便泻出，则身黄腹满自可除矣。（《医宗金鉴》）[14]

2.金·成无己

但头汗出，身无汗。剂颈而还者，热不得越也；小便不利，渴引水浆者，热甚于胃，津液内竭也；胃为土而色黄，胃为热蒸，则色夺于外，必发黄也。与茵陈汤，逐热退黄。（《注解伤寒论》）[15]

3.清·柯韵伯

阳明多汗，此为里实表虚，反无汗，是表里俱实矣。表实则发黄，里实则腹满。但头汗出，小便不利，与麻黄连翘证同。然彼属太阳，因误下而表邪未散，热虽里而未深，故口不渴、腹不满、小便不利、渴欲饮水，此瘀热在里，非汗吐所宜矣。身无汗，小便不利，不得用白虎；瘀热发黄，内无津液，不得用五苓。故制茵陈汤佐以栀子、承气之所不及也。但头汗，则身黄而面目不黄；若中风不得汗，则一身及面目悉黄。以见发黄是津液所生病。（《伤寒论注》）[15]

4.清·尤在泾

热越，热随汗而外越也。热越则邪不蓄而散，安能发黄哉？若但头汗出而身无汗，剂颈而还，则热不得外达；小便不利，则热不得下泄；而又渴饮水浆，则其热之蓄于内者方炽。而湿之引于外者无已，湿与热得，瘀郁不解，则必蒸发为黄矣。茵陈蒿汤苦寒通泄，使病从小便出也。（《伤寒贯珠集》）[15]

5.清·吴瑭

此纯苦急趋之方也。发黄外闭也，腹满内闭也，内外皆闭，其势不可缓，苦性最急，故以纯苦急趋下焦也。黄因热结，泻热者必泻小肠，小肠丙火，非苦不通。胜火者莫如水，茵陈得水之精；开郁莫如发陈，茵陈生发最速，高出众草，主治热结黄疸故以之为君。栀子通水源而利三焦，大黄除实热而减腹满，故以之

为佐也。(《温病条辨》)[16]

参考文献

[1] 李冀. 方剂学 [M]. 北京：中国中医药出版社，2012.

[2] 王崇佑. 端虚草堂 古方临证化裁 [M]. 上海：上海科学技术文献出版社，2015.

[3] 邵靓杰. 茵陈蒿汤治疗急性黄疸型肝炎78例 [J]. 中国中医急症，2012，21（03）：489.

[4] 王继海，黄育华. 加味茵陈蒿汤治疗急性病毒性淤胆型肝炎临床观察 [J]. 湖北中医杂志，2013，35（08）：3-4.

[5] 郭玉兰，郦银芳，张莉. 茵陈汤辨治新生儿急性高胆红素血症的临床观察 [J]. 中国中医急症，2015，24（06）：1058-1060.

[6] 彭洪亮. 茵陈蒿汤治疗肝胆湿热型慢性胆囊炎的临床观察 [J]. 中医临床研究，2018，10（21）：51-52.

[7] 刘海艳. 茵陈蒿汤治疗肝胆湿热型慢性乙型肝炎的临床观察 [J]. 光明中医，2018（18）：2698-2699.

[8] 胡艳阁. 茵陈蒿汤加减治疗寻常性痤疮46例 [J]. 中医临床研究，2017，9（16）：96-98.

[9] 曹红燕，边艳琴，武超，等. 基于方证相关探讨茵陈蒿汤调控库普弗细胞功能及MAPK通路抗肝纤维化的作用机制 [J]. 世界中医药，2015，10（02）：162-168，173.

[10] 王永宏，赵晨曦，陈本美，等. 茵陈蒿汤对二甲基亚硝胺诱导大鼠肝纤维化的逆转作用 [J]. 中国中药杂志，2014，39（8）：1473-1478.

[11] 魏国丽，郑学宝，刘强，等. 茵陈蒿汤对急性胰腺炎小鼠胰腺组织病理影响的研究 [J]. 中国实验诊断学，2011，15（01）：35-37.

[12] 潘竞锵，韩超，刘惠纯，等. 茵陈蒿汤对正常和多种糖尿病模型动物血糖的影响 [J]. 中药材，2001，24（2）：128-131.

[13] 华永庆，洪敏，陈文星，等. 茵陈蒿汤肝细胞结合成分对肿瘤细胞的影响 [J]. 中药药理与临床，2010，26（6）：1-2.

[14] 吴谦. 医宗金鉴：第1分册 [M]. 北京：人民卫生出版社，1963：160

[15] 尤在泾. 伤寒贯珠集 [M]. 北京：中国中医药出版社，2008：130.

[16] 吴瑭. 温病条辨 [M]. 北京：中国医药科技出版社，2013：27.

茵陈五苓散（《金匮要略》）

茵陈五苓散，原出《金匮要略·黄疸病脉证并治》，为中医著名的清热利湿剂，多用于治疗湿热内蕴证，症见身黄、目黄、小便黄少、色泽鲜明如橘子色等。现代临床常用于治疗高脂血症、肝硬化腹水、病毒性肝炎、高胆红素血症、非酒精性脂肪肝、高血压等属湿热内蕴，湿重于热者。因本方重在清热利湿，故肝胆寒湿发黄者禁用此方。

一、传统应用

【药物组成】茵陈4g，五苓散2g。[1]

【功效主治】利湿退黄。[1]用于治疗湿热内蕴，湿重于热证，症见身黄，目黄，小便黄少，色泽鲜明如橘子色，形寒发热，肢体困倦，腹满，食欲不振，口不渴，小便短少或不利，便溏，舌淡苔白腻，脉浮缓或沉迟。[2]

【服用方法】散剂，每服6g。[1]

【加减化裁】湿重难化者，可加藿香、佩兰、豆蔻等芳香化浊；湿热交蒸较甚，可加栀子柏皮汤增强清热利湿之功；若兼呕逆者，宜酌加半夏、陈皮降逆止呕；若兼食滞不化，而大便尚通者，加枳实、神曲等消食和胃。[2]

二、现代研究

（一）临床应用

1.高脂血症

康兴霞运用茵陈五苓散加味治疗高脂血症30例，基本方剂组成：茵陈30g，泽泻、猪苓各9g，桂枝6g，白术、山楂各10g，茯苓、丹参各15g，每日1剂，水煎2次分服，以4周为1个疗程，显效17例，有效9例，无效4例，总有效率为86.67%。[3]

2.肝硬化腹水

杨令国运用茵陈五苓散加味治疗肝硬化腹水42例，基本方剂组成：茵陈30g，猪苓20g，茯苓15g，泽泻15g，白术20g，桂枝10g，每日1剂煎服，30天为1个疗程，酌用1～2个疗程，治愈好转率90.5%。[4]

3.病毒性肝炎高胆红素血症

郁冠亚运用茵陈五苓散加味治病毒性肝炎高胆红素血症75例，基本方剂组成：茵陈20～30g，白术10～20g，泽泻10～20g，猪苓10～20g，茯苓10～20g，桂枝5～8g，红藤20～30g，泽兰10～20g，赤芍20～30g，秦艽10～15g，丹参10～20g。每日1剂，水煎，早晚各1服，14天为1疗程，服上方1疗程血清胆红素降至正常者60例，2疗程降至正常者9例，3疗程降至正常者4例，无效2例。[5]

4.非酒精性脂肪肝

刘晓琳运用茵陈五苓散治疗非酒精性脂肪肝50例，基本方剂组成：茵陈20g，泽泻15g，茯苓、白术、猪苓各10g，桂枝6g。水煎服，每日1剂，每次130ml，早晚2次分服，治愈25人，好转20人，无效5人。[6]

5.高血压

罗万英运用茵陈五苓散加减治疗高血压102例，在采用继续服西药同时，配合中药，基本方剂组成：茵陈10g，白术15g，云茯苓15g，泽泻30g，桂枝6g，丹参20g，夏枯草10g，草决明10g，山药15g，半夏10g，甘草6g，焦山楂20g，水煎服，每日1剂，102例中，显效33例，有效56例，无效13例，总有效率87.3%。[7]

（二）实验研究

1.降低血脂

喻嵘研究茵陈五苓散对高脂蛋白血症及其脂质过氧化影响的实验，发现茵陈五苓散预防及治疗给药均能明显抑制高脂模型大鼠血清总胆固醇（Tch）、三酰甘油（TG）、低密度脂蛋白胆固醇（LDL-C）含量及低密度脂蛋白胆固醇/高密度脂蛋白胆固醇（LDL-C/HDL-C）比值的升高。此外，本方还具有显著的抗氧化作用，能使血浆丙二醛（MDA）含量降低、全血谷胱苷肽过氧化物酶（GSH-Px）活性增强。[8]

2.抗变态反应

金亚宏研究显示茵陈五苓散具有明显的抗变态反应作用，对组胺引起的皮肤血管通透性增强有较强的抑制作用，并对被动皮肤变态反应有抑制作用。研究表明，茵陈五苓散对过敏性休克无明显对抗作用。提示该方对轻、中度变态反应有一定的对抗作用。[9]

3.免疫性肝损伤保护作用

马小娟研究加味茵陈五苓散对免疫性肝损伤的保护作用，发现其能显著降低BCG/LPS免疫性肝损伤小鼠血清中升高的ALT、AST水平；对肝脾重量的增大有显著的抑制作用；组织病理检查结果显示本品中、高剂量可减轻肝组织坏死范围及程度，减少炎症细胞浸润，有明显的保肝作用。同时发现中剂量药物可显著降低肝匀浆中升高的MDA水平，提高肝匀浆超氧化物歧化酶（SOD）水平，显著降低血清中升高的NO含量和肿瘤坏死因子α（TNF-α）的含量。[10]

4.降低尿酸作用

黄海观测加味茵陈五苓散对高尿酸血症大鼠血尿酸、黄嘌呤氧化酶水平的作用，发现加味茵陈五苓散大、中剂量均能降低高尿酸血症大鼠血清中尿酸水平，加味茵陈五苓散中剂量能降低高尿酸血症大鼠血清中黄嘌呤氧化酶水平，认为加味茵陈五苓散具有防治高尿酸血症的作用。[11]

三、类方鉴析

1.茵陈蒿汤（《伤寒论·辨阳明病脉证并治》）[1]

（1）组成：茵陈六两，栀子十四枚，大黄（去皮）二两。

（2）功用：清热，利湿，退黄。[1]

（3）主治：湿热黄疸。一身面目俱黄，黄色鲜明，发热，无汗或但头汗出，口渴欲饮，恶心呕吐，腹微满，小便短赤，大便不爽或秘结，舌红苔黄腻，脉沉数或滑数有力。[1]

（4）鉴析：茵陈五苓散、茵陈蒿汤均以口渴、尿少、黄疸作为投药指征。但茵陈蒿汤证有便秘，其黄疸亦鲜明，属黄疸中偏热型，茵陈五苓散证偏湿型，以资区别。[12]

2.五苓散（《伤寒论·痰饮咳嗽病脉证并治》）

（1）组成：泽泻一两一分，猪苓三分，茯苓三分，白术三分，桂枝二分。[1]

（2）功用：利水渗湿，温阳化气。[1]

（3）主治：膀胱气化不利之蓄水证。小便不利，头痛微热，烦渴欲饮，甚则水入即吐；或脐下动悸，吐涎沫而头目眩晕；或短气而咳；或水肿、泄泻。舌苔白，脉浮或浮数。[1]

（4）鉴析：茵陈五苓散证、五苓散证均以口渴、小便不利作为主症。但茵陈五苓散证有黄疸，即或没有黄疸，其小便也短赤，以资区别。[12]

附：原文与方论

【原文】

黄疸病，茵陈五苓散主之。

茵陈蒿末十分，五苓散五分。

上二味和，先食饮方寸匕，日三服。

【方论】

1.明·吴昆

茵陈，黄家神良之品也，故诸方多用之；猪苓、泽泻、茯苓、白术味平而淡，故可以导利小水；官桂之加，取有辛热，能引诸药直达热邪蓄积之处。（《医方考》）[13]

2.清·喻昌

湿热郁蒸于内，必先燥其肺气，以故小水不行。五苓散开腠理，致津液，通血气，且有润燥之功，而合茵陈之辛凉，清理肺燥。肺金一润，其气清肃下行，膀胱之壅热立通，小便利而黄去矣。(《医门法律》)[14]

3.清·罗美

治酒积黄疸，盖土虚则受湿，湿热乘脾，黄色乃见。茵陈专理湿热，发黄者所必用也；佐以五苓，旺中州，利膀胱；桂为向导，直达热所，无不克矣。(《古今名医汇萃》)[14]

4.清·沈明宗

此黄疸小便闭塞，气分实证通治之方也。胃中湿热相蒸则一，但有气血风寒之分，故后人有阴黄阳黄之别。盖吸为水谷之海，营卫之源，风入胃家气分，风湿相蒸，是为阳黄；湿热流于膀胱，气郁不化，则小便不利。当用五苓散宣通表里之邪，茵陈开郁而清湿热，则黄自退矣。(《金匮要略编注》)。[15]

参考文献

[1] 邓中甲.方剂学[M].北京：中国中医药出版社，2003.

[2] 杨殿兴，邓宜恩，冯兴奎，等.金匮要略读本.北京：化学工业出版社，2006.

[3] 康兴霞.茵陈五苓散加味治疗高脂血症30例——附西药烟酸肌醇酯片治疗30例对照[J].浙江中医杂志，2000，35（01）：15.

[4] 杨令国，闵建荣，刘蕾.茵陈五苓散加味治疗肝硬化腹水42例[J].实用中医内科杂志，2001，15（01）：37.

[5] 郁冠亚.茵陈五苓散加味治病毒性肝炎高胆红素血症75例[J].国医论坛，1995（03）：10.

[6] 刘晓琳，赵连皓.茵陈五苓散治疗非酒精性脂肪肝50例[J].陕西中医，2011，32（05）：520-521.

[7] 罗万英.茵陈五苓散加减治疗高血压102例[J].现代中医药，2002（04）：22.

[8] 喻嵘，吴勇军，周衡.茵陈五苓散对高脂蛋白血症及其脂质过氧化影响的实验研究[J].中医杂志，1997，38（02）：104-107，68.

[9] 金亚宏，曹秀芳，李兰芳，等.茵陈五苓散抗变态反应作用研究[J].中国实验方剂学杂志，1999，5（02）：51-52.

[10] 马小娟，颉东升，何国梁.加味茵陈五苓散对免疫性肝损伤保护作用及其机理研究[J].时珍国医国药，2009，20（09）：2315-2318.

[11] 黄海，高展翔，王红妹，等.加味茵陈五苓散对高尿酸血症大鼠黄嘌呤氧化酶活性的调节作用[J].福建中医学院学报，2010，20（04）：33-35.

[12] 谢炜，王福强，黄仕营.陈宝田教授经方临床应用.3版.广州：广东科技出版社，2014.

[13] 吴昆.医方考[M].北京：中国中医药出版社，2007.

[14] 罗美.古今名医汇萃[M].北京：中国古籍出版社，1993.

[15] 沈明宗.中国古医籍整理丛书 伤寒金匮 张仲景金匮要略编注[M].北京：中国中医药出版社，2015.

越婢汤（《金匮要略》）

越婢汤，原出《金匮要略·水气病脉证并治》，为中医著名的解表利湿剂，具有发汗利水之功效。多用于治疗风水夹热证，症见恶风、一身悉肿、脉浮不渴、续自汗出等。现代临床常用于治疗特发性水肿、过敏性紫癜肾炎、急性荨麻疹合并血管性水肿、外感高热等属风水热夹杂者。因本方发汗利水之力较强，故津液不足者慎用此方。

一、传统应用

【药物组成】麻黄18g，石膏24g，生姜9g，甘草6g，大枣5枚。[1]

【功效主治】发汗利水。[1]用于治疗风水夹热证，症见恶风，一身悉肿，脉浮不渴，续自汗出，无大热者。[2]

【服用方法】水煎服。[1]

【加减化裁】风寒偏盛，去石膏，加紫苏叶、桂枝、防风祛风散寒；风热偏盛，可加连翘、桔梗、板蓝根、鲜芦根，以清热利咽，解毒散结；若咳喘较甚，可加杏仁、前胡，以降气定喘；如见汗出恶风，卫阳已虚，则用防己黄芪汤加减，益气行水。[3]

二、现代研究

（一）临床应用

1.特发性水肿

运用越婢汤治疗特发性水肿81例，基本方剂组成：麻黄18g，石膏24g，生姜9g，甘草6g，大枣5枚。每天1剂，加水1200ml，先煎麻黄去上沫，后入诸药煎取600ml，每次服200ml，每天3次，隔4h温服1次，痊愈48例，显效21例，有效9例，无效3例。[4]

2.过敏性紫癜肾炎

刘鹏运用加味越婢汤配合激素治疗过敏性紫癜肾炎28例，基本方剂组成：麻黄5g、车前子3g、生石膏10g、党参12g、茯苓15g、白术10g、山药15g、莲子10g、小蓟20g、藕节10g及甘草10g等。水煎服，一日2次。治愈率82.3%，总有效率97%。[5]

3.急性荨麻疹合并血管性水肿

金超运用越脾汤合五苓散治疗急性荨麻疹合并血管性水肿9例，方用越婢汤合五苓散加味，基本方剂组成：麻黄、大枣、茯苓、生白术、桂枝、连翘、猪苓各10g，乌梅、泽泻各15g，生石膏30g，炙甘草6g。日1剂，分3次煎服。经治疗，结果4例服1～2剂而愈，3例服3剂而愈，2例服4剂而愈，多数在服药后1h内出现小便频频，一般服1剂后水肿即基本消退，身痒减轻，续进1～3剂而告愈。[6]

4.外感高热

韦大陆运用加味越婢汤合用安痛定治疗外感高热364例，基本方剂组成：麻黄9g（先煎去沫）、石膏18g（先煎）、连翘10g、知母10g、生地黄10g、黄芩10g、生姜3片、甘草3g、大枣15g。儿童及年老体弱者药量酌减，每日1剂，水煎服，每3～4h服药1次，服药后盖被取汗。显效者288例，占79.12%；有效者76例，占20.88%；无效0例，总有效率为100%。[7]

（二）实验研究

1.改善肾小球超微结构

任艳芸研究越婢汤对阿霉素肾病大鼠肾小球超微结构的实验，发现越婢汤使阿霉素肾病大鼠肾小球超微结构明显改善，足突计数明显增加，且排列相对整齐。说明越婢汤可改善急性肾炎（AN）大鼠肾小球超微结构，从而改善、修复肾小球电荷屏障。[8]

2.改善膀胱逼尿肌功能

蒋孟洁研究越婢汤对逼尿肌不稳定大鼠膀胱ICCs细胞及HCN通道表达的影响，发现越婢汤干预后大鼠膀胱ICCS细胞含量及HCN蛋白含量减少，说明越婢汤可以通过调节膀胱兴奋性表达来改善膀胱逼尿肌不稳定。[9]王卫涛研究越婢汤对逼尿肌不稳定大鼠膀胱Cajal间质细胞细胞增殖与凋亡的影响，发现越婢汤高中低组及缩泉丸组药物血清均可抑制Cajal细胞的增殖，且无诱导凋亡作用；越婢汤组随着药物浓度从低到高，抑制能力逐渐减弱，呈负相关。说明越婢汤可以通过调节膀胱兴奋性表达来改善膀胱逼尿肌不稳定。[10]

3.减轻肾小球足细胞损伤

韩世盛研究越婢汤治疗肾病综合征的作用，发现越婢汤血清尿素氮、尿酸、总胆固醇、三酰甘油、尿蛋白肌酐比下降，白蛋白上升，肾组织TRPC5、TRPC6 mRNA亦降低。说明越婢汤可能通过调控肾组织TRPC5及TRPC6表达，减轻足细胞损伤，从而改善肾病综合征的低蛋白、高血脂表现。[11]

三、类方鉴析

1.麻黄杏仁甘草石膏汤（《伤寒论》）

（1）组成：麻黄四两，杏仁五十个，炙甘草二两，石膏半斤。[1]

（2）功用：辛凉疏表，清肺平喘。[1]

（3）主治：外感风邪，邪热壅肺证。身热不解，咳逆气急，甚则鼻煽，口渴，有汗或无汗，舌苔薄白或黄，脉浮而数者。[1]

（4）鉴析：越婢汤与麻杏甘石汤所治之证皆有汗，俱用麻黄配石膏以清泄肺热。越婢汤证以一身悉肿为主，是水在肌表，故加大麻黄用量，并配生姜以发泄肌表之水湿；用枣、草益气健脾，意在培土制水；不喘，故去杏仁。麻杏甘石汤证以咳喘为主，是肺失宣降，故用麻黄配杏仁、甘草宣降肺气，止咳平喘。[1]

2.防己黄芪汤（《金匮要略·痉湿暍病脉证并治》）

（1）组成：防己一两，黄芪一两一分，甘草半两，炒白术七钱半。[1]

（2）功用：益气祛风，健脾利水。[1]

（3）主治：表虚不固之风水或风湿证。汗出恶风，身重微肿，或肢节疼痛，小便不利，舌淡苔白，脉浮。[1]

（4）鉴析：两方都可用治风水，而且都有汗出、恶风、脉浮等表证，但两方所治风水，其病机却有本质之不同。越婢汤证之汗出是续自汗出，为风从热化之象，而防己黄芪汤证之汗出则是由于表虚之故；越婢汤证在表之风邪较甚，故突出恶风在前，而防己黄芪汤证在表之风邪则已不甚，故恶风在汗出之后；越婢汤证是以一身悉肿为主，而防己黄芪汤证则是以身重为主。所以两方虽然都可用治风水，却有虚实之分和有无内热之差异，越婢汤是用治风水挟热之证，防己黄芪汤是用治风水表虚之证，因此，在临床运用时，两者必须严加鉴别，方能取得应有之疗效。[12]

附：原文与方论

【原文】

风水恶风，一身悉肿，脉浮，不渴，续自汗出，无大热，越婢汤主之。

麻黄六两，石膏半斤，生姜三两，甘草二两，大枣十五枚。

上五味，以水六升，先煮麻黄，去上沫，纳诸药，煮取三升，分温三服。

【方论】

1.清·高学山

是水、湿二候，轻易不得见汗，故有肿胀沉重等症。见汗，则风邪有欲散之机，故无大热也。风邪欲散，故不必责风。但以镇重之石膏，监麻黄之发越。而托以甘浮之甘草者，令趁其自汗之机，而微助之。则阳气动而运水外出者，正使水气载风而尽去。其兵家用贼以驱贼之义乎。（《高注金匮要略》）[13]

2. 清·黄元御

风水恶风，一身悉肿者，水胀于经络也。续自汗出，无大热者，表郁作热，热蒸于内，风泄于外，是以汗出而泄之未透，故外无大热。越婢汤，麻黄、石膏发表而清热，姜、甘、枣补土而和中也。（《金匮悬解》）[14]

3. 日·矢数道明

本方是由大青龙汤中除去桂枝、杏仁，及由麻杏石甘汤中去杏仁加大枣、生姜而成的方剂。因为方中配有麻黄和石膏，所以能治虽有表邪然无发热恶寒的状态，而有口渴和自汗等症状。又本方治喘鸣的效力虽然不大，但是去浮肿和利尿的效果却很显著。（《临床应用汉方处方解说》）[15]

4. 民国·张锡纯

用越婢汤治风水，愚曾经验，遇药病相投，功效甚捷。其方《金匮》以治风水恶风，一身悉肿，脉浮不渴，续自汗出，无大热者。而愚临证体验以来，即非续自汗出者，用之亦可，若一剂而汗不出者，可将石膏易作滑石（分量须加重）。（《医学衷中参西录》）[16]

5. 清·尤在泾

麻黄之发阳气十倍防己。乃反减黄芪之实表，增石膏之辛寒，何耶？脉浮不渴句或作脉浮而渴，渴者热之内炽，汗为热逼，与表虚出汗不同，故得以石膏清热，麻黄散肿，而无事兼固其表耶。（《金匮要略心典》）[17]

参考文献

[1] 邓中甲. 方剂学 [M]. 北京：中国中医药出版社，2003.

[2] 刘献琳. 金匮要略语释. 济南：山东科学技术出版社，2017.

[3] 傅南琳，高日阳. 读经典学名方系列 肾病名方. 北京：中国医药科技出版社，2013.

[4] 曹生有. 越婢汤治疗特发性水肿81例 [J]. 新中医，2005，37（04）：76-77.

[5] 刘鹏. 加味越婢汤配合激素治疗过敏性紫癜肾炎28例疗效观察 [J]. 中国中西医结合肾病杂志，2009，10（06）：543.

[6] 金超. 越婢汤合五苓散治疗急性荨麻疹合并血管性水肿 [J]. 新中医，1994（07）：51.

[7] 韦大陆. 加味越婢汤合用安痛定治疗外感高热364例临床分析 [J]. 右江民族医学院学报，1999（02）：162-163.

[8] 任艳芸，马巧亚，孙万森. 越婢汤对阿霉素肾病大鼠肾小球超微结构的影响 [J]. 中国中西医结合肾病杂志，2010，11（07）：589-591，659.

[9] 蒋孟洁，陈佳，孙香娟，等. 越婢汤对逼尿肌不稳定大鼠膀胱ICCs细胞中HCN通道表达的研究 [J]. 四川中医，2015，33（03）：52-54.

[10] 王卫涛，向静宇，蒋凤艳，等.越婢汤对逼尿肌不稳定大鼠膀胱 Cajal 间质细胞增殖与凋亡的影响 [J]. 辽宁中医杂志，2017，44（12）：2646-2648，2705.

[11] 韩世盛，卢嫣，姚天文，等.越婢汤和固精方对嘌呤霉素氨基核苷肾病大鼠肾小球足细胞损伤的影响 [J]. 中医杂志，2018，59（01）：51-55.

[12] 欧阳奇.中医经典温课 [M]. 长沙：湖南科学技术出版社，1982.

[13] 高学山.高注金匮要略 [M]. 北京：学苑出版社，2016.

[14] 黄元御.黄元御医书全集 中 难经悬解 伤寒悬解 伤寒说意 金匮悬解 [M]. 北京：中医古籍出版社，2016.

[15] 矢数道明.临床应用汉方处方解说：校订版 [M]. 北京：学苑出版社，2008.

[16] 张锡纯.医学衷中参西录 [M]. 太原：山西科学技术出版社，2009.

[17] 尤怡.金匮要略心典 [M]. 沈阳：辽宁科学技术出版社，1997.

泽泻汤（《金匮要略》）

泽泻汤，原出《金匮要略·痰饮咳嗽病脉证并治》，为中医著名的健脾祛湿剂，具有健脾化饮，利水降逆之功效。多用于治疗脾虚饮逆眩冒证，症见头晕目眩、恶心呕吐、小便不利、四肢困重等。现代常用于治疗高血压病合并高脂血症、原发性高脂血症、高血压病、眩晕等证属于脾虚饮逆眩冒者。因本方利水之力较强，故气血虚弱眩冒者慎用此方。

一、传统应用

【药物组成】泽泻15g，白术6g。[1]

【功效主治】健脾化饮，利水降逆。用于治疗脾虚饮逆眩冒证。症见头晕目眩，恶心呕吐，小便不利，或胸闷，或食少，不欲食，四肢困重，舌淡体胖苔白滑，脉迟或紧。[1]

【服用方法】水煎服。[1]

【加减化裁】咳嗽痰多者，加半夏、陈皮以燥湿化痰；痰热者，加黄芩、龙胆以清热祛痰；胸闷气喘者，可加枳实、生姜以消痰散水；小便不利者，加茯苓、猪苓利水渗湿；气虚者，加党参、黄芪以补气；阴虚者，加生地黄、石斛、麦冬以滋阴；外感风寒者，加辛夷、防风、苍耳子以祛风散寒；外感风热者，加桑叶、菊花以疏散风热。[1]

二、现代研究

（一）临床应用

1.高血压病合并高脂血症

顾国龙运用泽泻汤治疗高血压病合并高脂血症42例，基本方剂组成：泽泻、郁金各10g，白术、枸杞子、半边莲各10～20g，茯苓20～30g，地骨皮10～30g，贝母3～6g，并在此方基础上予以随症加减，有效38例，无效4例，总有效率为90.48%。[2]

2.原发性高脂血症

陈莉莉运用加味泽泻汤治疗原发性高脂血症45例，基本方剂组成：泽泻30g，炒白术15g，制何首乌30g，生大黄6g，郁金、桑寄生各20g，并在此方基础上予以随症加减，按传统方法煎煮后，口服，每日2次，1个半月为1个疗程，显效20例，有效18例，无效7例。[3]

3.高血压病

张先茂运用泽泻汤治疗高血压病208例，基本方剂组成：泽泻20g，车前子30g（包煎），益母草15g，夏枯草15g，牡丹皮15g，钩藤10g，桑寄生15g，草决明15g，每日1剂水煎，分2次温服，9剂为1个疗程，显效130例，有效74例，无效4例。[4]

4.眩晕

郑双飞运用泽泻汤加减治疗眩晕30例，基本方剂组成：泽泻20g，白术15g，姜半夏15g，薏苡仁20g，甘草10g，水煎300ml，日2次早晚分服，显效者28例，无效2例。[5]

（二）实验研究

1.降血脂及抗氧化作用

付涛研究泽泻汤总提物及其两个部位（100%乙醇和50%乙醇部位）对高脂血症大鼠的预防性降血脂及抗氧化作用，发现泽泻汤总提物及其两个部位均能显著降低高脂血症模型大鼠血清中TC、TG、LDL-C含量及AI值，明显升高血清HDL/TC比值、HDL-C含量，其中100%乙醇部位降低TC作用最强；只有泽泻汤总提物和100%部位能显著升高大鼠血清SOD活力、显著降低MDA含量，其中100%乙醇部位降低MDA含量作用强于总提物。结果证实：泽泻汤及其两个部位均有预防性降血脂作用，100%乙醇部位降低TC和MDA作用最强。抗氧化作用的有效部位为泽泻汤总提物和100%乙醇部位。[6]

2.抗动脉粥样硬化

刘金元研究加味泽泻汤对动脉粥样硬化模型大鼠的治疗作用，发现经高剂量加味泽泻汤治疗后，血脂及血液流变学指标明显改善，电镜下观察已遭损伤的血管内皮得以修复。说明加味泽泻汤对动脉粥样硬化大鼠血脂和血液流变学指标具有调节作用，对受损血管内皮的修复具有显著的促进作用。[7]

3.降血压作用

顾施健研究泽泻汤对小鼠血压作用的实验，发现泽泻汤Ⅱ、Ⅲ、Ⅳ3个剂量组（给药量依次为90mg/kg、180mg/kg、360mg/kg）对正常血压小鼠具有显著降压作用。泽泻汤的降压效果与剂量之间在给药10min和30min时呈现出较好的量效相关性。同时还观察到泽泻汤Ⅳ剂量组（给药量为360mg/kg）具有一定的减慢心率作用。说明泽泻汤对正常血压小鼠有降压作用，呈现一定的量效关系，同时具有一定的减缓心率作用。[8]

4.降血脂作用

乐智勇研究泽泻汤对高脂血症小鼠血脂的影响，发现给药4w后，高脂血症小鼠血清TC、TG显著降低，HDL-C、SOD显著升高，ALT、AST也显著降低。说明中药泽泻汤水提取物对高脂血症小鼠有较好的降血脂作用，且高剂量组效果最好。[9]

5.降实验性内淋巴积水

吴大正研究泽泻汤对实验性内淋巴积水的作用，发现泽泻汤具有减轻实验性内淋巴积水的程度和改善由内淋巴积水所造成的听力损害的作用。提示耳蜗隔膜的膜通透性改变，血管纹细胞分泌功能降低和吸收功能增加，可用以解释泽泻汤治疗内淋巴积水的机制。[10]

三、类方鉴析

苓桂术甘汤（《金匮要略·痰饮咳嗽病脉证并治》）

（1）组成：茯苓四两，桂枝三两，白术三两，炙甘草二两。[11]

（2）功用：温阳化饮，健脾利湿。[11]

（3）主治：中阳不足之痰饮。胸胁支满，目眩心悸，短气而咳，舌苔白滑，脉弦滑或沉紧。[11]

（4）鉴析：泽泻汤证与苓桂术甘汤证，均因痰饮停留于中焦而见头目昏眩等症，同以健脾利水为治，但二者病症有所不同。泽泻汤证以饮停为急，故重用泽泻以利水饮；苓桂术甘汤证为脾虚停饮，故健脾与利水并重。[12]

附：原文与方论

【原文】

心下有支饮，其人苦冒眩，泽泻汤主之。

泽泻五两，白术二两

上二味，以水二升，煮取一升，分温再服。

【方论】

1.清·尤在泾

水饮之邪，上乘清阳之位，则为冒眩。冒者，昏冒而神不清，如有物冒蔽之也；眩者，目眩转而乍见玄黑也。泽泻泻水气，白术补土气以胜水也。高鼓峰云："心下有水饮，格其心火不能下行，而但上冲头目也。"亦通。（《金匮要略心典》）[13]

2.清·陈修园

盖泽泻气味甘寒，生于水中，得水阴之气而能利水，一茎直上，能从下而上，同气相求，领水阴之气下走，然犹恐水气而复上，故用白术之甘温崇土制水者以堵之，犹治水者之必筑堤防也。(《金匮方歌括》)[14]

3.清·林礼丰

心者阳中之阳，头者诸阳之会，人之有阳气，犹天之有日也。天以日而光明，犹人之阳气会于头而目能明视也。夫心下有支饮则饮邪上蒙于心，心阳被遏不能上会于巅，故有头冒目眩之病。仲师特下一"苦"字，是水阴之气荡漾于内，而冒眩之苦有莫可言传者，故主以泽泻汤。泽泻气味甘寒，生于水中得水阴之气而能利水；一茎直上，能从下而上；同气相求，领水阴之气以下走。然犹恐水气下而复上，故用白术之甘温崇土制水者以堵之，犹治水者必筑堤防也，古圣用方之妙有如此者。(《黄竹斋医书合集》)[15]

4.日·尾台氏

支饮冒眩证，其剧者昏昏摇摇如居暗室，如坐舟中，如步雾里，如冒空中。居室床褥，如回转而走，虽瞑目敛神，亦复然，非此方不能治。(《类聚方广义》)[16]

5.清·沈明宗

此即水在心之主方也。心脾阳气不振，津液水湿，混化为饮，上溢胸膈，膈火上焰，故苦冒，水流入肝，则眩也，所以白术健脾燥湿，使水不聚化痰而上逆，泽泻味咸入肾，以泻水饮之源，俾支饮去而眩冒自止。(《张仲景金匮要略》)[17]

参考文献

[1] 胡久略.方剂学.北京：中医古籍出版社，2009.

[2] 顾国龙，刘峥.泽泻汤治疗高血压病合并高脂血症[J].湖北中医杂志，2003，25（04）：9-10.

[3] 陈莉莉，乔文军，孔敬东.加味泽泻汤治疗原发性高脂血症的疗效观察[J].辽宁中医杂志，2001，28（03）：148.

[4] 张先茂.泽泻汤治疗高血压病208例[J].河南中医学院学报，2003，18（01）：61.

[5] 郑双飞，暴凤伟.泽泻汤加减治疗眩晕的临床观察[J].光明中医，2017，32（22）：3274-3275.

[6] 付涛，姜淋洁，陈桂林，等.泽泻汤降血脂及抗氧化作用有效部位的研究[J].时珍国医国药，2012，23（02）：266-268.

[7] 刘金元，杨冬娣，张慧婕.加味泽泻汤对动脉粥样硬化模型大鼠的治疗作用[J].江苏中医药，2008，40（06）：86-88.

[8] 顾施健，吴娟，柳冬月，等.泽泻汤对小鼠血压作用的实验研究[J].时珍国医国药，2010，21（02）：272-273.

[9] 乐智勇.泽泻汤降血脂作用机理研究[D].湖北中医药大学，2012.

[10] 吴大正，曾兆麟，季敏，等.泽泻汤对实验性内淋巴积水的作用[J].临床耳鼻咽喉科杂志，1993，7（02）：103-106.

[11]　邓中甲.方剂学[M].北京：中国中医药出版社，2003.

[12]　梁华龙，王振亮.仲景研究大成　治法方药卷.北京：人民军医出版社，2016.

[13]　尤怡.金匮要略心典[M].沈阳：辽宁科学技术出版社，1997.

[14]　陈修园.金匮方歌括[M].福州：福建科学技术出版社，1987.

[15]　黄竹斋.黄竹斋医书合集：上.天津：天津科学技术出版社，2011.

[16]　尾台榕堂.类聚方广义[M].北京：学苑出版社，2009.

[17]　沈明宗.张仲景金匮要略.北京：中国中医药出版社，2015.

真武汤（《伤寒论》）

真武汤，原出《伤寒论·少阴病脉证并治》亦见于太阳病篇。为中医著名的扶阳祛寒镇水剂，具有温阳利水之功效。可用于阳虚水泛证。症见小便不利，四肢沉重疼痛，水肿，腰以下为甚，畏寒肢冷，腹痛，下利，或咳，或呕，舌淡胖，苔白滑，脉沉细。因其具有温燥之性，故阴虚、阳盛患者均慎用或忌用。附子为有毒之品，当用制附子，且应根据病情和体质情况而加减用量。

一、传统应用

【药物组成】茯苓45g，芍药45g，白术30g，生姜45g，附子15～30g。

【功效主治】温阳利水。可用于阳虚水泛证。症见小便不利，四肢沉重疼痛，水肿，腰以下为甚，畏寒肢冷，腹痛，下利，或咳，或呕，舌淡胖，苔白滑，脉沉细。[1]

【服用方法】加1600ml水，煮取600ml，去渣，每次温服140ml，一日三次。

【加减化裁】若咳者，加五味子25g、细辛15g、干姜15g。若小便利者，去茯苓。若下利者，去芍药，加干姜30g。若呕者，去附子，加生姜至125g。[2]

二、现代研究

（一）临床应用

1.肾病综合征

宋锦华运用加味真武汤治疗肾病综合征76例，处方：黄芪30g，茯苓30g，制附子15g，白术、泽泻各10g，生姜、白芍各5g，桃仁、猪苓各12g，大黄8g，紫苏叶6g，黄连3g，用水煎服，每日1剂150ml，分早晚2次服用，连服2周为1个疗程。48例治愈，22例有效，6例未愈。[2]

2.心力衰竭

胡业彬运用加味真武汤治疗冠心病心力衰竭20例，处方：红参5g，丹参、熟附片、茯苓、白芍、白术各10g，生姜3g。日1剂，水煎取汁，分4次服。2周为1疗程。有效率90%，无效2例。[4]

3.消渴病

姬云海运用真武汤加减治疗消渴病50例，处方：附子、白芍、当归各20g，茯苓、黄芪各30g，桂枝、木通、白术、知母各15g，干姜、甘草各10g，细辛5g。水煎服，每日1剂，分3次服，1个月为1个疗程。经1～4个疗程治疗后，18例治愈，28例好转，4例无效。[5]

4.糖尿病肾病

杨薪博观察并分析加味真武汤在糖尿病肾病治疗中的临床疗效，将65例糖尿病肾病患者分为治疗组和对照组，对照组采用常规治疗，治疗组在此基础上联合应用加味真武汤，结果：治疗组总有效率（82.86%）明显高于对照组总有效率（56.67%），治疗后治疗组证候评分、尿蛋白定量以及肌酐与对照组相比，均优于对照组。[6]

（二）实验研究

1.利水作用机制

梁氏等通过制备肾阳虚的大鼠和小鼠模型，研究真武汤的温阳利水作用机制。结果显示真武汤高、低剂量组均能明显改善HCA肾阳虚大鼠的肾功能，提高其肾小球滤过率，改善肾小球滤过膜的通透性。[7]

2.强心利尿作用

王氏等对心衰犬给予真武汤及各拆方组药物制剂，结果显示真武汤及各拆方组药物均能明显增强心衰犬的心肌收缩力，改善心功能，且有较强的利尿作用。[8]

3.抗大鼠心肌细胞凋亡机制

王氏等通过真武汤抗大鼠心肌细胞凋亡机制的体外实验研究表明，真武汤能降低心肌细胞损伤，抑制心肌细胞凋亡，其机制可能与调节Caspace-3蛋白表达有关。[9]

4.对肾间质纤维化的治疗作用

宋氏采用单侧输尿管结扎的方法建立大鼠肾间质纤维化模型，结果显示真武汤能够降低单侧输尿管结扎模型大鼠血清中Ang-Ⅱ和ILK蛋白含量，以中剂量组含量最低，与尿毒清组的含量相当。证明真武汤能够减轻肾脏病理损害，降低肾小管的损害，抗肾间质纤维化，其作用机制可能是通过抑制Ang-Ⅱ和ILK蛋白的表达，抑制肾间质纤维化的进展。[10]

三、类方鉴析

1.附子汤（《伤寒论·辨少阴病脉证并治》）

（1）组成：炮附子二枚，茯苓三两，人参二两，白术四两，芍药三两。

（2）功用：温经助阳，祛寒化湿。

（3）主治：寒湿侵袭，身体骨节疼痛，恶寒肢冷，苔白滑，脉沉微。

（4）鉴析：附子汤与真武汤药物组成仅一味之差，均可治疗阳虚水湿泛溢之证。但前者重用附、术，并配伍人参，重在温补脾阳而祛寒湿，主治阳虚寒湿内盛所致之痹证；后者附、术量减半，并佐以生姜温散水气，重在温补肾阳而祛水气，主治阳虚水湿泛溢之证。[11]

2.实脾散（《严氏济生方》）

（1）组成：厚朴、白术、木瓜、木香、草果、大腹子、炮附子、白茯苓、炮干姜各一两（各30g），炙甘草半两（15g）。

（2）功用：温阳健脾，行气利水。

（3）主治：脾肾阳虚，水气内停之阴水。身半以下肿甚，手足不温，口中不渴，胸腹胀满，大便溏薄，舌苔白腻，脉沉弦而迟。

（4）鉴析：真武汤与实脾散均治阳虚水肿；皆具温补脾肾，利水渗湿之功。真武汤以附子为君，配伍芍药、生姜，偏于温肾，温阳利水之中兼以敛阴柔筋、缓急止痛；主治肾阳不足，水湿内停之小便不利、浮肿者。实脾散以附子、干姜为君，温脾助阳之力更胜，且佐入木香、厚朴、草果等行气导滞之品；主治脾肾阳虚水肿兼有胸腹胀满等气滞见症者。[11]

附：原文与方论

【原文】

少阴病，二三日不已，至四五日，腹痛，小便不利，四肢沉重疼痛，自下利者，此为有水气，其人或咳，或小便利，或下利，或呕者，真武汤主之。

真武汤方

茯苓三两，芍药三两，生姜三两，白术二两，附子一枚（炮）。

上五味，以水八升，煮取三升，去滓，温服七合，日三服。

【方论】

1.清·柯琴

真武，主北方水也。坎为水，而一阳居其中，柔中之刚，故名真武。是阳根于阴，静为动本之义。盖水体本静，动而不息者，火之用也。火失其位，则水逆行。君附子之辛温，以奠阴中之阳；佐芍药之酸寒，以收炎上之用。茯苓淡渗，以正润下之体；白术甘苦，以制水邪之溢。阴平阳秘，少阴之枢机有主，开阖得宜，小便自利，腹痛下利自止矣。生姜者，用以散四肢之水气，与肤中之浮热也。（《伤寒来苏集·伤寒论注》）[12]

2.宋·成无己

脾恶湿，甘先入脾，茯苓、白术之甘，以益脾逐水。寒淫所胜，平以辛热；湿淫所胜，佐以酸平，附子、芍药、生姜之酸辛，以温经散湿。（《注解伤寒论》）[13]

3.清·吴谦等

小青龙汤治表不解有水气，中外皆寒实之病也；真武汤治表已解有水气，中外皆寒虚之病也。真武者，北方司水之神也，以之名汤者，借以镇水之义也。夫人一身制水者脾也，主水者肾也；肾为胃关，聚水而从其类；倘肾中无阳，则脾之枢机虽运，而肾之关门不开，水虽欲行，孰为之主？故水无主制，泛溢妄行而有是证也。用附子之辛热，壮肾之元阳，而水有所主矣；白术之苦燥，建立中土，而水有所制矣；生姜之辛散，佐附子以补阳，温中有散水之意；茯苓之淡渗，佐白术以健土，制水之中有利水之道焉。而尤妙在芍药之酸敛，加于制水、主水药中，一以泻水，使子盗母虚，得免妄行之患；一以敛阳，使归根于阴，更无飞越之虞……然下利减芍药者，以其阳不外散也；加干姜者，以其温中胜寒也。水寒伤肺则咳，加细辛、干姜者，散水寒也。加五味子者，收肺气也。小便利者去茯苓，以其虽寒而水不能停也。呕者，去附子倍生姜，以其病非下焦，水停于胃也。所以不需温肾以行水，只当温胃以散水，佐生姜者，功能止呕也。(《医宗金鉴》)[14]

4.清·罗美

赵羽皇曰：……真武一方，为北方行水而设。用三白者，以其燥能制水，淡能伐肾邪而利水，酸能泄肝木以疏水故也。附子辛温大热，必用为佐者何居？盖水之所制者脾，水之所行者肾也，肾为胃关，聚水而从其类。倘肾中无阳，则脾之枢机虽运，而肾之关门不开，水虽欲行，孰为之主？故脾家得附子，则火能生土，而水有所归矣；肾中得附子，则坎阳鼓动，而水有所摄矣。更得芍药之酸，以收肝而敛阴气，阴平阳秘矣。若生姜者，并用以散四肢之水气而和胃也。(《古今名医方论》)[15]

5.清·张璐

此方本治少阴病水饮内结，所以首推术、附，兼茯苓、生姜，运脾渗湿为要务，此人所易明也。至于芍药之微旨，非圣人不能。盖此证虽曰少阴本病，而实缘水饮内结，所以腹痛自利，四肢疼重，而小便反不利也。若极虚极寒，则小便必清白无禁矣，安有反不利之理哉？则知其人不但真阳不足，真阴亦已素亏，或阴中伏有阳邪所致。若不用芍药固护其阴，岂能胜附子之雄烈乎？即如附子汤、桂枝加附子汤、芍药甘草附子汤，皆芍药与附子并用，其温经护营之法，与保阴回阳不殊，后世用药，能获仲景心法者几人哉！(《伤寒缵论》)[16]

参考文献

[1] 李冀.方剂学[M].3版.北京：中国中医药出版社，2012：250.
[2] 陈宏基，黄筱敏.真武汤临床应用概况[J].中国医学文摘（内科学），2000（05）：688-689.
[3] 宋锦华.加味真武汤治疗肾病综合征76例[J].中国当代医药，2011，18（08）：95-96.

[4] 胡业彬. 加味真武汤治疗冠心病心力衰竭20例[J]. 安徽中医临床杂志，1999（05）：323.

[5] 姬云海. 真武汤加减治疗消渴病50例疗效观察[J]. 浙江中医杂志，1999（03）：98.

[6] 杨薪博，刘超，梅安存. 加味真武汤在糖尿病肾病临床治疗中的疗效研究[J]. 现代中医药，2018，38（06）：20-21，30.

[7] 梁华龙，李姗姗，郭芳. 真武汤利水作用机制的实验研究[J]. 北京中医药大学学报，1999（02）：69-71.

[8] 王均宁，龙子江，王钦茂. 真武汤及其拆方强心利尿作用的实验研究[J]. 中成药，1997，19（03）：27-29，52.

[9] 王宇宏，李文杰，李峥. 真武汤抗大鼠心肌细胞凋亡机制的体外实验研究[J]. 辽宁中医杂志，2018，45（07）：1550-1553.

[10] 宋立群，周波，贠捷，等. 真武汤对肾间质纤维化大鼠ILK信号通路影响的实验研究[J]. 中医药信息，2014，31（01）：49-50.

[11] 李冀. 方剂学. 3版. 北京：中国中医药出版社，2012：251-252.

[12] 柯琴. 伤寒来苏集. 太原：山西科学技术出版社，2010.

[13] 成无己. 注解伤寒论. 北京：中国医药科技出版社，2016.

[14] 吴谦. 医宗金鉴. 沈阳：辽宁科学技术出版社，1997.

[15] 罗美. 古今名医方论. 北京：中国中医药出版社，2007.

[16] 张璐. 伤寒缵论. 北京：中国中医药出版社，2015.

栀子大黄汤（《金匮要略》）

栀子大黄汤，原出《金匮要略·黄疸病脉证并治》[1]，为中医著名的清热利湿剂，多用于治疗湿热黄疸证，症见一身面目皆黄、黄色鲜明、心中懊恼或热痛、小便不利而赤或大便秘结等。现代常用于治疗病毒性肝炎、急性胰腺炎、冠心病心绞痛、复发性口腔溃疡等证属湿热者。因本方清热利湿之力较强，故寒湿、脾胃虚弱证候者慎用此方。

一、传统应用

【药物组成】栀子12g，大黄3g，枳实5g，淡豆豉24g。[2]

【功效主治】清心除烦，泄热退黄。用于治疗湿热黄疸证。症见一身面目皆黄，黄色鲜明，心中懊恼或热痛，小便不利而赤，或大便秘结，不欲食，时欲吐，舌红苔黄，脉数。[2]

【服用方法】上四味药，水煮去滓，分三次温服。[3]

【加减化裁】腹满实证较为显著，可加重本方大黄用量；若属伤寒汗吐下后，虚烦心中懊恼，未有身黄腹实之证者，只用本方的栀子、淡豆豉；没有表邪，里热实证较重，重用大黄、栀子，去枳实、淡豆豉而加黄柏、硝石清热。[4]

二、现代研究

（一）临床应用

1.病毒性肝炎

刘通英运用栀子大黄汤加减治疗黄疸45例，临床上分为湿热型和血瘀型。湿热型：基本方加龙胆20g，茵陈60g。血瘀型：基本方加赤芍30g，丹参20g，配合静脉滴注及口服保肝药，每日1剂，1剂分早晚两次温水冲服，疗程2周，治疗1周、2周后TBil值降低程度均大于单用西药组，治疗2周后TBil值复常率60%，说明栀子大黄汤加减治疗黄疸（病毒性肝炎中出现的）效果显著。[5]

2.急性胰腺炎

王炜运用复方栀子大黄汤治疗急性胰腺炎33例，在西医常规治疗的同时加用复方栀子大黄汤口服或胃管注入，基本方剂组成：栀子10g，生大黄15～30g，丹参10g，绿萼梅6g。其中痊愈16例，好转12例，无效5例。[6]

3.冠心病心绞痛

赵昕运用加味栀子大黄汤治疗热结血瘀证冠心病心绞痛40例，在西药治疗的基础上加服加味栀子大黄汤，基本方剂组成：炒栀子10g，淡豆豉10g，酒大黄10g，枳壳10g，桔梗10g，三七粉6g（冲服）。每日1剂，水煎2次，滤取药液400ml，分早晚2次口服，疗程14天，治愈13例，好转24例，无效3例。[7]

4.复发性口腔溃疡

陆守昌运用栀子大黄汤治疗复发性口腔溃疡30例，基本方剂组成：栀子9g，枳实9g，大黄6g，黄芩9g，青黛3g，合欢皮10g，麦冬10g，菖蒲10g，乌梅10g，甘草5g。每日1剂，水煎服，日服2～3次，每服5剂为1个疗程，本组30例全部有效，其中痊愈19例，占63.3%；显效11例，占36.7%。[8]

（二）实验研究

1.利胆抗炎作用

许阳贤研究栀子大黄汤利胆抗炎作用的实验，发现栀子大黄汤各剂量组胆汁增加系数明显增加，栀子大黄汤高、中剂量组胆汁酸、总胆红素水平明显升高，高剂量组直接胆红素和总胆固醇水平明显升高。小鼠耳肿胀法抗炎实验表明，与空白组比较，栀子大黄汤高、中剂量组小鼠的耳肿胀度明显减小。对毛细血管通透性的影响实验表明，栀子大黄汤高、中剂量可显著减少伊文思蓝的渗出量，具有一定的抗炎作用。说明栀子大黄汤具有较好的利胆抗炎作用。[9]

2.保护肝损伤作用

李伦等研究栀子大黄汤对四氯化碳致小鼠急性肝损伤的保护作用，显示，栀子大黄汤各组显著降低血清ALT活性，中、高剂量可显著降低血清AST活性，各组均显著降低MDA含量，提高肝组织SOD活性，肝组织切片表明各用药组能减轻肝细胞变形、坏死程度，以高剂量组最优，栀子大黄汤各剂量组均能下调肝组织Bax、Cleaved-Caspase-3表达，上调Bcl-2的表达。[10]

3.抗肝内胆汁淤积

刘天凤对栀子大黄汤抗肝内胆汁淤积有效部位的筛选及其化学成分分析，发现栀子大黄汤乙酸乙酯部位能非常显著改善模型大鼠血清ALT和TBil水平，并显著改善血清ALP、TBA、γ-GT和肝组织MDA、SOD；栀子大黄汤正丁醇部位对模型大鼠血清和肝组织的各项检测指标水平均具有非常显著的改善作用。通过药效学评价，筛选出乙酸乙酯部位和正丁醇部位为栀子大黄汤抗肝内胆汁淤积的有效部位。[11]

4.抗酒精性肝损伤

朱鹤云对栀子大黄汤中活性成分在正常大鼠和酒精性肝损伤大鼠体内的药

动学比较，与正常组比较，酒精性肝损伤模型大鼠血液中8种活性成分的达峰时间（t_{max}）延长。除大黄酸外，模型组大鼠血液中另外7种活性成分的半衰期（$t_{1/2}$）和平均滞留时间（MRT0-t）较正常组延长，药峰浓度（C_{max}）、药时曲线下面积$AUC_{0\sim t}$和$AUC_{0\sim\infty}$明显增大，清除率显著减小。除T_{max}外，大黄酸其他参数呈现出与另外7种活性成分相反的趋势。说明栀子大黄汤中活性成分在健康大鼠和酒精性肝损伤大鼠体内的药动学行为存在显著性差异，栀子大黄汤对于酒精性肝损伤大鼠治疗有一定的疗效。[12]

三、类方鉴析

1.枳实栀子豉汤（《伤寒论·辨阴阳易差后劳复病脉证并治》）

（1）组成：枳实三枚（炙），栀子十四个，香豉一升。[2]

（2）功用：清热除烦，行气宽中。[2]

（3）主治：热扰胸腹兼气滞证。发热口渴，心烦懊恼，胸脘痞塞，或大便秘结，腹满，舌苔黄，脉数或滑。[2]

（4）鉴析：栀子大黄汤，即枳实栀子豉汤加大黄。枳实栀子豉汤治大病瘥后，余热未尽，劳复者，若有宿食，加大黄如博棋子大五、六枚。张璐说："酒瘅之脉沉弦者，用此方以下之；其脉浮当先吐者，则用栀子豉汤"。[13]

2.茵陈蒿汤（《伤寒论·辨阳明病脉证并治》）

（1）组成：茵陈六两，栀子十四枚，大黄二两。[14]

（2）功用：清热，利湿，退黄。[14]

（3）主治：湿热黄疸。一身面目俱黄，黄色鲜明，发热，无汗或但头汗出，口渴欲饮，恶心呕吐，腹微满，小便短赤，大便不爽或秘结，舌红苔黄腻，脉沉数或滑数有力。[14]

（4）鉴析：栀子大黄汤作用在于清除实热，与茵陈蒿汤作用相类似，但同中有异。茵陈蒿汤用大黄六两；栀子大黄汤用大黄一两，而且又有枳实、淡豆豉。可知栀子大黄汤利湿通便的作用不如茵陈蒿汤，但和胃除烦的作用则优于茵陈蒿汤。在证候方面，茵陈蒿汤证以腹满较为显著，病的重点在腹部（肠）；栀子大黄汤证以心中懊恼较为显著，病的重点在心下（胃）。这是两者不同之处。[15]

附：原文与方论

【原文】

酒黄疸，心中懊恼，或热痛，栀子大黄汤主之。

栀子十四枚，大黄一两，枳实五枚，豉一升

上四味，以水六升，煮取二升，分温三服。

【方论】

1.明·赵以德

酒热内结，心神昏乱，作懊恢，甚则热痛。栀子、香豉，皆能治心中懊恢；大黄荡涤实热；枳实破结逐停去宿积也。《伤寒论》阳明病无汗，小便不利，心中懊恢者，身必发黄。是知热甚于内者，皆能成是病，非独酒也。（《金匮方论衍义》）[16]

2.清·徐忠可

前酒疸正条，尚有不能食、欲吐，后各变证，如小便不利、足下热、腹满不一。此独举心中懊恢为酒疸第一的据也。热而至痛，更甚矣。药用栀子大黄汤，盖酒热，气血两伤，欲速逐之。故以枳实佐大黄，病属气胜，故枳实独多。气下而血分之热解，以豆豉佐栀子，清膈而使气分之热散，酒必挟湿，因其阴大伤，故不用燥药以耗其津，亦不用渗药以竭其液，谓热散则湿不能留也。则凡治病之湿热而兼燥者，于此可悟矣。（《金匮要略三家注》）[17]

3.清·尤在泾

酒家热积而成实，为心中懊恢或心中热痛，栀子、淡豉彻热于上，枳实、大黄除实于中，亦上下分消之法也。（《金匮要略心典》）[18]

4.民国·曹颖甫

酒气留于心下，上逆心藏，则心气亢而不下，往往有虚烦失眠之证，于是心阳不敛，转为懊恢。酒之标气为热，从胃系上迫于心，故热痛。方用栀、豉，与《伤寒·太阳篇》治心中懊恢同，加枳实则与栀子厚朴汤同，而必用大黄者，以酒疸胃热独甚也。但使胃热一去，则黄从大便去，心下诸病将不治自愈矣。（《金匮发微》）[19]

参考文献

[1] 曹洪欣，武国忠.仲景全书精解[M].北京：线装书局，2016.

[2] 胡久略.方剂学.北京：中医古籍出版社，2009.

[3] 张建荣.经方观止.北京：中国中医药出版社，2016.

[4] 王占玺.张仲景药法研究[M].北京：科学技术文献出版社，1984.

[5] 刘通英，张统水.栀子大黄汤加减治疗黄疸45例[J].中国中医药现代远程教育，2009，7（07）：90.

[6] 王炜.复方栀子大黄汤治疗急性胰腺炎临床研究[J].河北中医，2001，23（04）：252-253.

[7] 赵昕，王硕，齐文升.加味栀子大黄汤治疗热结血瘀证冠心病心绞痛80例临床观察[J].北京中医药，2010，29（10）：775-776，806.

[8] 陆守昌，谢光.栀子大黄汤治疗复发性口腔溃疡30例[J].甘肃中医学院学报，1999，16（04）：37-38.

[9]　许阳贤，杨吉勇，曹锦峰.栀子大黄汤利胆抗炎作用的实验研究[J].江苏中医药，2013，45（09）：74-75.

[10]　李伦，钟伟超，梁伟海，等.栀子大黄汤对四氯化碳致小鼠急性肝损伤的保护作用[J].中国实验方剂学杂志，2016，22（12）：108-112.

[11]　刘天凤，马丽，李艳婷，等.栀子大黄汤抗肝内胆汁淤积有效部位的筛选及其化学成分分析[J].沈阳药科大学学报，2017，34（08）：644-653.

[12]　朱鹤云，毕开顺，韩飞，等.栀子大黄汤中活性成分在正常大鼠和酒精性肝损伤大鼠体内的药动学比较[J].中国实验方剂学杂志，2016，22（22）：77-81.

[13]　刘献琳.金匮要略语释.2版.北京：中国医药科技出版社，2014.

[14]　邓中甲.方剂学[M].北京：中国中医药出版社，2003.

[15]　李今庸.李今庸金匮要略释义.北京：中国中医药出版社，2015.

[16]　赵以德.金匮方论衍义[M].北京：中国中医药出版社，1993.

[17]　赵以德，徐忠可.尤在泾注.金匮要略三家注.王玉兴主编.北京：中国中医药出版社，2013.

[18]　尤怡.金匮要略心典[M].北京：中国中医药出版社，1992.

[19]　曹颖甫.金匮发微.北京：中国医药科技出版社，2014.

猪苓汤（《伤寒论》）

猪苓汤，原出《伤寒论·辨阳明病脉证并治》[1]，亦见于少阴病及《金匮要略·消渴小便不利淋病脉证并治》等，为中医利水清热名方。具有利水清热养阴的功效，多用于水热互结证。症见小便不利、发热口渴欲饮、或心烦不寐、或兼有咳嗽、呕恶、下利等，舌红苔白或微黄，脉细数者。现代常用于尿路感染、产后尿潴留等属水热互结兼阴虚者。因其苦寒通利，故孕妇及虚寒病者忌用。

一、传统应用

【药物组成】猪苓15g，茯苓15g，泽泻15g，阿胶15g，滑石15g。

【功效主治】利水清热养阴。用于水热互结证。症见小便不利，发热口渴欲饮，或心烦不寐，或兼有咳嗽、呕恶、下利等，舌红苔白或微黄，脉细数者。[2]

【服用方法】原方水煎，阿胶烊消，日1剂，分2～3次温服。[2]

【加减化裁】若治热淋，宜加栀子、车前子以清诸热利水通淋；用治血淋、尿血，可加白茅根、大蓟、小蓟以凉血止血。[3]

二、现代研究

（一）临床应用

1.慢性肾炎

赵萌运用加味猪苓汤治疗慢性肾炎124例，基础组方为：猪苓12g，茯苓12g，泽泻12g，阿胶12g，滑石12g，生地黄10g，山茱萸10g，山药10g，党参15g，黄芪15g。每日1剂，水煎服。具体将患者随机分为治疗组和对照组各62例，对照组予保肾康，10mg/次，2次/天，雷公藤多苷1.5mg/（kg·d），伴有高血压者予拜新同（硝苯地平）30mg/次，1次/天，并根据血压变化情况调整；治疗组在对照组治疗基础上予猪苓汤加味。治疗12天后，治疗组显效33例，有效24例，无效5例，恶化0例，总有效率为91.9%；对照组显效27例，有效19例，无效15例，恶化1例，总有效率为74.2%。[4]

2.尿路感染

葛丹霞运用猪苓汤加减治疗导尿管相关性尿路感染60例，基础组方为：猪苓

15g，茯苓15g，泽泻15g，滑石15g，当归15g，阿胶10g，生薏苡仁30g。每日1剂，早晚鼻饲。治疗10天后，总有效率90.0%。[5]

3.糖尿病肾病

马迎儿运用加味猪苓汤结合常规疗法治疗糖尿病肾病30例，基础组方为：猪苓20g，茯苓20g，泽泻10g，阿胶10g，黄芪30g，地龙10g，水蛭10g，当归尾10g。治疗8周后，总有效率为93.3%。[6]

4.慢性肾盂肾炎

朱晓红等运用猪苓汤加味治疗慢性肾盂肾炎60例，基础组方为：猪苓20g，茯苓20g，泽泻15g，滑石15g，鱼腥草30g，白茅根20g，柴胡10g，黄芪20g，阿胶10g，陈皮10g。每日1剂，早晚分服。治疗4周后，痊愈8例，有效46例，无效6例，总有效率90%。[7]

5.病毒性肠炎

张炜等运用猪苓汤加减治疗小儿病毒性肠炎82例，基础组方为：猪苓8g，茯苓15g，泽泻8g，阿胶6g，滑石6g，黄连6g，白芍6g，车前草20g，乌梅15g，诃子20g，生姜4g，甘草6g。每日1剂，分2次温服。治疗3天后，总有效率（96.4%）明显高于西医组（77.8%）。[8]

6.小儿急性腹泻

张炜等探讨猪苓汤加减治疗阴虚型小儿急性腹泻病205例，基础组方为：猪苓8g，茯苓15g，泽泻8g，阿胶6g，滑石6g，黄连6g，白芍6g，车前草20g，乌梅15g，诃子20g，生姜4g，甘草6g。每日1剂，分2次温服。治疗3天后，治愈率（80%）与对照组（77.65%）相当，说明猪苓汤和养阴利水法是治疗腹泻的有效方法；总有效率（94.96%）高于对照组（85.47%），两者有显著的差异，提示猪苓汤和养阴利水法治疗腹泻优于单纯西药治疗；治疗组在睡眠障碍改善方面治愈率79.02%，好转17.07%，对照组治愈率32.40%，好转43.56%，两者有显著的差异，说明猪苓汤除了有良好的止泻作用外，对控制患儿的烦躁哭闹、不能入寐，有西药不可替代的作用。[9]

7.颅脑损伤

张洪清运用猪苓汤加减治疗颅脑损伤24例，基础组方为：猪苓30g，泽泻30g，茯苓30g，阿胶10g，滑石10g，黄芪20g，丹参20g，每日1剂，分3次服用，昏迷或不能进食者鼻饲。治疗4周后，总有效率87.50%。[10]

（二）实验研究

1.改善情绪作用

徐文峰等采用猪苓汤干预阴虚水肿证大鼠模型，将100只雄性SPF级Wistar大鼠分为空白组、对照组、阿霉素组，2周后24h尿蛋白定量≥100mg提示阿霉素肾病模型复制成功，弃去对照组、造模失败及死亡大鼠，重新分为空白组、阿霉素模型组、阴虚水肿组、猪苓汤组。连续猪苓汤灌胃4周，猪苓汤组大鼠肛温低于阴虚水肿组（$P < 0.05$）；连续猪苓汤灌胃8周，猪苓汤组尿量多于阿霉素组、阴虚水肿组（$P < 0.05$）。说明猪苓汤可以改善由阿霉素结合左甲状腺素钠片模拟的阴虚水肿，改善大鼠躁动不安，降低阴虚水肿证大鼠肛温，增加尿量。[11]

2.利尿作用

徐文峰等采用猪苓汤干预阿霉素肾病大鼠模型，将110只SPF级雄性SD大鼠随机分为空白组、假手术组、模型组，尾静脉注射阿霉素14天后，24h尿蛋白定量≥100mg提示模型复制成功，将模型大鼠再次随机分为模型组、猪苓汤组、呋塞米组，分别于灌胃2周、4周、6周、8周处死部分大鼠，其中灌胃8周后，猪苓汤组平均尿量高于模型组（$P < 0.05$），观测AQP2 mRNA发现注射后14天，模型组平均表达量高于空白组，差异具有统计学意义（$P < 0.05$），猪苓汤组在灌胃2周、4周、6周、8周时AQP2 mRNA平均表达量均低于模型组（$P < 0.05$）；观测AQP2蛋白发现注射后14天，模型组平均表达量高于空白组，差异具有统计学意义（$P < 0.05$）；猪苓汤组在灌胃4周、6周、8周时AQP2蛋白平均表达量均低于模型组（$P < 0.05$）。说明猪苓汤的利尿作用可能通过下调AQP2 mRNA和蛋白表达而实现。[12]

三、类方分析

1.五苓散（《伤寒论·辨太阳病脉证并治》）

（1）组成：猪苓十八铢，泽泻一两六铢，白术十八铢，茯苓十八铢，桂枝半两。

（2）功用：利水渗湿，温阳化气。

（3）主治：蓄水证、痰饮、水湿内停证。小便不利，头痛微热，烦渴欲饮，甚则水入即吐，脐下动悸，吐涎沫而头眩，或短气而咳者，水肿，泄泻，舌苔白，脉浮。

（4）鉴别：猪苓汤与五苓散均含泽泻、猪苓、茯苓三药，为利水渗湿之常用方剂，皆可用于小便不利、身热口渴之证。然五苓散证由膀胱气化不利，水湿内盛而致，故配伍桂枝温阳化气兼解太阳未尽之邪，白术健脾燥湿，共成温阳化气利水之剂；猪苓汤治证乃因邪气入里化热，水热互结，灼伤阴津而成里热阴虚、水湿停蓄之证，故配伍滑石清热利湿。阿胶滋阴润燥，共成利水清热养阴之方。[13]

2.四苓散（《丹溪心法》）

（1）组成：白术、茯苓、猪苓各一两半，泽泻二两半。

（2）功用：健脾渗湿。

（3）主治：脾失健运，水湿内停证。水泻，小便不利。

（4）鉴别：四苓散由五苓散加减而成，两者均可利水祛湿。四苓散可健脾渗湿用于脾失健运，水湿内停证。水泻，小便不利。因减去桂枝，故重在健脾渗湿。适用于脾失健运，湿胜泄泻；而猪苓汤可利水清热养阴，用于水热互结证。方中滑石甘淡寒，能清膀胱热结，通利水道故可用于小便不利，发热口渴欲饮，或心烦不寐，或兼有咳嗽、呕恶、下利等，舌红苔白或微黄，脉细数者。[3]

附：原文与方论

【原文】

少阴病，下利六七日，咳而呕、渴，心烦不得眠者，猪苓汤主之。

若脉浮，发热，渴欲饮水，小便不利者，猪苓汤主之。

猪苓（去皮）、茯苓、泽泻、阿胶、滑石（碎）各一两。

上五味，以水四升，先煮四味，取二升，去滓，纳阿胶烊消，温服七合，日三服。

【方论】

1.金·成无己

"此下后，客热客于下焦者也。邪气自表入里，客于下焦，三焦俱带热也。脉浮发热者，上焦热也；渴欲饮水者，中焦热也；小便不利者，邪客下焦，津液不得下通也，与猪苓汤利小便，以泄下焦之热也。甘甚而反淡，淡味渗泄为阳，猪苓、茯苓之甘，以行小便；咸味涌泄为阴，泽泻之咸，以泄伏水；滑利窍，阿胶、滑石之滑，以利水道。"《注解伤寒论》[14]

2.明·吴昆

"伤寒少阴下利而主此方者，分其小便而下利自止也。伤寒渴欲饮水，小便不利，而主此方者，导其阳邪由溺而泄，则津液运化，而渴自愈也。又曰：猪苓质枯，轻清之象也，能渗下焦之湿；茯苓味甘，中宫之性也，能渗中焦之湿；泽泻味咸，润下之性也，能渗下焦之湿；滑石性寒，清肃之令也，能渗湿中之热。四物皆渗利，则又有下多亡阴之惧，故用阿胶佐治之，以存津液于决渎尔。"《医方考》[15]

3.清·汪昂

"此足太阳、阳明药也。热上壅则下不通，下不通热亦上壅。又湿郁则为热，热蒸更为湿，故心烦而呕渴，便秘而发黄也。淡能渗湿，寒能胜热，茯苓甘淡，渗脾肺之湿；猪苓甘淡，泽泻咸寒，泄肾与膀胱之湿；滑石甘淡而寒，体重降火，气轻解肌，通行上下表里之湿；阿胶甘平滑润，以疗烦渴不眠。要使水道通利，

则热邪皆从小便下降，而三焦俱清矣。"《医方集解·利湿之剂》[16]

4.清·王子接

"五者皆利水药，标其性之最利者明之，故曰猪苓汤，与五苓之用，其意天渊。五苓散治太阳之本，利水监以实脾守阳，是通而固者也。猪苓汤治阳明、少阴热结，利水复以滑窍育阴，是通而利者也。盖热邪壅闭劫阴，取滑石滑利三焦；泄热救阴淡渗之剂，唯恐重亡其阴，取阿胶即从利水中育阴，是滋养无形以行有形也。故仲景云：汗多胃燥，虽渴而里无热者，不可与也。"《绛雪园古方选注》[17]

5.清·唐宗海

"此方专主滋阴利水，凡肾经阴虚，水泛为痰者，用之立效。取阿胶润燥，滑石清热，合诸药皆滋降之品，以成其祛痰之功。痰之根原于肾，制肺者治其标，治肾者治其本。"《血证论》[18]

参考文献

[1] 曹洪欣，武国忠.仲景全书精解[M].北京：线装书局，2016.

[2] 李飞.中医药学高级丛书·方剂学（上下）[M].北京：人民卫生出版社，2006.

[3] 邓中甲.普通高等教育"十五"国家级规划教材 方剂学（供中医药类专业用）[M].北京：中国中医药出版社，2003.

[4] 赵萌.猪苓汤加味治疗慢性肾炎62例临床观察[J].天津中医药，2009，26（1）：51.

[5] 葛丹霞，吴力，李中美.猪苓汤治疗导尿管相关性尿路感染临床观察[J].新中医，2017，49（10）：55-57.

[6] 马迎儿.加味猪苓汤结合常规疗法治疗糖尿病肾病30例临床观察[J].甘肃中医药大学学报，2017，34（01）：42-45.

[7] 朱晓红，贾燕平.猪苓汤加味治疗慢性肾盂肾炎60例[J].中医研究，2003，16（4）：27-28.

[8] 张炜，海洋.猪苓汤治疗小儿轮状病毒性肠炎82例[J].中医儿科杂志，2008，4（05）：29-31.

[9] 张炜，申广生，海洋，等.猪苓汤治疗阴虚型小儿急性腹泻病205例[J].中国中医药现代远程教育，2013，11（09）：76-78.

[10] 张洪清.猪苓汤治疗颅脑损伤24例临床观察[J].湖南中医药大学学报，2010，30（02）：63-64.

[11] 徐文峰，何泽云，唐群，等.猪苓汤对"阴虚水肿"证大鼠肾脏NHE3表达的影响[J].世界中西医结合杂志，2018，13（08）：1041-1045.

[12] 徐文峰，何泽云，唐群，等.猪苓汤对阿霉素肾病大鼠肾脏AQP2表达的影响[J].中国中西医结合肾病杂志，2013，14（09）：759-763.

[13] 李冀.方剂学[M].北京：中国中医药出版社，2012.

[14] 成无己.中医传世经典通读本：注解伤寒论[M].北京：中国医药科技出版社，2016：228.

[15] 吴昆.医方考[M].北京：中国中医药出版社，2007.

[16] 汪昂.医方集解新解[M].西安：三秦出版社，2005：182.

[17] 王子接.绛雪园古方选注[M].北京：中国中医药出版社，1993.

[18] 唐容川.血证论[M].北京：人民军医出版社，2007：171.

下　篇

历代理湿名方

八正散（《太平惠民和剂局方》）

八正散，原出《太平惠民和剂局方》，为中医著名的祛湿剂，具有清热泻火，利水通淋之功效。多用于治疗湿热淋证，症见尿频尿急、溺时涩痛、淋沥不畅、尿色浑赤等。现代临床常用于治疗膀胱炎、尿道炎、急性前列腺炎、泌尿系结石、肾盂肾炎、术后或产后尿潴留等证属湿热下注者。因其苦寒通利，故孕妇及虚寒病者忌用。

一、传统应用

【药物组成】车前子、瞿麦、萹蓄、滑石、栀子、炙甘草、木通、大黄各9g。

【功效主治】清热泻火，利水通淋。用于治疗湿热淋证，症见尿频尿急，溺时涩痛，淋沥不畅，尿色浑赤，甚则癃闭不通，小腹急满，口燥咽干，舌苔黄腻，脉滑数。[1]

【服用方法】散剂，每天6～10g，灯心草4g煎汤送服；汤剂，加灯心草4g，水煎服，每天1剂，分2～3次温服。[1]

【加减化裁】本方苦寒清利，凡淋证属湿热下注者均可用之。若属血淋者，宜加生地黄、小蓟、白茅根以凉血止血；石淋，可加金钱草、海金沙、石韦等以化石通淋；膏淋，宜加萆薢、菖蒲以分清化浊。[1]

二、现代研究

（一）临床应用

1.膀胱炎

潘英使用八正散加减治疗膀胱炎35例，基础组方为：车前子15g，萹蓄15g，大黄15g，滑石30g，瞿麦15g，栀子15g，甘草20g，并在此基础上予以随症加减。以上药液入煎剂，水煎药液200ml，取100ml，日2次口服。结果35例患者治愈28例，好转5例，无效2例，总有效率94%。[2]

2.湿热下注型急性下尿路感染

张文青等使用加味八正散治疗急性湿热下注型急性下尿路感染60例，"加味八正散"基础组方为：瞿麦10g，萹蓄10g，通草15g，大黄5g，栀子5g，灯心草5扎，车前子15g，滑石20g，金银花10g，鱼腥草15g，丹参15g，炙甘草5g，并在此基础上予以随症加减。加水至500ml，煎至150ml，温服，每日1剂。加服左氧氟沙星片0.2g/次。结果治疗组痊愈18例，显效7例，有效3例，无效1例，总有效率96.7%。[3]

3.产后尿潴留

刘春雨等使用中药配合电针治疗产后尿潴留20例，八正散加减，基础组方为：车前子20g，萹蓄15g，瞿麦12g，滑石15g，甘草梢10g，木通9g，栀子10g，生地黄15g，黄柏10g，石菖蒲10g，牡丹皮10g，并在此基础上予以随症加减，配合电针治疗。水煎服，每日1剂，分2次服。结果内服中药配合电针治疗后，30min内排尿12例，1h内排尿6例，2h后20例尿潴留患者均能自行排尿，1例因排尿不畅，继续口服中药2剂，电针治疗2次后排尿通畅。[4]

4.泌尿系结石

邓书江使用八正散加减治疗泌尿系结石66例，八正散加味基础组方为：木通10g，车前子15g，萹蓄20g，大黄10g，滑石20g，甘草10g，瞿麦20g，栀子20g，金钱草50g，海金沙5g（单包，兑服），鸡内金20g，王不留行20g，琥珀10g（单包，兑服），并在此基础上予以随症加减，水煎服，每日1剂。治疗结果，治疗组66例，显效44例，有效18例，无效4例，总有效率为93.9%。[5]

5.淋病

宫会爱使用八正散加减治疗急性淋病160例，八正散基础组方为：木通6g，车前子30g，瞿麦15g，滑石30g，栀子15g，大黄10g，蒲公英30g，白花蛇舌草30g，甘草6g，并在此基础上予以随症加减。水煎取汁500ml，早晚2次分服。7日为1个疗程。结果治愈132例，显效24例，好转2例，无效2例，总有效率98.75%。[6]

（二）实验研究

1.抗炎作用

李广森等探讨八正散加减方治疗慢性非细菌性前列腺炎的作用机制。结果显示，八正散加减方能降低慢性非细菌性前列腺炎模型鼠NGF、TNF-α的表达，这可能是其治疗慢性非细菌性前列腺炎的机制之一。[7]

2.抗菌作用

赵子剑观察复方八正散液灌胃大鼠尿液的体外抑菌作用和对左氧氟沙星抗菌效果的增效作用，发现复方八正散液能抑制和灭活尿路感染常见致病菌，对左氧氟沙星的抗菌效果具有增效作用。[8]徐小平探讨八正散对大鼠膀胱肾盂肾炎病理模型的影响，结果显示八正散对大肠杆菌、变形杆菌有较强的抗菌作用，对大肠杆菌、变形杆菌感染小鼠也具有明显的保护效果，能显著降低死亡率。[9]

3.解热、解痉、利尿作用

冉长清等探讨八正合剂治疗尿路感染的作用机制，实验结果表明，八正合剂能明显增加正常小鼠尿量，对抗角叉菜胶所致大鼠体温增高和足跖肿胀，提高小鼠血清溶血素的含量，加快小鼠REST对碳粒的廓清速度，缓解离体肠管的痉挛程度。说明八正合剂有解热、利尿、解痉、抗炎等功能。[10]

三、类方鉴析

1.导赤散（宋·钱乙《小儿药证直诀》卷下）

（1）组成：生地黄、生甘草梢、木通、竹叶各等分。

（2）功用：清心养阴，利水通淋。

（3）主治：心经火热证。心胸烦热，口渴面赤，意欲冷饮，以及口舌生疮；或心热移于小肠，小便赤涩刺痛，舌红，脉数。

（4）鉴析：八正散与导赤散均有清热利水通淋之功，用于治疗热淋。八正散集滑石、木通、萹蓄、瞿麦、车前子等大队清热利湿之品，利尿通淋之效颇著，且配入大黄之降泄，令诸药直达下焦，故为临床治疗热淋之主方；导赤散仅以木通、竹叶清热通淋，药简力薄，但诸药均有清心之功，并配入生地黄，故既可上清心火，又能下利小肠，且利水而不伤阴，适用于心经热盛或心火下移小肠之口糜口疮、小便赤涩热痛或热淋轻证，若兼阴津不足者尤宜。[11]

2.清心莲子饮（宋·太平惠民和剂局《太平惠民和剂局方》卷五）

（1）组成：黄芩、麦冬、地骨皮、车前子、炙甘草各半两，石莲肉、白茯苓、黄芪、人参各七两半。

（2）功用：清心利湿，益气养阴。

（3）主治：心火妄动，气阴两虚，湿热下注，遗精白浊，妇人带下赤白；肺肾亏虚，心火刑金，口舌干燥，渐成消渴，睡卧不安，四肢倦怠，病后气不收敛，阳浮于外，五心烦热。

（4）鉴析：八正散和清心莲子饮都可治疗膀胱有湿热的淋浊。清心莲子饮由黄芩、麦冬、地骨皮、车前子、炙甘草、石莲肉、白茯苓、黄芪、人参共九味药组成。八正散清热通淋之力大，清实热，无补气养阴的作用。适用于湿热淋浊，已成实热，正气不虚者。清心莲子饮清热通淋之力小，清虚热，有补气养阴的作用。适用于湿热淋浊，心肾不交，气阴两虚者。[12]

附：原文与方论

【原文】

治大人、小儿心经邪热，一切蕴毒，咽干口燥，大渴引饮，心忡面热，烦躁不宁，目赤睛疼，唇焦鼻衄，口舌生疮，咽喉肿痛。又治小便赤涩，或癃闭不通，及热淋、血淋，并宜服之。车前子、瞿麦、萹蓄、滑石、山栀子仁、炙甘草、木通、大黄（面裹，煨，去面，切，焙）各一斤。（宋·《太平惠民和剂局方 卷之六》）

【方论】

1.清·汪昂

此手足太阳、手少阳药也。木通、灯草清肺热而降心火，肺为气化之源，心为小肠之合也；车前清肝热而通膀胱，肝脉络于阴器，膀胱津液之府也。瞿麦、萹蓄降火通淋，此皆利湿而兼泻热者也；滑石利窍散结，栀子、大黄苦寒下行，此皆泻热而兼利湿者也。甘草合滑石为六一散，用梢者，取其径达茎中，甘能缓痛也。虽治下焦而不专于治下，必三焦通利，水乃下行也。（《医方集解》）[13]

2.清·徐灵胎

热结膀胱不能化气而水积下焦，故小腹硬满，小便不通焉。大黄下郁热而膀胱之气自化，滑石清六腑而水道闭塞自通，瞿麦清热利水道，木通降火利小水，萹蓄泻膀胱积水，山栀清三焦郁火，车前子清热以通关窍，生草梢泻火以达茎中。为散，灯心汤煎，使热结顿化，则膀胱肃清而小便自利，小腹硬满自除矣。此泻热通闭之剂，为热结溺闭之专方。（《医略六书·杂病证治》）[14]

3.清·张秉成

夫淋之为病，虽有多端，其辨别不过虚实两途。若有邪而实者，其来必痛，或湿热，或瘀血，有邪证、邪脉可据者，悉从膀胱、溺道而来；若不痛而属虚者，由肾脏精道而来。盖前阴虽一，内有两窍，一为溺窍，一为精窍。故淋之一证，无不出于肾与膀胱也。然膀胱一腑，有下口而无上口，其水皆从大、小肠之分别清浊，而下渗为溺，则知湿浊瘀血，亦由此处而渗入膀胱为病焉。故此方以大黄导湿热直下大肠，不使其再入膀胱，庶几源清而流自洁耳。其既蓄于膀胱者，又不得不疏其流。以上诸药，或清心而下降，或导浊以分消，自然痛可止、热可蠲，湿热之邪尽从溺道而出矣。（《成方便读》）[15]

参考文献

[1] 邓中甲.方剂学[M].北京：中国中医药出版社，2003：294-295.

[2] 潘英.八正散加减治疗膀胱炎35例观察[J].实用中医内科杂志，2006（01）：85.

[3] 张文青，左琪.加味八正散治疗湿热下注型急性下尿路感染的临床观察[J].中国医药导报，2006（23）：142.

[4] 刘春雨，张奇，王秀梅.中药配合电针治疗产后尿潴留的临床体会[J].中国自然医学杂志，2006，8（01）：71.

[5] 邓书江.八正散加减治疗泌尿系结石66例[J].世界中医药，2009，4（02）：117.

[6] 宫会爱. 八正散加减治疗急性淋病160例 [J]. 中国民间疗法，2004，12（08）：44-45.

[7] 李广森，蔡剑，俞旭君，等. 八正散加减方对慢性非细菌性前列腺炎大鼠NGF TNF-α的影响 [J]. 四川中医，2016，34（10）：40-42.

[8] 赵子剑，吴峰. 复方八正散液灌胃大鼠尿液的体外抑菌和对左氧氟沙星增效作用的实验研究 [J]. 山西中医，2007，23（03）：60.

[9] 徐小平，张瑛. 八正散对大鼠膀胱肾盂肾炎病理模型的影响. 中药药理与临床，1996，12（4）：7-9.

[10] 冉长清，陈万群，江兵，等. 八正合剂的主要药效学研究 [J]. 中成药，2000，22（08）：37-39.

[11] 李冀. 方剂学 [M]. 北京：中国中医药出版社，2012.

[12] 段若寒. 中医名方鉴别运用 [M]. 天津：天津科学技术出版社，1987：130-131.

[13] 汪讱庵. 医方集解 [M]. 上海：上海科学技术出版社，1991.

[14] 徐灵胎. 徐灵胎医学全书 [M]. 太原：山西科学技术出版社，2014.

[15] 张秉成. 成方便读 [M]. 北京：学苑出版社，2010.

半夏白术天麻汤（《医学心悟》）

半夏白术天麻汤，原出《医学心悟》，为中医著名的祛痰剂，具有化痰息风，健脾祛湿之功效，多用于治疗风痰上扰证，症见眩晕、头痛、胸膈痞闷、恶心呕吐等。现代临床常用于治疗梅尼埃病、前庭神经炎、椎-基底动脉供血不足、血管性头痛、高血压病、癫痫、面神经瘫痪等证属于风痰上扰者。阴虚阳亢，气血不足所致之眩晕，不宜使用。

一、传统应用

【药物组成】半夏4.5g，天麻、茯苓、橘红各3g，白术9g，甘草1.5g。

【功效主治】化痰息风，健脾祛湿。用于风痰上扰证，症见眩晕，头痛，胸膈痞闷，恶心呕吐，舌苔白腻，脉弦滑。[1]

【服用方法】加生姜1片，大枣2枚，水煎服，每天1剂，分2～3次温服。[1]

【加减化裁】若眩晕较甚者，可加僵蚕、胆南星等以加强化痰息风之力；头痛甚者，加蔓荆子、白蒺藜等以祛风止痛；呕吐甚者，可加赭石、旋覆花以镇逆止呕；兼气虚者，可加党参、生黄芪以益气；湿痰偏盛，舌苔白滑者，可加泽泻、桂枝以渗湿化饮。[1]

二、现代研究

（一）临床应用

1.梅尼埃病

涂三进等使用加味半夏白术天麻汤治疗梅尼埃病34例，药用加味半夏白术天麻汤，基础组方为：半夏、白术、天麻、茯苓各15g，陈皮、甘草各10g，生姜3片，大枣5枚，泽泻30g，并在此基础上予以随症加减，每日1剂，水煎，分3次口服。结果，治疗组34例，治愈18例，好转13例，无效3例，总有效率91.2%。[2]

2.前庭神经炎

郝秀林使用半夏白术天麻汤加减治疗前庭神经炎26例，方用半夏白术天麻汤为主加减，基础组方为：半夏9g，白术12g，天麻10g，茯苓10g，泽泻10g，黄芩9g，蒲公英15g，菊花12g，甘草5g，并在此基础上予以随症加减。水煎服，日1剂，分两煎共取汁300ml，早晚各服150ml，7天为1个疗程。结果，经过1个疗程治疗，痊愈17例，占65.4%；好转7例，占26.9%；无效2例，为7.7%。[3]

3.椎-基底动脉供血不足

姚建景使用半夏白术天麻汤治疗椎-基底动脉系统TIA 56例，治疗组口服半夏白术天麻汤，基础组方为：半夏6g，白术15g，天麻6g，陈皮10g，党参15g，泽泻30g，黄芪15g，苍术10g，干姜3g，黄柏6g，茯苓10g，并在此基础上予以随症加减，1剂/天，水煎，早、晚2次口服。结果56例治疗组，痊愈27例，显效25例，好转2例，无效2例，总有效率96.4%。[4]

4.血管性头痛

何振伟使用免煎中药浓缩颗粒剂半夏白术天麻汤治疗血管性头痛34例，给予半夏白术天麻汤，基础组方为：姜半夏、天麻各12g，白术、陈皮、茯苓各10g，甘草3g，并在此基础上予以随症加减。服法：均用深圳三九医药股份有限公司生产的中药免煎颗粒剂，用约300ml开水冲化，搅拌、调匀后加盖23min，待充分溶解后早、晚分服。20天为1个疗程。服中药期间，停服其他药物。治疗结果，34例治疗组，痊愈25例，有效7例，无效2例，总有效率94.1%。[5]

（二）实验研究

1.降脂作用

孙付军等实验观察半夏白术天麻汤化裁方对高血脂模型大鼠相关指标的影响，实验研究结果显示，半夏白术天麻汤化裁方对高血脂模型大鼠的血脂水平具有明显的干预作用，降低血清中胆固醇、三酰甘油、低密度脂蛋白和载脂蛋白B，升高高密度脂蛋白。[6]

2.改善血管弹性

马江涛评价加味半夏白术天麻汤对椎动脉型颈椎病的药效然后分析机制。结论，加味半夏白术天麻汤可改善椎动脉血管弹性，使血管弹性增加，改善红细胞活性，抑制红细胞聚集，使单位时间内通过椎动脉血流量提高。[7]

3.降压作用

王现珍等探讨半夏白术天麻汤（BBTD）对自发性高血压大鼠（SHR）高血压发展进程中的血管内皮功能修复作用及其机制。结论半夏白术天麻汤在降血压方面与卡托普利类似，但在改善SHR肠系膜上动脉内皮功能方面效果显著。[8]

4.对肾脏的保护作用

王震等观察半夏白术天麻汤通过对肥胖性高血压大鼠肾脏脂肪酸转运酶/B类清道夫受体CD36（CD36）表达的调节，明确其在肥胖性高血压病理进程中肾脏保护的药理机制。结论：半夏白术天麻汤在肥胖性高血压病理进程中具有明确的肾脏保护功效。[9]

三、类方鉴析

1.半夏白术天麻汤（金·李杲《脾胃论》卷下）

（1）组成：黄柏二分，干姜三分，天麻、苍术、白茯苓、黄芪、泽泻、人参各五分，白术、炒曲各一钱，半夏（汤洗七次）、大麦、面、橘皮各一钱五分。

（2）功用：补脾胃，化痰湿，定虚风。

（3）主治：脾胃虚弱，痰湿内阻，虚风上扰，致成痰厥头痛，证见头痛如裂，目眩头晕，胸脘烦闷，恶心呕吐，痰唾黏稠，气短懒言，四肢厥冷，不得安卧者。

（4）鉴析：《医学心悟》半夏白术天麻汤与《脾胃论》半夏白术天麻汤均可健脾祛痰。但前者以化痰息风为重，兼健脾祛湿，为治风痰上扰之眩晕、头痛之剂；后者以补气健脾燥湿为主，兼化痰息风，为治气虚痰厥头痛之专方。[10]

2.苓桂术甘汤（《金匮要略》）

（1）组成：茯苓四两，桂枝三两，白术三两，甘草二两。

（2）功用：温阳化饮，健脾利湿。

（3）主治：中阳不足之痰饮。胸胁支满，目眩心悸，短气而咳，舌苔白滑，脉弦滑或沉紧。

（4）鉴析：二者均能祛痰平眩，治疗痰饮眩晕证，但半夏白术天麻汤以半夏、天麻共为君药，重在化痰息风，为治疗风痰上扰证的常用方，主治痰饮兼挟肝风上扰诸证；苓桂术甘汤以茯苓为君药，重在温阳化饮、健脾利湿，为治疗中阳不足之痰饮诸病之代表方剂，善治饮停中焦，上犯清窍诸证。[11]

附：原文与方论

【原文】

眩，谓眼黑；晕者，头旋也。古称头旋眼花是也。其中有肝火内动者，经云："诸风掉眩，皆属肝木是也，逍遥散主之。"有湿痰壅遏者，书云"头旋眼花，非天麻、半夏不除是也，半夏白术天麻汤主之。"有气虚夹痰者，书曰："清阳不升，浊阴不降，则上重下轻也，六君子汤主之。"亦有肾水不足，虚火上炎者，六味汤。亦有命门火衰，真阳上泛者，八味汤。此治眩晕之大法也。

半夏（一钱五分），天麻、茯苓、橘红（各一钱），白术（三钱），甘草（五分），生姜一片，大枣二枚，水煎服。（清·程国彭《医学心悟》卷四）

【方论】

1.清·程国彭

眩，谓眼黑，晕者，头旋也。古称头旋眼花是也。其中有肝火内动者，经云："诸风掉眩，皆属肝木是也，逍遥散主之。"有湿痰壅遏者，书云："头旋眼花，非

天麻、半夏不除是也，半夏白术天麻汤主之。"(《医学心悟》)[12]

2. 冉先德

诸风掉眩，皆属于肝。肝风内动，痰浊上扰，故眩晕头痛；痰阻气滞，故胸膈痞闷。痰厥头痛，非半夏不能疗；眼黑头晕，风虚内作，非天麻不能除。故方中以半夏燥湿化痰，天麻息风止眩晕，二药合用为主药，以治风痰眩晕头痛；白术、茯苓健脾祛湿，以治生痰之源，为辅药；橘红理气化痰，甘草、生姜、大枣调和脾胃，均为佐使药。诸药相合，方简力宏，共同体现化痰息风，健脾祛湿之功。(《历代名医良方注释》)[13]

3. 霍英

内耳眩晕病属于中医学"眩晕"范畴，发病时患者感觉周围事物或自身空间旋转，不能站立；常被迫闭目侧卧，目不能睁，头不能动；常伴有恶心、呕吐、耳鸣等症状。这些症状与中医脾湿生痰、肝风内动所致的风痰眩晕相吻合。治疗宜健脾除湿、祛痰息风，采用半夏白术天麻汤加减治之。(《头痛眩晕奇效良方》)[14]

4. 王付

方中用化痰药2味，半夏偏于降逆燥湿，橘红偏于理气和中；益气药3味，白术偏于燥湿，茯苓偏于利湿，甘草偏于生津；天麻平肝息风。又，方中用化痰药配伍益气药，以治气虚生痰；化痰药配伍平肝药，以治痰风互结；益气药配伍平肝药，既可治气虚生风又可治气虚生风，方药相互为用，以燥湿化痰，平肝息风为主。(《王付内科杂病选方用药技巧》)[15]

参考文献

[1] 邓中甲. 方剂学 [M]. 北京：中国中医药出版社，2003：333-334.

[2] 涂三进，陈晓谦. 加味半夏白术天麻汤治疗美尼尔氏病临床观察 [J]. 湖北中医杂志，2006（06）：37.

[3] 郝秀林. 半夏白术天麻汤治疗前庭神经炎26例 [J]. 实用中医内科杂志，2004，18（04）：343.

[4] 姚建景. 半夏白术天麻汤治疗椎-基底动脉系统TIA发作56例临床观察 [J]. 张家口医学院学报，2002，19（01）：27.

[5] 何振伟. 半夏白术天麻汤治疗血管性头痛34例 [J]. 湖北中医杂志，2004，26（07）：33.

[6] 孙付军，黄伟克，李晓晶，等. 半夏白术天麻汤化裁方治疗高脂血症的研究 [J]. 中国实验方剂学杂志，2010，16（09）：170，172.

[7] 马江涛. 加味半夏白术天麻汤治疗痰瘀互结型椎动脉型颈椎病的实验研究 [D]. 河南中医药大学，2017.

[8] 王现珍，蒋嘉烨，罗珊珊，等. 半夏白术天麻汤对自发性高血压大鼠血管内皮功能的影响 [J]. 中国中西医结合杂志，2011，31（06）：811.

[9] 王震，姜月华，吴赛，等.半夏白术天麻汤改善肥胖性高血压大鼠肾脏损害的机制研究[J].中华中医药学刊，2016，34（09）：2130.

[10] 李冀.方剂学[M].北京：中国中医药出版社，2012：271.

[11] 许爱英.方剂学 供药学中药学药物制剂生物制药中药资源与开发药物分析等专业使用[M].长沙：湖南科学技术出版社，2013.

[12] 程国彭.医学心悟[M].北京：人民卫生出版社，2006.

[13] 冉小峰.历代名医良方注释[M].北京：科技文献出版社，1983.

[14] 霍英.头痛眩晕奇效良方[M].北京：人民军医出版社，2006：180.

[15] 王付.王付内科杂病选方用药技巧[M].郑州：河南科学技术出版社，2016：570.

保济丸（广东李众胜药堂）

保济丸，原出广东李众胜药堂，为中医著名的祛湿剂，具有解表，祛湿，和中之功效。多用于治疗伤暑或夹湿伤中证，症见发热头痛、腹痛腹泻、恶心呕吐、肠胃不适；亦用于晕车晕船等。现代临床常用于治疗功能性消化不良、小儿伤食型腹泻、梅核气、儿童轮状病毒肠炎等证属伤暑或夹湿伤中者。高血压病、心脏病、肝病、糖尿病、肾病等慢性病严重者以及儿童、孕妇、哺乳期妇女、年老体弱者应在医师指导下服用。

一、传统应用

【药物组成】钩藤，菊花，蒺藜，厚朴，木香，苍术，天花粉，广藿香，葛根，化橘红，白芷，薏苡仁，稻芽，薄荷，茯苓，神曲（水丸，1.85g/粒）。

【功效主治】解表，祛湿，和中。用于治疗伤暑或夹湿伤中证，症见发热头痛、腹痛腹泻、恶心呕吐、肠胃不适；亦用于晕车晕船。[1]

【服用方法】口服，一次1.85～3.7g，一日3次。[1]

【加减化裁】因本品为中成药制剂，故无临床加减。

二、现代研究

（一）临床应用

1.功能性消化不良

张群肖使用保济丸治疗功能性消化不良60例，治疗组采用保济丸治疗，基础组方：由钩藤、菊花、厚朴、苍术、藿香、茯苓、化橘红、白芷、薏苡仁、谷芽、木香、白蒺藜、天花粉、广东神曲、葛根、薄荷16味中草药组成。每瓶3.7g，1瓶，1日3次，餐前30min服；对照组予吗丁啉片10mg，1日3次，硫糖铝片1g，1日3次，餐前30min服。两组均10天1疗程。结果，治疗组60例中痊愈45例，有效10例，无效5例，总有效率91.7%。[2]

2.小儿伤食型腹泻

卢晖使用保济丸敷脐治疗小儿伤食型腹泻75例。对照组患者给予常规补液、促消化、调整肠道菌群、止泻等治疗，治疗组在上述治疗方案的基础上，加用保济丸敷脐，基础组方为：焦山楂、炒六神曲、制半夏、茯苓、陈皮、连翘、炒莱菔子、炒麦芽，并在此基础上予以随症加减，每日1次，每次取保济丸2袋，捣碎为散，加入适量生姜汁及凡士林调和，纱布敷贴于脐部神阙穴处。疗程均为7天，对两组总体疗效进行对比。结果：75例治疗组，治愈65例，好转5例，未愈5例，总有效率93.3%。[3]

3.梅核气

谭庆佳使用保济丸治疗梅核气19例。取鲜紫苏（干品加倍）30g，沸水泡汁，取药液100ml送服丸粒1瓶，1日3次，连服1周，以后1日2次，继服1周。治疗结果：19例患者在12～28天以内均获临床治愈，10天以内治愈者7例，10～20天治愈者9例，20～28天治愈者2例，随访半年内，复发1例。[4]

4.儿童轮状病毒肠炎

邵荣昌使用抗感颗粒与保济口服液合用治疗儿童轮状病毒肠炎110例，对照组口服常规剂量思密达每日3次；观察组口服常规剂量思密达同时口服抗感颗粒合保济口服液，每日3次，剂量为抗感颗粒1岁以下每次25g，1～2岁每次35g，2～4岁每次45g，保济口服液1岁以下每次5ml，1～2岁每次7ml，2～4岁每次10ml，两组均根据脱水轻重予补液纠正脱水，调整电解质和酸碱平衡，有呕吐者予肌注胃复安1次止吐。结果：110例观察组，临床痊愈46例，显效46例，有效8例，无效10例。[5]

（二）实验研究

1.解痉作用

吴君等研究保济丸对胃肠运动功能的作用。结果：保济丸能明显抑制小鼠胃排空，增加胃中酚红的残留率；抑制正常小鼠及肠功能亢进小鼠的小肠推进作用，明显抑制推进距离和推进率。结论：保济丸具有解痉作用。[6]

2.解热及止吐作用

茹丽等研究保济丸粉辐照前后的解热作用及止吐作用。结果：保济丸粉辐照前后可显著降低酵母性发热大鼠的体温和减少硫酸铜致家鸽的呕吐次数，表明保济丸粉辐照前后具有解热及止吐作用。[7]

3.抗菌作用

郭卫真等研究保济丸的体内和体外抗菌效果。结果：体内抗菌实验结果显示，保济丸对大肠杆菌引起的小鼠腹腔感染死亡有明显的保护作用；体外抗菌试验结果显示保济丸对4种常见致病菌有较强的抑菌作用。[8]

4.抗病毒作用

张俊丽研究保济丸体外抗呼吸道病毒的作用。结果：保济丸粉在无毒浓度1.56mg/ml时对鼻病毒有抑制作用。[9]

5.保济丸中化学成分与药理作用研究

李润萍对保济丸中化学成分与药理作用研究进行总结，发现保济丸中抑菌、抗炎成分超过9种，镇痛与止泻及对胃肠道功能紊乱有调节作用的化学成分超过5种，复方中增强药理作用的药对共9对。[10]

三、类方鉴析

1.保和丸（元·朱震亨《丹溪心法》卷三）

（1）组成：山楂六两，半夏、茯苓各三两，神曲二两，陈皮、连翘、莱菔子各一两。

（2）功用：消食和胃，清热化湿。

（3）主治：食积内停。胸脘痞满胀痛，嗳腐吞酸，厌食呕吐，或大便稀溏，苔黄厚腻，脉滑。

（4）鉴析：二者虽均可用于治疗胃肠道疾病，但是二者在运用上各有侧重，其中保济丸药物中以厚朴、木香、苍术、广藿香、化橘红、薏苡仁等健脾化湿为多，而保和丸以陈皮、莱菔子、神曲等消食除胀药物为主，故保济丸更侧重于化湿和中，保和丸更侧重于消食和胃。

2.藿香正气散（宋·太平惠民和剂局《太平惠民和剂局方》卷二）

（1）组成：大腹皮、白芷、紫苏、茯苓（去皮）各一两，半夏曲、白术、陈皮（去皮）、厚朴、苦桔梗各二两，藿香三两，甘草二两半。

（2）功用：解表化湿，理气和中。

（3）主治：外感风寒，内伤湿滞证。恶寒发热、头痛、胸膈满闷、脘腹疼痛、恶心呕吐、肠鸣泄泻、舌苔白腻以及山岚瘴疟等。

（4）鉴析：藿香正气散用于解表化湿，理气和中。用于外感风寒、内伤湿滞或夏伤暑湿所致的感冒，症见头痛昏重、胸膈痞闷、脘腹胀痛、呕吐泄泻；胃肠型感冒见上述证候者。而保济丸除了解表、祛湿、和中，用于暑湿感冒，症见发热头痛、腹痛腹泻、恶心呕吐、肠胃不适；亦可用于晕车晕船。总的来说，一方面，藿香正气散和保济丸治疗的感冒类型不同。①表里两感，胃肠型感冒者，还有由于风寒感冒患者应该用藿香正气散疗效更佳（患者一般症状：高热、恶寒、头痛眩晕、四肢酸痛、咽喉肿痛、大便干燥、小便发黄、舌苔薄黄、舌头红赤）。②暑湿感冒者则更宜服保济丸（大人一般症状：头痛、头沉如裹、身倦无力、关节酸痛、口不渴、舌苔白腻）。另外，伤食（过饱、太杂、油腻、不洁食物）引起的肠胃不适或腹泻等，给服保济丸则可以消食化滞，改善和消除症状。

附：原文与方论

【原文】

无。

【方论】

1.白河

保济丸是一种疗效肯定的传统中成药，深受广大患者的喜爱，过去民间素有"北有六神丸，南有保济丸"之说。它对于胃肠道功能低下引起的消化不良、胃胀不适，尤其是感冒伴有的泄泻、呕吐等症状，有良好的和胃止呕效果。此外，逢年过节回家团圆，舟车劳顿，不妨带上一瓶保济丸以防胃肠道不适。该药外感燥热者不宜，孕妇慎用。（医药养生保健报）[11]

2.薛仕妹

服用保济丸应注意禁食生冷和油腻；不适用于急性肠道传染病之剧烈恶心、呕吐、水泻不止者；外感燥热者不宜服；哺乳期妇女慎用；儿童应在成人监护下使用。（民族医药报）[12]

3.蒲昭和

保济丸由钩藤、菊花、厚朴、苍术、藿香、薏苡仁、谷芽等组成。其主要功效为解表、祛湿、和中。保济丸用药种类虽多（16味），但组成药物均为副作用极小的植物药，加之其配伍合理，君臣佐使分明，既有治病作用，也有防病保健功效。（首都医药）[13]

参考文献

[1] 陈仁寿.国家药典成方实用手册[M].南京：江苏科学技术出版社，2007：471-472.

[2] 张群肖.保济丸治疗功能性消化不良60例疗效观察[J].浙江中西医结合杂志，2005，15（08）：506-507.

[3] 卢晖.保济丸敷脐治疗小儿伤食型腹泻150例临床观察[J].内蒙古中医药，2014，33（15）：82.

[4] 谭庆佳.保济丸治疗梅核气19例[J].湖北中医杂志，1991（04）：11.

[5] 邵荣昌.抗感颗粒与保济口服液合用治疗儿童轮状病毒肠炎219例疗效观察[J].中国中西医结合儿科学，2009，1（06）：531-532.

[6] 吴君，韩芸，吴清和，等.保济丸对胃肠运动功能的影响[J].中国实验方剂学杂志，2011，17（18）：229.

[7] 茹丽，郭起岳，许常辉.保济丸粉辐照前后解热及止吐作用的研究[J].中国实验方剂学杂志，2012，18（05）：191.

[8] 郭卫真，刘妮，卢东荣，等.保济丸抗菌作用的实验研究[J].内蒙古中医药，2010，29（24）：48.

[9] 张俊丽，刘妮.保济丸抗呼吸道病毒的体外实验研究[J].浙江中西医结合杂志，2008，18（11）：686.

[10] 李润萍，朱盛山，邬威尧，等. 保济丸中化学成分与药理作用研究进展 [J]. 中国实验方剂学杂志，2010，16（11）：200-203.

[11] 白河. 保济丸 [N]. 医药养生保健报，2007-10-01（005）.

[12] 薛仕妹. 防病保健良药：保济丸 [N]. 民族医药报，2008-02-01（002）.

[13] 蒲昭和. "保济丸" 的传说及适应症 [J]. 首都医药，2004（11）：39.

萆薢分清饮（《杨氏家藏方》）

萆薢分清饮，原出《杨氏家藏方》，为中医著名的祛湿剂，具有温肾利湿、分清化浊之功效。多用于治疗真元不足，下焦虚寒之膏淋、白浊证，症见小便频数、浑浊不清、白如米泔、凝如膏糊等。现代临床常用于治疗高尿酸血症、慢性前列腺炎、精液不液化、淋病、乳糜尿、慢性前列腺炎、慢性肾盂肾炎等证属下焦虚寒，湿浊下注者。应注意湿热白浊则非本方所宜。

一、传统应用

【药物组成】益智、萆薢、石菖蒲、乌药各9g。

【功效主治】温肾利湿，分清化浊。用于治疗真元不足，下焦虚寒之膏淋、白浊，症见小便频数，浑浊不清，白如米泔，凝如膏糊，舌淡苔白，脉沉。[1]

【服用方法】水煎服，加入食盐少许，每天1剂，分2～3次温服。[1]

【加减化裁】若兼虚寒腹痛者，加肉桂、盐茴以温中祛寒；久病气虚者，加黄芪、白术以益气祛湿。[1]

二、现代研究

（一）临床应用

1.腰椎间盘突出症

任博文等使用杨氏萆薢分清饮和桂枝加葛根汤加减治疗寒湿型腰椎间盘突出症45例。药物组成：萆薢20g，石菖蒲20g，乌药10g，益智10g，桂枝10g，葛根40g，白芍10g，僵蚕10g，羌活10g，独活10g，土茯苓30g，甘草10g，并在此基础上予以随症加减。以上药物每日1剂，水煎分2次温服。以20天为1个疗程，1个疗程后评价临床疗效，并随访6个月，观察远期疗效。1个疗程后，治疗组显效30例，有效12例，无效3例，总有效率为93.33%。[2]

2.高尿酸血症

刘淦新使用加味萆薢分清饮治疗高尿酸血症25例。药物组成：川萆薢15g，益智15g，石菖蒲10g，乌药10g，泽泻10g，茯苓15g，山茱萸15g，桂枝4g，女贞子15g，并在此基础上予以随症加减。每天1剂，水煎，分2次服，6周为一疗程。治疗结果，25例治疗组，痊愈13例，有效10例，无效2例，总有效率92%。[3]

3.慢性前列腺炎

于淼等使用萆薢分清饮联合盐酸左氧氟沙星分散片治疗慢性前列腺炎（CP）38例。治疗组除给予盐酸左氧氟沙星分散片外，给予萆薢分清饮，基础组方：由萆薢20g、黄柏6g、石菖蒲6g、茯苓10g、白术10g、莲子8g、丹参15g、车前子15g、王不留行10g、菟丝子15g、甘草6g等组成，并在此基础上予以随症加减。中药采用江阴天江药业有限公司生产的免煎中药颗粒，日一付，水冲服，每日1次，连续用药4周。治疗后，治疗组38例中，治愈13例，显效14例，无效11例，总有效率71.1%。[4]

4.精液不液化

李日杰使用萆薢分清饮治疗精液不液化38例。采用萆薢分清饮治疗，药物组成：萆薢15g，车前子15g，黄柏12g，石菖蒲15g，莲子心10g，茯苓15g，白术12g，甘草10g，丹参15g，乌药12g，益智15g。用法：每日1剂，水煎液300ml，分两次饭后服用，连续服药两周，两周为一个疗程。经过1～3个疗程的治疗，有效30例，无效8例，有效率为78.9%。[5]

5.淋病

李娟等使用萆薢分清饮治疗淋病30例。对照组：给予抗生素治疗，头孢曲松钠250mg，1次肌注；头孢噻肟1g，1次肌注。治疗组：在此基础上加用萆薢分清饮治疗，基础组方为：川萆薢6g，黄柏（炒褐色）2g，石菖蒲2g，茯苓1g，白术1g，莲子心2g，丹参4.5g，车前子4.5g，并在此基础上予以随症加减，水煎服（加水500ml，煎至300ml），1剂/天，早晚分服。两组均治疗1个月。治疗后，30例治疗组，痊愈10例，显效10例，进步7例，无效3例，总有效率90.0%。[6]

（二）实验研究

1.慢性非细菌性前列腺炎

迟宏罡对在萆薢分清饮基础上自拟的自制萆薢化浊栓对大鼠前列腺组织中TNF-α、IL-1β及iNOS作用进行了研究，结果显示萆薢化浊栓对免疫性大鼠慢性非细菌性前列腺炎有治疗效果，其效果与剂量相关，其作用可能主要是通过抑制炎症及免疫调节而实现。[7]

2.优化药理研究

叶颖俊[8]采用均匀设计-效应面法优化萆薢分清直肠凝胶剂的处方，对比该复方口服和直肠给药后在家兔体内的药动学过程，发现最优处方为1.5%卡波姆940，8%丙三醇，2%丙二醇，1%NaOH，0.03%尼泊金乙酯。在另一项采用星点设计-效应面法，优选萆薢分清饮超声-微波协同提取工艺上，其确定萆薢分清饮的最优提取工艺：微波频率为434W，加水倍量为18.4倍，提取时间为9.3min，超声频率固定为50W。[9]

三、类方鉴析

1. 萆薢分清饮（清·程国彭《医学心悟》卷四）

（1）组成：川萆薢二钱，黄柏、石菖蒲各五分，茯苓、白术各一钱，莲子心七分，丹参、车前子各一钱五分。

（2）功用：清热利湿，分清化浊。

（3）主治：湿热白浊。小便浑浊，尿有余沥，舌苔黄腻。

（4）鉴别：程氏萆薢分清饮与朱氏萆薢分清饮同用川萆薢、石菖蒲，一降一升、利湿芳化以分清化浊，同治湿浊不化、清浊不分之膏淋、白浊，同见小便混浊、白如米泔、凝如膏糊。然前方配伍黄柏、丹参、莲子心、茯苓、白术、车前子，长于清热化瘀、利湿健脾，导心、脾、膀胱之湿浊痰热从小便而出；后者配伍乌药、益智长于温肾化气、缩尿止遗，以蒸化固涩肾与膀胱之精津。故前方主治湿热瘀热下注、膀胱气化失司之赤浊白浊；后方主治下焦虚寒、湿浊下注之膏淋、白浊。前方证湿热蒸迫，膀胱不利而清浊不分，见尿频涩痛、小便浑浊、尿有余沥、尿窍时有败精流溢，或白或赤，秽浊如脓，并见舌红苔黄腻、脉滑数等湿热内蕴之象；后方证阳不化气，温摄无权，清浊不分而见尿频无度，小便浑浊，上有浮油凝如膏糊，并见腰酸畏寒、舌淡苔白滑、脉沉微等下焦虚寒之候。[10]

2. 缩泉丸（宋·陈自明《校注妇人良方》卷八）

（1）组成：山药、乌药、益智各等分。

（2）功用：温肾祛寒，缩尿止遗。

（3）主治：膀胱虚寒证。小便频数，或遗尿不禁，舌淡，脉沉弱。

（4）鉴别：萆薢分清饮（《丹溪心法》）与缩泉丸（《校注妇人良方》）同用乌药、益智，同具温肾化气、固脬止遗作用，同治下元虚冷之小便频数。然前方配伍萆薢、石菖蒲，长于利湿开窍、化浊分清，合为温暖下元、利湿化浊之剂；后方配伍酒制山药，长于补益脾肾、固精缩尿，合为温肾化气、缩尿止遗之方。前方温涩通利并进，适用于下焦虚寒，开合失司、湿浊不化之小便浑浊，白如米泔、稠如膏糊，尿频不畅；后方温涩并举，适用于下元虚冷、膀胱不固之小便频数、遗尿失禁。两方证下元虚冷虽同，然一为膀胱开合失司，一为膀胱固摄失约，故其治之开合、通涩自然不同。[10]

附：原文与方论

【原文】

属性：治真元不足，下焦虚寒，小便白浊，频数无度，漩面如油，光彩不定，漩脚澄膏糊。或小便频数，虽不白浊，亦能治疗。益智仁，川萆，石菖蒲，乌药，上件各等分为细末。每服三钱，水一盏半入盐一捻，同煎至七分，温服，食前。（宋·杨倓《杨氏家藏方》卷第九）

【方论】

1.清·张璐

精通尾臀，溲出膀胱，泾渭攸分，源流各异。详溲便之不禁，乃下焦阳气失职，故用益智之辛温以约制之，得盐之润下，并乌药亦不致于上窜也。独是胃中独湿下渗，非萆薢无以清之，兼菖蒲以通九窍、利小便。略不及于收摄肾精之味，厥有旨哉？（《张氏医通》）[11]

2.清·汪昂

此手足少阴、足厥阴阳明药也。萆薢能泄阳明、厥阴湿热，去浊而分清；乌药能疏邪逆诸气，逐寒而温肾；益智脾药，兼入心肾，固肾气而散结；石菖蒲开九窍而通心；甘草梢达茎中而止痛，使湿热去而心肾通，则气化行而淋浊止矣。此以疏泄而为禁止者也。（《医方集解》）[12]

3.清·费伯雄

凡淋证，皆由于湿热。小便频数，其为肾虚夹热可知，但当于滋肾中加清利之药。若乌药、益智仁之温涩，是反行禁锢而非分清。解者谓此以疏泄为禁止，吾不谓然。（《医方论》）[13]

4.王付

方中用温肾药2味，益智偏于补肾，乌药偏于理气；化湿药2味，萆薢偏于通痹，石菖蒲偏于开窍。又，方中用温肾药配伍化湿药，以治阳虚不化湿；理气药配伍利湿药，气以化湿，方药相互为用，以温阳利湿，分清化浊为主。[14]

参考文献

[1] 邓中甲.方剂学[M].北京：中国中医药出版社，2003：314.

[2] 任博文，杨豪.杨氏萆薢分清饮和桂枝加葛根汤加减治疗寒湿型腰椎间盘突出症临床观察[J].风湿病与关节炎，2015，4（06）：13-15.

[3] 刘淦新.加味萆薢分清饮治疗高尿酸血症25例[J].光明中医，2011，26（05）：957-958.

[4] 于淼，庞菁，曾娟妮.萆薢分清饮治疗慢性前列腺炎40例的临床观察[J].中国民族民间医药，2010，19（24）：146.

[5] 李日杰.萆薢分清饮治疗精液不液化38例[J].海南医学，2012，23（03）：66-67.

[6] 李娟，王大利.萆薢分清饮治疗淋病临床疗效观察[J].亚太传统医药，2013，9（12）：206.

[7] 迟宏罡.萆薢化浊栓对大鼠前列腺组织中TNF-α、IL-1β及iNOS作用的实验研究[D].贵阳中医学院，2007.

[8] 叶颖俊，徐子金，陈慧，等. 均匀设计 - 效应面法优化草薢分清直肠凝胶剂处方及其药代动力学考察[J]. 中国实验方剂学杂志，2017，23（10）：67-72.

[9] 叶颖俊，徐子金，陈慧，等. 星点设计 - 效应面法优化草薢分清饮超声 - 微波协同提取工艺研究[J]. 世界科学技术 - 中医药现代化，2017，19（02）：351-358.

[10] 崔美琪，等. 中医类似方剂鉴别运用大全[M]. 北京：人民军医出版社，2001：547，683，684.

[11] 张璐. 张氏医通[M]. 上海：第二军医大学出版社，2006.

[12] 汪讱庵. 医方集解[M]. 上海：上海科学技术出版社，1991.

[13] 费伯雄. 医方论[M]. 北京：中医古籍出版社，1987.

[14] 王付. 王付内科杂病选方用药技巧[M]. 郑州：河南科学技术出版社，2016：417.

参苓白术散（《太平惠民和剂局方》）

参苓白术散，原出《太平惠民和剂局方》，为中医著名的祛湿健脾剂，具有益气健脾，渗湿止泻之功效。多用于治疗脾虚湿盛证，症见饮食不化、胸脘痞闷、肠鸣泄泻、四肢乏力、形体消瘦等。现代临床常用于治疗功能性消化不良、慢性腹泻、肠易激综合征、小儿厌食症、十二指肠溃疡等证属脾虚湿盛者。

一、传统应用

【药物组成】莲子9g，薏苡仁9g，砂仁6g，桔梗6g，白扁豆12g，茯苓15g，人参15g，炙甘草10g，白术15g，山药15g。

【功效主治】益气健脾，渗湿止泻。用于治疗脾虚湿盛证，症见饮食不化，胸脘痞闷，肠鸣泄泻，四肢乏力，形体消瘦，面色萎黄，舌淡苔白腻，脉虚缓。[1]

【服用方法】口服。一次6～9g，一日2～3次。

【加减化裁】口甜口黏、舌苔白腻者加藿香12g，佩兰10g；口淡乏味、纳呆者加砂仁2g，厚朴6g；胃脘胀闷者加大腹皮10g，炒枳壳6g；气虚甚者加黄芪15g，山药10g。

二、现代研究

（一）临床应用

1.功能性消化不良

王伟使用参苓白术散治疗功能性消化不良80例。治疗组予参苓白术散，基础组方为：党参、扁豆、山药、薏苡仁各15g，云茯苓、白术各20g，砂仁、柴胡、枳实各10g，莲子、桔梗各9g，并在此基础上予以随症加减，日1剂，水煎服，分早晚2次服。对照组予吗丁啉片，每次10mg，每日3次饭前15～30min口服，疗程均为2周。治疗后，80例治疗组，临床治愈23例，显效33例，有效16例，无效8例。[2]

2.慢性腹泻

李莉使用参苓白术散治疗慢性腹泻38例。治疗组：基础组方为党参、茯苓、白术、山药各12g，莲子肉、白扁豆、薏苡仁各10g，砂仁、桔梗各6g，甘草3g，大枣3枚，并在此基础上予以随症加减，水煎，早晚分服。对照组用西药：①吡哌酸0.5g，3次/天，口服；②多酶片3片，3次/天，口服；③鞣酸蛋白0.5g，3次/天，口服。若伴脱水，两组均给口服补液盐，均以2周为1疗程，可治疗1～2疗程，治疗期间忌食生、冷、油腻之品。治疗后，38例治疗组，显效27例，有效8例，无效3例，总有效率92.11%。[3]

3. 十二指肠溃疡

马立华使用参苓白术散加减治疗十二指肠溃疡180例。治疗组基础组方为：人参3～9g、黄芪15～30g，生白术10～15g，茯苓10～15g，桔梗5～12g，扁豆10～15g，玉米10～15g，延胡索（元胡）10～30g，海螵蛸10～15g，炙甘草5～10g，并在此基础上予以随症加减。中药一日一付，水煎服，4周为一疗程，一疗程结束后，基本方作蜜丸，每服9g，2次/天，再服2个月后作统计学分析。复发病例统计者仅为部分痊愈患者，其余患者不纳为继续观察对象。对照组口服雷尼替丁，每次150mg，2次/天，4周为一疗程。治疗结果，100例治疗组，治愈87例，好转10例，无效3例，总有效率97%。[4]

4. 肠易激综合征

李春涛等使用参苓白术散治疗腹泻型肠易激综合征40例，参苓白术散组口服参苓白术散，基础组方为：党参10g，炒白术10g，茯苓10g，炙甘草3g，山药15g，炒扁豆15g，莲子10g，薏苡仁15g，砂仁5g，桔梗10g，并在此基础上予以随症加减。颗粒剂型，温开水冲服，早晚2次分服，饭后0.5～1h服用。帕罗西汀组口服帕罗西汀，用法：每天20mg。疗程均为1个月。治疗后，40例治疗组，治愈10例，显效25例，有效5例，无效0例，总有效率87.5%。[5]

5. 小儿厌食症

曾秀池使用参苓白术散加减治疗小儿厌食症60例，基础组方为：党参6～9g，茯苓6～12g，白术6～9g，山药9～12g，砂仁1～3g，莲子肉6～9g，炒白扁豆6～9g，炒薏苡仁6～9g，桔梗6～9g，炒麦芽9～12g，炒神曲9～12g，炒山楂9～12g，鸡内金3～6g，木香3～6g，陈皮3～9g，并在此基础上予以随症加减。水煎服，每2日1剂，服9剂后统计结果。治疗结果：治愈38例，显效15例，无效7例，总有效率88.3%。[6]

（二）实验研究

1. 抗炎作用

游宇等探讨参苓白术散对小鼠炎症性肠病（IBD）的保护作用及其机制。结论：参苓白术散通过抑制氧化应激及随后触发的炎症反应而起到抗IBD的作用。[7]

2. 调节胃肠动力

张仲林等通过动物实验观察参苓白术散对正常动物、胃轻瘫模型动物和腹泻模型动物胃肠动力的影响，以探讨该方对胃肠动力影响的作用机制。结果参苓白术散能明显加快正常小鼠胃排空液体和固体的速度，降低胃内残留量，能显著提高阿托品和多巴胺所致胃轻瘫小鼠的胃排空能力，并降低胃内固体残留率，能明显减少脾虚大鼠和番泻叶所致腹泻小鼠腹泻次数及腹泻量。[8]

3.对肿瘤的抑制作用

李忠研究参苓白术散对Lewis肺癌小鼠细胞免疫功能的影响。结论：参苓白术散可以抑制肿瘤生长，调节细胞免疫因子IFN-γ、IL-10，增强NK细胞的杀伤能力，提高CD_4^+细胞的数量及CD_4^+/CD_8^+比值，从而提高荷瘤小鼠的细胞免疫功能。[9]

4.降脂作用

林海雄等探讨参苓白术散对高脂血症小鼠总胆固醇（TC）、高密度脂蛋白胆固醇（HDL-C）、血糖（Glu）及瘦素（Lep）的影响。结果，参苓白术散可降低高脂高糖小鼠TC、Lep水平，其调脂作用可能与改善瘦素抵抗有关。[10]

5.抗病毒作用

王晓妍等研究参苓白术散含药血清体外抑制轮状病毒（RV）的作用及其机制。结论：参苓白术散在体外有一定的抗轮状病毒作用，主要通过直接灭活轮状病毒以及抑制轮状病毒生物合成而发挥作用。[11]

6.调节免疫功能

韩海荣探讨参苓白术散对脾虚泄泻小鼠的止泻作用和免疫功能的影响，并揭示脾虚免疫功能下降与泄泻之间的机制。结论：参苓白术散能够提高脾虚小鼠巨噬细胞吞噬功能，改善小鼠机体免疫力。[12]

三、类方鉴析

1.理中化痰丸（明·王纶撰《明医杂著》卷六）

（1）组成：人参、白术（炒）、干姜、甘草（炙）、茯苓、半夏（姜制）各三钱。

（2）功用：温中化痰。

（3）主治：脾胃虚寒，痰涎内停，呕吐少食；或大便不实，饮食难化，咳唾痰涎。

（4）鉴析：理中化痰丸与参苓白术散同以人参、白术、茯苓、炙甘草组方，同具益气、健脾、燥湿之功，同治肺脾两虚、痰湿内盛之咳嗽痰多、胸闷食少。前者配伍干姜、半夏，长于温中祛寒、燥湿化痰，用治脾胃阳虚、寒湿生痰之寒痰证；后者配伍薏苡仁、白扁豆、莲子、山药、砂仁、桔梗、大枣，长于健脾渗湿、固精化痰，同治肺脾气虚、湿浊不化之湿痰证。前者阳虚寒盛而手足不温，咳唾痰涎，吐泻腹痛，面色㿠白，舌淡苔滑，脉沉迟；后者气虚湿甚而咳嗽痰多，脘闷便溏，气短体倦，面色萎黄，苔白腻，脉濡缓。两方证一为阳虚，一为气弱，一寒一湿，各有侧重。[13]

2.七味白术散（宋·钱乙《小儿药证直诀》卷下）

（1）组成：人参二钱五分，白茯苓、炒白术各五钱，甘草一钱，藿香叶五钱，木香二钱，葛根五钱。

（2）功用：健脾益气，和胃生津。

（3）主治：脾胃虚弱，津虚内热证。呕吐泄泻，肌热烦渴。消渴中气亏虚证。

（4）鉴析：参苓白术散与七味白术散均以四君子汤补气健脾为主，用于脾胃气虚而成泄泻之证。然参苓白术散又伍以山药、莲子、白扁豆、薏苡仁，其补益脾气，渗湿止泻之功颇佳；而七味白术散配以藿香叶、葛根、木香，尤善补脾而升发脾胃清阳之气。[14]

附：原文与方论

【原文】

治脾胃虚弱，饮食不进，多困少力，中满痞噫，心忪气喘，呕吐泄泻及伤寒咳噫。此药中和不热，久服养气育神，醒脾悦色，顺正辟邪。

莲子肉（去皮），薏苡仁、缩砂仁、桔梗（炒令深黄色，各一斤），白扁豆（姜汁浸，去皮，微炒）。

上为细末。每服二钱，枣汤调下，小儿量岁数加减服。（宋·《太平惠民和剂局方》）

【方论】

1.清·汪昂

此足太阴、阳明药也。治脾胃者，补其虚，除其湿，行其滞，调其气而已。人参、白术、茯苓、甘草、山药、薏仁、扁豆、莲肉，皆补脾之药也，然茯苓、山药、薏仁理脾而兼能渗湿；砂仁、陈皮调气行滞之品也，然合参、术、苓、草，暖胃而又能补中；桔梗苦甘入肺，能载诸药上浮，又能通天气于地道，使气得升降而益和，且以保肺，防燥药之上僭也。（《医方集解》）[15]

2.清·徐灵胎

脾胃两虚，不能健运胜湿，而输纳无权，故食少体倦，吐泻不止焉。人参扶元补胃，白术燥湿健脾，山药补脾益阴，莲肉清心醒脾，扁豆健脾和胃气，米仁健脾渗湿热，炙草缓中，桔梗清肺，茯苓渗湿以和脾胃也。为散米饮煎服，使湿化气调，则脾胃壮盛而体强食进，何吐泻之不止哉？此健脾强胃之剂，为土虚不

能胜湿吐泻之专方。(《医略六书·杂病证治》)[15]

3.清·费伯雄

此健脾和胃之正药也。惟扁豆性劣宜减去，尝见疟愈之后服扁豆者，无不复发，此可知也。(《医方论》)[15]

4.明·吴昆

脾胃虚弱，不思饮食者，此方主之。脾胃者，土也。土为万物之母，诸脏腑百骸受气于脾胃而后能强。若脾胃一亏，则众体皆无以受气，日见羸弱矣。故治杂证者，宜以脾胃为主。然脾胃喜甘而恶苦，喜香而恶秽，喜燥而恶湿，喜利而恶滞。是方也，人参、扁豆、甘草，味之甘者也；白术、茯苓、山药、莲肉、薏苡仁，甘而微燥者也；砂仁辛香而燥，可以开胃醒脾；桔梗甘而微苦，甘则性缓，故为诸药之舟楫，苦则喜降，则能通天气于地道矣。(《医方考》)[15]

参考文献

[1] 邓中甲.方剂学[M].北京：中国中医药出版社，2003：153-154.

[2] 王伟.参苓白术散治疗功能性消化不良80例[J].陕西中医，2007（01）：36-37.

[3] 李莉.参苓白术散治疗慢性腹泻38例[J].陕西中医学院学报，2010，33（03）：28.

[4] 马立华.参苓白术散加减治疗十二指肠溃疡临床观察[J].中国医药指南，2010，8（14）：119-120.

[5] 李春涛，邬美萍，王立恒，等.参苓白术散治疗40例腹泻型肠易激综合征临床研究[J].中国现代医药杂志，2010，12（01）：78-79.

[6] 曾秀池.参苓白术散加减治疗小儿厌食症60例[J].实用中医药杂志，2008，24（07）：431.

[7] 游宇，刘玉晖，高书亮.参苓白术散抗小鼠炎症性肠病的机制研究[J].中国实验方剂学杂志，2012，18（05）：136.

[8] 张仲林，钟玲，臧志和，等.参苓白术散对动物胃肠动力影响的实验研究[J].时珍国医国药，2009，20（12）：3151.

[9] 李忠.小鼠肺癌免疫细胞对参苓白术散敏感效果的研究[J].海南医学院学报，2013，19（06）：738.

[10] 林海雄，王晓彤，王菁，等.参苓白术散对高脂血症小鼠血糖血脂及瘦素水平的影响[J].中华中医药学刊，2017，35（01）：143.

[11] 王晓妍，王伟，孙蓉，等.参苓白术散含药血清体外抗轮状病毒的实验研究[J].山东中医杂志，2018，37（01）：58.

[12] 韩海荣.参苓白术散对大黄引起的脾虚泄泻小鼠免疫机能的影响[D].黑龙江中医药大学，2006.

[13] 崔美琪，等.中医类似方剂鉴别运用大全[M].北京：人民军医出版社，2001：344.

[14] 李冀.方剂学[M].北京：中国中医药出版社，2012：125.

[15] 王庆国.中医名著名篇临床导读 方剂卷[M].北京：中国医药科技出版社，2010：491.

草果知母汤（《温病条辨》）

草果知母汤，原出《温病条辨》，为中医著名的清热剂，具有清热化湿之功效，多用于治疗疟疾，症见背寒、胸中痞结、疟来日晏、邪渐入阴等。现代临床常用于治疗癫痫、慢性肾功能衰竭、咽痛、胃中灼热、肝气窜等证属于湿热郁蒸者。阴虚血少，津液不足，无寒湿者忌服。

一、传统应用

【药物组成】草果4.5g，知母6g，半夏9g，厚朴6g，黄芩4.5g，乌梅4.5g，天花粉4.5g，生姜（汁）25ml。

【功效主治】清热化湿。用于治疗疟疾，症见背寒，胸中痞结，疟来日晏，邪渐入阴。[1]

【服用方法】水五杯（1000ml），煮取两杯（400ml），分两次温服，每日一剂。[1]

【加减化裁】此方由吴又可达原饮减槟榔、白芍、甘草，加半夏、天花粉、乌梅、姜汁变化而来。当脾胃亏虚、湿热内阻时，去天花粉、乌梅、姜汁，并加茯苓，取其健脾淡渗利湿，助草果、知母调理脾之阴阳，并可利水渗湿；黄芩清热燥湿；既可助知母坚脾之阴，又可清热燥湿。

二、现代研究

（一）临床应用

1.癫痫

戴克银等使用草果知母汤及中医情志干预改善癫痫患者认知功能及生活质量效果57例。观察组患者在对照组干预基础上给予患者草果知母汤及中医情志干预，草果知母汤基础组方为：草果4.5g，知母6g，半夏9g，厚朴6g，黄芩4.5g，乌梅4.5g，花粉4.5g，姜汁五匙（冲）25ml，并在此基础上予以随症加减。水五杯（1000ml），煮取二杯（400ml），分2次温服，患者连续服药3个月。治疗后，57例观察组，显效47例，有效9例，无效1例，总有效率98.25%。[2]

2.慢性肾功能衰竭

王闻婧介绍邵朝弟使用草果知母汤辨治慢性肾功能衰竭2例。第一例，患者西医诊断：慢性肾功能衰竭。中医诊断：腰痛；证属痰浊阻络型。方拟草果知母汤加减，基础组方为：草果10g，知母15g，半夏20g，厚朴20g，黄芩10g，黄连10g，陈皮10g，甘草5g，党参5g，生姜10片，云茯苓15g，大黄6g。7剂，水煎服，日1剂，分两次服。14剂后，诉诸症减，腰背强痛明显缓解，恶寒症状好转，穿着可与常人相同。大便溏，小便可。舌红，舌苔黏腻较前减轻，脉弦。后经补益剂治疗，治疗痊愈。第二例，患者西医诊断：慢性肾功能衰竭。中医诊断：虚劳；证属脾肾亏虚型。方拟草果知母汤加减：草果10g，知母15g，半夏20g，厚朴20g，黄芩10g，黄连10g，陈皮10g，甘草6g，云茯苓15g，大黄6g。7剂，水煎服，日1剂，分两次服。14剂后，患者症状明显好转，后经补益剂治疗痊愈。[3]

3.肝气窜

张文选使用草果知母汤加减治疗肝气窜1例，处方：草果5g，知母10g，厚朴15g，法半夏15g，天花粉10g，黄芩10g，乌梅6g，生姜6g，柴胡15g，桂枝10g，白芍10g，炙甘草3g。6剂。经治疗后痊愈。[4]

4.咽痛、胃中灼热

张文选使用草果知母汤加减治疗咽痛、胃中灼热1例，处方：草果5g，知母10g，厚朴15g，法半夏10g，生姜5g，黄芩10g，天花粉10g，乌梅10g，苍术10g，石菖蒲10g，滑石30g。7剂后痊愈。[4]

（二）实验研究

1.抗癫痫作用

张丽萍等观察中药复方草果知母汤对癫痫大鼠海马神经元超微结构的影响。结论：戊四唑慢性诱导癫痫发作可致大鼠海马区神经元超微结构明显损伤，草果知母汤具有良好的抗损伤作用。[5]

2.抗纤维化作用

黄飞、王小琴研究加减草果知母汤阻缓肾纤维化的机制。结论加减草果知母汤具有阻缓肾纤维化的作用，机制可能与降低肾组织中结缔组织生长因子（CTGF）表达有关。[6]

3.增强细胞免疫功能

张晖等研究草果知母汤的抗痫性，并从整体、细胞及分子水平探讨该方剂抗痫性的免疫学机制。结果：草果知母汤能明显提高白细胞介素-2的生物学活性，能使T淋巴细胞的增殖能力增强，提示可增强细胞免疫功能。[7]

4.增强记忆功能

张晖等探讨草果知母汤对学习记忆功能的影响及与抗癫痫作用的关系。结果：草果知母汤A组明显提高记忆成绩，所以草果知母汤有一定的益智作用。[8]

三、类方鉴析

达原饮（明·吴有性《瘟疫论》）

（1）组成：槟榔二钱，厚朴一钱，草果仁五分，知母一钱，芍药一钱，黄芩一钱，甘草五分。

（2）功用：开达膜原，辟秽化浊。

（3）主治：温疫或疟疾，邪伏膜原证。憎寒壮热，或一日三次，或一日一次，发无定时，胸闷呕恶，头痛烦躁，脉弦数，舌边深红，舌苔垢腻，或苔白厚如积粉。

（4）鉴别：方用槟榔辛散湿邪，化痰破结，使邪速溃，为君药。厚朴芳香化浊，理气祛湿；草果辛香化浊，辟秽止呕，宣透伏邪，共为臣药。以上三药气味辛烈，可直达膜原，逐邪外出。凡温热疫毒之邪，最易化火伤阴，故用白芍、知母清热滋阴，并可防诸辛燥药之耗散阴津；黄芩苦寒，清热燥湿，共为佐药。配以甘草生用为使者，既能清热解毒，又可调和诸药。全方合用，共奏开达膜原、辟秽化浊、清热解毒之功，可使秽浊得化，热毒得清，阴津得复，则邪气溃散，速离膜原，故以"达原饮"名之。[9]

草果知母汤是叶桂变通达原饮法之一，是达原饮与乌梅丸的合法。取乌梅丸中的乌梅代替达原饮中的白芍，用半夏、姜汁代替槟榔、甘草，加天花粉，构成了此方。方中乌梅与知母、黄芩之苦寒以及半夏、生姜之辛温相配伍，又为乌梅丸法。草果、厚朴温燥太阴脾湿，知母、天花粉清泄阳明之热；半夏、生姜汁辛开胃脘痞结；乌梅配黄芩苦酸泄厥阴郁热。全方既两和太阴、阳明，又两调厥阴、太阴，其组方颇有深意，故可治疗太阴寒湿与厥阴郁热并见，或湿浊痹阻胃阳而厥阴郁热冲逆所致的病证，以及达原饮证与乌梅丸证并见的复杂病证，如寒热错杂，或定时寒热，或定时发作的难治病证。[4]

附：原文与方论

【原文】

背寒，胸中痞结，疟来日晏，邪渐入阴，草果知母汤主之。

草果一钱五分，知母二钱，半夏三钱，厚朴二钱，黄芩一钱五分，乌梅一钱五分，花粉一钱五分，姜汁五匙（冲）。（清·《温病条辨》卷二）

【方论】

1.清·吴瑭

此素积烦劳，未病先虚，故伏邪不肯解散，正阳馁弱，邪热固结。是以草果温太阴独胜之寒，知母泻阳明独胜之热，厚朴佐草果泻中焦之湿蕴，合姜、半而开痞结，花粉佐知母而生津退热；脾胃兼病，最畏木克，乌梅、黄芩清热而和肝；

疟来日晏，邪欲入阴，其所以升之使出者，全赖草果（俗以乌梅、五味等酸敛，是知其一，莫知其他也。酸味兼厥阴之气，居五味之首，与辛味合用，开发阳气最速，观小青龙汤自知）。（《温病条辨》）[10]

2.清·叶桂

背寒，疟来渐晏，邪有入阴之意，此伏邪不肯解散，都因久积烦劳，未病先虚也。饮水少腹如坠，脘中痞结不舒，中焦屡受邪迫，阳气先已馁弱。议两和太阴、阳明法。草果、知母、半夏、厚朴、姜汁、乌梅、黄芩、花粉。（《临证指南医案·疟》）[4]

3.徐树楠

草果知母汤是以草果温太阴独胜之寒，知母、黄芩泻阳明独胜之热，共为君药；厚朴、半夏行胃气、化痰浊，佐草果燥中焦之湿蕴，同为臣药；甘草健脾补中，调和诸药。全方从脾胃入手，以恢复脾胃气机转枢功能为要旨，是调畅脾胃气机的代表方剂。（《吴鞠通医方精要》）[1]

4.邵朝弟

方中草果辛温燥湿；厚朴、姜半夏燥湿化痰、消痞散结；黄芩清热燥湿，亦可制约温药太过以防助阳生热；知母清热泻火、滋阴润燥，不仅可助黄芩清泄余热，而且可以平衡温燥伤阴之弊；茯苓有健脾之功，可利水渗湿。全方寒热互制、燥润互济，湿浊与郁热同治，补益与驱邪并用，以保证脾胃气机调畅，使清阳得升、浊阴得降。[11]

5.刘业方

草果知母汤是治疗疟邪久留，湿热困厄胸脘之阳所致的"背寒，胸中痞结，疟来日晏"，故"以草果温太阴独盛之寒，知母泄阳明独盛之热，厚朴佐草果泄中焦之湿郁，合姜、半而开痞结，花粉佐知母而生津退热。脾胃兼病，最畏木克，乌梅、黄芩清热而和肝"。[12]

参考文献

[1] 徐树楠.吴鞠通医方精要[M].石家庄：河北科学技术出版社，2003：257-258.

[2] 戴克银，陈明翠.草果知母汤及中医情志干预改善癫痫患者认知功能及生活质量效果研究[J].四川中医，2018，36（06）：130-131.

[3] 王闻婧，巴元明，丁霑.邵朝弟运用草果知母汤辨治慢性肾功能衰竭验案举隅[J].中华中医药杂志，2017，32（07）：3018-3020.

[4] 张文选.温病方证与杂病辨治[M].北京：中国医药科技出版社，2017：389-391.

[5] 张丽萍，方卓，刘泰，等.草果知母汤对癫痫大鼠海马神经元超微结构的影响[J].中国临床康复，2006，10（35）：10.

[6] 黄飞，王小琴.加减草果知母汤对单侧输尿管结扎大鼠肾组织中结缔组织生长因子表达的影响[J].湖北中医学院学报，2008，10（01）：8.

[7] 张晖.草果知母汤的抗痫性及其免疫机制研究[A].科技、工程与经济社会协调发展——中国科协第五届青年学术年会论文集[C].北京：中国科学技术出版社，2004：2.

[8] 张晖，刘国荣，李月春，等.草果知母汤对学习记忆功能的影响及与抗癫痫作用的关系[J].中华老年心脑血管病杂志，2013，15（05）：461.

[9] 邓中甲.方剂学[M].北京：中国中医药出版社，2003：81-82.

[10] 吴瑭.温病条辨[M].北京：线装书局，2012：239-240.

[11] 巴元明，李玉婷.邵朝弟辨治慢性肾功能衰竭经验[J].中华中医药杂志，2019，34（01）：159-161.

[12] 刘业方，吴文军，黄群，等.试论酸辛合用在湿病治疗中的意义[J].国医论坛，2017，32（02）：29-30.

菖蒲郁金汤（《温病全书》）

菖蒲郁金汤，原出《温病全书》，为中医开窍剂，具有清营透热之功效。多用于伏邪风温，辛凉发汗后，表邪虽解，暂时热退身凉，而胸腹之热不除，继则灼热自汗，烦躁不寐，神识时昏时清，夜多谵语，脉数，舌绛，四肢厥而脉陷，症情较轻者。现代临床常用于治疗急性一氧化碳中毒迟发性脑病、重症手足口病并发中枢神经系统损害、脑卒中后抑郁、小儿多发性抽动症等神经损伤病属邪热伏营。因其苦寒通利，故虚寒者忌用，若血虚，应加养血之品。

一、传统应用

【药物组成】石菖蒲、栀子、鲜竹叶、牡丹皮各9g，郁金、连翘、灯心草各6g，木通4.5g，淡竹沥（冲）15g，紫金片（冲）1.5g。

【功效主治】清营透热。用于伏邪风温，辛凉发汗后，表邪虽解，暂时热退身凉，而胸腹之热不除，继则灼热自汗，烦躁不寐，神识时昏时清，夜多谵语，脉数，舌绛，四肢厥而脉陷，症情较轻者。[1]

【服用方法】水煎服。

【加减化裁】如热偏重者可加服至宝丹；痰浊偏盛者送服苏合香丸；并见痉厥者，可加全蝎、蜈蚣、地龙、僵蚕等息风止痉；若湿热盛动风，亦可酌加地龙、秦艽、威灵仙、滑石、丝瓜络、海风藤，黄连酒炒，以胜湿通络息风。[2]

二、现代研究

（一）临床应用

1.急性一氧化碳中毒迟发脑病

刘沛用菖蒲郁金汤加减治疗急性一氧化碳中毒迟发性脑病20例，处方：石菖蒲，广郁金，炒栀子，连翘，细木通，竹叶，牡丹皮，淡竹沥（冲服），灯心草，玉枢丹（昏迷、痰多者用）。每日1剂，每剂分2次水煎服用（昏迷者鼻饲）。20例服用药物后，痊愈13例，有效5例，无效2例，总有效率90%。[3]

2.重症手足口病并发中枢神经系统损害

陈洁等运用羚角钩藤汤合菖蒲郁金汤加减治疗重症手足口病并发中枢神经系统损害35例，处方：生甘草3g，金银花20g，僵蚕6g，羚羊角粉0.3g（冲服），石菖蒲10g，生地黄15g，酒大黄3g，炒栀子6g，生石膏15g（先煎），滑石10g（包煎）。常规水煎至150ml，分2次口服，疗程为10天。35例服药10天后，显效19例，有效15例，无效1例，总有效34例，转为危重症0例。[4]

3.中风后抑郁

金伟民等运用菖蒲郁金汤联合逍遥散加减治疗脑卒中后抑郁57例，处方：石菖蒲、郁金、牡丹皮、柴胡、当归、炒白芍、茯苓各15g，淡竹茹、连翘、栀子、化橘红、姜半夏各9g，木通、甘草各6g。每天1剂，水煎，分早晚温服。疗程为6周。[5]

4.小儿多发性抽动症

李玉霞等运用菖蒲郁金汤加减治疗多发性抽动症60例，处方：石菖蒲、郁金、天竺黄、川牛膝、天麻、僵蚕、蝉蜕、全蝎、远志、磁石、石决明、焦山楂。水煎服，每日1剂，水煎2次，煎液混合，取汁200～300ml，分早、中、晚3次温服。60例治疗3个疗程（3个月）后，病程在1年以内的患儿治疗效果最佳，总有效率为100.00%，明显优于病程大于1年的患儿。[6]

（二）实验研究

1.保护神经元的作用

田甜等通过建立白蛋白免疫诱导型肝硬化大鼠模型，观察菖蒲郁金汤化裁方对慢加急性肝衰竭（ACLF）大鼠脑组织IL-6、IL-1β及血脑屏障通透性的影响。研究表明，菖蒲郁金汤化裁方对ACLF大鼠脑组织有保护作用，其"开窍"作用机制可能为开放血脑屏障、抑制中枢神经耐药性，在脑内发挥抗炎作用，从而达到"醒神"的目的。[7]

2.抗抑郁作用

邵靖等通过制备小鼠高皮质激素血症模型，对照观察菖蒲郁金汤拮抗皮质酮诱导海马神经元损伤的作用，结果显示，菖蒲郁金汤能够逆转高皮质激素血症所致的抑郁样行为，其机制与抗神经元损伤密切相关。[8]于文亚等通过建立脑缺血大鼠（PSD）模型，观察导痰汤合菖蒲郁金汤对脑卒中后抑郁症大鼠模型行为学能力及脑内神经递质含量的影响，结果表明，导痰汤合菖蒲郁金汤可以改善PSD大鼠的行为及脑内单胺类神经递质的含量。[9]

3.改善TS模型血浆中单胺类神经递质的含量

郭嘉成通过建立小儿多发性抽动症（TS）小鼠模型，对照观察药物对其外周血中单胺类神经递质及其代谢产物的影响，结果显示，自拟菖蒲郁金汤可改善TS模型血浆中单胺类神经递质的含量，从而达到有效治疗TS的目的，固定时期内其治疗效果与用药时间、用药剂量成正比。[10]薛付春通过建立多发性抽动症小鼠模型，研究菖蒲郁金汤对MT模型小鼠的治疗效果和可能的作用机制，结果显示：（1）菖蒲郁金汤可改善腹腔注射对亚氨基二丙腈（IDPN）对小鼠摄食量、体重及自主活动的影响，其作用与泰必利相当；（2）菖蒲郁金汤可降低小鼠脑组织中多巴胺（DA）、5-羟色胺（5-HT）、去甲肾上腺素（NE）的含量，其短期作用弱于或相当于泰必利，长期作用优于泰必利；（3）菖蒲郁金汤对模型小鼠的影响存在一定的量效关系，总体来说高剂量的作用优于中剂量，中剂量优于低剂量；（4）菖蒲郁金汤的作用机制可能与拮抗多巴胺受体、五羟色胺受体，抑制DA、5-HT异常释放，降低突触前多巴胺神经元、五羟色胺神经元的过度支配及减少中枢NE含量，降低NE亢进功能有关。[11]

三、类方鉴析

1.三仁菖蒲郁金汤（《国医大师时方之运用》）

（1）组成：白杏仁9g，豆蔻3g，生薏苡仁12g，制半夏、淡竹叶、通草各5g，飞滑石9g（包），鲜菖蒲3g，广郁金、连翘各9g，玉枢丹1.5g（调入）。

（2）功用：宣气畅中，化湿清热。

（3）主治：湿邪夹热，郁阻气分，湿热上蒙，神机不运，身热不扬，昏昧少清。[12]

（4）鉴析：二方均有畅中透热之效，然菖蒲郁金汤偏于清营透热，主治伏邪风温证；而三仁菖蒲郁金汤在前方基础上寓以三仁汤之宣畅气机、化湿之功，善于治疗湿邪夹热，郁阻气分证。[12]

2.清营汤（《温病条辨》）

（1）组成：犀角三钱（水牛角代，30g），生地黄五钱（15g），玄参三钱（9g），竹叶心一钱（3g），麦冬三钱（9g），丹参二钱（6g），黄连一钱五分（4.5g），金银花三钱（9g），连翘（连心用），二钱（6g）。

（2）功用：清营解毒，透热养阴。

（3）主治：热入营分证。身热夜甚，神烦少寐，时有谵语，目常喜开或喜闭，口渴或不渴，斑疹隐隐，脉细数，舌绛而干。

（4）鉴析：二者均有清营透热之效。但清营汤中犀角（现用水牛角代）清解营分热毒；生地黄、麦冬、玄参甘寒养阴保津，又助清营凉血解毒。较菖蒲郁金汤，增解毒养阴之功。[13]

附：原文与方论

【原文】

主伏邪风温，辛凉发汗后，表邪虽解，暂时热退身凉，而胸腹之热不除，继则灼热自汗，烦躁不寐，神识时昏时清，夜多谵语，脉数舌绛，其四肢厥而脉陷。急宜清透营热，使伏邪转出气分。气宜卫泄，或从斑疹而解。或从狂汗而解。轻者菖蒲郁金汤，重者犀角清络饮，剧则紫雪丹、行军散，历效如神。

【方论】

1.时逸人

凡热舍营分，而必现谵语、神昏、肢厥脉陷者，因心主言而藏血，热迫心包则神昏谵语，热阻血管则肢厥脉陷。故以菖蒲通窍补心，镇摄神经。以牡丹皮、连翘泻血中伏火，清厥少二经。更讲郁金辛苦气寒，清阳上升，行气破血。竹叶辛淡甘寒，凉心缓脾，扫除上焦烦热。山栀、灯心草降火清热，使三焦热邪屈曲下行，从小便而解。木通、竹沥清热泻火，兼可生津养血。紫金片（亦名玉枢丹）解读化瘀颇有功效，故于斑疹疫喉等症为必要药品。（《温病全书》）[14]

2.民国·赵绍琴

菖蒲郁金汤芳香化痰湿，清利湿热，是为化湿清热，芳香开窍之良剂。[15]

3.民国·程门雪

痰浊蒙蔽心包，仍属气分，所谓气分，指以气分为主，并非与营分无涉，不过主次之分而已。辨证关键，在舌苔黄垢腻和身热不扬。治宜涤痰开窍，菖蒲郁金汤加减。[15]

参考文献

[1] 彭怀仁.中医方剂大辞典：第九册.北京：人民卫生出版社，2005：61.

[2] 李鑫辉.活学活用温病名方.北京：中国中医药出版社，2014.

[3] 刘沛.菖蒲郁金汤加减治疗急性一氧化碳中毒迟发脑病临床分析[J].中国医药导报，2010，7（10）：152-153.

[4] 陈洁，庄进飞，林海龙，等.羚角钩藤汤合菖蒲郁金汤加减治疗重症手足口病并发中枢神经系统损害的疗效[J].中药材，2016，39（03）：666-668.

[5] 金伟民，戴方瑜.菖蒲郁金汤联合逍遥散加减治疗中风后抑郁临床观察[J].新中医，2016，48（12）：17-19.

[6] 李玉霞，史正刚，赵彬元.菖蒲郁金汤加减治疗小儿多发性抽动症60例临床观察[J].中医儿科杂志，2015，11（03）：27-30.

[7] 田甜，车念聪，赵晖，等.菖蒲郁金汤化裁方对慢加急性肝衰竭大鼠血脑屏障通透性及脑组织IL-6、IL-1β含量的影响[J].北京中医药，2018，37（05）：405-409，481.

[8] 邵靖，马健.菖蒲郁金汤对高皮质激素血症小鼠海马NF-L及SYP蛋白表达的影响[J].南京中医药大学学报，2016，32（03）：255-258.

[9] 于文亚，郭金玲，赵立新，等.导痰汤合菖蒲郁金汤对卒中后抑郁症的实验研究[J].河北中医，2010，32（05）：745-747.

[10] 郭嘉成.菖蒲郁金汤对TS模型小鼠外周血中神经递质及其代谢产物的影响[D].甘肃中医学院，2014.

[11] 薛付春.菖蒲郁金汤对多发性抽动症模型小鼠脑组织中单胺类神经递质含量的影响[D].甘肃中医学院，2014.

[12] 卢祥之，董瑞.国医大师时方之运用[M].沈阳：辽宁科学技术出版社，2016：96.

[13] 李冀.方剂学[M].3版.北京：中国中医药出版社，2012：72.

[14] 时逸人.温病全书.上海：大众书局，1933.

[15] 李鑫辉.活学活用温病名方.北京：中国中医药出版社，2014：275.

达原饮（《瘟疫论》）

达原饮，原出《瘟疫论》，为中医著名的和解化浊剂，具有开达膜原、避秽化浊之功效，多用于瘟疫初起，邪伏膜原，症见憎寒壮热，或昼夜发热，头痛身痛，胸闷犯恶，脉弦数，苔白腻者。现代临床常用于治疗病毒感染性发热、小儿上呼吸道感染、癌性发热等热病。因其辛开苦降兼以滋润，故非邪伏膜原，化热伤阴者，不可与之。

一、传统应用

【药物组成】槟榔6g，厚朴3g，草果仁1.5g，知母3g，芍药3g，黄芩3g，甘草1.5g。

【功效主治】开达膜原，避秽化浊。用于瘟疫初起，邪伏膜原，症见憎寒壮热，或昼夜发热，头痛身痛，胸闷犯恶，脉弦数，苔白腻者。[1]

【服用方法】用水二盅，煎八分，午后温服。[1]

【加减化裁】胁痛耳聋，寒热，呕而口苦，加柴胡一钱（3g）；腰背项痛，加羌活一钱（3g）；目痛，眉棱骨痛，眼眶痛，鼻干不眠，加干葛一钱（3g）。[1]

二、现代研究

（一）临床应用

1.病毒感染性发热

潘琴应用达原饮治疗病毒感染性发热226例，发热1周以内86例，1～2周84例，2周以上56例，水煎浓汁300ml，每日2剂，每6h服150ml，在服药期间发现舌光无苔阴虚者禁用，舌苔黄燥或干燥者慎用，禁食辛辣厚味油腻之品。结果：226例患者均痊愈，多数患者服4～6剂后热退，肝脾肿大也随体温下降而回缩，淋巴结缩小及消失。[2]

2.小儿上呼吸道感染

刘小燕将160例上呼吸道感染患儿随机分为治疗组和对照组各80例，治疗组根据中医辨证为感冒夹滞症给予达原饮加减治疗，对照组给予利巴韦林颗粒口服，疗程5日。以3日内体温下降至正常不再反复者为治愈标准。结果：治疗组总有效率90%，对照组75%，两组比较有统计学意义。[3]

3.癌性发热

申建中应用中药达原饮加减治疗癌性发热42例，与萘普生治疗40例作对照。以患者连续服药7日，发热消失，体温正常，并且坚持中药治疗，1个月内未再发热为显效标准。结果：治疗组总有效率73%，对照组37.5%。[4]

4.疫病治疗

彭鑫等总结达原饮在古今疫病治疗中的运用情况，发现用达原饮辨证治疗某些急性传染病，如伤寒、疟疾、流行性感冒等确有较好疗效，达原饮最常用于辨证为湿热秽浊郁伏膜原引发的各类发热上，只要舌、脉相符即可使用。同时既可治疗感染性疾病的发热，还可治疗不明原因的高热和低热等。[5]

（二）实验研究

1.治疗肺损伤的作用

任慧玲通过建立脂多糖诱导的急性肺损伤的小鼠模型，对照观察达原饮的治疗作用，并从炎症因子和补体水平来探讨其作用机制。结论：达原饮对脂多糖诱导的小鼠急性肺损伤有治疗作用，与其降低促炎因子、上调抑炎因子含量、降低补体水平有关。其中DYY-4和DYY-5是达原饮发挥肺损伤治疗作用的活性部位。[6]

2.抗HBV作用

王礼凤等以传染HBV DNA全基因HepG 2.2.15细胞株为对象，研究新加达原饮体外抗HBV的效果。结果：新加达原饮在体外有显著的抗HBV作用，且毒性较低。[7]

3.保护肝脏的作用

徐博君通过建立D-Galn诱导的急性肝损伤大鼠模型，对照观察加味达原饮对急性肝损伤的治疗效果，并从保肝作用角度探讨其部分作用机制。结论：加味达原饮可降低D-Galn所致的急性肝损伤中转氨酶和胆红素的升高水平，减少肝组织变性和坏死程度，有一定的保肝、降酶、退黄作用，且以中剂量组最佳。在保肝作用方面，其保肝机制与减轻脂质过氧化程度，提高机体抗氧化酶水平，增强机体清除自由基能力有关。[8]

三、类方鉴析

1.截疟七宝饮（宋·杨倓《杨氏家藏方》）

（1）组成：常山、陈橘皮（白不去）、青橘皮（白不去）、槟榔、草果、甘草（炙）、厚朴（去粗皮，生姜汁制）各等分。

（2）功用：燥湿祛痰，理气截疟。

（3）主治：痰湿疟疾。寒热往来，数发不止，舌苔白腻，脉弦滑浮大。并治食疟，不服水土，山岚瘴气，寒热如疟者。[9]

（4）鉴别：达原饮与截疟七宝饮，均为治疟之方，但截疟七宝饮专以祛痰截疟为用；达原饮开达膜原，祛痰利气之力较优，除可用治疟疾，并可治疗瘟疫邪伏膜原之证。[10]

2.柴胡达原饮（《重订通俗伤寒论》）

（1）组成：柴胡二钱，生枳壳二钱，川朴二钱，青皮二钱，炙甘草一钱，黄芩二钱，桔梗一钱，草果一钱，槟榔二钱，荷叶梗四钱。

（2）功用：宣湿化痰，透达膜原。

（3）主治：胸膈痞满，心烦懊恼，头眩口腻，咳痰不爽，间日发疟，舌苔厚如积粉、扪之糙涩，脉弦而滑。

（4）鉴别：本方柴胡疏达膜原之气机，黄芩苦泄膜原之郁火；枳、桔开上，朴、果疏中，青、槟达下，开达三焦之气机，使膜原伏邪从三焦而外达肌腠；荷梗透之，甘草和之。全方和解之中兼有开上、畅中、导下之能，共收宣畅三焦、透发膜原之功。[11]比达原饮新增了开上之功，增强了疏达膜原、疏中达下之力。

附：原文与方论

【原文】

瘟疫初起，先憎寒而后发热，日后但热而无憎寒。初得之二三日，其脉不浮不沉而数，昼夜发热，日晡益甚，头疼身痛，其时邪在伏脊之前、肠胃之后。

【方论】

1.明·吴有性

槟榔能消能磨，除伏邪，为疏利之药，又除岭南瘴气；农朴破戾气所结；草果辛烈气雄，除伏邪盘踞，三味协力直达其巢穴，使邪气溃败，速离膜原，是以为达原也。热伤津液，加知母以滋阴；热伤营气，加白芍以和血；黄芩清燥热之余；甘草为和中之用。以后四味，不过调和之剂，如渴与饮，非拔病之药也。凡疫邪游溢诸经，当随经引用，以助升泄，如胁痛、耳聋、寒热、呕而口苦，此邪热溢于少阳经也，本方加柴胡一钱。如腰背项痛，此邪热溢于太阳经也，本方加羌活一钱；如目痛、眉棱骨痛、眼眶痛、鼻干不眠，此邪热溢于阳明经也，本方加干葛一钱。（《温疫论》）[12]

2.清·贾邦秀

凡疫邪游溢诸经，当随经引用，以助升泄。如头项疼，腰脊强，发热，无汗，恶寒，脉浮紧而疾者，此邪溢于太阳经也，本方加羌活二钱。如眼胀，头疼，鼻干，心烦不得眠者，脉必洪大，此邪溢于阳明经也，加葛根二钱。如寒热往来，呕而口苦，耳聋胁疼，脉来弦者，此邪溢于少阳经也，加柴胡二钱。如三阳证俱

现，表里俱急者，加大黄二钱半酒洗，名三消败毒饮。（《思济堂方书》）[13]

3.清·张璐

或问疫邪初犯募原，吴又可以达原饮为主方，详方中槟榔、草果、厚朴，俱属清理肠胃之品，知母直泻少阴邪热，与募原何预而用之？答曰：募原虽附躯壳，贴近于里，为经络、脏腑之交界，况湿土之邪从窍而入，以类横连，未有不入犯中土者，所以清理肠胃为先。非若伤寒传次，表证未罢，误用里药，则有结胸传里之变。即尚未离表，但须姜、枣，佐芩、芍、甘草以和解之；若见少阳、阳明、太阳，必兼柴胡、葛根、羌活以开泄之；设里气不通，势必盘错于中而内陷，则加大黄以攻下之。又可专工瘟疫，历治有年，故立此为初犯募原之主方，其殿后则有白虎、凉膈为鼎足之任。以此推原，其他变证，则三黄双解、清热解毒、人中黄丸等方，可默识其微，而用之必当矣。（《张氏医通》）[14]

4.清·王子接

疟发间日者，《内经》言：邪气内薄五脏，横连募原，其道远，其气深。稽古无疟邪犯膜原之方，唯吴又可治疫初犯膜原，以达原饮为主方。余因博采《圣济》常山饮、《简易》七宝饮，参互考订，增改三味，以治间疟。盖疟邪内薄，则邪不在表，非但随经上下，其必横连于膜，深入于原矣。膜谓膈间之膜，原谓膈肓之原，亦冲脉也。《灵枢经》云：肓之原出于脐胦，只一穴在脐下同身寸之一寸半。《经》又言：邪气客于肠胃之间、膜原之下，则膜原又有属于肠胃者。治以常山涤膈膜之痰，槟榔达肓原之气，草果、厚朴温除肠胃之浊邪，黄芩、知母清理肠胃之热邪，复以菖蒲透膜，青皮达下，甘草和中，而疟自解。（《绛雪园古方选注》）[15]

5.清·张秉成

吴氏以此方治瘟疫初起，邪伏膜原，尚未传变之证。夫疫乃天地之疠气，中之者必从口鼻而入，最易传染，最易传变，属温者居多，属寒者间有，似与伏邪不同。伏邪者，乃四时之正邪，如冬伤于寒，春必病温之类。凡正邪皆可伏而后发，发则自内而至外，初起尚未化热，每见胸痞恶心、舌白、口渴不欲引饮、脉数、溺黄等象。此时未见表里形证，表里之药均不可用，当与宣疏一法，化其伏邪，然后随证治之。此方以槟榔、厚朴能消能磨、疏利宣散之品，以破其伏邪，使其速化；更以草果辛烈气雄之物，直达伏邪盘结之处而搜逐之；然邪既盛于里，内必郁而成热，故以黄芩清上焦，芍药清中焦，知母清下焦，且能预保津液于未伤之时；加甘草者，以济前三味之猛，以缓后三味之寒也。合观此方，以之治伏邪初起者甚宜，似觉治瘟疫为未当耳。（《成方便读》）[16]

参考文献

[1] 彭怀仁.中医方剂大辞典：第四册.北京：人民卫生出版社，2005：235.

[2] 潘琴．达原饮治疗病毒感染性发热226例[J].四川中医，2001，19（04）：42-43.

[3] 刘小燕．达原饮加减治疗小儿上呼吸道感染80例[J].陕西中医，2013，34（03）：278-279.

[4] 申建中．达原饮加减治疗癌性发热42例临床观察[J].江苏中医药，2010，42（04）：36.

[5] 彭鑫，汤尔群．达原饮在疫病治疗中的运用[J].中国中医基础医学杂志，2011，17（09）：978，982.

[6] 任慧玲．达原饮对脂多糖诱导的小鼠急性肺损伤的治疗作用[D].苏州大学，2016.

[7] 王礼凤，李长秦，冯海杲，等．新加达原饮体外抗HBV的实验研究[J].中医药信息，2013，30（03）：43-45.

[8] 徐博君．加味达原饮对D-Galn所致大鼠急性肝损伤的保护作用[D].成都中医药大学，2011.

[9] 李冀．方剂学．3版．北京：中国中医药出版社，2012：63.

[10] 全国中等卫生学校试用教材《方剂学》编写组．方剂学．西安：陕西人民出版社，1979：32.

[11] 陈川，范忠泽．中医名方临床集验．上海：上海科学技术出版社，2017：481-482.

[12] 吴有性．温疫论．天津：天津科学技术出版社，2003.

[13] 贾邦秀．思济堂方书：方书02.北京：中国中医药出版社，2015.

[14] 张璐．张氏医通．太原：山西科学技术出版社，2010.

[15] 王子接．绛雪园古方选注．北京：中国中医药出版社，2007.

[16] 张秉成．成方便读．北京：中国中医药出版社，2002.

大活络丸（《兰台轨范》）

大活络丸（又名大活络丹），原出《兰台轨范》卷一引《圣济》，是中医治疗痹病经典方，具有祛风扶正、活络止痛之功效，用于一切中风瘫痪，痿痹痰厥，拘挛疼痛，痈疽流注，跌扑损伤，小儿惊痫，妇人停经，胸痹。现代临床常用于治疗阳痿、荨麻疹、股骨头坏死、脑梗死等痰瘀阻络证患者。

一、传统应用

【药物组成】白花蛇、乌梢蛇、威灵仙、两头尖（俱酒浸）、草乌、天麻（煨）、全蝎（去毒）、何首乌（黑豆水浸）、龟甲（炙）、麻黄、贯众、炙甘草、羌活、官桂、藿香、乌药、黄连、熟地黄、大黄（蒸）、木香、沉香各60g，细辛、赤芍、没药（去油，另研）、丁香、乳香（去油，另研）、僵蚕、天南星（姜制）、青皮、骨碎补、豆蔻、安息香（酒熬）、黑附子（制）、黄芩（蒸）、茯苓、香附（酒浸，焙）、玄参、白术各30g，防风75g，葛根、虎胫骨（炙）、当归各45g，血竭（另研）21g，地龙（炙）、犀角（水牛角代）、麝香（另研）、松脂各15g，牛黄（另研）、片脑（另研）各4.5g，人参90g。

【功效主治】舒筋活络，祛风止痛，除湿豁痰。[1]中风瘫痪、痿痹、阴疽、流注或治跌打损伤等。[2]

【服用方法】口服（蜜丸），每次3g，每日2次，温黄酒或温开水送服。[1]

【加减化裁】丸剂无化裁。

二、现代研究

（一）临床应用

1.肺癌开胸术后伤口麻痹疼痛

柳琨观察大活络丸治疗肺癌开胸术后伤口麻痹疼痛的疗效，将肺癌开胸术后伤口麻痹疼痛患者60例分为大活络丸治疗组和盐酸曲马多片组两组各30例，结果显示，大活络丸治疗组患者的疼痛程度0级、Ⅰ级比例均显著高于盐酸曲马多片组；Ⅱ级、Ⅲ级比例均显著低于盐酸曲马多片组；总有效率显著高于盐酸曲马多片组；术后首次下床活动时间、胸腔引流管拔除时间均显著短于盐酸曲马多片组；不良反应发生率显著低于盐酸曲马多片组。[3]

2. 荨麻疹

中日友好医院郭振营介绍，大活络丹可治疗荨麻疹，对受冷风刺激引起的荨麻疹亦有效。荨麻疹，西医认为属于变态反应性疾病，其致敏原相当复杂，而大活络丹是由40余味药物组成的特别制品，所以很难明确指出某药有抗过敏作用，这可能与本品的祛风湿活络功能有关。[4]

3. 股骨头坏死

郭中华等运用大活络丸加减治疗早中期股骨头坏死（ONFH）痰瘀阻络证60例，服药6个月，并随访6个月，大活络丸加减治疗ONFH痰瘀阻络证的疗效与双氯芬酸钠无明显差异，说明其具有有效性，且安全性评价优于双氯芬酸钠；大活络丸加减联合双氯芬酸钠治疗ONFH痰瘀阻络证具有协同增效作用，且可降低双氯芬酸钠的不良反应。[5]

4. 脑梗死

黄雪峰运用大活络丸治疗脑梗死患者55例，观察神经功能恢复中的作用，每日2次，每次1丸，持续用药2个月。2个月后治愈29例，显效12例，有效10例，无效4例，治愈率52.7%，显效率74.5%。结果充分说明大活络丸对脑梗死患者神经功能恢复具有明显的促进作用。[6]

（二）实验研究

1. 活血化瘀作用

许实波等经NIH小鼠灌胃实验，观察了大活络丸组方合理有效，毒性低，具有镇痛、舒张血管、缓解血栓形成、抗凝血的作用，提示大活络丸对脑血栓等疾病有较好的防治作用。[7]

2. 脑缺血再灌注损伤

刘洋等探讨同仁大活络丸对脑缺血再灌注损伤大鼠恢复早期的神经保护作用及其作用机制，结果显示同仁大活络丸能明显改善神经功能缺损症状，明显改善横木行走能力，提高抓握力量；显著提高脑皮质中SOD活力、减少MDA含量；明显降低IL-10和NF-kBp[65]含量，说明同仁大活络丸对大鼠脑缺血再灌注损伤恢复早期具有神经保护作用，其机制可能与提高脑皮质SOD的活性，减少脂质过氧化物生成，降低炎症因子IL-10和核转录因子NF-kBp[65]等作用有关。[8]

3. 抗炎作用

许实波等研究发现本品0.135g/kg灌服，对大鼠蛋清性足肿胀有抑制作用；对二甲苯、鸡蛋清及弗氏佐剂引起的炎症反应有明显的抑制作用。[7]

三、类方鉴析

小活络丸（原名活络丹）（《太平惠民和剂局方》）

（1）组成：川乌（炮，去皮、脐）、草乌（炮，去皮、脐）、地龙（去土）、天南星（炮）各六两，乳香（研）、没药（研）各二两二钱。

（2）功用：祛风除湿，化痰通络，活血止痛。

（3）主治：风寒湿痹。肢体筋脉疼痛，麻木拘挛，关节屈伸不利，疼痛游走不定。亦治中风，手足不仁，日久不愈，经络湿痰瘀血，而见腰腿沉重，或腿臂间作痛。

（4）鉴析：大活络丹与小活络丹功用、主治相近。但前者以祛风、温里、除湿、活血药配伍补气、养血、滋阴、助阳等扶正之品组方，属标本兼顾之治，故适用于邪实正虚之证；后者以祛风、散寒、除湿药配伍化痰、活血之品组方，纯为祛邪而设，故适用于邪实而正气不衰者。[2]

附：原文与方论

【原文】

主一切中风瘫痪，痿痹痰厥，拘挛疼痛，痈疽流注，跌扑损伤，小儿惊痫，妇人停经。

【方论】

1.冉雪峰

圣惠亦有同名之大活络丹，用药共五十味之多，徐灵胎极力推崇。谓顽痰恶风，热毒瘀血，深入经隧，非此不能透达，并谓此为治藿藜人实邪之证，不堪用也，然则大活络丹之乌蛇、花蛇、全蝎、麻黄、大黄、川乌、草乌、两头尖，非治实邪者耶。究之，无论大活络丹，及本方小活络丹，均系疗寒风壅"塞"经隧，均系温寒散结，用于真正寒实为适宜，若风阳上冒，气升痰升火升则反张其焰，故不惟此方禁用，大活络丹亦禁用，近人遇中风运动神经病变，痉挛痿废，偏枯猝仆，动以本方小活络丹，及大活络丹投之，为祸甚烈，我见多多，学者不可不明辨也。（《冉雪峰医著全集》）[9]

2.清·徐大椿

古方五十余味之大活络丹也。盖流注之痰，全在于络，故非活络丹不效。（《徐大椿洄溪医案》）[10]

参考文献

[1] 朱仁康，姚泽生，徐兆骧，等.实用药物手册[M].北京：团结出版社，1991：577.

[2] 李冀.方剂学[M].3版.北京：中国中医药出版社，2012：216.

[3] 柳琨，高雪峰.大活络丸治疗肺癌开胸术后伤口麻痹疼痛的疗效观察[J].湖北中医药大学学报，2018，20（05）：64-66.

[4] 赵国华，朱明军.最新中成药手册.郑州：中原农民出版社，1998：452.

[5] 郭中华，都帅刚，张仲博，等.大活络丸加减治疗股骨头坏死痰瘀阻络证的疗效及安全性[J].中国实验方剂学杂志，2018，24（13）：172-177.

[6] 黄雪峰.大活络丸在脑梗死患者神经功能恢复中的作用研究[J].中医药临床杂志，2014，26（07）：677-678.

[7] 许实波，项辉，卢美，等.大活络丸的抗炎作用及对血液流变学的影响[J].中山大学学报论丛，1994（06）：185-191.

[8] 刘洋，刘明，董世芬，等.同仁大活络丸对脑缺血再灌注损伤大鼠恢复早期的神经保护作用[J].世界科学技术（中医药现代化），2012，14（03）：1642-1647.

[9] 冉雪峰.冉雪峰医著全集 临证[M].北京：京华出版社，2004：328.

[10] 徐大椿.徐大椿洄溪医案（附医学源流论）[M].北京：人民军医出版社，2011.

当归苦参丸（《中药成方制剂》第三册）

当归苦参丸，原出卫生部药品标准《中药成方制剂》第三册，[1]是燥湿剂，具有活血化瘀，燥湿清热的功效。多用于湿热瘀阻所致的粉刺、酒齄，症见颜面、胸背粉刺疙瘩、皮肤红赤发热，或伴脓头、硬结，酒渣鼻、鼻赤。现代临床常用于治疗脂溢性皮炎、痤疮、酒渣鼻等湿热型皮肤病。因其苦寒，虚寒患者忌用，体弱者慎用。

一、传统应用

【药物组成】当归500g，苦参500g。[1]

【功效主治】活血化瘀，燥湿清热。用于湿热瘀阻所致的粉刺、酒齄，症见颜面、胸背粉刺疙瘩、皮肤红赤发热，或伴脓头、硬结，酒渣鼻、鼻赤。[2]

【服用方法】口服。大蜜丸：一次1丸，一日2次。水丸：一次1瓶（6g），一日2次。[2]

【加减化裁】化痰消肿，加贝母。[3]

二、现代研究

（一）临床应用

1.脂溢性皮炎

谢骅运用当归苦参丸联合他克莫司治疗脂溢性皮炎33例，处方：皮损区域外用0.03%他克莫司软膏治疗，早晚各涂抹1次；口服当归苦参丸，5.5g/次，每天2次，连续治疗4周。痊愈20例，显效9例，有效3例，无效1例，总有效率87.88%；对照组痊愈12例，显效7例，有效8例，无效6例，总有效率57.58%。[4]

2.痤疮

（1）徐文博等运用夫西地酸乳膏联合当归苦参丸治疗轻中度痤疮52例，处方：每晚外抹维A酸乳膏，并给予夫西地酸乳膏，将药物均匀涂抹于患处，每天3次；联合当归苦参丸治疗，分别于早晚饭前口服，每天2次，疗程为2周。痊愈31例，显效10例，有效8例，无效3例，总有效率78.85%。不良反应：1例红斑，2例瘙痒，1例轻度脱屑，总发生率7.69%。[5]

（2）徐萍等运用当归苦参丸联合红蓝光和维A酸乳膏治疗中度痤疮60例，处方：高能窄谱红蓝光痤疮治疗仪照射；口服当归苦参丸6g，每日2次；并每晚外涂维A酸乳膏1次。疗程为4周，治疗期间每周复诊1次。痊愈13例，显效36例，有效10例，无效1例。2例出现不良反应，持续约1周后自行缓解。[6]

3.酒渣鼻

刘晖运用当归苦参丸联合小剂量多西环素治疗酒渣鼻35例，处方：口服当归苦参丸5.5g，口服多西环素片20g，同时外用甲硝唑凝胶，均每天2次。疗程为8周，于治疗后每2周复诊1次，记录皮损变化及不良反应情况，8周后判定疗效，对治愈病例随访3个月，并记录复发情况。痊愈19例，显效10例，好转4例，无效2例，有效率82.9%。[7]

（二）实验研究

1.治疗胃癌

现代药理学研究证实，当归中所含有的阿魏酸，是一种多靶点的抗肿瘤成分，能通过多种机制达到抗肿瘤的效应，且性质稳定、毒性低，在治疗肿瘤领域具有很大的潜力。刘宝瑞等实验研究表明，阿魏酸钠对人大肠癌Moser细胞和乳腺癌MCF-7细胞均有明显抑制增殖的作用。其当归多糖成分又能提高机体的免疫力，是当归应用于抗肿瘤的依据，当归中多糖和阿魏酸能抑制肿瘤细胞增殖是诱导肿瘤细胞凋亡与分化的天然诱导剂。苦参为清热利湿，除热结之品。[8]孔庆志等对小鼠移植性S180肉瘤血管形成的抑制作用报道，苦参素具有明显抑制S180肉瘤的作用。[9]苦参抗癌的主要机制在于其所含的生物碱——苦参碱。朱晓伟等研究表明：用苦参碱和氧化苦参碱处理人胃癌SGC-7901细胞2～3h后，可降低S期和G2/M期细胞百分比，增加G0/G1期细胞所占百分比。提示苦参碱和氧化苦参碱抑制人胃癌SGC-7901细胞DNA的合成。[3]

2.抗肝癌

研究发现苦参内所含的苦参碱（MT）和氧化苦参碱（OMT）对防治大鼠实验性肝纤维化作用明显。两者的保肝作用主要表现为抑制肝星状细胞活性、抑制胶原物质活动、抗脂质过氧化，从而防止肝组织纤维化。研究表明OMT对乙型肝炎病毒具有直接抑制作用，主要体现在能够抑制HBV-DNA的复制及表达。阿魏酸（AWS）作为当归内的主要活性成分，具有抗血小板聚集及改善血液流变学、镇痛等作用，同时可作用于平滑肌，达到松弛平滑肌、缓解痉挛的功效，并能增强前列腺素活性。[10]

三、类方鉴析

1.当归贝母苦参丸（《金匮要略》）

（1）组成：当归、贝母、苦参各四两。

（2）功用：和血，利湿。

（3）主治：妊娠小便难，饮食如故。[11]

（4）鉴析：二者虽共有清热燥湿、养血活血之功，但当归苦参丸以活血化瘀、燥湿清热为主，而当归贝母苦参丸则能借贝母利气解郁、兼治热淋之力，合苦参，又能清肺而散膀胱之郁热。总之，本方使血得润养，气化热除，则小便自能爽利。又，本方有用于妊娠大便难者，亦取其滋润清热散结之功，适宜于肠道燥热之证。[12]

2.当归贝母苦参丸（《老偏方》）

（1）组成：当归15g，川贝母9g，苦参15g，木通、甘草梢、竹叶、生地黄各9g。

（2）功用：燥湿散结，活血散瘀，解毒消肿。

（3）主治：膀胱炎（湿热型），症见少腹急痛，按之痛甚，尿急、尿频、尿液混浊、甚则尿血。

（4）鉴析：二者虽有清热燥湿、养血活血之功，但此方在此基础上加生地黄凉血，竹叶、甘草梢清火缓痛以治尿道之痛，川贝母消肿散结，木通清利湿热，仍有解毒散结消肿之功。[13]

附：原文与方论

【原文】无。

【方论】

1.杨雄志

方中以苦参苦寒清热燥湿，为君药。当归为臣，使苦寒而不伤阴，更能活血化瘀、养血润燥。二药相合，能养血祛湿，为治疗血燥湿热之粉刺的常用非处方药。（《中成药应用》）[1]

2.马振友

方中当归辛散温通，活血化瘀，行气止痛；苦参苦寒，清热燥热。二药相伍，一温一寒，一开一泄，共奏活血化瘀、燥湿清热之效。（《最新皮肤科药物手册》）[14]

参考文献

[1] 杨雄志.中成药应用[M].郑州：河南科学技术出版社，2012：189.

[2] 国家食品药品监督管理总局执业药师资格认证中心.中药学专业知识（二）.7版.北京：中国医药科技出版社，2015：281.

[3] 荣倩倩，吴红彦，李海龙，等.经方当归贝母苦参丸治疗胃癌的可行性探析[J].中医临床研究，2014，6（31）：141-143.

[4] 谢骅. 当归苦参丸联合他克莫司治疗脂溢性皮炎临床观察[J]. 皮肤病与性病，2018，40（03）：368-369.

[5] 徐文博，沈立飞，赵宇. 夫西地酸乳膏联合当归苦参丸治疗轻中度痤疮临床观察[J]. 中国美容医学，2018（06）：128-131.

[6] 徐萍，赵小兴. 当归苦参丸联合红蓝光和维A酸乳膏治疗中度痤疮疗效评价[J]. 中国麻风皮肤病杂志，2016，32（01）：18-19.

[7] 刘晖. 当归苦参丸联合小剂量多西环素治疗酒渣鼻疗效观察[J]. 皮肤病与性病，2017，39（02）：134-136.

[8] 刘宝瑞，钱晓萍，孟宪志，等. 阿魏酸钠对人大肠癌Moser细胞和乳腺癌MCT7细胞增殖和凋亡的影响[J]. 中国中西医结合杂志，2002，22（6）：188-190.

[9] 孔庆志，黄涛，黄冬生，等. 苦参素对小鼠移植性S180肉瘤血管形成的抑制作用[J]. 中国药师. 2003（12）：769-771.

[10] 张立富. 当归贝母苦参丸中主要成分测定及药代动力学研究[D]. 吉林大学，2014.

[11] 孙玉信，王晓田. 方剂大辞典[M]. 太原：山西科学技术出版社，2014：440.

[12] 李今庸. 李今庸《金匮要略》释义[M]. 北京：中国中医药出版社，2015：262.

[13] 杨建峰. 老偏方[M]. 南昌：江西科学技术出版社，2014：75.

[14] 马振友. 最新皮肤科药物手册[M]. 世界图书出版西安公司，2008：421.

导赤散（《小儿药证直诀》）

导赤散，原出《小儿药证直诀》，为中医著名的清热利尿剂，具有清热利水养阴之功效。多用于心经有热或心移热于小肠，症见口渴面赤，心胸烦热，渴欲冷饮，口舌生疮，小便赤涩，尿时刺痛。现代临床常用于治疗慢性前列腺炎、尿道感染、失眠、痤疮等心热或小肠热证。因其苦寒，故无热或寒证忌用。

一、传统应用

【药物组成】生地黄、甘草、木通各等分（各6g）。

【功效主治】清热利水养阴。[1]用于治疗心经有热或心移热于小肠之证。症见口渴面赤，心胸烦热，渴欲冷饮，口舌生疮，小便赤涩，尿时刺痛。[2]

【服用方法】散剂，每次取9g，放一碗水，加入竹叶一起煮剩半碗，饭后温服。[2]

【加减化裁】心火上炎重用生地黄，加金银花、连翘、黄连；心脾实热者在心火上炎处方上加大黄、茯苓；脾胃实热加生石膏或酒大黄，再佐以胡黄连；小肠火盛者重用木通、淡竹叶，加车前草；脾虚湿困者重用淡竹叶，加白术、茯苓，再佐以藿香；虚火上浮者加知母、麦冬；反复发作型加玉竹、沙参、黄芪。[3]

二、现代研究

（一）临床应用

1.慢性前列腺炎

李忠祥运用导赤散治疗慢性前列腺炎72例，处方：生地黄15g，木通10g，甘草10g，水煎服，每日一剂，15天为一个疗程，服药3个疗程。痊愈11例，显效29例，有效27例，无效5例。[4]

2.尿道感染

于勇运用导赤散加减治疗老年人尿路感染70例，处方：生黄芪30g，全当归12g，生地黄12g，木通10g，淡竹叶8g，甘草6g，川芎6g，山药20g。70例服药14天后，治愈48例，有效18例，无效4例，总有效率94.3%。[5]

3.口腔溃疡

孙晓颖等运用导赤散加减治疗口腔溃疡60例，处方：生地黄50g，木通15g，淡竹叶8g，甘草10g，小儿酌减，每日1剂，水煎，每日2次。60例服药2疗程（10

天）后，总有效率达95.00%。[3]

4.失眠

黄泽辉运用加味导赤散治疗顽固性失眠62例，处方：生地黄12g，通草3g，竹叶、生甘草各6g，灯心草5g，牛膝、夏枯草各10g，酸枣仁、女贞子、柏子仁、首乌藤（夜交藤）各20g，丹参15g。浓缩煎剂，口服，每次50ml，每天2次。疗程为20天。治愈14例，显效20例，有效16例，无效12例，总有效率为80.65%。[6]

5.痤疮

李广文等运用导赤散加味辨治寻常痤疮75例，处方：生地黄15g，竹叶12g，云木通12g，甘草3g，连翘30g，黄芩12g，牡丹皮10g，重楼12g，水煎，内服，每日1剂，每日3次，5天为1个疗程。治愈39例，好转33例，未愈3例。总有效率达96%。[7]

（二）实验研究

1.减轻炎性反应

尹崇志等通过建立复发性口腔溃疡大鼠模型，对照观察加味导赤散与维生素B_{12}对大鼠复发性口腔溃疡的治疗效果及对血清白细胞介素6（IL-6）、肿瘤坏死因子-α（TNF-α）的影响，结果说明加味导赤散与维生素B_{12}对大鼠复发性口腔溃疡具有治疗作用，作用机制可能与减轻炎症反应、提高组织的抗氧化能力有关。[8]

2.抑菌作用

罗红梅等观察导赤散及其组方的不同成分处理后对金黄色葡萄球菌、大肠杆菌的抑菌情况。结果显示生地黄、甘草和导赤散水煎液对2种菌均有不同程度的抑制作用，其中甘草和导赤散水煎液对金黄色葡萄球菌和大肠杆菌的抑菌作用相对较强。[9]

3.保护心脏炎性损伤

张玉梅等研究导赤散保护急性胰腺炎（SAP）大鼠心脏损伤的效应，实验发现各组大鼠淀粉酶、血清CK-MB、cTnI的水平，经导赤散治疗后均显著降低，提示导赤散能有效降低淀粉酶水平，有助于改善SAP大鼠心功能损伤。[10]

三、类方鉴析

清心莲子饮（《太平惠民和剂局方》）

（1）组成：黄芩、麦冬（去心）、地骨皮、车前子、甘草（炙）各半两，石莲肉（去心）、白茯苓、黄芪（蜜炙）、人参各七钱半。

（2）功用：清心火，益心阴，止淋浊。

（3）主治：心经火热，气阴两虚证。心烦、胸热、遗精淋浊、血崩带下、遇劳则发、发热烦躁、口舌干燥等。

（4）鉴析：导赤散和清心莲子饮都具有清心养阴之功，然导赤散专攻心热证，有利水之功；而清心莲子饮主治心热夹气阴两伤证，针对淋浊而设。[11]

附：原文与方论

【原文】治小儿心热，视其睡，口中气温，或合面睡，及上窜切牙，皆心热也。心气热则心胸亦热，欲言不能，而有就冷之意，故合面睡。（《小儿药证直诀·卷下》）

【方论】

1.明·吴昆

是方也，生地黄可以凉心，甘草梢可以泻热；佐之以木通，则直走小肠、膀胱矣。名曰导赤者，导其丙丁之赤，由溺而泄也。（《医方考》）[12]

2.清·罗美

钱氏制此方，意在制丙丁之火，必先合乙癸之治。生地黄凉而能补，直入下焦，培肾水之不足，肾水足，则心火自降；佐以甘草梢，下行缓木之急，即以泻心火之实，且治茎中痛；更用木通盗小肠之滞，即以通心火之郁，是一治两得者也。此方凉而能补，较之用苦寒伐胃，伤其生气者远矣。（《古今名医方论》）[13]

3.清·汪昂

此手少阴、太阳药也。生地凉心血，竹叶清心气，木通降心火入小肠，草梢达茎中而止痛。（《医方集解》）[14]

4.清·王子接

生地入胃而能下利小肠；甘草和胃而下疗茎中痛；木通、淡竹叶皆轻清入腑之品，同生地、甘草，则能从黄肠导有形之热邪入于赤肠，其浊中清者，复导引渗入黑肠而令气化，故曰导赤。（《古方选注》）[15]

5.民国·张山雷

方以泄导小水为主，虽曰清心，必小溲黄赤短涩者可用。一本有黄芩，则清肺热，所以宣通水道之上源也。（《小儿药证直诀笺正》）[16]

参考文献

[1] 李冀.方剂学.3版.北京：中国中医药出版社，2012：82.

[2] 彭怀仁.中医方剂大辞典：第四册.北京：人民卫生出版社，2005：822.

[3] 孙晓颖，陆瑞峰，马超.导赤散加减治疗口腔溃疡疗效观察[J].陕西中医，2013，34（12）：1592-1594.

[4] 李忠祥.导赤散在慢性前列腺炎中的运用[J].光明中医，2011，26（06）：1169.

[5] 于勇.导赤散加减治疗老年人尿路感染130例[J].中医临床研究，2015，7（05）：96-97.

[6] 黄泽辉.加味导赤散治疗顽固性失眠62例[J].新中医，2007，39（03）：55.

[7] 李广文，管仕美.导赤散加味辨治寻常痤疮75例疗效观察[J].云南中医中药杂志，2004（01）：24-25.

[8] 尹崇志，聂敏海.加味导赤散与维生素B$_{12}$对大鼠口腔溃疡血清IL-6及TNF-α水平影响分析[J].重庆医学，2017，46（23）：3192-3194.

[9] 罗红梅，张斌，黄旭，等.导赤散及其组方体外抑菌作用研究[J].山东化工，2016，45（17）：7-8.

[10] 张玉梅.导赤散保护SAP大鼠心脏炎性损伤的初步探索[A].中国中西医结合学会消化系统疾病专业委员会.第二十九届全国中西医结合消化系统疾病学术会议论文集[C].中国中西医结合学会消化系统疾病专业委员会：中国中西医结合学会，2017：3.

[11] 王付.王付方剂学用速记[M].郑州：河南科学技术出版社，2017.

[12] 吴昆.医方考.北京：中国中医药出版社，2007.

[13] 罗美.古今名医方论.北京：中国中医药出版社，2007.

[14] 汪昂.医方集解.北京：中国中医药出版社，2007.

[15] 王子接.绛雪园古方选注.北京：中国中医药出版社，2007.

[16] 钱仲阳，张山雷笺正.小儿药证直诀笺正 附阎氏董氏方论笺正.上海：上海卫生出版社，1958.

独活寄生汤（《备急千金要方》）

独活寄生汤，原出唐代《备急千金要方》，为中医著名的祛风湿剂，具有祛风湿、止痹痛、益肝肾、补气血的功效。多用于痹证日久，肝肾两虚，气血不足证，症见腰膝疼痛，肢节屈伸不利，或麻木不仁、畏寒喜温、心悸气短、舌淡苔白、脉细弱等。现代临床常用于治疗膝骨关节炎、类风湿关节炎、强直性脊柱炎、骨质疏松症、糖尿病下肢血管病变等风湿痹证。因其辛温合以甘寒，祛邪并养正，故体质壮实或邪盛者忌用。

一、传统应用

【药物组成】独活9g，桑寄生、杜仲、牛膝、细辛、秦艽、茯苓、肉桂心、防风、川芎、人参、甘草、当归、芍药、干地黄各6g。

【功效主治】祛风湿，止痹痛，益肝肾，补气血。用于痹证日久，肝肾两虚，气血不足证。症见腰膝疼痛，肢节屈伸不利，或麻木不仁，畏寒喜温，心悸气短，舌淡苔白，脉细弱。

【服用方法】水煎服。[1]

【加减化裁】关节隐隐作痛，腰膝酸软，腰腿不利，俯仰转侧不利，属肾虚髓亏，加菟丝子、枸杞子、补骨脂、何首乌；肢体关节疼痛，重者，屈伸不利，天气变化加重，昼轻夜重，遇寒痛增，得热稍减，舌淡、苔白，脉沉细缓，属阳虚寒凝，加制川乌、炙附片（两药均先煎1h，口尝无麻辣感为度）、麻黄、干姜；关节刺痛，痛处固定，关节畸形，活动不利，或腰弯背驼，面色晦暗，唇舌紫暗，脉沉或细涩，属瘀血阻滞，加桃仁、红花、乌梢蛇等。[2]

二、现代研究

（一）临床应用

1.膝骨关节炎

张美玲运用独活寄生汤联合艾灸治疗膝骨关节炎30例，基础处方：独活9g，桑寄生、杜仲、牛膝、细辛、秦艽、茯苓、肉桂心、防风、川芎、党参、甘草、当归、芍药、生地黄各6g。每日1剂，以2000ml水煮取600ml，分3次温服。1个疗程为20天。痊愈5例，显效17例，有效5例，无效3例，有效率90%。[3]

2.类风湿关节炎贫血

唐宇运用独活寄生汤与归脾汤治疗活动期类风湿关节炎贫血60例，基础处方：桑寄生20g，独活15g，牛膝20g，肉桂10g，杜仲15g，防风10g，秦艽15g，川芎10g，细辛3g，白芍15g，甘草6g，生地黄15g，党参12g，当归12g，茯苓12g。水煎服，1剂/天，4周为1个疗程，治疗3个疗程。治愈8例，显效32例，有效15例，无效5例，总有效91.67%。[4]

3.强直性脊柱炎

王勇运用独活寄生汤加减治疗强直性脊柱炎40例，基础处方：制附子36g，黄芪45g，独活12g，桑寄生15g，防风12g，川芎12g，当归12g，熟地黄12g，白芍18g，桂枝12g，茯苓18g，威灵仙15g，狗脊15g，杜仲12g。制附子先煎1h。每日1剂，早晚分服。4周为1个疗程，显效14例，有效23例，无效3例，总有效率92.5%。[5]

4.骨质疏松症

孙玉明运用独活寄生汤治疗骨质疏松症腰背疼痛32例，基础处方：独活6g，桑寄生18g，秦艽12g，细辛3g，防风6g，川芎6g，当归12g，熟地黄15g，白芍10g，肉桂2g，茯苓12g，杜仲12g，怀牛膝6g，党参12g，甘草3g。上方每日1剂，煎取汁500ml，分2次服。20天为1个疗程。32例服药20天后，显效14例，好转12例，无效6例。[6]

5.糖尿病下肢血管病变

谢滨等运用独活寄生汤治疗糖尿病下肢血管病变45例，处方：独活9g，桑寄生、杜仲、牛膝、细辛、秦艽、茯苓、肉桂心、防风、川芎、人参、甘草、当归、芍药、熟地黄各6g，以水一斗，煮取三升，分三服，连服1个月。痊愈8例，显效18例，有效16例，无效3例。[7]

（二）实验研究

1.抗炎、镇痛作用

王爱武等采用弗氏完全佐剂诱发大鼠关节炎、小鼠腹腔毛细血管通透性增加及二甲苯致小鼠耳肿胀试验研究抗炎作用，采用冰醋酸扭体法和福尔马林致痛试验研究镇痛作用。结果显示，独活寄生汤可明显抑制佐剂性关节炎大鼠原发性和继发性足跖肿胀、抑制毛细血管通透性增加、减轻小鼠耳廓肿胀度，减少小鼠扭体反应次数及福尔马林致痛试验的第二时相的疼痛强度。[8]

2.抑制软骨细胞凋亡

陈俊等应用膝关节注射木瓜蛋白酶法制备膝骨关节炎大鼠模型，观察独活寄生汤对膝骨关节炎大鼠软骨PERK/Bip信号通路关键调节因子PERK、Bip、eIF-2α、ATF-4、GADD153、Caspase-9、Caspase-3的影响，探讨独活寄生汤防治骨关节炎的作用机制。结果提示，独活寄生汤可能是通过调控 PERK/Bip 信号通路，进而抑制因内质网应激反应引起的软骨细胞凋亡。[9]

3.增强抗氧化应激的能力

高晓鹏等采用弗氏完全佐剂诱导大鼠佐剂性关节炎模型，观察独活寄生汤对佐剂性关节炎（AIA）大鼠抗氧化能力及对核转录因子 E_2 相关因子 2（Nrf2）/血红素加氧酶 1（HO-1）信号通路的影响。结果提示，独活寄生汤具有增强抗氧化应激的能力，其作用机制可能与激活 Nrf2/HO-1 信号途径，促进 Nrf2 核转位，进而促进下游抗氧化因子 HO-1 的表达有关。[10]

三、类方鉴析

三痹汤（《妇人大全良方》）

（1）组成：川续断、杜仲（去皮，切，姜汁炒）、防风、桂心、华阴细辛、人参、白茯苓、当归、白芍、甘草各30g，秦艽、生地黄、川芎、川独活各15g，黄芪、川牛膝各30g。

（2）功用：祛风胜湿，益气养血。

（3）主治：风寒湿痹或气血凝滞，手足拘挛等。

（4）鉴析：即独活寄生汤去掉桑寄生，再加黄芪、川续断而成，较前方增加了益气之功。二方功效相近，但独活寄生汤重在腰腿痹痛，偏于血弱；三痹汤重于治手足拘挛，偏于气虚。[11]

附：原文与方论

【原文】夫腰背痛者，皆由肾气虚弱，卧冷湿地，当风所得也，不时速治，喜流入脚膝，为偏枯冷痹，缓弱疼重，或腰痛挛，脚重痹，宜急服此方。

【方论】

1.明·吴昆

肾气虚弱，肝脾之气袭之，令人腰膝作痛，屈伸不便，冷痹无力者，此方主之。肾，水脏也，虚则肝脾之气凑之，故令腰膝实而作痛。屈伸不便者，筋骨俱病也。《灵枢经》曰：能屈而不能伸者，病在筋；能伸而不能屈者，病在骨。故知屈伸不便，为筋骨俱病也。冷痹者，阴邪实也；无力者，气血虚也。是方也，独活、寄生、细辛、秦艽、防风、桂心，辛温之品也，可以升举肝脾之气，肝脾之气升，则腰膝弗痛矣；当归、熟地、白芍、川芎、杜仲、牛膝者，养阴之品也，可以滋补肝肾之阴，肝肾之阴补，则足得血而能步矣；人参、茯苓、甘草者，益气之品也，可以长养诸脏之阳，诸脏之阳生，则冷痹去而有力矣。（《医方考》）[12]

2.清·汪昂

此足少阴、厥阴药也。独活、细辛入少阴，通血脉，偕秦艽、防风疏经升阳以祛风；桑寄生益气血，祛风湿，偕杜仲、牛膝健骨强筋而固下。芎、归、芍、地，所以活血而补阴；参、桂、苓、草，所以益气而补阳。辛温以散之，甘温以补之，使血气足而风湿除，则肝肾强而痹痛愈矣。（《医方集解》）[13]

3.清·张璐

风性上行，得湿黏滞则留着于下，而为脚痹重，非独活、寄生无以疗之。辛、防、秦艽、独活之助；牛膝、杜仲、寄生之佐。桂、苓、参、甘，以壮其气；芎、劳、芍、地，以滋其血。血气旺而痹著开矣。（《千金方衍义》）[14]

4.清·张秉成

此亦肝肾虚而三气乘袭也。故以熟地、牛膝、杜仲、寄生补肝益肾，壮骨强筋；归、芍、川芎和营养血，所谓治风先治血，血行风自灭也；参、苓、甘草益气扶脾，又所谓祛邪先补正，正旺则邪自除也。然病因肝肾先虚，其邪必乘虚深入，故以独活、细辛之入肾经，能搜伏风，使之外出，桂心能入肝肾血分祛寒。秦艽、防风为风药卒徒，周行肌表，且又风能胜湿耳。（《成方便读》）[15]

参考文献

[1] 李冀.方剂学[M].3版.北京：中国中医药出版社，2012：256.

[2] 陈川，范忠泽.中医名方临床集验[M].上海：上海科学技术出版社，2017：413.

[3] 张美玲，陈谦艳.独活寄生汤联合艾灸治疗膝骨关节炎30例[J].风湿病与关节炎，2014，3（05）：13-15，25.

[4] 唐宇，吴金玉.独活寄生汤与归脾汤治疗活动期类风湿关节炎贫血的临床疗效观察[J].中药药理与临床，2015，31（04）：224-226.

[5] 王勇，张军波.独活寄生汤治疗强直性脊柱炎40例[J].中国中医药现代远程教育，2010，8（01）：33-34.

[6] 孙玉明，毛国庆，蒋东明.独活寄生汤治疗骨质疏松症腰背疼痛32例疗效观察[J].中医药信息，2009，26（06）：90-91.

[7] 谢滨，陈莉娜，马宁宁，等.独活寄生汤治疗糖尿病下肢血管病变的疗效观察[J].中国医药导报，2012，9（08）：102-103.

[8] 王爱武，刘娅，等.独活寄生汤抗炎、镇痛作用的药效学研究[J].中国实验方剂学杂志，2008，14（12）：61-64.

[9] 陈俊，吴广文，许惠凤，等.独活寄生汤干预膝骨关节炎模型大鼠软骨PERK/Bip信号通路的表达[J].中国组织工程研究，2018，22（28）：4493-4500.

[10] 高晓鹏，鲁贵生.独活寄生汤含药血清对佐剂性关节炎大鼠滑膜成纤维细胞增殖和凋亡的影响[J].新中医，2018，50（04）：1-5.

[11] 张存悌，郑成贤主编.汤头歌诀应用新解[M].2版.沈阳：辽宁科学技术出版社，2016：108.

[12] 吴昆.医方考[M].北京：中国中医药出版社，2007.

[13] 汪讱庵.医方集解[M].上海：上海科学技术出版社，1991.

[14] 张璐.千金方衍义[M].北京：中国中医药出版社，1995.

[15] 张秉成.成方便读[M].北京：学苑出版社，2010.

二陈汤（《太平惠民和剂局方》）

二陈汤，原出《太平惠民和剂局方》，为中医著名的祛湿剂，具有燥湿化痰、理气和中之功效。多用于痰湿证，症见咳嗽痰多、色白易咳、恶心呕吐、胸膈痞闷、肢体困重等。现代临床常用于治疗急性胃肠炎、神经性呕吐、慢性肝炎、痫症等病机属于痰湿的病证。因本方药性偏于温燥，故阴虚痰热等证慎用。

一、传统应用

【药物组成】半夏、橘红各15g，茯苓9g，炙甘草4.5g。[1]

【功效主治】燥湿化痰，理气和中。[1]用于治疗痰湿证，症见咳嗽痰多，色白易咳，恶心呕吐，胸膈痞闷，肢体困重，或头眩心悸，舌苔白滑或腻，脉滑。

【服用方法】加生姜7片，乌梅1个，水煎，温服。

【加减化裁】本方加减化裁，可用于多种痰证。治湿痰，可加苍术、厚朴以增燥湿化痰之力；治热痰，可加胆南星、瓜蒌以清热化痰；治寒痰，可加干姜、细辛以温化寒痰；治风痰眩晕，可加天麻、僵蚕以化痰息风；治食痰，可加莱菔子、麦芽以消食化痰；治郁痰，可加香附、青皮、郁金以解郁化痰；治痰流经络之瘰疬、痰核，可加海藻、昆布、牡蛎以软坚化痰。[1]

二、现代研究

（一）临床应用

1.心律失常

吴水盛等运用二陈化痰汤治疗窦性心律失常42例，其中窦性心动过速22例，窦性心动过缓20例，基础组方为：法半夏、陈皮、当归、赤芍、全瓜蒌、山楂、枣仁、木通、炙甘草各10g，茯苓、丹参各12g，远志5g，并在此方基础上予以随症加减，水煎服，每日1剂，10天为1疗程。临床治愈25例，好转11例，无效6例，总有效率85.7%。[2]

2.急性胃肠炎

陈氏运用平胃散合二陈汤化裁治疗急性胃肠炎120例，属寒湿困脾型69例，食滞胃肠型42例，胃肠湿热型19例。基础组方为：陈皮、苍术、厚朴、法半夏各10g，白术、藿香、木香各12g，茯苓、大腹皮、麦芽、神曲、山楂各15g，温服，每日1剂。治愈105例，好转15例。总有效率为100%。服药后多数2～3天治愈，个别3～5天治愈。[3]

3.神经性呕吐

张氏运用二陈汤加减治疗神经性呕吐11例。基础组方为：炙党参、焦白术各15g，茯苓20g，炙甘草、陈皮、姜半夏各10g，并在此方基础上予以随症加减，煎至300ml少量多次频饮，饭前服之，10天为1个疗程，休息5天后再服第2个疗程，一般第3个疗程终止。结果：随访1～2年未复发者1例，总有效率100%。[4]

4.慢性肝炎

王氏等用二陈汤加味治疗慢性肝炎谷丙转氨酶增高者30例。基础组方为：法半夏、陈皮、甘草、白花蛇舌草、半枝莲、金银花、黄芩、淫羊藿、黄芪，并在此方基础上予以随症加减，水煎服，每日1剂，总疗程3个月，每月复查肝功能和乙肝病毒血清标志物。治疗结果，显效24例，有效5例，无效1例。20例HBeAg阳性者8例转阴。[5]

5.痫症

孙氏等用二陈汤加减治疗痫症52例，基础组方为：半夏、橘红各150g，白茯苓90g，甘草（炙）45g，每服12g，用水150ml、生姜7片、乌梅1个，同煎至90ml，去滓热服，每日1剂。治疗结果：显效12例，有效28例，无效12例，总有效率为76.92%。[6]

（二）实验研究

1.降血脂作用

孙蓉等用大鼠脂肪乳剂高血脂模型观察了二陈汤的降脂作用，在LDL、TG降低方面乌梅、生姜对低剂量二陈汤有明显的影响，六味二陈汤高剂量可使降低的HDL有升高的趋势。在小鼠蛋黄乳剂高血脂模型，六味二陈汤、四味二陈汤均可使升高的TG显著降低；六味二陈汤高剂量可使升高的胆固醇（CHO）显著降低，在对CHO降低方面乌梅、生姜对二陈汤有明显的影响。在对TG降低方面六味二陈汤高剂量组明显高于其他组，药物各组之间的药效作用强度有一定的剂量依赖关系，提示乌梅、生姜对二陈汤调节脂代谢有明显影响。[7]吴同玉等观察传统中医燥湿化痰方药二陈汤对Wistar大鼠体重和血脂代谢的影响。二陈汤浓缩煎剂喂养2周后，大鼠的体重则较正常对照组有减轻，其血浆三酰甘油、胆固醇水平亦较正常对照组下降有显著性，而对于空腹血糖和血浆胰岛素水平则无明显改善。说明二陈汤在降低肥胖Wistar大鼠的体重、三酰甘油和胆固醇等方面均有较好的疗效，推测其内在中医病理机制可能以祛痰湿为主。[8]

2.抗肿瘤作用

王芬等研究二陈汤对肿瘤坏死因子-α（TNF-α）诱导的肺癌A549细胞中细胞

间黏附分子-1（ICAM-1）和p38表达的影响。发现二陈汤干预组肺癌A549细胞中血清ICAM-1表达及p38活性与TNF-α诱导组比较显著降低。说明在体外实验中，二陈汤有可能通过抑制p38的活性而实现对ICAM-1表达的调控，这可能为二陈汤控制肺癌转移的机制之一。[9]

3.对脂肪肝作用

黄静娟等在观察活血与化痰基础方对大鼠非酒精性脂肪肝模型基本生化指标的影响，发现二陈汤可降低肝脏脏器系数、胆固醇、谷草转氨酶水平；二陈合桃红四物汤可降低谷草转氨酶、肝脏脏器系数水平。[10]刘树军等探讨二陈汤在非酒精性脂肪肝治疗中的作用，发现二陈汤对脂肪肝大鼠肝细胞微粒体蛋白具有明显升高作用；而对CYP2E1活性则具有明显降低作用，说明二陈汤不仅能够改善高脂血症状态，也能降低CYP2E1活性，防治因此而导致的过氧化损伤过程，从多方面治疗非酒精性脂肪肝。[11]

4.镇咳化痰作用

梁中琴等应用二陈汤粗粉与二陈汤提取物观察对小鼠氨水致咳作用及呼吸道酚红排泄作用的影响，发现粉剂和提取物均能抑制氨水的致咳作用及增加小鼠呼吸道酚红的排泄，表明二陈汤具有镇咳祛痰作用；在含生药量近似的情况下，提取物的上述药理作用较显著。[12]苏奎国等用治疗哮喘发作期Wistar大鼠模型，探讨了桑苏二陈汤加味对哮喘发作期的疗效及作用机制，结果表明，桑苏二陈汤加味低剂量组能显著降低哮喘大鼠血清中TNF-α、ET-1、IL-1、IL-6、NO含量，有效控制气道炎症，从而改善气道重塑。[13]

5.剂型的药理作用对比研究

陈玉兴通过对二陈汤3种剂型的药理作用对比研究，发现二陈汤新工艺制剂、标准煎剂和丸剂均可明显延长氨水引咳小鼠的咳嗽潜伏期、延长豚鼠磷酸组胺吸入翻倒发生时间、增加小鼠气管酚红排泄量，3种制剂等剂量组比较，功效上二陈汤新工艺制剂优于标准煎剂与丸剂，说明二陈汤新工艺制剂、标准煎剂和丸剂均有明显止咳、平喘、祛痰作用，功效上二陈汤新工艺制剂较佳。[14]

三、类方鉴析

1.导痰汤（《传信适用方》引皇甫坦方）[1]

（1）组成及用法：半夏（汤洗七次）四两，天南星（姜汁浸，细切）一两，枳实（去瓤）一两，橘红一两，赤茯苓一两，上为粗末。每服三大钱，水二盏，生姜十片，煎至一盏，去滓，食后温服（现代用法：加生姜4片，水煎服，用量按原方比例酌减）。[1]

（2）功用：燥湿祛痰，行气开郁。[1]

（3）主治：痰厥证。头目眩晕，或痰饮壅盛，胸膈痞塞，胁肋胀满，头痛呕逆，喘急痰嗽，涕唾稠黏，舌苔厚腻。脉滑。[1]

2.涤痰汤（《奇效良方》）[1]

（1）组成及用法：南星（姜制）、半夏（汤洗七次）各二钱半，枳实（麸炒）二钱，茯苓（去皮）二钱，橘红一钱半，石菖蒲、人参各一钱，竹茹七分，甘草半钱。上作一服。水二盅，生姜五片，煎至一盅，食后服（现代用法：加生姜3片，水煎服）。[1]

（2）功用：涤痰开窍。[1]

（3）主治：中风痰迷心窍证。舌强不能言，喉中痰鸣，辘辘有声，舌苔白腻，脉沉滑或沉缓。[1]

3.金水六君煎（《景岳全书》）[1]

（1）组成及用法：当归二钱，熟地黄三、五钱，陈皮一钱半，半夏二钱，茯苓二钱，炙甘草一钱。水二盅，生姜三五七片，煎七八分，食远温服。[1]

（2）功用：滋养肺肾，祛湿化痰。[1]

（3）主治：肺肾阴虚，湿痰内盛证。咳嗽呕恶，喘急痰多，痰带咸味，或咽干口燥，自觉口咸，舌质红，苔白滑。[1]

鉴别：以上三方皆由二陈汤化裁而成，均有燥湿化痰之功。导痰汤是二陈汤去乌梅、炙甘草，加天南星、枳实而成。天南星增半夏燥湿化痰之力，枳实助橘红理气化痰之功，故燥湿化痰行气之力较二陈汤为著，主治痰浊内阻、气机不畅之痰厥证等。涤痰汤又在导痰汤基础上加石菖蒲、竹茹、人参、甘草，较之导痰汤又多开窍扶正之功，常用治中风痰迷心窍、舌强不能言。金水六君煎是二陈汤去乌梅，加熟地黄、当归滋阴养血，肺肾并调，金水相生，故适用于年迈者肺肾阴虚、湿痰内盛之证。[1]

附：原文与方论

【原文】

治痰饮为患，或呕吐恶心，或头眩心悸，或中脘不快，或发为寒热，或因食生冷，脾胃不和。（《太平惠民和剂局方》）

【方论】

1.明·吴昆

湿痰者，痰之原生于湿也。水饮入胃，无非湿化，脾弱不能克制，停于膈间，中、下二焦之气熏蒸稠黏，稀则曰饮，稠则曰痰，痰生于湿，故曰湿痰也。是方也，半夏辛热能燥湿，茯苓甘淡能渗湿，湿去则痰无由以生，所谓治病必求其本也；陈皮辛温能利气，甘草甘平能益脾，益脾则土足以制湿，利气则痰无能留滞，益脾治其本，利气治其标也。（《医方考》）[15]

2.清·汪昂

此足太阴、阳明药也。半夏辛温，体滑性燥，行水利痰为君；痰因气滞，气顺则痰降，故以橘红利气，痰由湿生，湿去则痰消，故以茯苓渗湿为臣；中不和则痰涎聚，又以甘草和中补土为佐也。（《医方集解》）[16]

3.清·王子接

二陈汤，古之祖方也。汪庵谓其专走脾胃二经，豁痰去湿。余细绎之，其功在利三焦之窍，通经隧之壅，而痰饮自化，非劫痰也。观《内经》有"饮"字，而无"痰"字，两汉以前谓之淡饮，至仲景始分痰饮，义可知矣。因其通利无形之气，古人警戒橘皮、半夏必以陈者为良，恐燥散之性，能伤正气耳，故汤即以二陈名。若云劫痰，正当以大辛大散，开辟浊阴，何反惧其太过耶？再使以甘草缓而行之，益见其不欲伤气之意。（《绛雪园古方选注》）[17]

4.清·陈念祖

此方为祛痰之通剂也。痰之本，水也。茯苓利水以治其本。痰之动，湿也。茯苓渗湿以镇其功。方中只此一味，是治痰正药，其余半夏降逆，陈皮顺气，甘草调中，皆取之为茯苓之佐使耳。故仲景书凡痰多者俱加茯苓，呕者俱加半夏，古圣不易之法也。今人不穷古训，以半夏为祛痰之专品，做稀涎散之法，制以明矾，致降逆之品反为涌吐，堪发一叹。以此方为三阳解表之剂，服之留邪生热，至死不悟。余于真方桂枝汤下已详言之，兹不复赘。（《时方歌括》）[18]

5.清·费伯雄

痰之为病最烈，痰之为病亦最多。积湿与郁火二者为生痰之大源。其余或因风，或因寒，或因气，或因食，变怪百出，随感而生，难可枚举。治痰大法，湿则宜燥，火则宜清，风则宜散，寒则宜温，气则宜顺，食则易消。二陈汤为治痰之主药，以其有化痰理气、运脾和胃之功也。学人随证加减。因病而施，则用之不穷矣。（《医方论》）[19]

参考文献

[1] 邓中甲.方剂学[M].北京：中国中医药出版社，2010.

[2] 吴水盛，张丽霞.二陈化淤汤治疗窦性心律失常42例[J].湖南中医杂志，1991（04）：39-41.

[3] 陈亚梅.平胃散合二陈汤化裁治疗急性胃肠炎120例[J].广西中医药，1990，13（05）：3.

[4] 张安喜.四味二陈汤治疗神经性呕吐11例[J].陕西中医，1992（09）：416.

[5] 王嘉会，左建华，徐建明.二陈汤加味治疗慢性肝炎转氨酶长期升高30例[J].中西医结合肝病杂志，1995（02）：40.

[6] 孙晓萍，姜云功，曾飞. 二陈汤加减治疗痫证52例[J]. 实用中医内科杂志，1994，8（02）：17.

[7] 孙蓉，刘持年，王平，等. 乌梅、生姜对二陈汤降脂作用影响的实验研究[J]. 中药药理与临床，2000（04）：10-11

[8] 吴同玉，林山，郑良普. 二陈汤对高脂饮食Wistar大鼠体重及其血脂代谢的影响[J]. 浙江中医药大学学报，2012，36（11）：1218-1220，1238.

[9] 王芬，胡凯文，左明焕，等. 二陈汤对肺癌A549细胞中黏附分子-1和p38表达的影响[J]. 中国中医药信息杂志，2012，19（08）：41-43.

[10] 黄静娟，刘树军，车念聪. 活血与化痰基础方对大鼠非酒精性脂肪肝模型基本生化指标的影响[J]. 中华中医药杂志，2007，22（09）：633-636.

[11] 刘树军，黄静娟，车念聪. 二陈汤及桃红四物汤对非酒精性脂肪肝CYP2E1活性影响的实验研究[J]. 中华中医药杂志，2008，23（08）：729-731.

[12] 梁中琴，陈星织，王晓霞，等. 二陈汤粗粉与二陈汤提取物镇咳祛痰作用比较[J]. 苏州医学院学报，2000，20（09）：802-803.

[13] 苏奎国，姜良铎，郭勇英，等. 桑苏二陈汤加味干预支气管哮喘大鼠模型细胞因子的研究[J]. 中华中医药学刊，2010，28（09）：1950-1953.

[14] 陈玉兴，黄雪君，曾晓会，等. 二陈汤3种剂型的药理作用对比研究[J]. 时珍国医国药，2009，20（04）：795-796.

[15] 吴昆. 医方考[M]. 北京：人民卫生出版社，2007.

[16] 汪昂. 医方集解[M]. 北京：中国中医药出版社，1997.

[17] 王子接. 绛雪园古方选注[M]. 北京：中国中医药出版社，2007.

[18] 陈修园. 时方歌括[M]. 福州：福建科学技术出版社，2007.

[19] 费伯雄. 医方论[M]. 北京：中医古籍出版社，1987.

二妙散（《丹溪心法》）

二妙散，原出自《丹溪心法》，为中医著名的祛湿剂，具有清热燥湿之功效。多用于湿热下注证，症见筋骨疼痛，或两足痿软，或足膝红肿疼痛，或湿热带下等。现代临床常用于治疗糖尿病足溃疡、口腔溃疡、阴囊湿疹、急性痛风性关节炎等属于湿热下注的病证。因本方清热祛湿之力强，故不宜久服。

一、传统应用

【**药物组成**】黄柏、苍术各15g。[1]

【**功效主治**】清热燥湿。[1]用于治疗湿热下注证，症见筋骨疼痛，或两足痿软，或足膝红肿疼痛，或湿热带下，或下部湿疮、湿疹等，小便短赤，舌苔黄腻者。

【**服用方法**】为散剂，各等分，每次服3～5g，或为丸剂，亦可作汤剂，水煎服。

【**加减化裁**】湿热痿证，可加豨莶草、木瓜等，以祛湿热，强筋骨；湿热脚气，宜加薏苡仁、木瓜、槟榔等，以渗湿降浊；下部湿疮、湿疹，可加赤小豆、土茯苓等清湿热，解疮毒。[1]

二、现代研究

【**临床应用**】

1.糖尿病足溃疡

董晓玲观察二妙散加味治疗糖尿病足溃疡90例的疗效。对照组用西医常规换药，治疗组用自拟中药方行中药油煎外敷，基础组方为：苍术、黄柏、生地榆、诃子、五倍子、藏青果、三七粉、乳香、没药、白藏各15g，并在此方基础上予以随症加减，油煎后置凉油纱布外敷，两日1次，14天为一疗程。结果显示治疗组有效率85%，明显高于对照组55%。[2]

2.口腔溃疡

王晓媛观察二妙散加味治疗口腔溃疡的36例临床疗效。基础组方为：黄柏18g，苍术12g，薏苡仁30g，白及10g，海螵蛸20g，砂仁6g，珍珠母30g，蝉蜕12g，白花蛇舌草30g，并在此方基础上予以随症加减，上述药物以水煎服，每日1剂。结果显示36例患者中治愈29例，显效2例，有效3例，无效2例，总有效率为94.44%。随访半年复发5例。[3]

3. 阴囊湿疹

王振刚观察二妙散加味治疗阴囊湿疹165例。基础组方为：黄柏20g，苍术15g，乌梢蛇15g，白矾3g，薏苡仁15g，苦参15g，土茯苓12g，防己12g，紫花地丁10g，甘草15g，并在此方基础上予以随症加减。每日1剂，以1/2药液分2～3次内服，余下的1/2药液另加白矾12g搅匀后外洗患处，早晚各1次。疗程最短5天，最长20天左右痊愈。结果显示治愈139例，占84.24%；好转22例，占13.30%；无效4例，占2.42%；总有效率达97.54%。[4]

4. 急性痛风性关节炎

曹会波观察二妙散加味治疗急性痛风性关节炎的临床效果。对照组予西医常规治疗，治疗组以二妙散加味煎成中药汤剂内服，基础组方为：苍术30g，黄柏12g，赤芍、忍冬藤各15g，薏苡仁15g，延胡索、姜黄各9g，生甘草5g，并在此方基础上予以随症加减。水煎取汁400ml，分2次空腹服用，共7天；续以效方减为半量，再服30天，2组疗程均为37天。结论：二妙散加味治疗急性痛风性关节炎疗效可靠，复发率低，无明显不良反应。[5]

【实验研究】

1. 降低高尿酸血症

蒋茜通过观察中药复方制剂四物汤合二妙散对高尿酸血症大鼠血清尿酸水平的影响，发现中药组血尿酸较模型组显著下降，且大鼠血清黄嘌呤氧化酶（XOD）活性较正常组均明显升高，中药组XOD活性较模型组均显著降低，说明中药制剂四物汤合二妙散具有明显的降尿酸作用，其可降低XOD活性，可能为其降低血尿酸的机制。[6]

2. 抗炎作用

刘喆观察不同配伍比例二妙散对大鼠佐剂性关节炎模型血清IL-1、IL-4、IL-8、TNF-α的影响，发现不同配伍二妙散对大鼠关节肿胀程度均有抑制作用，苍黄1：1组效果优于雷公藤多苷组，同时各配伍比例二妙散均对炎性细胞因子有抑制作用，苍黄1：1组效果优于雷公藤多苷组，说明苍术黄柏1：1配伍比例能有效抑制大鼠关节肿胀程度，对IL-1、IL-8、TNF-α有抑制作用，对IL-4有升高作用，其效果优于其他配伍比例。[7]于洋以清热燥湿之基础方二妙散为研究对象，依据其临床主治功用，选择炎症免疫等药效学指标，通过观察二妙散不同配伍对药效影响的异同，在其大鼠AA实验结果表明，二药配伍对其原发病变有抑制作用，可能与提高机体抗氧化系统能力，清除过多的LPO及NO，减少自由基对机体的损伤有关，二妙散对上述指标影响的结果表明，中医湿热下注证可能与某些炎症反应、免疫异常有关。[8]

3.免疫功能

邱全瑛等研究观察二妙散（EMS）和组成该方的单味药黄柏（CP）和苍术（RA）对植皮小鼠皮片存活时间和细胞免疫功能的影响，并以抗小鼠胸腺细胞血清（ATS）作为阳性对照。发现用药各组移植皮片的半数生存期均有明显的延长。EMS、CP和ATS组的细胞免疫功能明显地受到抑制，RA组的抑制作用较弱。说明实验用药对各组植皮小鼠的细胞免疫功能都有一定抑制作用，其抑制强度的顺序为ATS＞EMS＞CP＞RA。[9]

4.对银屑病的治疗作用

黄敬文等研究二妙散对小鼠银屑病样模型细胞因子IFN-γ、IL-4的影响，发现二妙散高、中、低剂量组小鼠阴道上皮基底细胞有丝分裂数均减少，血清中IL-4的含量均有升高，IFN-γ的含量明显降低，说明二妙散通过调节Th1/Th2动态平衡，从而发挥对银屑病的治疗作用。[10]

三、类方鉴析

1.三妙丸（《医学正传》）

（1）组成及用法：黄柏（切片，酒拌略炒）四两，苍术（米泔浸一二宿，细切焙干）六两，川牛膝（去芦）二两。上为细末，面糊为丸，如梧桐子大，每服五七十丸，空心姜、盐汤下，忌鱼腥、荞麦、热面、煎炒等物。[1]

（2）功用：清热燥湿，强健筋骨。[1]

（3）主治：湿热下注痿证。两脚麻木，或如火烙之热。[1]

2.四妙丸（《成方便读》）

（1）组成及服用：川黄柏、薏苡仁各八两，苍术、怀牛膝各四两。泛水为丸，每服二钱，日二次。[1]

（2）功用：清热利湿，强健筋骨。[1]

（3）主治：湿热下注痿证。两足麻木，痿软，肿痛。[1]

鉴别：三妙丸即二妙散加牛膝。牛膝能补肝肾、强筋骨，治两脚麻木、痿软无力。再加薏苡仁，即为四妙丸。薏苡仁能渗湿，且能舒筋缓急，故四妙丸主治湿热下注之痿证。[1]

附：原文与方论

【原文】

二妙散治筋骨疼痛因湿热者。有气加气药，血虚者加补药，痛甚者加生姜汁，热辣服之。（《丹溪心法》）

【方论】

1.明·吴昆

湿热腰膝疼痛者，此方主之。湿性润下，病则下体受之，故腰膝痛。然湿未尝痛，积久而热，湿热相搏，然后痛。此方用苍术以燥湿，黄柏以去热。又黄柏有从治之妙，苍术有健脾之功，一正一从，奇正之道也。（《医方考》）[11]

2.清·王子接

二妙散，偶方之小制也。苍术生用入阳明经，能发二阳之汗；黄柏炒黑入太阴经，能除至阴之湿。一生一熟，相为表里，治阴分之湿热，有如鼓应桴之妙。（《绛雪园古方选注》）[12]

3.清·徐灵胎

湿热下注，腰膂不能转枢，故机关不利，腰中疼重不已焉。苍术燥湿升阳，阳运则枢机自利；黄柏清热燥湿，湿化则真气得行。为散酒调，使湿热运行则经气清利，而腰府无留滞之患，枢机有转运之权，何腰中疼重不瘥哉？此清热燥湿之剂，为湿热腰痛之专方。（《医略六书·杂病证治》）[13]

4.清·张秉成

治湿热盛于下焦，而成痿证者。夫痿者萎也，有软弱不振之象，其病筋脉弛长，足不任地，步履歪斜，此皆湿热不攘，蕴留经络之中所致。然湿热之邪虽盛于下，其始未尝不从脾胃而起，故治病者必求其本，清流者必洁其源。方中苍术辛苦而温，芳香而燥，直达中州，为燥湿强脾之主药。但病既传于下焦，又非治中可愈，故以黄柏苦寒下降之品，入肝肾直清下焦之湿热，标本并治，中下两宣。如邪气盛，而正不虚者，即可用之。（《成方便读》）[14]

参考文献

[1] 李鑫辉.活学活用温病名方[M].北京：中国中医药出版社，2014.

[2] 董晓玲，等.二妙散加味治疗糖尿病足溃疡90例疗效观察.中华高血压杂志社，2015，23（3）：763-764.

[3] 王晓媛，张雅兰，赵秀敏，等.二妙散加味治疗口腔溃疡临床研究[J].亚太传统医药，2015，11（16）：129-130.

[4] 王振刚，尤奎成.二妙散加味治疗阴囊湿疹165例[J].河北联合大学学报（医学版），2013，15（04）：523.

[5] 曹会波，李永祥，潘传义.二妙散加味治疗急性痛风性关节炎疗效观察[J].中医药临床杂志，2012，24（05）：415-416.

[6] 蒋茜，郭永平，王毅兴，等.四物汤合二妙散降低高尿酸血症大鼠血尿酸水平的实验研究[J].中国中西医结合肾病杂志，2012，13（04）：336-338.

[7] 刘喆，考希良.二妙散不同配伍比例干预Wistar大鼠佐剂性关节炎的实验研究[J].中华中医药学刊，2013，31（07）：1601-1603，1736.

[8] 于洋.二妙散配伍的实验研究[D].黑龙江中医药大学，2004.

[9] 邱全瑛，杨燕玲.二妙散对植皮小鼠细胞免疫功能的影响[J].中国病理生理杂志，1994，10（01）：34-36.

[10] 黄敬文，邹国良，张士岭，等.二妙散对小鼠银屑病样模型细胞因子IFN-γ，IL-4的影响[J].中医药学报，2013，41（04）：96-98.

[11] 吴昆.医方考[M].北京：人民卫生出版社，2007.

[12] 王子接.绛雪园古方选注[M].北京：中国中医药出版社，2007.

[13] 徐灵胎.徐灵胎医学全书[M].北京：中国中医药出版社，1999.

[14] 张秉成.成方便读[M].北京：中国中医药出版社，2002.

甘露消毒丹（《温热经纬》）

甘露消毒丹，原出自《温热经纬》，为中医著名的祛湿剂，具有利湿化浊、清热解毒之功效。多用于治疗湿温时疫，邪在气分，湿热并重证，症见发热倦怠、胸闷腹胀、肢酸咽痛、身目发肿、口渴、小便短赤、泄泻淋浊、舌苔白或厚腻或干黄、脉濡数或滑数等。现代临床常用于治疗酒精性肝病、手足口病、幽门螺杆菌相关糜烂性胃炎、高血压病、流感、慢性咽炎等病机属于湿热的病证。阴虚、脾虚湿重者，应谨慎使用。

一、传统应用

【药物组成】飞滑石450g，黄芩300g，茵陈330g，石菖蒲180g，川贝母、木通各150g，藿香、连翘、豆蔻、薄荷、射干各120g。[1]

【功效主治】利湿化浊，清热解毒。[1]用于治疗湿温时疫，邪在气分，湿热并重证，症见发热倦怠，胸闷腹胀，肢酸咽痛，身目发颐肿，口渴，小便短赤，泄泻淋浊，舌苔白或厚腻或干黄，脉濡数或滑数。[1]

【服用方法】散剂，每服6～9g；丸剂，每服9～12g；汤剂，水煎服，用量按原方比例酌定。[1]

【加减化裁】若黄疸明显者，宜加栀子、大黄清泄湿热；咽喉肿甚，可加山豆根、板蓝根等以解毒消肿利咽。[1]

二、现代研究

（一）临床应用

1.酒精性肝病

张湘宜等采用甘露消毒丹加减联合还原型谷胱甘肽治疗肝胆湿热型酒精性肝病20例。基础组方为：豆蔻6g，藿香6g，通草10g，茵陈15g，滑石15g（包），川贝母6g，黄芩10g，射干4.5g，石菖蒲6g，连翘10g，薄荷6g（后下），并在此方基础上予以随症加减，每天1剂，水煎，早晚分服，治疗4周后观察综合疗效、肝功能、门静脉内径值及肝脏硬度值，显示甘露消毒丹加减联合还原型谷胱甘肽治疗肝胆湿热型酒精性肝病有较好的疗效。[2]

2.手足口病

田慧等应用甘露消毒丹加减治疗手足口病80例。基础组方为：金银花、连翘、黄芩、茵陈、薏苡仁各10g，豆蔻、藿香、石菖蒲、薄荷、射干、甘草各5g，并在此方基础上予以随症加减，每天1剂，水煎100～150ml，分2次口服。治疗3天为1疗程，连续2疗程后判断疗效。结果显示甘露消毒丹加减治疗手足口病普通病例较常规治疗疗效为优。[3]

3.幽门螺杆菌相关糜烂性胃炎

徐小平等采用甘露消毒丹治疗幽门螺杆菌相关糜烂性胃炎30例。基础组方为：黄芩、滑石、藿香各12g，茵陈15g，石菖蒲8g，豆蔻、薄荷、木通、连翘、射干、川贝母各6g，并在此方基础上予以随症加减，每日分两次服用，每日1剂，连续服用2周。临床疗效比较：治疗组临床痊愈3例，显效8例，有效15例，无效4例，总有效率为86.67%；对照组临床痊愈2例，显效5例，有效11例，无效12例，总有效率为60.00%。两组比较，治疗组明显优于对照组。[4]

4.湿热型高血压病

曾娟等运用甘露消毒丹治疗湿热型高血压病前期40例。基础组方为：滑石15g，黄芩10g，绵茵陈10g，石菖蒲10g，浙贝母10g，川木通10g，藿香10g，连翘10g，豆蔻10g，薄荷10g，射干10g，甘草10g，并在此方基础上予以随症加减，每天1剂，分2次服用。每个月服药2周，共治疗半年，显示甘露消毒丹能提高湿热型高血压病前期的疗效，显著延缓其发展为高血压病的进程。[5]

5.流感

袁永耀应用甘露消毒丹加减治疗流感150例。基础组方为：滑石10g，茵陈30g，黄芩10g，石菖蒲12g，木通10g，川贝母6g，射干10g，连翘15g，薄荷6g（后下），豆蔻6g（打碎，后下），藿香10g，秦艽12g，青蒿12g（后下），并在此方基础上予以随症加减。用药量儿童酌减，清水煎服，每天1～2剂，连服2～4天。结果：治愈20例，显效90例，有效39例，无效1例，总有效率99.33%。[6]

6.慢性咽炎

唐利龙运用甘露消毒丹治疗慢性咽炎36例。基本组方为：滑石15g，茵陈15g，黄芩10g，石菖蒲10g，川贝母10g，木通6g，藿香10g，射干10g，连翘10g，薄荷10g，豆蔻12g，并在此方基础上予以随症加减。每日1剂，水煎3次，分4次服，并嘱咐患者每次服用前先将药汤在口中含漱30秒后再行咽下。2周为一个疗程。结果治愈28例，好转5例，无效3例，总有效率为91.7%。[7]

（二）实验研究

1.抗炎、抗病毒作用

彭新念等研究甘露消毒丹抗炎作用，发现甘露消毒丹合剂抑制蛋清所致大鼠的足肿胀，抑制二甲苯致小鼠耳廓肿胀，减轻小鼠因炎性物质刺激导致的炎性渗出，大剂量组与阿司匹林或地塞米松作用相当，说明甘露消毒丹合剂具有很好的抗炎作用。[8]张俊丽等研究甘露消毒丹的抗病毒作用，发现甘露消毒丹加减方与给药前比较，大剂量组在给药后第14天、第21天和第28天血清DHBV-DNA OD490值降低；与给药前及病毒对照组各相应时点比较，拉米夫定组和拉米夫定加大剂量甘露消毒丹加减方组在给药后第7天、第14天、第21天和第28天血清DHBV-DNA OD490值降低。[9]

2.保肝利胆

程方平等研究发现湿热模型组肝线粒体Na^+-K^+-ATP酶活性非常显著降低，而清热化湿（甘露消毒丹加减）组治疗后上述指标恢复正常。[10]

3.免疫调节

贺又舜等实验结果表明甘露消毒丹全方、加味方与苦残方（即拆方），对小鼠诱生干扰素（IFN）效价的影响，明显高于造模组；甘露消毒丹全方、加味方与苦残方，均能显著增强NK活性；甘露消毒丹全方对IL-2刺激指数的影响，优于加味方与苦残方、古残方。[11]

4.调整胃肠功能

程方平等观察甘露消毒丹对温病湿热证大鼠胃动素（MTL）、胃泌素（GAS）作用的调控作用，结果表明甘露消毒丹既能调降温病湿热证大鼠模型血浆MTL水平显著升高，又能调升血清GAS水平显著降低。[12]

5.调节脂质代谢

程方平等研究发现甘露消毒丹对温病湿热证大鼠脂质代谢指标高密度脂蛋白胆固醇（HDL-C）、低密度脂蛋白胆固醇（LDL-C）的异常具有恢复调节作用。[13]

三、类方鉴析

1.桂苓甘露饮（《宣明论方》）[14]

（1）组成：茯苓一两，甘草二两，白术（炙）半两，泽泻一两，官桂（去皮）二两，生石膏二两，寒水石二两，滑石四两，猪苓半两。[14]

（2）功用：祛暑清热，化气利湿。[14]

（3）主治：暑湿并重，身热烦渴，小便不利。[14]

2.清暑益气汤（《脾胃论》）[14]

（1）组成：黄芪（汗少减五分）、苍术（泔制去皮）、升麻各一钱，人参（去芦）、泽泻、神曲、橘皮、白术各五分，麦冬（去心）、当归、炙甘草各三分，青皮（去白）二分半，黄柏（酒洗，去皮）三分，葛根二分，五味子九枚。[14]

（2）功用：清暑益气，除湿健脾。[14]

（3）主治：平素气虚复感暑湿之证。[14]

鉴析：上述三方均有清暑祛湿之功，其中甘露消毒丹主治湿温，疫毒邪留气分，湿热并重之证。桂苓甘露饮清暑祛湿之力较强，主治暑湿俱盛，证情较重者；清暑益气汤，清暑益气，除湿健脾，主治气虚复感暑湿之证。[14]

附：原文与方论

【原文】雍正癸丑，疫气流行，抚吴使者，嘱叶天士制方救之。叶曰：时毒疠气，必应司天。癸丑湿土气化运行，后天太阳寒水，湿寒合德，挟中运之火流行，气交阳光不治，疫气大行。故凡人之脾胃虚者，乃应其疠气，邪从口鼻皮毛而入；病从湿化者，发热目黄，胸满，丹疹，泄泻，当察其舌色，或淡白，或舌心干焦者，温邪犹在气分，甘露消毒丹治之。（《续名医类案》）

【方论】

1.清·王孟英

此治湿温时疫之主方也。《六元正纪》五运分步，每年春分后十三日交二运。徵，火旺，天乃渐温；芒种后十交三运。宫，土旺，地乃渐湿。温湿蒸腾，更加烈日之暑，烁石流金，人在气交之中，口鼻吸受其气，留而不去，乃成湿温疫疠之病，而为发热倦怠，胸闷腹胀，肢酸咽肿，斑疹身黄，颐肿口渴，溺赤便闭，吐泻疟痢，淋浊疮疡等症。但看病患舌苔淡白，或厚腻，或干黄者，是暑湿热疫之邪尚在气分，悉以此丹治之立效，并主水土不服诸病。（《温热经纬》）[15]

2.冉雪峰

此方滑石、茵陈、木通，皆利湿药；薄荷、藿香、菖蒲、蔻仁、射干、神曲，均芳香通利，疏里宣外。黄芩清热，贝母豁痰。加连翘者，症见丹疹，虽在气分为多，而一部分已袭营分也。此方较普济消毒饮，尤为清超，彼侧重通外，此侧重清内；彼为清中之浊，此为清中之清。细译方制，微苦而不大苦，清利而不燥利，举重若轻，妙婉清灵，迥非庸手所能企及。（录自《历代名医良方注释》）[16]

3.赵绍琴

方中黄芩清热燥湿，连翘、射干清热解毒，茵陈、滑石、木通清利湿热，藿香、石菖蒲、白豆蔻、茵陈皆芳香之品，有化湿辟秽之功。湿热蕴蒸，易生痰浊，故用贝母以清化热痰，薄荷配连翘轻清宣透，疏通气机，透达热邪。诸药配伍，芳香化湿辟秽，淡渗分利湿热，寒凉清热解毒。感受湿热秽浊之邪。用之多可获效。（《温病纵横》）[17]

参考文献

[1] 邓中甲.方剂学[M].北京：中国中医药出版社，2003.

[2] 张湘宜，杜发斌. 甘露消毒丹加减联合还原型谷胱甘肽治疗酒精性肝病20例临床观察 [J]. 湖南中医杂志，2018，34（05）：74-76.

[3] 田慧，马美美，潘奔前. 甘露消毒丹加减治疗手足口病普通病例80例疗效观察 [J]. 新中医，2011，43（06）：76-77.

[4] 徐小平，陈刚，陈伟，等. 甘露消毒丹治疗幽门螺杆菌相关糜烂性胃炎疗效观察 [J]. 浙江中医杂志，2015，50（05）：346-347.

[5] 曾娟，唐欣宁，齐密霞. 甘露消毒丹治疗湿热型高血压病前期40例临床观察 [J]. 湖南中医杂志，2017，33（11）：1-4.

[6] 袁永耀. 甘露消毒丹加减治疗流感150例疗效观察 [J]. 实用医学杂志，1997，13（01）：49-50.

[7] 唐利龙. 甘露消毒丹加味治疗慢性咽炎36例疗效观察 [J]. 中外医疗，2008（15）：86.

[8] 彭新念，吕文亮，高清华，等. 甘露消毒丹合剂抗炎作用的实验研究 [J]. 湖北中医杂志，2009，31（10）：67.

[9] 张俊丽，刘妮，周红燕，等. 甘露消毒丹加减方体内抗DHBV病毒作用实验研究 [J]. 山西中医学院学报，2008，9（6）：11-14.

[10] 程方平，刘松林，李云海，等. 清热化湿方对温病湿热证大鼠肝线粒体 K^+-Na^+-ATP酶作用的实验研究 [J]. 湖北中医杂志，2007，29（5）：35.

[11] 贺又舜，赵国荣，胡建中，等. 甘露消毒丹对小鼠IFN、NK及IL-2影响的研究 [J]. 中国实验方剂学杂志，1999，5（3）：9-11.

[12] 程方平，刘松林，李云海，等. 甘露消毒丹对温病湿热证大鼠胃动素、胃泌素作用的实验研究 [J]. 中华实用中西医杂志，2006，19（8）：900-901.

[13] 程方平，刘松林，李云海，等. 甘露消毒丹对温病湿热证大鼠脂质代谢的调控作用 [J]. 中医药临床杂志，2007，19（1）：21-22.

[14] 吴复苍. 临床常用百方精解 [M]. 天津：天津科学技术出版社，2002.

[15] 南京中医药大学温病学教研室. 温热经纬 [M]. 北京：人民卫生出版社，2005.

[16] 冉小峰. 历代名医良方注释 [M]. 北京：科技文献出版社，1983.

[17] 赵绍琴，胡定邦，刘景源. 温病纵横 [M]. 北京：人民卫生出版社，2006.

蒿芩清胆汤（《重订通俗伤寒论》）

蒿芩清胆汤，原出《重订通俗伤寒论》，为中医著名的祛湿剂，具有清胆利湿、和胃化痰之功效。多用于治疗少阳湿热痰浊证，症见寒热如疟、寒轻热重、口苦膈闷、吐酸苦水或呕黄涎而黏等。现代临床常用于治疗流感病毒性肺炎、慢性胆囊炎、胆汁反流性胃炎等病机属于湿热痰浊的病证。因本方清热化痰性强，故无痰浊者忌用。

一、传统应用

【药物组成】青蒿4.5～6g，竹茹9g，半夏4.5g，茯苓9g，黄芩4.5～9g，枳壳、陈皮各4.5g，碧玉散（滑石、甘草、青黛）（包）9g。[1]

【功效主治】清胆利湿，和胃化痰。[1]用于治疗少阳湿热痰浊证，症见寒热如疟，寒轻热重，口苦膈闷，吐酸苦水，或呕黄涎而黏，甚则干呕呃逆，胸胁胀痛，小便黄少，舌红苔白腻，间现杂色，脉数而右滑左弦。

【服用方法】汤剂，水煎服，用量按原方比例酌定。

【加减化裁】热毒重者，加金银花、连翘、紫花地丁、蒲公英；寒热似疟明显者，加柴胡、常山、草果；浊毒偏重者，加豆蔻、厚朴、薏苡仁；呕吐甚者，加左金丸降逆止呕；出现黄疸者，加茵陈、苦参、金钱草、栀子；术后发热、刀口感染、肿痛流脓者，加皂角刺、白芷、金银花托散透脓；败血症热毒甚者，加用五味消毒饮，疗效满意。[2]

二、现代研究

（一）临床应用

1.流感病毒性肺炎

桑凤梅等应用蒿芩清胆汤治疗湿热型流感病毒性肺炎21例，基础方由青蒿、半夏、竹茹、黄芩、赤茯苓、陈皮、枳壳、滑石、甘草、大青叶、板蓝根组成，并在此方基础上予以随症加减，每日1剂，结果显示治疗总有效率观察组为95.2%，对照组为83.3%。[3]

2.慢性胆囊炎

尹雪峰应用蒿芩清胆汤治疗慢性胆囊炎湿热证32例。基础组方为：黄芩15g，虎杖10g，竹茹10g，青蒿15g，金钱草15g，延胡索10g，泽兰10g，茯苓10g，半夏10g，柴胡10g，甘草5g，并在此方基础上予以随症加减，1剂/天，水煎服，2次/天。对照组采用消炎利胆汤治疗。治疗4周。结果显示治疗组临床治愈率为34.3%，总有效率为96.9%；对照组临床治愈率10.7%，总有效率为85.7%。[4]

3.胆汁反流性胃炎

李庆标采用蒿芩清胆汤治疗胆汁反流性胃炎70例。基础组方为：青蒿10g，黄芩10g，竹茹10g，半夏10g，陈皮6g，生枳壳20g，赤茯苓10g，碧玉散（包）12g，并在此方基础上予以随症加减，每日1剂，水煎取汁400ml，分2次温服，4周为1个疗程并观察疗效。疗程4周，结果显示有效率治疗组为95.71%；对照组为84.29%。[5]

（二）实验研究

1.抗病毒作用

莫日根探讨蒿芩清胆汤对病毒的作用机制，用鸡胚培养法测定了蒿芩清胆汤对3种流感病毒的抑制作用。结果显示蒿芩清胆汤在浓度为2g/ml（指含生药量）时对鸡胚无毒副作用；药物浓度在1∶8时，对不同的流感病毒均有较强的抑制作用；药物浓度在1∶32时，可抑制甲3型流感病毒的繁殖；药物浓度在1∶16时，对甲、乙型流感病毒仍有一定的抑制作用。说明蒿芩清胆汤对甲、乙型流感病毒均有抑制作用。[6]

2.抗菌、抗内毒素、免疫调节作用

李鹏研究发现蒿芩清胆汤在体外确有明显的抗菌作用，不仅对革兰氏阴性菌，而且对革兰氏阳性菌也有良好的抑制作用。同时蒿芩清胆汤的体内抗内毒素实验表明，蒿芩清胆汤可明显减少内毒素感染的小鼠死亡率，也就是说其具有较强的抗内毒素作用。其作用机制可能通过抑制及杀灭细菌，减少外源性病原微生物的侵袭能力来实现。蒿芩清胆汤可提高小鼠腹腔巨噬细胞的吞噬功能、增加小鼠胸腺的重量；这表明其可以增强机体的非特异性免疫功能，但其对脾脏的重量却无明显影响，说明蒿芩清胆汤可能是通过增强机体T淋巴细胞的功能，加强细胞免疫功能来实现其作用的。[7]

3.解热、消炎作用

卢志刚研究蒿芩清胆汤的解热与抗炎作用，发现蒿芩清胆汤具有明显的消炎解热作用，能对二甲苯诱导的小鼠耳肿胀和低分子右旋糖苷诱导的大鼠足肿胀，对由生物刺激因子啤酒酵母和化学刺激因子2,4-二硝基苯酚引起的大鼠发热皆有明显的抑制作用，并具有能持续一定作用时间的特点，说明蒿芩清胆汤具有较好的解热与抗炎作用。[8]

4.利胆、抗急性胆道感染、利尿作用

任存霞研究蒿芩清胆汤对实验性胆道感染的影响，发现蒿芩清胆汤能明显降低血清转氨酶、总胆红素、直接胆红素，病理学检查虽仍有不同程度肝细胞破坏、炎症细胞浸润、淤胆等肝损伤病变，但损伤程度明显减轻，且无淤胆现象。说明蒿芩清胆汤能减轻家兔胆道系统炎症，可降低血清转氨酶、胆红素。[9]

三、类方鉴析

小柴胡汤（《伤寒论》）

（1）组成：柴胡半斤，黄芩三两，人参三两，炙甘草三两，半夏（洗）半升，生姜（切）三两，大枣（擘）十二枚。[1]

（2）功用：和解少阳。[1]

（3）主治：

①伤寒少阳证。往来寒热，胸胁苦满，默默不欲饮食，心烦喜呕，口苦，咽干，目眩，舌苔薄白，脉弦者。

②妇人中风，热入血室。经水适断，寒热发作有时。

③疟疾、黄疸等病而见少阳证者。

（4）鉴析：蒿芩清胆汤与小柴胡汤均能和解少阳，用于邪在少阳，症见往来寒热、胸胁不适者。但小柴胡汤以柴胡、黄芩配人参、大枣、炙甘草，和解中兼有益气扶正之功，宜于邪踞少阳、胆胃不和、胃虚气逆者；蒿芩清胆汤以青蒿、黄芩配赤茯苓、碧玉散，于和解之中兼有清热利湿、理气化痰之效，宜于少阳胆热偏重，兼有湿邪痰浊者。[1]

附：原文与方论

【原文】邪传少阳腑证。寒轻热重，口苦膈闷，吐酸苦水，或呕黄涎而黏，甚则干呕呃逆，胸胁胀疼，舌红苔白，间现杂色，或尖白中红，或边白中红，或尖红中白，或尖白根灰，或根黄中带黑，脉右弦滑，左弦数。（《重订通俗伤寒论》）

【方论】

1.何秀山

足少阳胆与手少阳三焦合为一经，其气化一寄于胆中以化水谷，一发于三焦以行腠理。若受湿遏热郁，则三焦之气机不畅，胆中之相火乃炽。故以蒿、芩、竹茹为君，以清泄胆火。胆火炽，必犯胃而湿郁为痰，故臣以枳壳、二陈和胃化痰。然必下焦之气机通畅，斯胆中之相火清和，故又佐以碧玉，引相火下泄，使以赤苓，俾湿热下出，均从膀胱而去。此方和解胆经之良方，凡胸痞作呕，寒热如疟者，投无不效。（《重订通俗伤寒论》）[10]

2.何廉臣

青蒿脑清芬透络，从少阳胆经领邪外出。虽较疏达腠理之柴胡力缓，而辟秽宣络之功，比柴胡为尤胜。故近世喜用青蒿而畏柴胡也。(《重订通俗伤寒论》)[10]

3.朱良春

方中青蒿性味苦寒，专去肝、胆伏热，领邪外出，配合黄芩、竹茹，尤善清泄胆热，解除热重寒轻之症；半夏、陈皮、枳壳不但能化痰浊、消痞闷，配合黄芩、竹茹，更能止呕逆、除心烦；赤苓、碧玉利小便、清湿热，协同青蒿、黄芩可治黄疸。本方配伍周到，是和解胆经，清利湿热，从而解除寒热如疟和湿热发黄的一张良方。(《汤头歌诀详解》)[11]

4.冉先德

方中青蒿、黄芩为君，清少阳胆热；陈皮、半夏、枳壳、竹茹为臣，降逆化痰；赤茯苓为佐，清利湿热；碧玉散为使，导热下行。诸药合用，少阳胆热一清，脾胃痰湿得化，则诸症自愈。(《历代名医良方注释》)[12]

参考文献

[1] 李冀.方剂学[M].北京：中国中医药出版社，2012.

[2] 李鑫辉.活学活用温病名方[M].北京：中国中医药出版社，2014.

[3] 桑凤梅，刘兴国，晨辉.蒿芩清胆汤对湿热型流感病毒性肺炎患者的疗效及免疫指标与NF-κB水平分析[J].中华医院感染学杂志，2014，24（24）：6050-6051，6054.

[4] 尹雪峰.蒿芩清胆汤加减治疗慢性胆囊炎肝胆湿热证30例临床观察[J].中医药导报，2011，17（04）：56-57.

[5] 李庆标.蒿芩清胆汤治疗胆汁反流性胃炎疗效观察[J].中医药临床杂志，2011，23（10）：884-885.

[6] 莫日根.蒿芩清胆汤抗流感病毒的实验研究[J].中医研究，2005，18（5）：16.

[7] 李鹏.蒿芩清胆汤的抗菌、抗内毒素作用研究[J].中医研究，2004，17（3）：15.

[8] 卢志刚，李鹏.蒿芩清胆汤解热抗炎作用的实验研究[J].中医药学刊，2005，3（3）：454.

[9] 任存霞，谭亚芹.蒿芩清胆汤对家兔实验性急性胆道感染疗效观察[J].中药药理与临床，2005，21（6）：3.

[10] 俞根初.重订通俗伤寒论[M].北京：中国中医药出版社，2011.

[11] 朱良春，缪正来.汤头歌诀详解修订版[M].北京：中国中医药出版社，2017.

[12] 冉小峰.历代名医良方注释[M].北京：科技文献出版社，1983.

藿朴夏苓汤（《医原》）

藿朴夏苓汤，原出《医原》，为中医临床常用的芳香理湿剂，具有芳香化湿，渗利水湿之功效。多用于湿温初起，湿重于热，症见氤氲浊腻，口气浊腻不知味，或生甜水等。现代临床常用于治疗小儿秋泻、厌食症、浅表性胃炎、糖尿病肾病等属湿滞中焦者。故服药期间，不宜兼用辛温发汗、苦寒攻下、滋养阴液等法。

一、传统应用

【药物组成】藿香6g，真川朴3g，姜半夏4.5g，赤苓9g，光杏仁9g，生薏苡仁12g，豆蔻末3g，猪苓4.5g，通草3g，淡香豉9g，建泽泻4.5g。[1]

【功效主治】芳香化湿，渗利水湿。[2]用于湿温初起，湿重于热，或湿气内蕴，氤氲浊腻，症见面色混浊如油腻，口气浊腻不知味，或生甜水，舌苔白腻；膜原邪重则舌苔满布，厚如积粉，板贴不松，脉息模糊不清，或沉细似伏断续不匀，神多沉困，嗜睡。[3]

【服用方法】水煎服。每日一剂，分2～3次分服。

【加减化裁】兼寒者，恶寒无汗，前法酌加紫苏梗、桔梗、葱白、生姜之类；邪在经络，一身掣痛，酌加桂枝、水炒防己、秦艽之类，以开毛窍经络之壅；兼暑者，面赤，口渴，心烦，前法去豆蔻末，酌加扁豆花、鲜荷叶清香辟秽，连翘、栀子、滑石轻清微苦淡渗，以解暑湿热之结。[3]

二、现代研究

（一）临床应用

1.糖尿病肾病

周氏等运用加减藿朴夏苓汤辨证治疗糖尿病肾病32例，基础组方为：藿香12g，厚朴12g，半夏12g，茯苓15g，砂仁5g，淡豆豉10g，丹参15g，益母草15g，白花蛇舌草20g，酒大黄3g。每日1剂，水煎服，早晚2次。结果显示32例中显效9例，占28.1%；有效20例，占62.5%；无效3例，占9.4%，总有效率90.6%。[4]

2.浅表性胃炎

孙氏运用藿朴夏苓汤加减治疗浅表性胃炎43例，基础组方为：藿香6g，半夏

4.5g，赤茯苓9g，杏仁9g，猪苓9g，淡豆豉9g，泽泻9g，生薏苡仁12g，豆蔻3g，通草3g，厚朴3g。每日1剂，水煎服，早晚分服。治疗7天后，患者的总有效率（94.12%）明显高于对照组（67.65%）。[5]

3.小儿手口足病

朱氏等运用藿朴夏苓汤加减合银翘散治疗小儿手足口病23例，基础组方为：金银花、连翘、薄荷、蝉蜕、藿香、佩兰、姜半夏、生薏苡仁、甘草，每日1剂，水煎100ml，取汁1天内分2次或多次服完。结果显示显效65.2%，有效30.4%，总有效率95.6%。[6]

4.小儿秋泄

高氏运用藿朴夏苓汤加减治疗腹泻患儿40例，基础组方为：藿香3～8g，佩兰3～8g，厚朴3～8g，半夏3～8g，猪苓3～8g，杏仁3～8g，泽泻3～8g，薏苡仁3～8g，肉豆蔻3～8g，每日1剂，早晚分服。治疗3～7天后，总有效率97.5%，对照组总有效率76.7%。[7]

5.暑湿感冒

林氏等运用藿朴夏苓汤加减治疗暑湿袭表型感冒53例，基础组方为：藿香10g，半夏10g，厚朴10g，茯苓15g，豆蔻6g，泽泻10g，杏仁10g，淡豆豉6g，薏苡仁15g，猪苓10g，佩兰10g，每日1剂，分2次温服。治疗3天后，治愈48例，好转5例，治愈率90.6%，有效率达100%。[8]

（二）实验研究

1.改善肝损伤作用

钟氏等通过研究藿朴夏苓汤对链脲佐菌素（STZ）+CCl$_4$合并诱导的糖尿病肝病的治疗作用，认为藿朴夏苓汤能显著降低大鼠的空腹血糖（BG），ALT、AST、TG、TC以及LDL的含量显著降低，HDL含量显著增高，进而抑制大鼠肝内Ⅰ型胶原蛋白的形成，改善大鼠肝组织病理。[9]

2.抑制炎症反应

李氏通过建立温病湿热证大鼠模型，观察大鼠血清、舌组织IL-23和IL-17表达的水平变化，以及加味藿朴夏苓汤干预治疗后对二者的影响，探讨IL-23和IL-17在湿热证发病中的作用和意义。将实验大鼠随机分为3组：正常对照组、湿热模型组、药物干预组。通过酶联免疫吸附试验检测大鼠血清IL-23和IL-17的含量水平；取舌，行常规病理切片，HE染色，光镜下观察舌的病理改变，采用SP免疫组化方法检测舌组织IL-23和IL-17的表达情况。结果显示加味藿朴夏苓汤可能通过调节IL-23/IL-17的表达变化，抑制湿热证炎症反应而减轻病情严重程度。[10]

3. 缓解足细胞凋亡作用

钟氏等研究藿朴夏苓汤（HPXLT）对糖尿病肾病（DN）大鼠肾组织转化生长因子-β_1（TGF-β_1）通路及相关下游调控蛋白的影响，探讨其对DN的肾脏保护作用及机制。将大鼠随机分为正常对照组，模型组，HPXLT高、中、低剂量组和格列本脲组（5mg/kg），连续灌胃给药6周。测定各组大鼠体重、肾脏系数、24h排尿量及尿蛋白；生化指标检测大鼠空腹血糖（FBG）、血肌酐（Scr）以及尿素氮（BUN）的含量；采用免疫印迹法检测肾组织TGF-β_1通路及相关下游调控蛋白（Nephrin、Podocin、p38MAPK、p-p38MAPK、Caspase-3、Smad2/3、p-Smad2/3）的表达；采用免疫组化测定肾组织TGF-β_1的表达。结果提示，藿朴夏苓汤可能通过抑制TGF-β_1信号通路的表达，提高足细胞Nephrin、Podocin的表达，从而缓解足细胞凋亡，起到保护DN肾脏的作用。[11]

4. 调节体脂代谢

侯笙总探讨在相同湿热环境下高脂血症大鼠总胆固醇（TC）、总三酰甘油（TG）、低密度脂蛋白胆固醇（LDL-C）、高密度脂蛋白胆固醇（HDL-C）及肾周和睾丸周围脂肪垫的变化。以藿朴夏苓汤（清热祛湿代表方剂之一）对模型大鼠进行干预，探讨该方对湿热环境下高脂血症大鼠的降脂化浊作用机制，结果发现藿朴夏苓汤作为清热化湿代表方之一，能够明显降低模型大鼠的血清TC、TG、HDL-C、LDL-C的水平，较中成药血脂康具有明显优势。且其降低模型大鼠血清TC、TG、HDL-C、LDL-C作用与立普妥相近。[12]

5. 缓解甲状腺功能亢进症

陈氏探讨丙基硫氧嘧啶联合藿朴夏苓汤治疗甲状腺功能亢进症疗效及对其血清总三碘甲腺原氨酸（TT$_3$）、促甲状腺素（TSH）水平的影响，为改善临床疗效提供参考。选取南阳市中心医院收治的87例甲状腺功能亢进症患者，随机分组，对照组43例口服50mg丙基硫氧嘧啶治疗，观察组44例于对照组基础上加服藿朴夏苓汤治疗，观察发现藿朴夏苓汤与丙基硫氧嘧啶联合治疗甲状腺功能亢进症效果显著，安全性高，可改善患者血清TT$_3$、TSH水平。[13]

三、类方鉴析

1. 三仁汤（《温病条辨》）

（1）组成：杏仁五钱，飞滑石六钱，白通草二钱，豆蔻二钱，竹叶二钱，厚朴二钱，生薏苡仁六钱，半夏五钱。

（2）功用：宣畅气机，清利湿热。

（3）主治：湿温初起或暑温夹湿之湿重于热证。头痛恶寒，身重疼痛，肢体倦怠，面色淡黄，胸闷不饥，午后身热，苔白不渴，脉弦细而濡。

（4）鉴析：两方均以杏仁、豆蔻、薏苡仁、半夏、厚朴及其他一些清利湿热药组成，有宣畅气机、利湿化浊作用，主治身热不渴，倦怠身重，胸闷，苔白，脉濡。三仁汤配伍的滑石、通草、竹叶，其清热利湿作用较强，适应证的湿热程度较重，除见上面症状外还可见面色淡黄、午后发热、状若阴虚、胸闷不饥等症。藿朴夏苓汤配伍的猪苓、泽泻，其清利作用不及三仁汤，但它配伍的藿香、淡豆豉，其芳香化浊力较强，并兼有解表作用，适用于湿温初起，湿浊较盛者，临床症见以胸腹满闷较甚。临床治疗湿温初起，邪在气分，一般先用藿朴夏苓汤，后用三仁汤。[14]

2. 藿香正气散《太平惠民和剂局方》

（1）组成：藿香一两，大腹皮一两，白芷一两，紫苏一两，茯苓一两，半夏曲二两，白术二两，陈皮二两，厚朴二两，苦桔梗二两，炙甘草二两半。

（2）功用：解表化湿，理气和中。

（3）主治：外感风寒，内伤湿滞证。症见恶寒发热、头痛、胸膈满闷、脘腹疼痛、恶心呕吐、肠鸣泄泻、舌苔白腻等。[15]

（4）鉴别：两方均有藿香、厚朴、半夏、茯苓，都有芳香化浊、解表和中作用。但藿香正气散又有紫苏、白芷、桔梗解表宣肺，而藿朴夏苓汤仅配伍了淡豆豉以透表，所以前者发散在表寒湿之邪力较强，后者透表力较弱。但藿香正气散配伍了白术、大腹皮、陈皮，有行气健脾利湿作用。而藿朴夏苓汤配伍了杏仁、豆蔻、薏苡仁、猪苓、泽泻，有宣畅三焦气机、利湿清热的作用。藿香正气散多用于治疗湿滞脾胃、外感风寒之症，症见恶寒发热，头痛，胸脘烦闷，恶心呕吐，泄泻，苔白腻，脉浮濡；藿朴夏苓汤多用于治疗表邪不甚而中焦湿浊较重者，症见身热不渴，肢体倦怠，胸闷口腻，苔白腻，脉濡。[14]

3. 黄芩滑石汤（清·吴瑭《温病条辨》）

（1）组成：黄芩三钱，滑石三钱，茯苓皮三钱，大腹皮二钱，豆蔻一钱，通草一钱，猪苓三钱。

（2）功用：清热利湿。

（3）主治：湿温邪在中焦，发热身痛，汗出热解，继而复热，渴不多饮，或竟不渴，舌苔淡黄而滑，脉缓。

（4）鉴别：藿朴夏苓汤与黄芩滑石汤皆为治疗湿温之常用方。其中藿朴夏苓汤以三仁、二苓配伍藿香、淡豆豉化气利湿兼以疏表，故主治湿温初起，表证较明显者；黄芩滑石汤以黄芩配伍滑石、二苓，清热与利湿并用，故主治湿温邪在中焦，湿热并重之证。[16]

附：原文与方论

【原文】

治法总以轻开肺气为主，肺主一身之气，气化则湿自化，即有兼邪，亦与之俱化。湿气弥漫，本无形质，宜用体轻而味辛淡者治之，辛如杏仁、蔻仁、半夏、浓朴、藿梗，淡如苡仁、通草、茯苓、猪苓、泽泻之类。启上闸，开支河，导湿下行以为出路，湿去气通，布津于外，自然汗解。

杜藿香二钱，真川朴钱半，姜半夏钱半，赤茯苓三钱，光杏仁三钱，生薏仁四钱，白蔻仁六分，猪苓钱半，淡香豉三钱，建泽泻钱半。（清·石寿棠《医原》）[17]

【方论】

1.陈潮祖

方用香豉、藿香芳化宣透，以疏表湿，使阳不内郁，则身热自解；藿香、白蔻、厚朴芳香化湿；厚朴、半夏燥湿运脾，使脾能运化水湿，不为混邪所困，则胸闷肢倦、苔滑、口腻等证即愈；再用杏仁开泄肺气于上，使肺气宣降，则水道自调；茯苓、猪苓、泽泻、苡仁淡渗利湿于下，使水道畅通，则湿有去路，共奏开源洁流之功。全方用药照顾到上中下三焦，以燥湿芳化为主，开宣肺气，淡渗利湿为辅，与三仁汤结构略同。此方宣肺达表于上，淡渗利湿于下，体现上下分消之法。《中医治法与方剂》[18]

2.清·叶桂

若湿阻上焦者，用开肺气，佐淡渗，通膀胱，是即启上闸，开支河，导水势下行之理也。若脾阳不运，湿滞中焦者，用术、朴、姜、半之属，以温运之，以苓、泽、腹皮、滑石等渗泄之，亦犹低湿处，必得烈日晒之。或以刚燥之土培之，或开沟渠以泄之耳。其用药总以苦辛寒治湿热，以苦辛温治寒湿，概以淡渗佐之，或再加风药，甘酸腻浊，在所不用。总之肾阳充旺，脾土健运，自无寒湿诸症，肺金清肃之气下降，膀胱之气化通调……治湿不用燥热之品，皆以芳香淡渗之药。《临证指南医案》[19]

参考文献

[1] 戴天章.重订广温热论[M].北京：人民卫生出版社，1960.

[2] 王付，张大伟，吴建红.方剂学[M].2版.北京：中国中医药出版社，2012：253.

[3] 彭怀仁.中医方剂大辞典：第十册[M].北京：人民卫生出版社，1993：1546-1547.

[4] 周旭生.加减藿朴夏苓汤治疗糖尿病肾病32例[J].吉林中医药，2003，23（02）：16.

[5] 孙海霞.用藿朴夏苓汤加减治疗86例脾胃湿热型慢性浅表性胃炎患者的效果观察[J].当代医药论丛，2014，12（20）：2-3.

[6] 朱奕豪，王真，陈婉姬. 银翘散加藿朴夏苓汤治疗小儿手足口病的随机临床对照研究 [J]. 浙江中医药大学学报，2008（04）：448-449.

[7] 高妍，王东雁，丁俊，等. 藿朴夏苓汤联合蒙脱石散治疗小儿迁延腹泻 40 例疗效观察 [J]. 中国临床研究，2012，25（09）：914-915.

[8] 林少真，林燕. 藿朴夏苓汤加减治疗暑湿袭表型感冒疗效观察 [J]. 中国卫生标准管理，2016,7(17)：140-141.

[9] 钟艳花，林重，钟映芹，等. 藿朴夏苓汤治疗糖尿病肝病大鼠的实验研究 [J]. 广东药科大学学报，2017，33（05）：639-642.

[10] 李曙光. 温病湿热证大鼠 IL-23 和 IL-17 的变化及加味藿朴夏苓汤干预影响 [D]. 广西医科大学，2012.

[11] 钟艳花，张郭慧，林重，等. 藿朴夏苓汤对糖尿病肾病大鼠的肾脏保护作用及其机制 [J]. 中药新药与临床药理，2017，28（05）：617-622.

[12] 侯笙总. 藿朴夏苓汤干预湿热环境下高脂血症大鼠体脂代谢的实验研究 [D]. 广州中医药大学，2014.

[13] 陈燕. 丙基硫氧嘧啶联合藿朴夏苓汤治疗甲状腺功能亢进症疗效及对血清 TT3、TSH 水平的影响 [J]. 慢性病学杂志，2017，18（10）：1154-1155，1158.

[14] 欧阳军. 临床常用方剂对比（四）[N]. 上海中医药报，2009-03-27（003）.

[15] 刘德军. 中药方剂学 [M]. 北京：中国中医药出版社，2006：265.

[16] 邓中甲. 普通高等教育"十五"国家级规划教材　新世纪全国高等中医药院校规划教材　方剂学（供中医药类专业用）[M]. 北京：中国中医药出版社，2003：297.

[17] 石寿棠. 医原 [M]. 南京：江苏科技出版社，1983：94.

[18] 陈潮祖. 中医治法与方剂. 北京：人民卫生出版社，2009.

[19] 叶天士. 临证指南医案 [M]. 北京：中国中医药出版社，2008.

九味羌活汤（《此事难知》）

九味羌活汤，原出自《此事难知》，为中医分经论治的代表方剂，具有发汗祛湿，兼清里热之功效。多用于外感风寒湿邪，内有蕴热证，症见恶寒发热、无汗、头项强痛、肢体酸痛、口苦微渴、舌苔白或微黄、脉浮等。现代临床常用于治疗感冒头痛、外感牙痛、鼻炎、痹证、颈椎病、肩周炎、风湿性关节炎等多种属外感风寒湿邪、内有湿热所致病症。因其辛温燥烈，发汗功著，故风热表证、阴虚内热、多汗、热病后期头身疼痛者慎用。

一、传统应用

【药物组成】羌活9g，防风9g，苍术9g，川芎6g，白芷6g，生地黄6g，黄芩6g，甘草6g，细辛3g。[1]

【功效主治】发汗祛湿，兼清里热。用于外感风寒湿邪，内有蕴热证。症见恶寒发热，无汗，头项强痛，肢体酸痛，口苦微渴，舌苔白或微黄，脉浮。

【服用方法】水煎服，每日一剂，分2～3次温服。

【加减化裁】若湿邪较轻，肢体酸楚不甚者，可去苍术以减温燥之性；如肢体关节痛剧者，加独活、威灵仙、姜黄等以加强宣痹止痛之力；湿重胸满者，可去滋腻之生地黄，加枳壳、厚朴行气化湿宽胸；无口苦微渴者，当酌减生地黄、黄芩之量。[2]

二、现代研究

（一）临床应用

1.感冒

王氏运用九味羌活汤加减治疗风寒湿热证感冒126例，基础组方为：羌活10g，白芷10g，川芎10g，防风10g，苍术10g，黄芩10g，生地黄10g，知母10g，白术15g，细辛3g，甘草5g。每日1剂，水煎两次，分两次服用，每次服250ml，4天1个疗程。治疗1～2个疗程后，治愈108例，好转16例，未愈2例，总有效率为98.4%。[3]

2.痹证

杨氏运用九味羌活汤加味治疗痹证46例，治疗组46例中属于风痹12例，寒痹13例，湿痹7例，热痹9例，行痹5例。基础组方为：羌活10g，防风10g，苍术10g，白芷10g，川芎10g，甘草10g，细辛6g，黄芩15g，生地黄18g。每日1剂，水煎，取汁500ml，分3次服用，2周为1个疗程。治疗1～2个疗程后，治愈16例，好转28例，无效2例。总有效率为95.7%。[4]

3.药物性头痛

李氏等运用九味羌活汤加减治疗药物性头痛39例，基础组方为：羌活15g，防风15g，苍术15g，川芎15g，白芷15g，生地黄15g，细辛6g，甘草6g，黄芩12g。每天1剂，水煎，早、中、晚3次分服，6天为1个疗程。治疗6个月后，痊愈32例，显效4例，无效3例，总有效率为92.31%。[5]

4.外感牙痛

徐氏运用九味羌活汤加减治疗外感牙痛27例，基本组方为：羌活10g，防风10g，苍术10g，川芎10g，白芷10g，黄芩10g，细辛15g，生地黄5g，甘草3g。日1剂，水煎，分3次服用。治疗2～5天，痊愈25例，无效2例，总有效率92.6%。[6]

5.白癜风

顾氏运用九味羌活汤加减治疗白癜风21例，基础组方为：羌活10g，防风10g，白芷10g，川芎10g，细辛5g，红花5g，加入75%乙醇200ml中，浸泡1周过滤备用，每日2～3次，外涂白斑区，治疗1个月为1个疗程。经用药3个疗程后，显效12例（57.1%），有效7例（33.3%），无效2例（9.5%），总有效率为90.5%。[7]

6.周围性面瘫

张氏等运用祛邪与扶正同用治疗周围性面瘫36例，祛邪以九味羌活汤加味，扶正以八珍汤加味，祛邪为主，兼以扶正。九味羌活汤加味，基础组方为：羌活9g，防风15g，细辛4g，白芷12g，川芎9g，苍术12g，黄芩12g，生地黄15g，甘草6g，僵蚕12g，地龙15g，生姜30g，葱白2根，每3日服2剂，久泡少煎，药后30min饮热粥以助汗，并避风。扶正以八珍汤加味，基础组方为：黄芪30g，党参15g，炒白术12g，云茯苓20g，炙甘草10g，熟地黄15g，炒白芍20g，当归20g，川芎10g，每3日服1剂，15天为1个疗程。经2个疗程治疗，36例中痊愈32例，4例未愈，有效率达89%。[8]

（二）实验研究

1.解热作用

杨氏等采用中药血清药理学研究方法，显示九味羌活丸对伤寒副伤寒内毒素诱导兔单核细胞内DNA合成有明显抑制，量效关系呈递减性；对伤寒副伤寒内毒素诱导兔单核细胞蛋白质合成小剂量作用不明显，中剂量抑制，大剂量则促进蛋白质合成；对Ca^{2+}内流的影响呈量效递增性抑制作用，大剂量则翻转为促进内流作用。表明九味羌活制剂可减少内生致热原的产生，从而发挥解热功能。[9]

2.抑菌作用

高氏等用九味羌活汤水煎剂对金黄色葡萄球菌、表皮葡萄球菌、大肠杆菌、铜绿假单胞菌、普通变形杆菌、福氏志贺氏菌、微球菌、黏质沙雷氏菌进行体外抑菌实验。结果显示该水煎剂的最小抑菌浓度分别为0.008g生药/ml、0.016g生药/ml、0.25g生药/ml、0.25g生药/ml、0.031g生药/ml、0.063g生药/ml、0.016g生药/ml、0.25g生药/ml，表明九味羌活汤对多种细菌有抑制作用。[10]

3.调节免疫功能

沈映君报道，用抗内毒素抗体产生实验方法，显示九味羌活汤可明显促进抗体产生。[11]

4.镇痛及镇静作用

蒋氏用小鼠醋酸扭体法，将九味羌活汤水提物和醇提物20g/kg腹腔注射给药。结果显示二者可明显抑制小鼠扭体反应，抑制率分别为70%和80%；醇提物25g/kg灌胃，对热板所致小鼠疼痛在给药后30～50min内可明显提高其痛阈值。[12]

5.抗炎作用

蒋孟良用九味羌活汤醇提液30g/kg灌胃，观察其抗炎作用。结果显示，该提取液对小鼠耳水肿及大鼠足肿胀模型均有明显的抑制作用。[12]王晓阳等用九味羌活丸喷雾剂10g/kg、5g/kg经口腔给药，结果对角叉菜胶所致大鼠足肿胀有程度不同的抗炎作用，作用持续12h；用20g/kg、10g/kg九味羌活丸喷雾剂灌胃给药，对巴豆油所致小鼠耳肿胀有抗炎作用。[13]

6.九味羌活丸（浓缩丸）质量标准研究

秦春梅等用TLC对处方中的苍术、黄芩、川芎进行定性鉴别；用HPLC法测定黄芩中黄芩苷的含量。结果显示TLC色谱能检出苍术、黄芩、川芎；黄芩苷的含量在0.0304～0.2128μg范围内，与峰面积积分值呈良好的线性关系，$r＝0.9999$，平均回收率99.6%，RSD＝37%。说明其所建立的方法能准确、快速地进行定性、定量检测，可用于九味浓缩丸的质量控制。[14]

三、类方鉴析

1.羌活胜湿汤[15]（金·李杲《脾胃论》）

（1）组成：羌活一钱，独活一钱，藁本五分，防风五分，炙甘草五分，蔓荆子三分，川芎二分。

（2）功用：祛风，胜湿，止痛。

（3）主治：风湿在表证。肩背痛不可回顾，头痛身重，或腰脊重痛，难以转侧，苔白，脉浮。

（4）鉴别：九味羌活汤与羌活胜湿汤二方同具祛风胜湿、活血宣痹之功，同治风寒湿邪困遏肌表之证，同见头身疼痛、肢体沉重、苔白脉浮。前者配伍细辛、白芷、苍术，药备六经，散寒祛湿、通窍止痛见长，善治寒湿困表之六经头痛身重；后者配伍独活、蔓荆子、藁本祛风通痹、清利头目为著，善治风湿阻络之厥阴、太阳经巅顶、腰背痛；前方配伍黄芩、生地黄、甘草气血两清，以清泄里热；后方配伍炙甘草发中有补，使散不伤正；综观全方，前者奏解表祛湿、兼清里热之功；后者有祛风胜湿、宣痹止痛之用；前者寒湿较重，里有蕴热，见寒重热轻、头身重痛、口苦微渴；后者风湿入络、经脉不利，见头身酸重、难以转侧；故前方适用于外感风寒湿、兼有里热之表寒里热证；后方适用于风湿在表，阻痹经脉之痹证。[16]

2.荆防败毒散[17]（明·张时彻《摄生众妙方》卷八）

（1）组成：羌活一钱五分，独活一钱五分，川芎一钱五分，荆芥一钱五分，防风一钱五分，柴胡一钱五分，前胡一钱五分，桔梗一钱五分，枳壳一钱五分，茯苓一钱五分，甘草五分。

（2）功用：发汗解表，散风祛湿。

（3）主治：外感风寒湿邪，以及时疫、疟疾、疮疡具有风寒湿表证者。

（4）鉴别：九味羌活汤与荆防败毒散均可治风湿在表证。前者配伍细辛、白芷、苍术，药备六经，散寒祛湿、通窍止痛见长，善治寒湿困表之六经头痛身重；后者配伍荆芥、独活、柴胡祛风胜湿、发表退热尤显，善治风湿在表之太阳、少阳经寒热身痛，鼻塞头痛。前方配伍黄芩、生地黄、甘草气血两清，以清泄里热；后方配伍前胡、枳壳、桔梗、茯苓、甘草表里兼顾，以宣肺化痰。综观全方，前者奏解表祛湿、兼清里热之功；后者具发表宣肺、散风祛湿之能；前者寒湿较重，里有蕴热，见寒重热轻、头身重痛、口苦微渴；后者风袭肺卫、痰湿内郁，见寒热无汗，头身酸痛，咳嗽鼻塞，胸膈痞闷。故前方适用于外感风寒湿、兼有里热之表寒里热证；后方适用于风寒湿邪、困遏肺卫之风寒挟痰湿证。[16]

附：原文与方论

【原文】

张元素《洁古家珍》载此方，有方名而无内容，方见《此事难知》。防风、羌活、独活、防己、黄芩、黄连、苍术、白术、甘草（炙）、细辛以上各三钱；知母、川芎、地黄各一两。右㕮咀，每服半两，水二盏，煎至一盏半，去粗，得清药一大盏，热饮之。不解再服，三四盏解之亦可，病愈则止。若有余证，并依仲景随经法治之。（元·王好古《此事难知》卷上）[18]

【方论】

1.元·王好古

羌活治太阳肢节痛，君主之药也，然非无以为主也，乃拨乱反正之主。故大无不通，小无不入，关节痛非此不治也。防风治一身尽痛，乃军卒中卑下之职，一听军令，而行所使，引之而至。苍术别有雄壮上行之气，能除湿，下安太阴，使邪气不纳，传之于足太阴脾。细辛治足少阴肾苦头痛，川芎治厥阴头痛在脑，香白芷治阳明头痛在额；生地黄治少阴心热在内，黄芩治太阴肺热在胸，甘草能缓里急，调和诸药。以上九味，虽为一方，然亦不可执；执中无权，犹执一也。当视其经络前、后、左、右之不同，从其多、少、大、小、轻、重之不一，增损用之，其效如神。（《此事难知》）[19]

2.明·陶华

以代桂枝、麻黄、青龙、各半等汤，此太阳经之神药也。治春、夏、秋非时感冒暴寒，头痛发热，恶寒脊强，无汗，脉浮紧。此足太阳膀胱经受邪，是表证，宜发散，不与冬时正伤寒同治法。此汤非独治三时暴寒，春可治温，夏可治热，秋可治湿，治杂证亦有神也。秘之，不与庸俗知此奇妙耳。（《伤寒六书》）[20]

3.明·吴昆

触冒四时不正之气，而成时气病，憎寒壮热，头疼身痛，口渴。人人相似者，此方主方……羌、防、苍、细、芎、芷，皆辛物也，分经而治；邪在太阳者，治以羌活；邪在阳明者，治以白芷；邪在少阳者，治以黄芩；邪在太阴者，治以苍术；邪在少阴者，治以细辛；邪在厥阴者，治以川芎；而防风者，又诸药之卒徒也。用生地所以去血中之热，而甘草者，又所以和诸药而除气中之热也。（《医方考》）[21]

4.清·汪昂

此足太阳例药，以代桂枝、麻黄、青龙、各半等汤也。药之辛者属金，于人为义，故能匡正黜邪，羌、防、苍、细、芎、芷，皆辛药也。羌活入足太阳，为拨乱反正之主药；苍术入足太阴，辟恶而去湿；白芷入足阳明，治头痛在额；芎入足厥阴，治头痛在脑；细辛入足少阴，治本经头痛。皆能驱风散寒，行气活血。而又加黄芩入手太阴，以泄气中之热；生地入手太阴，以泄血中之热；防风为风药卒徒，随所引而无不至，治一身尽痛为使；甘草甘平，用以协和诸药也。（《医方集解》）[22]

5.清·陈念祖

羌活散太阳之寒，为拨乱反正之药，能除头痛项强及一身尽痛，无汗者，以此为主。防风驱太阳之风，能除头痛项强，恶风自汗者，以此为主。又恐风寒不解，传入他经，以白芷断阳明之路，黄芩断少阳之路，苍术断太阴之路（多汗者易白术），川芎断厥阴之路，细辛断少阴之路，又以甘草协和诸药，使和衷共济也。佐以生地者，汗化于液，补阴即托邪之法也。（《时方歌括》）[23]

6.清·王泰林

诸药气味辛温，恐其僭亢，故用黄芩苦寒以监制之，甘草以调和之……生地、川芎引诸药入血祛邪，即借以调营。徐灵胎嫌生地寒滞，易以当归。甚是，宜遵之。（《王旭高医书六种·退思集类方歌注》）[24]

7.清·顾松园

此解表而兼清里之剂。节庵治三时感冒风寒，每用此方，代麻黄、桂枝、青龙等汤。气薄则发泄，故以羌、防、芎、芷、辛、苍之气薄者，散其寒邪。胜热，故用地之甘寒养阴，芩之苦寒清热，以升散诸药……则寒者不滞。甘、枣益其脾胃，而建中营之帜。（《顾松园医镜》）[25]

参考文献

[1] 杨柏灿，文小平.方药学[M].上海：上海科学技术出版社，2010：43.

[2] 李冀.方剂学[M].北京：中国中医药出版社，2006.

[3] 王桂生，谢秋亮.九味羌活汤加味治疗难治性感冒126例[J].社区医学杂志，2008，6（20）：59.

[4] 杨百京.九味羌活汤加味治疗痹症46例[J].四川中医，2004，22（1）：49.

[5] 李锐，王芸，刘大宾.九味羌活汤治疗药物性头痛39例[J].实用中医药杂志，2002，18（8）：12.

[6] 徐仁.九味羌活汤治疗外感牙痛27例[J].四川中医，2003，21（5）：71.

[7] 顾仲明.九味羌活汤治疗白癜风21例[J].上海中医药杂志，2005，39（5）：25.

[8] 张宏，升景慧.扶正、祛邪交替用药治疗周围性面瘫36例[J].国医论坛，2000，15（3）：27.

[9] 杨奎，沈映君，王一涛，等.含香薷、羌活胜湿汤和九味羌活丸血清对内生致热原产生的影响[J].中药药理与临床，1995（4）：1.

[10] 高灵玲，郭群，苏玮.6种传统方剂单味中药颗粒体外抑菌作用比较[J].中成药，1998，20（6）：22.

[11] 沈映君.解表方剂研究的思路与实践[J].中医杂志，1992（5）：52.

[12] 蒋孟良.九味羌活汤镇痛抗炎作用的研究[J].中成药，1992，14（2）：25.

[13] 王晓阳，谢定成，杨亚斯，等.九味羌活丸喷雾剂（感痛宁）的药理研究[J].中药药理与临床，1997，13（3）：8.

[14] 秦春梅，刘友平，鄢丹，等.九味羌活丸（浓缩丸）质量标准研究[J].中国实验方剂学杂志，2003，9（05）：1-3.

[15] 胡久略.方剂学[M].北京：中医古籍出版社，2009：568.

[16] 崔美琪.中医类似方剂鉴别运用大全[M].北京：人民军医出版社，2001.

[17] 刘继青.中医常用方剂汇编[M].厦门：厦门大学出版社，2014.

[18] 王好古.此事难知[M].南京：江苏科学技术出版社，1985.

[19] 王好古.此事难知[M].上海：上海科学技术出版社，2000.

[20] 陶节庵.伤寒六书[M].北京：人民卫生出版社，1990.

[21] 吴昆. 医方考[M]. 北京：中国中医药出版社，2007.

[22] 汪讱庵. 医方集解[M]. 上海：上海科学技术出版社，1959.

[23] 陈修园. 时方歌括[M]. 福州：福建科学技术出版社，1984.

[24] 王泰林. 王旭高医书六种[M]. 上海：上海科学技术出版社，1965.

[25] 顾松园. 顾松园医镜[M]. 郑州：河南人民出版社，1961.

橘红丸（《北京市中药成方选集》）

橘红丸，出自《北京市中药成方选集》，为中医临床常用的理湿化痰方剂，具有清肺祛湿，止嗽化痰之功效。多用咳嗽较久，咳嗽痰白兼黄、稠黏不爽等。现代临床常用于治疗痰热咳嗽、急慢性支气管炎、各型肺炎、阻塞性肺疾病、哮喘发作等痰湿内盛实证者。本品清化痰热，气虚咳喘及阴虚燥咳者忌用。本品含行气、降气之品，孕妇慎用。因其含贝母、半夏、瓜蒌皮，不宜与乌头类同用。

一、传统应用

【药物组成】化橘红75g，贝母50g，茯苓50g，麦冬50g，杏仁（去皮炒）50g，生石膏50g，瓜蒌皮50g，橘皮50g，生地黄50g，桔梗37.5g，紫菀37.5g，法半夏37.5g，紫苏子（炒）37.5g，甘草25g，款冬花25g。[1]。

【功效主治】清肺祛湿，止嗽化痰。用于肺胃湿热，症见咳嗽痰盛，胸中结满，饮食无味，舌红苔黄腻，脉弦数。[1]

【服用方法】上为细末，炼蜜为丸，重二钱。蜡皮封固。每服二丸，温开水送下，一日二次。[1]

【加减化裁】腹胀腹大者，加莱菔子煎汤调服行气除胀。

二、现代研究

（一）临床应用

1.咳嗽

证属痰热壅肺。症见咳嗽不止，夜间为甚，咳痰量多，其色黄而质稠，口干舌燥，心中烦闷。汤小虎[2]运用橘红丸治疗痰热咳嗽30例，临床控制2例，显效3例，有效21例，无效4例，总有效率86.67%。

2.哮喘

证属痰热壅肺。症见喘促气急，张口抬肩，不能平卧，喉中痰鸣，咳痰黏黄量多，心烦急躁。张淑淑[3]运用橘红丸治疗小儿痰湿咳嗽200例，治愈104例，有效72例，无效24例，总有效率88%。

（二）实验研究

1.抗炎作用

温氏探讨联合使用盐酸氨溴索与橘红片对慢性肺炎的治疗效果，将研究对象分为观察组（患者联合使用盐酸氨溴索与橘红片治疗），对照组（患者使用盐酸氨溴索治疗）。治疗前两组患者间肺功能评价指标（FVC、PEFR、MVV）水平差异不显著。结果发现经过治疗后，与对照组上述指标值进行比较，观察组明显更高，且观察组患者退热天数、止咳天数、气促消失天数、啰音吸收天数均低于对照组，且两组患者间visfatin、CRP、TNF-α差异观察组明显更低，观察组患者治疗总有效率明显高于对照组。该结果表明，盐酸氨溴索联合橘红片治疗慢性肺炎能有效改善患者肺功能，降低其炎性水平，治疗效果显著。[3]

2.抑菌作用

杨运高对由橘红丸改型而成的橘红袋泡剂研究发现，橘红袋泡剂对肺炎双球菌、甲型链球菌、金黄色葡萄球菌有一定的抑制作用。[4]

3.镇咳、祛痰、平喘作用

陈锐对橘红丸运用进行总结，大量现代药理研究表明橘红丸有镇咳、祛痰、平喘作用。[5]

三、类方鉴析

1.清气化痰丸（明·吴昆《医方考》卷下）

（1）组成：酒炒黄芩一两，瓜蒌仁霜一两，陈皮一两，苦杏仁一两，枳实一两，茯苓一两，制半夏一两半，胆南星一两半。

（2）功用：清肺化痰，理气止咳。[6]

（3）主治：肺热咳嗽，痰多黄稠，胸脘满闷。

（4）鉴别：均能清热化痰，用治肺热咳痰、痰黄，舌质红、苔黄腻，脉滑数。但清气化痰丸以胆南星为君药，重清热豁痰，更用枳实消痰行气，为治痰热咳嗽证的主方，善治痰热壅肺之证。[4]橘红丸以化橘红为主药，重在化痰理气，配以茯苓、法半夏、橘皮，兼具燥湿利湿之功。主治湿阻气机、痰盛喘咳之症。故临证适用于肺胃湿热为患的咳嗽痰喘气促、胸痞恶心、肢体困倦、舌苔白腻、口中无味等症。[7]

2.清金降火汤[8]（明·龚信《古今医鉴》）

（1）组成：陈皮一钱五分，杏仁（去皮尖）一钱五分，茯苓一钱，半夏（泡）一钱，桔梗一钱，贝母（去心）一钱，前胡一钱，瓜蒌仁一钱，炒黄芩一钱，枳壳（麸炒）一钱，石膏一钱，炙甘草三分。

（2）功用：清热化痰，理气止咳。

（3）主治：肺胃郁火痰结证。咳嗽胸满，痰少而黏，面赤心烦，苔黄脉数。

（4）鉴别：均能清热化痰，用治肺热咳痰、痰黄，舌质红、苔黄腻，脉滑数。橘红丸以化橘红为主药，重在化痰理气，配以茯苓、法半夏、橘皮，兼具燥湿利湿之功。但清金化痰汤加入石膏清热之力强于橘红丸，兼清胃火。善治肺胃痰火，咳嗽，痰稠色黄，面赤或喘急者。

附：原文与方论

【原文】

橘红丸[9]

[处方]化橘红二十四两，贝母十四两，茯苓十六两，麦冬十六两，杏仁（去皮炒）十六两，生石膏十六两，瓜蒌皮十六两，橘皮十六两，生地黄十六两，桔梗十二两，紫菀十二两，法半夏十二两，紫苏子（炒）十二两，甘草八两，款冬花八两，以上共十五味，共计二百十六两。

[制法]共研为细粉，过箩，炼蜜为丸，重二钱。蜡皮封固。

[功能主治]清肺祛湿，止咳化痰。主治肺胃湿热，咳嗽痰盛，胸中结满，饮食无味。

[服法]每服二丸，日服二次，温开水送下。（《北京市中药成方选集》）

【方论】国家食品药品监督管理总局执业药师资格认证中心组织：化橘红辛散苦燥而温，善理气调中、燥湿化痰。浙贝母苦寒降泄，善清热泻火、化痰止咳。两药合用，既清肺止咳，又燥湿化痰，故共为君药。陈皮辛散苦燥而温，善理气调中、燥湿化痰；制半夏辛散温燥，善燥湿化痰；茯苓甘平淡渗，善健脾渗湿。三药合用，既助君药燥湿化痰，又健脾化痰，以绝生痰之源。石膏辛甘大寒，善清肺中实火；瓜蒌皮甘寒清润，善清热化痰、利气宽胸；地黄苦寒清泄，味甘质润，善滋阴清热；麦冬甘润微苦微寒，善清热养阴润肺。四药合用，既具清肺润肺之功，又可防辛燥化痰伤阴。上七药共为臣药。杏仁苦降微温，善降气化痰、止咳平喘、润肠通便；炒紫苏子辛温质润，善降气化痰、止咳平喘、润肠通便；桔梗苦泄辛散而平，善开宣肺气、祛痰止咳；紫菀辛苦温润，款冬花辛润而温。均善润肺下气、化痰止咳。五药合用，可助君臣药化痰、止咳之功，故为佐药。甘草甘平，既润肺止咳，又调和诸药，故为使药。全方配伍，主以清泄，兼以化痰，共奏清肺、化痰、止咳之功，故善治痰热阻肺所致的咳嗽痰多、色黄黏稠、胸闷口干等。[10]

参考文献

[1] 彭怀仁.中医方剂大辞典：第十册[M].北京：人民卫生出版社，1993：1392

[2] 汤小虎．宋琦云，杨艳，等.清肺化痰丸治疗痰热咳嗽90例[J].云南中医学院学报，1999（02）：29-30.

[3] 张淑淑，王锦，古宇环，等.自拟宣降平调汤治疗小儿痰湿咳嗽200例临床观察[J].湖南中医药导报，2004（07）：34-35.

[4] 杨运高，蒋士生，王小平.橘红袋泡剂抗炎及抑菌实验[J].中成药，1994（11）：32.

[5] 陈锐.橘红丸临床应用解析[J].中国社区医师，2012，28（42）：11.

[6] 王世民.实用中医方药手册[M].北京：人民军医出版社，2012.

[7] 许爱英.方剂学[M].长沙：湖南科学技术出版社，2013.

[8] 张杰.中医痰证与方药[M].北京：金盾出版社，2016.

[9] 北京市公共卫生局.北京市中药成方选集[M].北京：人民卫生出版社，1961.

[10] 国家食品药品监督管理总局执业药师资格认证中心组织.中药学专业知识[M].北京：中国医药科技出版社，2016.

连朴饮（《随息居重订霍乱论》）

连朴饮，原出于《随息居重订霍乱论》，为中医治疗湿热霍乱吐泻的著名代表方剂，具有清热化湿，理气和中之功效。多用于治疗湿热霍乱。症见胸脘痞闷，恶心呕吐，或霍乱吐泻、舌苔黄腻、脉濡数等。现代临床常用于治疗反流性食管炎、慢性非萎缩性胃炎、急慢性胃炎、肠炎、痢疾、泄泻、痰湿型肥胖症、慢性肝炎、消渴病等属湿热中阻者。因其多苦寒之品，有实热内湿者适用，脾胃虚寒者慎用。

一、传统应用

【药物组成】厚朴6g，黄连（姜汁炒）3g，石菖蒲3g，半夏3g，香豉9g，栀子9g，芦根60g。[1]

【功效主治】清热化湿，理气和中。[1]用于湿热霍乱。胸脘痞闷，恶心呕吐，口渴不欲多饮，心烦溺赤，泄泻，或霍乱吐泻，舌苔黄腻，脉濡数。[1]

【服用方法】水煎服。每日一剂，2～3次分服。

【加减化裁】若呕吐者，加陈皮、竹茹，以降逆止呕；若泻下甚者，加茯苓、薏苡仁，以渗湿止泻等。[1]

二、现代研究

（一）临床应用

1.胆汁反流性胃炎

李枝锦运用连朴饮加味黎药治疗脾胃湿热型胆汁反流性胃炎40例，基础组方为：黄连5g，姜厚朴15g，石菖蒲10g，姜半夏10g，淡豆豉10g，炒栀子10g，芦根20g，并随症加减。治疗8周后，治疗组证候有效率为85.0%，内镜有效率为75%，治疗后胃脘部胀满、胃脘部疼痛、嗳气、口苦等症状积分改善优于对照组。[2]

2.幽门螺旋菌相关性胃炎

孙凤霞运用加味连朴饮治疗幽门螺旋菌相关性胃炎166例，基础组方为：川厚朴花6g，黄连6g，陈皮6g，菖蒲12g，半夏12g，枳实12g，黄芩12g，白及6g，香豉6g，豆蔻6g，炒栀子6g，蒲公英15g，芦根15g，茯苓15g，生薏苡仁15g，白花蛇舌草15g，每日1剂，早晚分服，治疗30天后，治疗组总抑杀率为95.17%。[3]

3.慢性乙型肝炎

石雪莹运用连朴饮加减联合恩替卡韦治疗脾胃湿热型慢性乙肝30例，基础组方为：厚朴18g，川黄连9g，制半夏10g，石菖蒲12g，栀子10g，淡豆豉10g，芦根60g，免煎颗粒，水冲服，每日1剂，早晚分服。治疗24周后，总有效率93.33%，在ALT、AST、TBiL肝功能方面均较治疗前有明显改善，且优于对照组。[4]

4.变应性亚败血症

杜杏之运用连朴饮加减治疗变应性亚败血症1例，基础组方为：连朴饮去芦根、淡豆豉、石菖蒲，加苍术、金银花、生地黄、茯苓、滑石、甘草梢，药服6剂。服药2剂后体温37.8℃，服至4剂体温降至正常，又宗上方4剂，饮食渐进，关节不疼，皮疹消退，生活自理。巩固数日痊愈出院，半月后随诊，体温正常，活动如常，未用激素，单用连朴饮加减收到奇效。[5]

5.细菌性痢疾

陈尧华运用连朴饮加减治疗细菌性痢疾59例，基础组方为：白头翁30g，黄连6g，厚朴10g，栀子8g，淡香豉10g，黄芩10g，芦根30g，当归10g，木香12g，石菖蒲6g，法半夏12g，秦皮12g，青蒿20g，薄荷10g，地榆30g。每日1剂，分为6次服用，每4h1次，每次100～120ml，年龄小的患儿酌情减量，连服3～5天。治疗结果显示痊愈48例，有效11例，无效0例，痊愈率81.3%。[6]

（二）实验研究

1.抗炎作用

张氏等通过给SD大鼠注射链脲佐菌素和高热量饲料喂养制造糖尿病大鼠模型。随机分为连朴饮加味方组、阿司匹林组和模型组，并设正常大鼠对照组，各组均改以基础饲料喂养。中药组灌服连朴饮加味方药液；西药组灌服阿司匹林液；模型组和正常组灌服相同容积的生理盐水，连续8周后对比各组大鼠血清白细胞介素4（IL-4）和白细胞介素10（IL-10）水平，结果发现连朴饮加味方提升抗炎作用明显。[7]

2.降血脂作用

赵氏探讨清热化湿祛瘀法组方（王氏连朴饮+丹参、赤芍）对高脂血症血脂水平及炎症因子的影响。以高脂饮食联合内毒素静脉注射复制高脂血症兔模型，以清热化湿祛瘀的代表方王氏连朴饮加丹参、赤芍治疗，观察高脂血症兔血脂水平及炎症因子TNF-α、IL-6的变化。实验发现王氏连朴饮加丹参、赤芍组TC、TG与高脂血症模型组相比较，有明显下降，HDL较高脂血症模型组升高，LDL明显下降，但与正常对照组相比TC、LDL水平仍有显著性差异。可见王氏连朴饮加丹参、赤芍可明显改善高脂血症模型的血脂紊乱，其作用机制与下调炎症因子、稳定冠状动脉粥样斑块有关。[8,9]

3.解热作用

屈氏等通过中药方剂王氏连朴饮加滑石、黄芩，蒙药方剂茵达日-4味汤的体外抗菌、体内解热作用的药效学试验，观察中药方剂王氏连朴饮加滑石、黄芩，蒙药方剂茵达日-4味汤对金黄色葡萄球菌、铜绿假单胞菌、大肠埃希氏杆菌的抑制作用以及对干酵母菌动物发热模型的影响，结果发现王氏连朴饮加滑石、黄芩的抑菌效果优于茵达日-4味汤；王氏连朴饮加滑石、黄芩，茵达日-4味汤均能降低模型大鼠体温，尤以王氏连朴饮加滑石、黄芩的高剂量组和茵达日-4味汤的中剂量组效果最为理想。可见王氏连朴饮加滑石、黄芩具有显著的解热作用。[10]

4.免疫调节作用

黄氏观察王氏连朴饮对脾胃湿热证大鼠血清白细胞介素1（IL-1β）和一氧化氮（NO）含量的调节作用。结果发现王氏连朴饮能有效改善大鼠脾胃湿热证诸症状，使增高的血清IL-1β含量恢复正常，使降低的血清NO含量恢复正常。提示其作用机制可能是通过调节脾胃湿热证大鼠血清中NO的含量，恢复抗氧化功能，调节大鼠的免疫功能。[11]

5.抗氧化作用

张氏观察王氏连朴饮加山楂、桃仁对脾胃湿热证模型大鼠红细胞氧化物歧化酶（SOD）、丙二醛（MDA）及血清谷胱甘肽过氧化物酶（GSH-Px）、D-木糖含量的影响。结果发现王氏连朴饮加山楂、桃仁能有效改善脾胃湿热证大鼠诸症状，使降低的SOD、GSH-Px及D-木糖升高至正常。使升高的MDA降至正常。其作用机制可能是通过调节大鼠抗氧化功能而起效。[12]

三、类方鉴析

1.甘露消毒丹（清·叶天士《医效秘传》）

（1）组成：滑石十五两，黄芩十两，绵茵陈十一两，藿香四两，连翘四两，石菖蒲六两，豆蔻四两，薄荷四两，木通五两，射干四两，川贝母五两。[13]

（2）功用：利湿化浊，清热解毒。[13]

（3）主治：湿温、时疫。发热倦怠，或午后身热，颐肿口渴，呕恶，咽喉肿痛，肢酸，身目发黄，胸闷腹胀，泄泻，淋浊，小便短赤，舌苔淡白或厚腻或干黄，并主水土不服。[13]

（4）鉴别：甘露消毒丹与连朴饮虽可用治湿热并重之湿温证，由于各方用药之异，故其功用各别。前者功在利湿化浊，清热解毒；后者功在清热化湿，理气和中。应用时有区别。甘露消毒丹主治湿温、时疫之邪留恋气分，湿热并重之证，以发热困倦、胸闷腹胀、肢酸咽肿、身黄、颐肿口渴、小便短赤、吐泻、淋浊、舌苔淡白或厚腻干黄等为特点。连朴饮则用于湿阻中焦，郁蒸生热，湿热并重之证，症见霍乱吐泻、胸脘痞闷、舌苔黄腻、小便短赤等。[14]

2.蚕矢汤（清·王孟英《随息居重订霍乱论》）[15]

（1）组成：晚蚕沙五钱，生薏苡仁四钱，大豆黄卷四钱，陈木瓜三钱，川黄连（姜汁炒）三钱，制半夏一钱（3g），黄芩（酒炒）一钱，通草一钱，焦栀子一钱五分，陈吴茱萸（泡渍）五分。

（2）功用：清热利湿。

（3）主治：湿热霍乱证。霍乱吐泻，腹痛转筋，口渴烦躁，舌苔黄厚，脉滑数。

（4）鉴别：连朴饮与蚕矢汤均用黄连、半夏、栀子，均具有清热燥湿作用，连朴饮中又用石菖蒲、厚朴、芦根、香豉，主治湿热霍乱证又有津伤者，以芦根清热生津；而蚕矢汤中又用蚕沙、薏苡仁、大豆黄卷、陈木瓜、黄芩、通草、陈吴茱萸，主治湿热霍乱证较连朴饮作用明显。连朴饮偏于行气和胃止呕；蚕矢汤偏于利湿舒筋而止泻。[2]

附：原文与方论

【原文】

连朴饮治湿热蕴伏而成霍乱，兼能行食涤痰。

制厚朴二线，川连（姜汁炒）、石菖蒲、制半夏各一钱，香豉、焦栀子各三钱，芦根二两

水煎温服。（清·王孟英《随息居重订霍乱论》）[16]

【方论】

1.冉先德

霍乱吐利为本方主症，湿热内蕴为本证病机，而胸脘痞闷，舌苔黄腻，小便短赤，则为湿热的诊断依据。湿热之邪蕴伏中焦，脾胃升降之机失常，遂致胃浊不降而呕，脾不升清而泻，清浊相干而吐泻交作。治法不在止泻止吐，惟求湿热一清，脾胃得和，则诸证自愈。方中用黄连、栀子清热解毒，苦寒燥湿；厚朴、半夏燥湿行滞；石菖蒲、香豉芳香化湿；芦根宣肺祛湿，清热生津。合用以成清热燥湿、理气化浊之功。（《历代名医良方注释》）[17]

2.清·赵绍琴

本证属湿热并重，治疗宜清热与燥湿并行。方中黄连、栀子苦寒，清热泻火燥湿。厚朴、半夏、石菖蒲三药相配，苦温与辛温并用，辛苦开泄，燥湿化浊。半夏又有和胃降逆止呕之功。豆豉宣郁透热。芦根清热生津。诸药配伍，为燥湿清热之良方。（《温病纵横》）[18]

3.清·何廉臣

病在中焦气分者，酌与王氏连朴饮加味，苦降辛通，以清胃热。（《重订通俗

伤寒论》)[19]

4.清·王士雄

本方为湿热蕴伏，清浊相混，胃失和降，脾失升清所设。方中以厚朴行气化湿，黄连清热燥湿，以山栀、豆豉清宣胸脘之郁热，又以菖蒲芳香化湿而悦脾，半夏燥湿降逆而和胃。芦根清热化湿，和胃止呕。诸药相伍，共奏清热化湿，理气和中之效，俾湿热得清，胃气得和，清升浊降，吐泻即止。(《荟萃温病学说的王士雄》)[20]

参考文献

[1] 李冀.方剂学[M].北京：中国中医药出版社，2012：240.

[2] 李枝锦.连朴饮加味黎药治疗脾胃湿热型胆汁反流性胃炎[J].中医学报，2019（06）：1296-1299.

[3] 孙凤霞，刘峰林.加味连朴饮治疗螺旋菌相关性胃炎[J].黑龙江中医药，1999，10（3）：24.

[4] 石雪莹.连朴饮联合恩替卡韦治疗脾胃湿热型慢性乙型肝炎的回顾性分析[D].成都中医药大学，2018.

[5] 杜杏之.连朴饮治疗变应性亚败血症1例报告[J].北京中医学院学报，1986，9（6）：26.

[6] 陈尧华，李爱华，王晓华.加味连朴饮治疗细菌性痢疾59例[J].四川中医，2014，32（04）：121-123.

[7] 张瑶，张宁，高清华，等.连朴饮加味方对实验性2型糖尿病大鼠抗炎因子影响的研究[J].湖北中医杂志，2013，35（3）：6-7.

[8] 赵书刚，陈昕，雷开键.王氏连朴饮加丹参、赤芍对高脂血症兔血脂水平及炎症因子影响的实验研究[J].中国中医药科技，2009，16（3）：178-179.

[9] 赵书刚，陈昕，雷开键，等.王氏连朴饮加丹参、赤芍对高脂血症兔血脂水平及炎症因子影响的实验研究[J].中国中医药科技，2009，16（03）：178-179.

[10] 屈原明，韩雪梅.王氏连朴饮加滑石、黄芩；茵达日-4味汤味汤体外抗菌作用及体内解热的实验研究[J].中华中医药学刊，2013，31（8）：1719-1723.

[11] 黄琴，简萍，徐永禄，等.王氏连朴饮对脾胃湿热证大鼠血清IL-1β与NO影响的实验研究[J].四川中医，2009，27（05）：24-25.

[12] 张霓.王氏连朴饮加味对脾胃湿热证大鼠抗氧化功能的影响[J].河南中医，2013，33（04）：519-520.

[13] 韦永红.方剂20讲[M].2版.西安：西安交通大学出版社，2013：213.

[14] 王绵之.中医学问答题库方剂学分册[M].北京：中医古籍出版社，1988.

[15] 王付，张大伟，吴建红.方剂学[M].2版.北京：中国中医药出版社，2012.

[16] 王士雄.随息居重订霍乱论[M].北京：人民卫生出版社，1993.

[17] 冉小峰.历代名医良方注释[M].北京：科技文献出版社，1983.

[18] 赵绍琴.温病纵横[M].北京：人民卫生出版社，1982.

[19] 俞根初.重订通俗伤寒论[M].上海：新医书局，1956.

[20] 吴家清.荟萃温病学说的王世雄[M].北京：中国科学技术出版社，1988.

六一散（《黄帝素问宣明论方》）

六一散，原出于《黄帝素问宣明论方》，为中医治疗夏季暑湿暑热的代表方剂，具有清暑利湿，利水通淋之功效。多用于治疗暑湿证。症见身热烦渴、小便不利、小便短赤、或泄泻、舌红苔薄黄、脉浮数等。现代临床常用于治疗中暑、夏季湿疹、皮炎、急性膀胱炎、急性尿道炎、急性前列腺炎、急性肠胃炎、小儿暑泻、痢疾、术后或产后尿潴留等临床表现证属暑湿者。因其苦寒通利，故孕妇及虚寒病者忌用。

一、传统应用

【药物组成】滑石18g，甘草3g。[1]

【功效主治】清暑利湿。用于暑湿证。症见身热烦渴、小便不利、或泄泻、舌红苔薄黄、脉浮数等。[1]

【服用方法】为细末，每服9g，或温开水调下，亦可作汤剂，包煎，水煎服，日服2～3次。[1]

【加减化裁】本方加浮萍、重用葛根解酒毒；加白茅根、车前子治热淋；加海金沙、金钱草治石淋；加土茯苓、冬葵子治膀胱肿瘤；加地肤子、蝉蜕治皮肤湿疹湿疮、汗疹。[2]

二、现代研究

（一）临床应用

1.乙型脑炎

陈忠琳等运用六一散加减治疗乙型脑炎24例，基础组方为：香薷20g，法半夏20g，郁金20g，青蒿30g，石菖蒲30g，滑石30g，僵蚕20g，木瓜20g，猪苓20g，桂枝10g，陈皮10g，豆蔻10g，鲜荷叶一枚为引，并适当配合西药对症治疗，日一剂，水煎冷服，若不能进食者用鼻饲，每次50～100ml，每2h一次。结果显示治愈22例，显效1例，死亡1例。总有效率为95.8%。[3]

2.压疮

李旭华运用六一散加味外敷治疗压疮59例，基础组方为：滑石18g，甘草3g，白及粉10g。连续治疗4周后，痊愈45例，好转13例，无效1例，总有效率98.3%。[4]

3.急性湿疹

罗氏运用龙胆泻肝汤合六一散治疗急性湿疹80例，基础组方为：龙胆10g，黄芩10g，黑栀子9g，柴胡5g，白鲜皮30g，地肤子20g，苦参10g，当归9g，生地黄30g，泽泻9g，通草6g，车前子15g，滑石10g，甘草6g，每日1剂，每日2次，水煎饭后服。结果显示，治愈13例，显效23例，有效37例，无效7例。总有效率91.25%。[5]

4.前列腺炎

于建文运用六一散加味治疗前列腺炎102例，基础组方为：车前子30g，萹蓄15g，瞿麦15g，柴胡9g，六一散20g，丹参20g，每日1剂，水煎服，半个月为1个疗程。结果经3个疗程治疗，102例中显效64例，占62.75%，好转34例，占33.33%，无效4例，占3.92%，总有效率为96.08%。[6]

5.小儿暑泻

高华运用六一散加味治疗小儿暑泻150例，基础组方为：用滑石、甘草6：1研为细末，每日3次，每次9g，包煎或温开水调下。若腹泻较重，湿甚者加石榴皮1份（滑：甘：石＝6：1：1）；发热者加生石膏1份（滑石：甘草：石榴皮：生石膏＝6：1：1：1），连服3天为1疗程。结果显示痊愈121例，好转20例，无效9例，总有效率为94.0%。[7]

6.夏季皮炎

王微运用加味六一散治疗夏季皮炎72例，基础组方为：六一散18g，黄柏10g，苍术10g，陈皮10g，地肤子15g，苦参10g，白鲜皮15g，每日1剂，水煎服，以7天为1个疗程，共观察2个疗程后判定疗效。结果显示治愈61例，有效11例，无效0例。治愈率为84.7%，总有效率为100%。[8]

7.褥疮

陈立军等运用六一散加减治疗住院卧床时2～3.5个月褥疮55例，基础组方为：冰片、赤芍、枯矾、硼砂、乳香、没药、滑石粉、甘草，以75%酒精浸泡冰片、赤芍、枯矾、硼砂等量，制成10%的浸泡擦剂外擦身体骨突出部位，另用乳香、没药各等量加2倍量六一散研为细末混合制成粉剂揉抹。然后揉抹滑石粉。结果治疗组无一例发生褥疮，总有效率为100%。[9]

（二）实验研究

1.利尿作用

方药效学研究认为，用2g/kg六一散灌胃，可使小鼠尿量明显增加。[10]

2.抗菌及保护黏膜

滑石对伤寒杆菌有抑制作用，且对脑膜炎双球菌有轻度抑制作用。滑石粉细腻光滑，可在黏膜、皮肤处形成膜，起到保护皮肤及黏膜的作用。[11]

三、类方鉴析

1.益元散（明·董宿《奇效良方》）

（1）组成、制法及用法用量：滑石六两，甘草一两，朱砂三钱。上为细末，每服三钱，白汤送下，不拘时候。

（2）功用：清心解暑，兼能安神。

（3）主治：暑湿证，兼见烦渴多汗，心悸怔忡，失眠多梦，小便不利。

2.碧玉散（金·刘完素《黄帝素问宣明论方》）

（1）组成、制法及用法用量：滑石六两，甘草一两，青黛适量。研为散，每服三钱，开水调下，或水煎服。

（2）功用：清解暑热，凉肝解毒。

（3）主治：暑湿证兼有肝胆郁热者。见烦渴口苦，目赤咽痛。

3.鸡苏散（金·刘完素《黄帝素问宣明论方》）

（1）组成、制法及用法用量：滑石六两，甘草一两，薄荷叶末一分。同研，每服三钱，温开水调服。

（2）功用：清暑利湿，疏风散热。

（3）主治：暑湿证兼微恶风寒，头痛头胀，咳嗽不爽者。

（4）鉴别：六一散、益元散、碧玉散与鸡苏散均用滑石、甘草，清暑利湿，主治暑湿证。但六一散专于清暑利湿，故治感受暑湿而见上述之症者，以及膀胱湿热所致的小便赤涩淋痛与砂淋等。益元散则于六一散中配伍了朱砂、灯心草，兼具镇心安神之效，用治暑病而见惊厥不安者。碧玉散则于六一散中配入青黛，兼具清热凉肝之效，以治暑热病兼目赤咽痛，或口舌生疮者为宜。鸡苏散则于六一散中配入薄荷，兼具辛凉解表之用，可治暑湿而兼表证者。[12]

附：原文与方论

【原文】

桂府腻白滑石（六两），甘草（一两），上为末，每服三钱，蜜少许，温水调下，无蜜亦得，日三服。欲冷饮者，新汲水调下。解利伤寒发汗，煎葱白豆豉汤调下四钱。（金·刘完素《黄帝素问宣明论方》）[1]

【方论】

1.宋·骆龙吉

六一者，方用滑石六两、甘草一两，因数而名之也。不曰一六，而曰六一，乾下坤上，阴阳交泰之道也。一名天水散，天一生水，地六成之，阴阳之义也。

义名益元散，益元者，除中积热，以益一元之气也。亦名神白散，神白者，因其色白而神之也。若加辰砂，名辰砂天水散；加牛黄，名牛黄天水散；如加黄丹红色，名红玉散；加青黛令碧色，名碧玉散；加薄荷，名鸡鸣散。主治大率相同，但以回避愚人之疑侮耳。治一切热症，此神验之仙药也。惟孕妇不宜，滑胎故也。若临月服之，又能催生易产，故名滑胎散是也。《增补内经拾遗方论》[13]

2.明·吴昆

滑石性寒，故能清六腑之热，甘草性平，故能缓诸火之势。《医方考》[14]

3.清·吴仪洛

滑石重能清降，寒能泄热，滑能通窍，淡能行水，使肺气降而下通膀胱，故能祛暑住泻，止烦渴而利小便也。加甘草者，和其中气，以缓滑石之滑降，其数六一者，取天一生水，地六成之义也。《成方切用》[15]

4.清·张秉成

治伤暑感冒，表里俱热，烦躁口渴，小便不通，一切泻痢、淋浊等证属于热者。此解肌行水而为却暑之剂也。滑石气清能解肌，质重能清降，寒能胜热，滑能通窍，淡能利水。加甘草者，和其中，以缓滑石之寒滑，庶滑石之功得以彻表彻里，使邪去而正不伤，故能治如上诸证耳。《成方便读》[16]

参考文献

[1] 李冀.方剂学[M].北京：中国中医药出版社，2012.

[2] 郭志雄.临证处方用药4321[M].成都：四川科学技术出版社，2011.

[3] 陈忠琳，魏雪舫.以湿温辨证治疗乙型脑炎24例小结[J].新中医，1991（5）：25.

[4] 李旭华，于俐宇.六一散加味外敷在压疮护理中的应用[J].护理研究，2014，28（26）：3299-3300.

[5] 罗继红，钟江.龙胆泻肝汤合六一散治疗急性湿疹疗效观察[J].辽宁中医药大学学报，2013，15（03）：116-117.

[6] 于建文.六一散加味治疗慢性前列腺炎临床观察[J].山西中医，2004，20（6）：23.

[7] 高华.六一散治疗小儿暑泻150例[J].河南中医，2005，25（3）：58.

[8] 王微.加味六一散治疗夏季皮炎临床观察[J].辽宁中医杂志，2005，32（11）：1159.

[9] 陈立军，陈雨恒.中药外用预防褥疮55例[J].中国民间疗法，1995（5）：45.

[10] 贡岳松.六一散利尿作用的实验[J].南京中医学院学报，1985（4）：169.

[11] 李锦开.现代中成药手册[M].北京：中国中医药出版社，2001.

[12] 天津中医学院.中医学解难：方剂分册[M].天津：天津科学技术出版社，1986.

[13] 骆龙吉.增补内经拾遗方论：4卷[M].上海：上海卫生出版社，1957.

[14] 吴昆.医方考[M].北京：中国中医药出版社，1998.

[15] 吴仪洛.成方切用[M].上海：上海科学技术出版社，1958.

[16] 张秉成.成方便读[M].北京：学苑出版社，2010.

龙胆泻肝汤（《医方集解》引《太平惠民和剂局方》）

龙胆泻肝汤，出自于《医方集解》引《太平惠民和剂局方》，为清热剂，具有清泻肝胆实火，清利肝经湿热之功效。多用于治疗肝胆实火上炎证，症见头痛目赤、胁痛、口苦、耳聋、耳肿、舌红苔黄、脉弦细有力；肝经湿热下注证，症见阴肿、阴痒、筋痿、阴汗、小便淋浊，或妇女带下黄臭等，舌红苔黄腻，脉弦数有力。临床常用于治疗高血压及滴虫性阴道炎、阴痒、带下等证属肝胆湿热者。因方中药多苦寒，易伤脾胃，故对脾胃虚寒和阴虚阳亢之证慎用。

一、传统应用

【药物组成】龙胆6g，黄芩9g，栀子9g，泽泻12g，木通9g，车前子9g，当归8g，生地黄20g，柴胡10g，甘草6g。

【功效主治】泻肝胆实火，清下焦湿热。[1]肝胆实火上扰，症见头痛目赤，胁痛口苦，耳聋、耳肿；或湿热下注，症见阴肿阴痒，筋痿阴汗，小便淋浊，妇女湿热带下等。[1]

【服用方法】水煎服，亦可制成丸剂，每服6～9g，日两次，温开水送下。

【加减化裁】若肝胆实火较盛，可去木通、车前子，加黄连以助泻火之力；若湿盛热轻者，可去黄芩、生地黄，加滑石、薏苡仁以增强利湿之功；若玉茎生疮，或便毒悬痈，以及阴囊肿痛，红热甚者，可去柴胡，加连翘、黄连、大黄以泻火解毒。[1]

二、现代研究

（一）临床应用

1.腰椎间盘突出症

尹建永等运用龙胆泻肝汤加减联合西药治疗腰椎间盘突出症135例，基础组方为：龙胆18g，栀子9g，泽泻9g，车前子6g，木通6g，生地黄6g，当归9g，柴胡6g，牛膝12g，黄柏12g，苍术12g，木瓜9g，秦艽9g，络石藤12g，延胡索15g，甘草6g，每日1剂，水煎2次共取汁300ml，分早晚2次饭前温服。7天为1个疗程。治疗3个月后，结果显示，治疗总有效率为98.52%，平均止痛时间为（4.0±0.4）天，疗效显著。[2]

2. 面瘫

徐敬江等运用龙胆泻肝汤加减联合西药治疗面瘫50例，基础组方为：炒黄芩16g，板蓝根15g，车前子10g，泽泻10g，柴胡10g，酒炒栀子10g，酒炒龙胆10g，酒炒生地黄20g，酒炒当归15g，生甘草6g，全蝎6g，蜈蚣2条，加水煎煮，药汁浓缩为300ml，分早、中、晚温服，每日1剂。治疗2周后，治疗总有效率为60.0%。[3]

3. 亚急性甲状腺炎

邓艳霞运用龙胆泻肝汤加减治疗亚急性甲状腺炎30例，基础组方为：龙胆12g，栀子15g，柴胡15g，车前子30g，泽泻15g，生地黄18g，浙贝母25g，牡蛎30g，每日1剂，早晚分服，15天为1个疗程，患者治疗总有效率（100.0%）明显高于对照组（90.00%）。[4]

4. 循环系统疾病

饶晓玲等运用龙胆泻肝汤、强的松联合火把花根片治疗循环系统疾病患者30例，基础组方为：龙胆9g，黄芩9g，泽泻9g，车前子9g，生地黄9g，当归9g，木通6g，栀子6g，甘草6g，每日1剂，水煎600ml，早中晚口服，200ml/次。结果显示治疗总有效率为100%。[5]

5. 突发性耳聋

杜启雪等采用龙胆泻肝汤联合口服银杏酮酯滴丸和长春胺缓释胶囊（奥勃兰）治疗证属肝火上炎型突发性耳聋治疗组与对照组各50例，基础组方为：龙胆12g，栀子12g，黄芩15g，柴胡12g，生地黄18g，车前子12g，泽泻15g，木通18g，当归15g，甘草3g。3个疗程后发现治疗总有效率为86.0%。[6]

6. 急性胆囊炎

姜凯等采用龙胆泻肝汤联合乳酸左氧氟沙星、阿托品、头孢菌素等西药常规治疗急性胆囊炎35例，基础组方为：龙胆6g，生甘草6g，当归8g，黄芩9g，车前子9g，木通9g，栀子9g，柴胡10g，泽泻12g，生地黄20g，2周为一个疗程。两个疗程的治疗周期结束后，总有效率达88.57%。[7]

7. 慢性前列腺炎

刘文泓采用龙胆泻肝汤联合口服盐酸莫西沙星、盐酸特拉唑嗪片治疗湿热下注型慢性前列腺炎30例，基础组方为：生地黄15g，黄芩12g，通草30g，当归6g，甘草6g，泽泻6g，栀子6g，柴胡6g，车前子6g，龙胆6g。用药1次/天，疗程为2周。结果显示治疗总有效率为96.22%。[8]

8. 阴道炎

潘玉梅等采用龙胆泻肝汤辨证论治阴道炎患者37例，基础组方为：龙胆、柴胡、泽泻各10g，车前子15g，栀子、黄芩各10g，木通8g，当归10g，甘草6g，生地黄15g；1剂/天，水煎500ml，早晚口服，250ml/次。连续治疗5天为1个疗程。3个疗程后，患者痊愈25例，有效9例，总有效率达91.89%。[9]

（二）实验研究

1.抗炎作用

潘经媛等研究发现，口服龙胆泻肝胶囊，能抑制巴豆油致小鼠耳肿胀及角叉菜胶致大鼠肿胀，表明该品具有明显的抗炎作用。[10]谭毓治等实验表明，以伊文思兰浓度作为本药煎液对小鼠毛细血管通透性影响的指标，实验表明本煎液对于小鼠毛细血管通透性增高具有显著的抑制作用，能够大大减少炎症的发生。[11]

2.抗过敏作用

谭毓治等通过研究本方对大鼠皮肤被动变态反应的影响和对过敏性休克的影响，结果显示煎液和单味药物提取液均能明显抑制被动变态反应，而煎液能显著保护过敏性休克，单味药物提取液无明显作用。[11]

3.镇痛作用

蒲维娅采用扭体法和热板法制作小鼠疼痛模型后给药研究小鼠反应，结果显示龙胆泻肝汤能够显著减少小鼠扭体次数，提高小鼠的疼痛阈，具有明显的镇痛效果。[12]陈雷等通过对小鼠皮下注射龙胆苦苷，实验结果表明，不同剂量下的龙胆苦苷均能够明显地减轻小鼠因为腹腔注射冰醋酸引起急性腹膜炎而产生持久的疼痛刺激，并且能够提高由于热板法导致小鼠疼痛状态下的疼痛阈，对热刺激导致的疼痛起到缓解作用。[13]

4.抗病毒及病原微生物

王意忠等通过研究龙胆泻肝汤中栀子提取物，发现其能使感染疱疹病毒的小鼠16mRNA表达量降低，对于抗疱疹病毒有效。[14]李劲等研究显示，龙胆泻肝汤中柴胡提取物作用于高危型人乳头瘤病毒DNA（HPV-DNA）后，能够使病毒停止增殖，表明其对HPV-DNA具有抑制作用。[15]

三、类方鉴析

当归龙荟丸（《宣明论方》第四卷）

（1）组成：当归三两，大黄三两，龙胆三两，芦荟三两，黄连一两半，青黛三两，黄芩一两半，木香一两，黄柏一两半，栀子一两半。

（2）功用：泻火通便。[16]

（3）主治：用于肝胆火旺，心烦不宁，头晕目眩，耳鸣耳聋，胁肋疼痛，脘腹胀痛，大便秘结。用于治疗慢性粒细胞型白血病、胆道蛔虫、狂症、胆囊炎、便秘等。[16]

（4）鉴析：龙胆泻肝汤、当归龙荟丸皆为泻肝经实火之剂，其不同点在于：龙胆泻肝汤泻肝火并能清利湿热，且能兼顾滋养阴血，使祛邪不伤正，用治肝火上炎，湿热下注证；当归龙荟丸则备集大苦大寒之药，着重于泻实火，使从二便分消，乃攻滞降泻之剂，用治肝经实火证，非实火上盛不可轻用。[16]

附：原文与方论

【原文】泻肝者，泻肝之实也。实之有二，一者为火，一者为湿。治火者，苦寒直折，泻而治之；治湿者，淡渗利湿，利而治之。然火湿之邪郁居于肝，则肝之体，肝之窍，肝之主，肝之经，均可为病焉。肝体之病则胁下疼痛，肝窍之病则目赤眼痛，肝主之病则溲血白浊，肝经之病则阴肿阴痛。气有余便是火，降火即是降气；气不化便成湿，利湿即是理气。故本方之治，一为驱邪，一为保肝。驱邪者，龙胆草苦寒直折，清泻肝胆之火；黄芩苦寒清热，清理血分之热；栀子纯苦泻火，清解三焦之热；柴胡升散阳气，清热兼解肝郁；泽泻分利水湿，淡渗又泻肾火；木通通利血脉，利水还清心火；车前子利湿分水，走前宜能强肾。保肝者，当归辛润，养血之中行气；生地甘润，滋阴之时凉血；生甘草，其草梢独治茎痛，以走厥阴之窍，清厥阴之火。本方之组，黄芩、栀子二味，为黄连解毒汤之去黄连，清泻实热于上焦与中焦；柴胡、黄芩、甘草三味，为小柴胡汤之去人参、半夏、生姜，和解少阳而清解少阳；当归、生地二味，为四物汤之去白芍、川芎，养血滋阴而顾护肝体。黄连解毒汤、小柴胡汤、四物汤三汤之减者，减其肝脏之不宜也；之用者，用其肝脏之位势也。故诸药合之，体用精当，既可清泻湿热于肝胆，又可顾护阴血于肝胆，还可顺位顺势于肝胆。降中有升，泻中有补，清中有养，既在法理之中，又在常法之外，可谓善用生地与利湿之品者矣。[17]

【方论】

1.清·俞根初

肝为风木之脏，内寄胆府相火，凡肝气有余，发生胆火者，症多口苦胁痛，耳聋耳肿，阴湿阴痒，尿血赤淋，甚则筋痿阴痛。故以胆、通、栀、芩纯苦泻肝为君；然火旺者阴必虚，故又臣以鲜地、生甘，甘凉润燥，救肝阴以缓肝急；妙在佐以柴胡轻清疏气，归须辛润舒络；使以泽泻、车前咸润达下，引肝胆实火从小便而去。此为凉肝泻火，导赤救阴之良方。然惟肝胆实火炽盛，阴液未涸，脉弦数，舌紫赤，苔黄腻者，始为恰合。（《重订通俗伤寒论》）[18]

2.清·吴谦

胁痛口苦，耳聋耳肿，乃胆经之为病也；筋痿阴湿，热痒阴肿，白浊溲血，乃肝经之为病也。故用龙胆草泻肝胆之火，以柴胡为肝使，以甘草缓肝急，佐以芩、栀、通、泽、车前辈大利前阴，使诸湿热有所从出也。然皆泻肝之品，若使病尽去，恐肝亦伤矣，故又加当归、生地补血以养肝。盖肝为藏血之脏，补血即所以补肝也。而妙在泻肝之剂，反作补肝之药，寓有战胜抚绥之义矣。（《医宗金鉴》）[19]

3.清·张秉成

夫相火寄于肝胆，其性易动，动则猖狂莫制，挟身中素有之湿浊，扰攘下焦，则为种种诸证。或其人肝阴不足，相火素强，正值六淫湿火司令之时，内外相引，其气并居，则肝胆所过之经界，所主之筋脉，亦皆为患矣。故以龙胆草大苦大寒，大泻肝胆之湿火；肝胆属木，木喜条达，邪火抑郁，则木不舒，故以柴胡疏肝胆之气，更以黄芩清上，山栀导下，佐之以木通、车前、泽泻，引邪热从小肠、膀胱而出；古人治病，泻邪必兼顾正，否则邪去正伤，恐犯药过病所之弊，故以归、地养肝血，甘草缓中气，且协和各药，使苦寒之性不伤胃气耳。（《成方便读》）[20]

4.清·汪昂

此足厥阴、少阳药也。龙胆泻厥阴之热，柴胡平少阳之热，黄芩、栀子清肺与三焦之热以佐之，泽泻泻肾经之湿，木通、车前泻小肠、膀胱之湿以佐之，然皆苦寒下泻之药，故用归、地以养血而补肝，用甘草以缓中而不伤肠胃，为臣使也。[17]

5.秦伯未

本方以龙胆为君，配合黄芩、山栀泻肝胆实火；木通、车前、泽泻清热利湿，用生地、当归防其火盛伤阴，再用甘草和中解毒，柴胡引经疏气，总的功能是苦寒直折，泻肝火而清利下焦湿热。故治胁痛、口苦、目赤、耳聋等肝火上逆，亦治小便淋沥、阴肿阴痒等湿热下注之证。（《谦斋医学讲稿》）[21]

参考文献

[1] 李冀.方剂学[M].北京：中国中医药出版社，2012.

[2] 尹建永，栾晓满.加味龙胆泻肝汤治疗腰椎间盘突出症135例[J].中国中医药信息杂志，2012，19（02）：75，93.

[3] 徐敬江，刘静生.龙胆泻肝汤加减治疗面瘫50例临床研究[J].亚太传统医药，2016，12（04）：138-139.

[4] 邓艳霞.龙胆泻肝汤治疗亚急性甲状腺炎30例[J].中医研究，2015，28（10）：25-27.

[5] 饶晓玲，刘军，何红辉.龙胆泻肝汤、强的松联合火把花根片治疗白塞氏病随机平行对照研究[J].实用中医内科杂志，2015，29（10）：148-150.

[6] 杜启雪，王仁忠.龙胆泻肝汤治疗肝火上炎型突发性耳聋临床研究[J].亚太传统医药，2015，11（09）：93-94.

[7] 姜凯，黄立秋. 龙胆泻肝汤对急性胆囊炎患者治疗效果的临床研究 [J]. 辽宁中医杂志，2015，42（06）：1255-1257.

[8] 刘文泓，杜红兵，杨逢生. 龙胆泻肝汤加减治疗湿热下注型慢性前列腺炎的临床疗效分析 [J/OL]. 中医临床研究，2018，10（24）：79-80.

[9] 潘玉梅，郭占山. 龙胆泻肝汤治疗阴道炎 37 例临床观察 [J]. 实用中医内科杂志，2015，29（12）：51-52.

[10] 潘经媛，邱银生，朱式欧，等. 龙胆泻肝胶囊的抗炎、免疫调节作用 [J]. 时珍国医国药，2006，17（8）：1471-1473.

[11] 谭毓治，胡因铭，赵诗云，等. 龙胆泻肝汤的药理作用研究 [J]. 中药药理与临床，1991（1）：5-7.

[12] 蒲维娅. 龙胆泻肝汤对小鼠的镇痛作用 [J]. 时珍国医国药，2004，15（7）：389-390.

[13] 陈雷，王海波，孙晓丽，等. 龙胆泻肝汤镇痛抗炎药理作用研究 [J]. 天然产物研究与开发，2008，20（5）：903-906.

[14] 王意忠，时宇静，黄洋，等. 栀子提取物 T9 对单纯疱疹病毒 1 型感染小鼠脑内 VP16 mRNA 的影响 [J]. 中华微生物学和免疫学杂志，2008，28（6）：515-518.

[15] 李劲，罗奎章，林奕，等. 柴胡对人乳头瘤病毒杀灭作用的实验研究 [J]. 中国中西医结合皮肤性病学杂志，2005，4（3）：43-45.

[16] 王艳. 当归龙荟丸的临床鉴别应用 [J]. 中国社区医师，2009，25（8）：20.

[17] 汪昂. 医方集解译注 [M]. 北京：中国人民大学出版社，2010.

[18] 俞根初. 重订通俗伤寒论 [M]. 杭州：新医书局，1956.

[19] 吴谦. 御纂医宗金鉴 [M]. 太原：山西科学技术出版社，2011.

[20] 张秉成. 成方便读 [M]. 北京：中国中医药出版社，2002.

[21] 秦伯未. 谦斋医学讲稿 [M]. 上海：上海科学技术出版社，1978.

礞石滚痰汤（《泰定养生主论》）

礞石滚痰汤，原出于《泰定养生主论》，为清热化痰剂，本方具有降火逐痰之功效。多用于治疗痰火扰心证，症见癫狂惊悸，或喘咳痰稠、大便秘结，舌苔老黄而厚，脉滑数而有力。临床常用于治疗单纯性肥胖症、精神分裂症、抑郁症、脑卒中等证属胃湿热阻证。因礞石质重性坠，味咸软坚，长于下气坠痰，故孕妇忌服。

一、传统应用

【**药物组成**】大黄（酒蒸）240g，片黄芩（酒洗净）240g，沉香15g，礞石30g（捶碎，同焰硝30g，入小砂罐内盖之，铁线缚定，盐泥固济，晒干，火煅红，候冷取出）。

【**功效主治**】泻火逐痰。[1]实热顽痰证，发为癫狂惊悸，或怔忡昏迷，或咳喘痰稠，或胸脘痞闷，或眩晕耳鸣，或绕项结核，或口眼蠕动，或不寐，或梦寐奇怪之状，或骨节猝痛，难以名状，或噎息烦闷，大便秘结，舌苔老黄而厚，脉滑数有力者。

【**服用方法**】口服，一次6～12g，一日1次。

【**加减化裁**】湿邪较重，肢体酸楚甚者，可加苍术15g、细辛9g以助祛湿通络；郁久化热者，宜加黄芩、黄柏各15g、知母9g等清里热。[1]

二、现代研究

（一）临床应用

1.精神与行为障碍分类中躯体形式障碍

樊瑞震运用礞石滚痰汤联合耳穴压豆治疗痰热郁结型躯体形式障碍90例，基础处方为：煅礞石、黄芩、天竺黄、郁金、漏芦、浙贝母、玫瑰花、茯苓、白术、天花粉。每日1剂，水煎300ml，分早、晚2次服用，联合耳穴压豆：选取神门、交感、心、脾、肾、皮质下耳穴，对耳廓及耳背皮肤进行常规消毒，将王不留行子耳贴贴于所取穴位上，每次选用1只耳朵，每日按揉上述诸穴2次，每次每穴按揉不少于5min，以局部产生酸、麻、胀、痛感及灼热感为佳，隔日换1次；治疗6周。结果礞石滚痰汤联合耳穴压豆组有效率优于单用礞石滚痰汤组和单用度洛西汀组。[2]

2.颅脑损伤（TBI）后躁狂型精神障碍

张吉华运用礞石滚痰汤辅助治疗颅脑损伤后躁狂型精神障碍痰火扰神证19

例。基础处方为：青礞石20g（火硝，煅），大黄10g（后下），黄芩15g，沉香3g，石菖蒲12g。每日1剂，早、晚餐后60min服，结果治疗组的NRS评分及中医证候积分优于对照组。[3]

3.多发性抽动症

王素梅教授用礞石滚痰丸治疗小儿多发性抽动症（痰火扰心），予加味礞石滚痰汤加减：青礞石10g，栀子6g，大黄3g，远志10g，石菖蒲10g，郁金10g，百合10g，益智10g，柴胡10g，枳实10g，厚朴10g，白芍12g，知母10g，胆南星10g，龟甲10g，生龙齿15g，珍珠母30g。水煎服，1剂/天，共30剂。门诊随诊3个月后复诊：眼、咧嘴频率减少，幅度明显减轻，咽部发声也较少出现，脾气急躁明显改善，待人接物较前进步。舌红，苔薄黄，脉滑数。予温胆汤加减：陈皮10g，半夏5g，茯苓10g，竹茹10g，白术10g，胆南星6g，龙胆3g，栀子6g，石菖蒲12g，益智10g，仙鹤草10g，全蝎3g。水煎服，1剂/天，共30剂，巩固治疗。[4]

4.多囊卵巢综合征

欧家伶运用礞石滚痰丸治疗多囊卵巢综合征不孕症患者60例，基础处方为：酒炙黄芩15g，大黄15g，沉香15g，山药15g，当归10g，菟丝子10g，益母草10g，女贞子10g，肉苁蓉10g，枸杞子10g，礞石30g。1剂/天，分早、中、晚3次服用，月经开始即用药，共服用10剂，待下次月经周期时继续服用10剂，1个月为一个疗程。结果治疗组有效率93.3%。[5]

5.失眠症

尹高云等运用礞石滚痰丸加减方治疗痰热内扰型失眠症80例，基础处方：青礞石20g，天竺黄12g，大黄6g，黄芩12g，黄连6g，沉香6g（后入），姜半夏9g，合欢皮15g，丹参15g，首乌藤（夜交藤）15g，生甘草6g。水煎服，日一剂，午后及睡前各服一次。结果治疗组有效率87.5%。[6]

（二）实验研究

对小鼠惊厥行为的影响：吕珊珊应用礞石滚痰汤研究对小鼠惊厥行为的影响，礞石滚痰汤可延长小鼠癫痫发作潜伏期，缓解1h强直-阵挛发作次数，缩短发作持续时间，减轻发作等级，抑制小鼠痫性放电波幅、减少放电频率；礞石滚痰汤可降低海马区Glu含量，抑制NMDAR1的表达，升高GABA含量，促进γ-氨基丁酸受体（GABA-AR）的表达，纠正兴奋性和抑制性氨基酸递质的失衡。[7]

三、类方鉴析

1.冷哮丸（《张氏医通》）[8]

（1）组成：麻黄、川乌、细辛、蜀椒、白矾、牙皂、半夏曲、陈胆星、杏仁、甘草各1两，紫菀茸、款冬花各2两。

（2）功用：温肺散寒，涤痰化饮。

（3）主治：背受寒邪，遇冷即发喘嗽，胸膈痞满，倚息不得卧。

（4）鉴析：冷哮丸所治寒痰哮喘为内外俱寒之实证。方中以麻黄合细辛散外寒，蜀椒合川乌温里寒，皂角合胆南星化顽痰，白矾合半夏燥湿痰，紫菀、款冬花、杏仁利肺止咳化痰，甘草调和诸药；礞石滚痰丸主治实热顽痰证，两方都可治疗由痰所致的咳喘，区别为冷哮方中用药较为燥烈，虚人慎用；而礞石滚痰丸纯为攻邪之方，故正虚者不宜。

2.竹沥达痰丸（《杂病源流犀烛》） [9]

（1）组成：大黄、黄芩各八两，沉香半两，煅礞石、烟硝各一两，半夏、茯苓、陈皮、炙甘草、白术、人参各三分。

（2）功用：泻火逐痰，扶正祛邪。

（3）主治：脾虚顽痰证。痰涎凝聚成积，结在胸膈，咳吐不出，目眩头旋，腹中累累有块，体虚脉虚者。

（4）鉴析：竹沥达痰丸是由礞石滚痰丸合六君子汤再加竹沥、姜汁而成。两方都有泻火逐痰之力。但礞石滚痰丸纯为攻邪之方，故正虚者不宜。而竹沥达痰丸则又兼益气健脾、和胃化痰，为祛邪兼顾扶正之剂，适用于痰涎凝聚胸膈而脾胃气虚者。

附：原文与方论

【原文】 痰不自动也，因气而动；气不自升也，因火而升。积之既久，依附肠胃，回痰滞，然后动作。大抵服罢，喉间稠黏壅塞。不利者乃痰气泛上，药方相攻耳。少顷，药力既胜，自然宁贴。吴氏曰：是丸也，乃攻击之剂也，必有实热者始可用之。若与虚寒之人则非宜矣。又礞石蹂焰硝煅炼，必陈久为妙，若新煅火毒未除，则不宜服，慎之慎之！

【方论】

1.明·吴昆

实热老痰，此方主之。大黄能推荡，黄芩能去热，沉香能下气，礞石能坠痰。是方乃攻击之剂，必有实热者始可用之，若与虚寒之人，则非宜矣。又礞石由焰硝煅炼，必陈久为妙，若新煅火毒未除，则不宜服。（《医方考》） [10]

2.清·柯琴

脾为生痰之源，肺为贮痰之器，此无稽之谈也。夫脾为胃行其津液，以灌四旁，而水精又上输于肺，焉得凝结而为痰？惟肾为胃关，关门不利，故水聚而泛为痰也，则当曰肾为生痰之源。《经》云：受谷者浊，受气者清。清阳走五脏，浊阴归六腑。肺为手太阴，独受诸气之清，而不受有形之浊，则何可贮痰？惟胃为水谷之海，万物所归，稍失转味之职，则湿热凝结为痰，依附胃中而不降，当曰胃为贮痰之器。斯义也，惟王隐君知之，故制老痰之方，不涉脾、肺，而责之胃、肾。二黄、礞石禀中央之黄色，入通中宫者也，黄芩能清理胃中无形之气，大黄能涤荡胃中有形之质。然痰之为质，虽滑而黏，善栖泊于肠胃曲折之处，而为巢穴，不肯顺流而下，仍得缘涯而升，故称老痰。二黄以滋润之品，只能直行而泄，欲使委曲而导之，非其所长也，故选金石以佐之；礞石之燥，可以除其湿之本，而其性之悍，可以迅扫其曲折依伏之处，使秽浊不得腻滞而少留，此滚痰之所由名乎！又虑夫关门不开，仍得为老痰之窠臼，沉香禀北方之色，能内气归肾，又能疏通肠胃之滞，肾气流通，则水垢不留，而痰不再作，且使礞石不粘着于肠，二黄不伤及于胃，一举而三善备，所以功效若神也。（《古今名医方论》）[11]

3.清·汪昂

此手足太阴、阳明药也。礞石剽悍之性，能攻陈积伏历之痰；大黄荡热去实，以开下行之路；黄芩泻肺凉心，以平上僭之火；沉香能升降诸气，上至天而下至泉，以导诸药为使也。然皆峻剂，非体实者不可轻投。（《医方集解译注》）[12]

4.清·王子接

礞石性寒下降，阴也；焰硝性热上升，阳也。用以同煅，不特取焰硝有化石之能，并与礞石有阴阳相济之妙。是方也，治痰之功在于礞石，然独能攻肝经风热老痰，与他脏之痰不相及也。王隐君云：其痰似墨，有如桃胶、破絮、蚬肉之状，咯之不出，咽之不下，形坚性重，入水必沉，服之其痰下滚，从大便而出。复以黄芩，肃肺经清化之源，大黄泻脾经酿痰之热，沉香利肾经生痰之本。三焦清利，痰自不生，是礞石治其本，三者穷其原尔。（《绛雪园古方选注》）[12]

5.清·吴谦

《经》曰：饮入于胃，游溢精气，上输于脾。游者，运行也；溢者，渗溢也；输者，输布也；精气者，水化之精气也。言入于胃运行水化之精气，渗溢于肠胃之外，而上输布于脾也。又曰：脾气散精，上归于肺。言水之清者上升，犹天之雨露也。又曰：通调水道，下输膀胱。言水之浊者下降，犹地之江河也。此皆言水自浊化清，由腑输脏；自清分浊，由脏输腑，水之运行循环也。又曰：水精四布，五经并行。言水发源于脾，周布四脏，并行五经也。此皆言水内养脏腑，外滋百骸，水之变化精微也。如是者，何痰之有？若饮食失度不和于中，水精不渗溢于外，直下走大、小肠而为泄泻矣。若三焦失运，气不蒸化，水之清者不升，水之浊者不降，精化为水，则内停作胀，外泛作肿，上攻喘呼，下蓄淋矣。若上焦气不清肃，不能输布，留于胸中，水之精者悉变为浊，阳盛煎灼成痰，阴盛凝蓄为饮也。故治痰者，以清火为主，实者利之，虚者化之。治饮者，以燥湿为主，实者逐之，虚者温之。所以古人治饮有温补之法，而治痰则无之也。王隐君制礞石滚痰丸，治老痰一方，用黄芩清胸中无形诸热，大黄泻肠胃有质实火，此治痰必须清火也。以礞石之燥悍，此治痰必须除湿也。以沉香之速降，此治痰必须利气也。二黄得礞石、沉香，则能迅扫直攻老痰巢穴，浊腻之垢而不少留，滚痰之所由名也。若阳气不盛，痰饮兼作，又非此方所宜。当以指迷茯苓丸合而治之，用半夏燥湿，茯苓渗湿，风硝软坚，枳壳利气。别于二陈之甘缓，远于大黄、礞石之峻悍，殆攻中之平剂欤！（《医宗金鉴·删补名医方论》）[14]

6.清·张秉成

通治实热老痰，怪证百病。夫痰之清者为饮，饮之浊者为痰，故痰者皆因火灼而成，而老痰一证，其为火之尤盛者也。变幻诸病多端，难以枚举。然治病者，必求其本，芟草者，必除其根。故方中以黄芩之苦寒，以清上焦之火；大黄之苦寒，以开下行之路，故二味分量为独多。但既成之痰，亦不能随火俱去，特以礞石慓悍之性，而能攻陈积之痰者，以硝石同煅，使其自上焦行散而下。然一身之主宰者，惟气而已。倘或因痰因火，病则气不能调，故以沉香升降诸气，上至天而下至泉，以导诸药为之使耳。（《成方便读》）[15]

参考文献

[1] 侯树平.名医方论辑义[M].北京：中国中医药出版社，2016.

[2] 樊瑞震，崔莎莎.礞石滚痰汤联合耳穴压豆治疗痰热郁结型躯体形式障碍的临床研究[J].中医临床研究，2019，11（04）：4-6.

[3] 张吉华，崔寒尽，王杨，等.礞石滚痰汤辅助治疗颅脑损伤后躁狂型精神障碍痰火扰神证19例临床观察[J].中医杂志，2019，60（05）：400-404.

[4] 刘奕.王素梅教授运用礞石滚痰丸加减治疗儿科疾病举隅[J].中医儿科杂志，2016，12（3）：12-14.

[5] 欧家伶.礞石滚痰丸加减联合达英-35治疗多囊卵巢综合征不孕症临床观察[J].饮食保健，2016，3（17）：75-76.

[6] 尹高云.礞石滚痰丸加减方对痰热内扰型失眠症生活质量影响研究[D].山东中医药大学，2012.

[7] 吕珊珊.礞石滚痰汤对戊四氮致痫小鼠的影响.南京中医药大学，2017.

[8] 张璐.张氏医通精要[M].贵阳：贵州科技出版社，2008.

[9] 张杰，代名涛，谢英彪.中医痰证与方药[M].北京：金盾出版社，2016.

[10] 吴昆.医方考（中医临床必读丛书）[M].北京：人民卫生出版社，2007.

[11] 罗美.古今名医方论[M].南京：江苏科学技术出版社，1983.

[12] 汪昂.医方集解译注[M].北京：中国人民大学出版社，2010.

[13] 王子接.绛雪园古方选注[M].北京：中国中医药出版社，1993.

[14] 吴谦.医宗金鉴：删补名医方论[M].北京：人民卫生出版社，1957.

[15] 张秉成.成方便读[M].北京：中国中医药出版社，2022.

木香顺气散（《证治准绳》）

　　木香顺气散，原出于明·王肯堂《证治准绳·类方》引《医学统旨》。为理气剂，本方具有行气化湿、健脾和胃之功效。多用于治疗湿浊中阻、脾胃不和证，症见胸膈痞闷、脘腹胀痛、呕吐恶心、嗳气纳呆、舌苔黄腻、脉滑数而有力。临床上常用于消化不良、胃肠功能紊乱等，也可用于早期肝硬化、阑尾炎术后肠胀气、慢性病毒性肝炎、肠易激综合征等证属湿浊中阻、脾胃不和。因木香顺气散的药物大都是辛、温、燥烈，故不宜长服。

一、传统应用

　　【药物组成】木香3g，香附3g，槟榔3g，青皮3g，陈皮3g，枳壳3g，砂仁3g，厚朴（制）3g，苍术3g，炙甘草1.5g。

　　【功效主治】行气化湿，健脾和胃。主治湿浊阻滞气机、脾胃不和所致的胸膈痞闷、脘腹胀痛、呕吐恶心、嗳气纳呆、舌苔黄腻、脉滑数而有力。[1]

　　【服用方法】上药研末，为丸，每服9g，温开水送下，日服2次；亦可作汤剂，水煎服，用量按原方比例酌情增减。

　　【加减化裁】嗳气、腹胀明显者，加刀豆壳6g，莱菔子9g；胃痛明显者加川楝子9g，延胡索12g；大便不爽者加制大黄3g，芦荟6g。[1]

二、现代研究

（一）临床应用

1.咽异感症

　　黄伟慧等运用木香顺气散煎剂口服治疗肝气郁滞型咽异感症76例，基础组方为：桔梗12g，醋青皮12g，醋香附15g，枳壳15g，广木香5g，砂仁9g，厚朴9g，乌药9g，柴胡9g，陈皮12g，紫苏子12g，槟榔15g，焦神曲12g，焦山楂12g，焦麦芽12g，甘草9g。每日1剂，水煎2次，各200ml混合后，醋1盅为引，早晚2次分服，治疗7天为1个疗程，服药4个疗程。结果显示总有效率为86.84%。[2]

2.小儿功能性腹痛

　　张俊平运用木香顺气散治疗小儿功能性腹痛患者48例，基础组方为：木香6g，青皮6g，陈皮6g，枳壳6g，厚朴6g，乌药6g，干姜3g，肉桂3g，白芍9g，延胡索9g，甘草5g。药物剂量根据患儿年龄、体质灵活掌握。每天1剂，水煎，分3次服；治疗以14天为1个疗程，均治疗1个疗程判定疗效。结果显示：治愈率93.75%。[3]

3.功能性消化不良

朴基万等运用木香顺气散治疗功能性消化不良43例，基础组方为：木香10g，香皮10g，川芎10g，橘皮9g，甘草6g，砂仁6g，厚朴15g，香附15g，苍术12g，桂心1.5g。每日1剂，水煎取汁150ml，每日2次，4周为1疗程。结果显示：治愈率10.34%，显效率82.76%，总有效率96.55%。[4]

4.腰椎压缩性骨折术后

苗林运用木香顺气散加减治疗腰椎压缩性骨折后腹胀患者96例，基础组方为：木香12g，青皮9g，陈皮9g，大黄9g，厚朴9g，当归6g，草豆蔻6g，益智3g，苍术9g，半夏6g，吴茱萸3g，干姜6g，茯苓12g，泽泻6g，升麻6g，柴胡6g。水煎至500ml，每日一剂，早晚分服。3付即止，以防伤正；对照组予口服莫沙必利5mg，每日3次。结果治疗组患者腹胀病程为3天，对照组为7天。[5]

（二）实验研究

1.促进胃肠动力

蔡威等观察木香顺气丸对尿毒症前期患者消化功能紊乱的影响并探讨其机制的研究发现：与莫沙必利片比较，木香顺气组胃动过缓率降低明显，血清胃泌素（GAS）及胃动素（MTL）含量升高（$P < 0.05$，$P < 0.01$），说明木香顺气丸能有效改善尿毒症前期患者消化功能紊乱，其作用机制可能是通过促进患者胃肠动力、调控血清胃肠激素水平，从而改善消化功能。[6]

2.抗炎作用

木香可增强肌张力，提高胃肠蠕动幅度，促进胃排空和肠推进，能够对抗氯化钡、乙酰胆碱和组胺引起的肠肌痉挛。[7]经证实，木香、厚朴对葡萄球菌、链球菌、大肠杆菌等具有不同程度的抗菌和抑菌效果[7]，而臣药中的厚朴经现代药理学研究证实，具有抗菌、抗氧化、抗过敏、影响胃肠活动、松弛肌肉和抑制中枢等作用[8]。槟榔通过兴奋M胆碱受体引起腺体分泌增加，尤其使唾液腺分泌增加，提高胃肠平滑肌的张力，促进肠蠕动，促进消化液分泌，改善食欲。[9]甘草可以促进消化液分泌，促进体内积气排出，并具有一定程度的抗幽门螺杆菌及其他病原微生物的作用，有利于炎症的恢复。[10]枳壳可以显著增强阿托品抑制模型小鼠胃肠运动，排除消化道的滞气和积食。

三、类方鉴析

1.开胸顺气丸（《北京市中药成方选集》）[11]

（1）组成：槟榔、牵牛子（二丑）、陈皮、木香、三棱、莪术、猪牙皂、厚朴。

（2）功用：消积化滞。

（3）主治：停食停水，气郁不舒，膨闷胀满，胃脘疼痛，红白痢疾，疟疾。

（4）鉴析：两者均可治疗因生气、思虑过度等情绪致病引起的不思饮食、胃脘胀满等。但开胸顺气丸以胸中憋闷，胃脘不舒，中上不适为主；木香顺气丸以胁肋部、小腹不适，中下治疗为主，常治疗腹胀、腹痛等。

2.木香顺气汤（《简明中医辞典》引《医学发明》）[12]

（1）组成及用法：木香、苍术、草豆蔻（面裹煨）各三分，厚朴（制，四分），青皮、益智仁、陈皮、泽泻、茯苓（去皮）、半夏、干生姜、吴茱萸（汤泡）各二分，当归、人参（各五分）、升麻、柴胡（去芦）各一钱。水二盏，煎至一盏，去粗温服，食前。忌生冷、硬物。

（2）功用：理气宣通，温阳祛湿。

（3）主治：气滞不宣，寒湿内阻，胸膈痞闷，腹胁胀满，大便不利，脉弦而细者。

（4）鉴析：二者组方均有木香、苍术、厚朴、陈皮、青皮等理气之品，可治气滞不宣所致的胸膈痞闷、胁满胀痛之症，但木香顺气汤配伍豆蔻、半夏、生姜、吴茱萸、益智，温散寒湿之力较强，且以人参、茯苓、当归益气养血，又复以升麻、柴胡轻升清阳，故该汤对体虚寒湿，胁痛且大便不利者更宜，而散方中的香附、槟榔、枳壳、砂仁等理气止痛之功更著，更适合用于气滞腹痛。

附：原文和方论

【原文】

治气滞腹痛胁痛。

木香、香附、槟榔、青皮、陈皮、枳壳、砂仁、厚朴（制）、苍术各一钱，炙甘草五分

水二钟，姜三片，煎八分，食后服。

【方论】

1.赵珍东等

本方证治为湿浊中阻，脾失健运，胃气失和所致。湿邪中阻，脾失健运，则脘腹胀痛，呕吐恶心，嗳气纳呆。治当行气化湿，健脾和胃。方中君药木香、香附疏肝理气，和中止痛。臣药厚朴、青皮行气燥湿，散结消积；枳壳、槟榔行气导滞宽中；陈皮、砂仁理气化湿和中；苍术燥湿健脾。使药甘草，调和诸药。全方配伍，共奏行气化湿、健和胃之功。[13]

2.李永来

经云：留者行之，结者散之。木香气芳香而辛散温通，擅长调中宣滞，行气

止痛；香附辛味甚烈，香气颇浓，善治气结为病，疏肝解郁，行气止痛，共为主药。青皮、陈皮、苍术、厚朴皆为辛甘温之品，理气疏肝，散结破积，为辅药。枳壳、槟榔苦泄辛散，破气除胀，消积导滞；砂仁善化湿行气，为醒脾和胃之良品；生姜降气和胃，共为佐药。甘草调和诸药，为使药。诸药合用，共奏消食除满，行气止痛之功。[14]

参考文献

[1] 李冀. 方剂学[M]. 北京：中国中医药出版社，2012.

[2] 黄伟慧，郭丹. 木香顺气散治疗肝气郁滞型咽异感症临床观察[J]. 中国中医药现代远程教育，2018，16（13）：105-107.

[3] 张俊平. 木香顺气散治疗小儿功能性腹痛48例[J]. 中国医药导报，2006，3（30）：89.

[4] 朴基万，柴俊田. 木香顺气散治疗功能性消化不良的临床观察[J]. 中医药学报，2003，31（02）：36.

[5] 苗林. 木香顺气汤加减治疗腰椎压缩性骨折后腹胀96例临床体会[J]. 中医临床研究，2012，4（05）：78，80.

[6] 蔡威，陈文莉，付会玲. 木香顺气丸对尿毒症前期患者消化功能紊乱的影响及机制研究[J]. 中国中西医结合杂志，2017，37（01）：34-38.

[7] 高敏，汝明. 木香顺气丸对妇产科手术后腹胀及胃肠功能恢复的临床观察[J]. 中医临床研究，2013，5（01）：91-92.

[8] 姜宁，刘晓鹏，高秀丽，等. 快速提取及测定木香顺气丸中厚朴酚与和厚朴酚的研究[J]. 江西师范大学学报（自然科学版），2007，31（04）：347-349.

[9] 黄建东，农田泉. 木香顺气丸治疗原发性肝癌术后肠胀气疗效观察[J]. 现代中西医结合杂志，2011，20（24）：3046-3047.

[10] 王芬，王永兰. 中西医结合治疗幽门螺杆菌导致功能性消化不良的疗效观察[J]. 中医药导报，2015（04）：75-78.

[11] 北京市公共卫生局编. 北京市中药成方选集. 北京：人民卫生出版社，1964.

[12] 彭怀仁. 中医方剂大辞典[M]. 北京：人民卫生出版社，1993.

[13] 赵珍东. 实用方剂与中成药[M]. 重庆：重庆大学出版社，2015.

[14] 李永来. 中华名方大全[M]. 哈尔滨：黑龙江科学技术出版社，2012.

平胃散（《医方类聚》卷十引《简要济众方》）

平胃散，原出自《医方类聚》卷十引《简要济众方》，为祛痰剂，本方具有燥湿运脾、行气和胃之功效。多用于治疗湿滞脾胃证。症见脘腹胀满、不思饮食、口淡无味、恶心呕吐等。临床常用于治疗慢性胃炎、消化道功能紊乱、胃及十二指肠溃疡等属湿滞脾胃者。因本方辛苦温燥，阴虚气滞，故脾虚无湿或阴虚者，症见舌红少苔，口苦而渴，或脉数者禁用。

一、传统应用

【药物组成】苍术120g（去黑皮，捣为粗末，炒黄色），厚朴90g（去粗皮，涂生姜汁，炙令香熟），陈橘皮60g（洗令净，焙干），甘草30g（炙黄）。

【功效主治】燥湿健脾，行气和胃[1]。主治湿滞脾胃证。湿困脾胃，脘腹胀满，不思饮食，口淡无味，呕吐恶心，嗳气吞酸，常多泄泻，肢体沉重、怠惰嗜卧，舌苔白腻而厚，脉缓。[1]

【服用方法】共为细末，每服4～6g，姜枣煎汤送下；或作汤剂，水煎服，用量按原方比例酌减。

【加减化裁】若证属湿热者，宜加黄连、黄芩以清热燥湿；属寒湿者，宜加干姜、草豆蔻以温化寒湿；湿盛泄泻者，宜加茯苓、泽泻以利湿止泻；若呕者，宜加半夏以和胃止呕；若兼食滞，而见腹胀满，大便秘结者，宜加莱菔子、神曲、槟榔、枳实消食除满。[1]

二、现代研究

（一）临床应用

1.特发性胃轻瘫综合征

雷氏运用平胃散加减治疗特发性胃轻瘫综合征48例，基础组方为：枳实15g，竹茹15g，苍术15g，厚朴30g，陈皮15g，姜半夏15g，木香15g，香附15g，砂仁15g，生麦芽30g。具体方法：将门诊患者随机分为治疗组和对照组。治疗组予平胃散加减治疗，每日1剂，水煎取汁500ml，早晚分服。对照组给予莫沙必利片口服，每次5mg，每日3次，饭前30min服用。二组均治疗1个月后比较疗效。结果发现治疗组总有效率89.6%，对照组总有效率65.2%。[2]

2.阳痿

李氏用平胃散加味治疗阳痿56例，基础组方为：苍术20g，陈皮15g，厚朴15g，熟地黄25g，肉桂15g，附子10g，韭菜子20g，炙甘草10g。加减法：性欲淡漠加淫羊藿15g；病程长者加红花15g，蜈蚣3条；阴虚去附子，加枸杞子25g，当归15g；遗精加龙骨20g，牡蛎20g；阴部潮湿加黄柏15g；小便赤涩去附子、肉桂，加黄柏15g，白茅根20g；心悸、失眠加酸枣仁15g；纳呆、乏力加党参20g；胸闷胁胀，烦躁易怒加香附15g。治疗6个疗程，结果发现，治愈46例，占82.1%；有效7例，占12.5%，无效3例，占5.4%，总有效率94.6%。[3]

3.湿热咳嗽

潘氏运用平胃散加减治疗湿热咳嗽48例，基础处方为：苍术20g，葛花20g，厚朴15g，陈皮6g，甘草5g，黄连10g。痰黄者加黄芩15g，鱼腥草30g；夜咳者加白前15g；咽痒者加僵蚕、防风各10g；口苦者加鸡骨草20g，竹茹15g；尿黄者加茵陈20g。每天1剂，清水800ml煎至250ml，复渣再煎，于早晚饭后服用，4天一疗程，经3疗程治疗，治愈（咳嗽、咳痰症状消失）42例，好转（咳嗽、咳痰症状减轻）6例，总有效率100%。[4]

4.胎盘胎膜残留

王氏等运用平胃汤加减治疗胎盘胎膜残留38例，基础处方为：当归20g，川芎10g，桃仁10g，炮姜6g，苍术10g，厚朴10g，陈皮6g，生黄芪30g，川牛膝15g，益母草（坤草）30g，炙甘草6g。服药3剂后排下残留胎盘胎膜，出血、腹痛等症状消失，B超检查宫内无残留组织，有效率可达92.1%。[5]

5.小儿惊泻

郭氏等用平胃散治疗小儿惊泻43例，药物组成：蝉花6g，钩藤（后下）6g，僵蚕6g，白芍6g，陈皮6g，苍术6g，厚朴6g，砂仁（后下）3g，炙甘草3g。各药剂量随年龄大小增减，每日1剂，水煎取汁100ml，数次频服。结果治愈37例，好转5例，未愈1例，总有效率97.67%。[6]

6.儿童厌食症

华氏运用平胃散加减治疗儿童厌食症52例，基础处方为：苍术10g，白术10g，厚朴8g，陈皮8g，炒谷芽、炒麦芽各10g，生鸡内金10g，炙甘草3g。每日1剂，水煎取汁，根据年龄不同，5岁以下120ml，5岁以上150ml，每日分2～3次，饭前服用，以2周为1个疗程，一般服2个疗程。结果有效率可达94.2%。[7]

（二）实验研究

1.影响胃肠水通道蛋白（AQPs）的分布、含量

杨成以湿阻中焦证动物模型为研究平台，旨在研究湿阻中焦证动物模型胃肠

AQPs的分布、含量，探索湿阻中焦证模型胃肠道的相关信号转导因子以及平胃散干预的发生发展关系，揭示胃肠道相关信号转导因子的作用机制。结果证明这种造模方式以及平胃散是通过影响水通道蛋白的含量和分布变化来引起大鼠体内水电解质的改变。围绕水通道蛋白的激素如精氨酸加压素（AVP）、血管活性肠肽（VIP）和相关信号转导途径中的各种信号分子也发生了相应的改变。说明平胃散对大鼠体内水液和电解质的影响是通过水通道蛋白以及这些激素和信号分子的作用机制来实现的。[8]

2.参与能量代谢和水液代谢输布调控

王吉峨通过对湿阻中焦证大鼠肝、肺、肾内水通道蛋白的分布、定量、活性及调控方式的系统研究，探究湿阻中焦证对水通道蛋白的影响，平胃散是否通过影响水通道蛋白的表达分布来调控水液代谢状态，揭示湿阻中焦证引起细胞水液代谢失衡的部分分子机制和平胃散在调控细胞跨膜水转运方面的作用靶点。湿阻中焦证模型不仅能够影响体内能量代谢，还能够影响肝肺肾三脏AQP1、AQP4、AQP8的蛋白含量及表达分布水平，这可能是湿阻中焦模型导致水液代谢失衡的机制之一；平胃散能够协调Na^+-K^+-ATP酶活性和肝肺肾三脏AQP1、AQP4、AQP8的蛋白含量及表达分布水平，参与能量代谢和水液代谢输布调控，这可能是平胃散燥湿运脾的作用机制之一。[9]

3.激活KCC3和NKCC1的表达

徐萌观察平胃散对湿阻中焦证大鼠肝脏水通道蛋白SLC12家族的影响，探讨平胃散对湿阻中焦证可能存在的作用机制。结果说明了平胃散能够减轻湿阻中焦证大鼠症状，可能与平胃散降低胃残留，促进肠道吸收功能，改善Na^+-K^+-ATP酶活性，抑制KCC1，激活KCC3和NKCC1的表达有关。[10]

4.影响机体水液的代谢

陈芳以前期较成熟的湿阻中焦证大鼠模型为研究平台，研究湿阻中焦证对肺脾肾三脏AQP1含量的影响和不同剂量平胃散对湿阻中焦证大鼠模型肺肝肾水通道蛋白AQP1含量的影响，从AQP1含量变化的角度揭示肺肝肾三脏与水液代谢的关系。说明了肾脏中AQP1的含量明显高于其他两脏，平均光密度值显著低于其他两脏；模型组大鼠AQP1含量有下降趋势，平均光密度值呈上升趋势。服用平胃散后AQP1含量明显上升，平均光密度值明显下降，证明了水液代谢与人体肺肝肾三脏有关，与肾脏关系尤为密切。湿阻中焦证可能影响机体水液代谢，平胃散能明显改善湿阻中焦证导致的机体水液代谢失常状况。[11]

三、类方鉴析

1.柴平汤（《重订通俗伤寒论》）

（1）组成：柴胡2钱，黄芩1钱5分，人参（去芦）1钱，半夏（汤泡7次）1钱，炙甘草5分，陈皮1钱2分，苍术（泔浸）1钱半，厚朴（姜制）1钱。

（2）功用：和解少阳，祛湿和胃。[12]

（3）主治：湿疟。寒热往来，四肢倦怠，肌肉烦疼者。[12]

（4）鉴析：两者均可治疗因湿阻脾胃导致的脘腹胀满，不思饮食。但平胃散主治湿滞脾胃证，湿困脾胃，症见脘腹胀满，不思饮食，口淡无味，呕吐恶心，嗳气吞酸，常多泄泻，肢体沉重、怠惰嗜卧，舌苔白腻而厚，脉缓。伤食，嗳气有腐食气。而柴平汤是平胃散和小柴胡汤的合方，增加和解少阳之功，宜于素多痰湿，复感外邪，痰湿阻瘀少阳，寒多热少的湿疟。[12]

2.不换金正气散（《卫生易简方》）[13]

（1）组成：苍术、橘皮、半夏曲、厚朴（姜制）、藿香各二钱，炙甘草一钱。

（2）功用：解表化湿，和胃止呕。

（3）主治：湿浊内停，兼有表寒证。呕吐腹胀，恶寒发热，或霍乱吐泻，或不服水土，舌苔白腻等。

（4）鉴析：两者均有化湿和胃之功，平胃散具有燥湿健脾、行气和胃之功，主治湿滞脾胃证；但不换金正气散较平胃散多藿香、半夏二味，其燥湿和胃、降逆止呕之力益佳，且具解表之功。

附：原文与方论

【原文】

平胃散，治脾胃不和，不思饮食，心腹胁肋胀满刺痛，口苦无味，胸满短气，呕哕恶心，噫气吞酸，面色萎黄，肌体瘦弱，怠惰嗜卧，体重节痛，常多自利，或发霍乱，及五噎八痞，膈气反胃，并宜服。

【方论】

1.明·吴昆

湿淫于内，脾胃不能克制，有积饮痞膈中满者，此方主之。此湿土太过之证，经曰敦阜是也。苍术味甘而燥，甘则入脾，燥则胜湿；厚朴味温而苦，温则益脾，苦则燥湿，故二物可以平敦阜之土。陈皮能泄气，甘草能健脾，气泄则无湿郁之患，脾强则有制湿之能，一补一泄，又用药之则也。是方也，惟湿土太过者能用之，若脾土不足及老弱、阴虚之人，皆非所宜也。（《医方考》）[14]

2.明·张介宾

夫所谓平胃者，欲平治其不平也，此东垣为胃强邪实者设。故其性味从辛、从燥、从苦，而能消、能散，惟有滞、有湿、有积者宜之。今见方家，每以此为常服健脾之剂，动辄用之，而不察可否，其误甚矣。（《景岳全书》）[15]

3.清·柯琴

《内经》以土运太过曰敦阜，其病腹满；不及曰卑监，其病留满痞塞。张仲景制三承气汤，调胃土之敦阜；李东垣制平胃散，平胃土之卑监也。培其卑者而使之平，非削平之谓，犹温胆汤用凉剂而使之温，非用温之谓。后之注《本草》者，曰敦阜之土，宜苍术以平之；卑监之土，宜白术以培之。若以湿土为敦阜，将以燥土为卑监耶！不审敦阜、卑监之义，因不知平胃之理矣。二术苦甘，皆燥湿健脾之用，脾燥则不滞，所以能健运而得其平。第二术白者柔而缓，苍者猛而悍。此取其长于发汗，迅于除湿，故以苍术为君耳！不得以白补、赤泻之说，为二术拘也。厚朴色赤苦温，能助少火以生气，故以为佐；湿因于气之不行，气行则愈，故更以陈皮佐之。甘先入脾，脾得补而健运，故以炙甘草为使。名曰平胃，实调脾承气之剂与！夫洁古取《金匮》之枳术汤以为丸，枳实之峻，重于厚朴，且无甘草以和之，虽倍白术，而消伐过于此方。昧者以术为补，为当久服，不思枳实为峻而不宜多，特未之思耳！（录自《古今名医方论》）[16]

4.清·汪昂

此足太阴、阳明药也。苍术辛烈，燥湿而强脾；厚朴苦温，除湿而散满；陈皮辛温，利气而行痰；甘草中州主药，能补能和，蜜炙为使。泄中有补，务令湿土底于和平也。（《医方集解》）[17]

5.清·费伯雄

人非脾胃无以养生，饮食不节，病即随之。多食辛辣则火生，多食生冷则寒生，多食浓厚则痰湿俱生。于是为积聚，为胀满，为泻痢，种种俱见。平胃散乃治脾胃之圣剂，利湿化痞，消胀和中，兼治时疫瘴气，燥而不烈，故为消导之首方。（《医方论》）[18]

6.清·张秉成

用苍术辛温燥湿，辟恶强脾，可散可宣者，为化湿之正药。厚朴苦温，除湿而散满；陈皮辛温，理气而行痰，以佐苍术之不及。但物不可太过，过刚则折，当如有制之师，能戡祸乱而致太平，故以甘草中州之药，能补能和者赞辅之，使湿去而土不伤，致于和平也。（《成方便读》）[19]

参考文献

[1] 李冀. 方剂学 [M]. 北京：中国中医药出版社，2012.

[2] 雷其山. 平胃散加减治疗特发性胃轻瘫综合征48例[J]. 中国医药指南，2013，11（33）：481-482.

[3] 李同华，张明沛. 平胃散加味治疗阳痿56例观察[J]. 实用中医内科杂志，1994，8（1）：32-33.

[4] 潘慧人. 平胃散治疗湿热咳嗽48例. 新中医，2003，35（05）：33.

[5] 王玉平，郭杰. 平胃生化汤治疗胎盘胎膜残留38例[J]. 中国民间疗法，2002，10（2）：43-44.

[6] 郭阳青，叶颖. 蝉花平胃散治疗小儿惊泻43例临床观察[J]. 河北中医，2013，35（1）：51-52.

[7] 华美英. 平胃散加味治疗儿童厌食症52例[J]. 河南中医，2009，29（9）：915-916.

[8] 杨成. 平胃散调控湿阻中焦证模型致胃肠水通道蛋白异常表达及细胞信号转导的影响[D]. 成都中医药大学，2012.

[9] 王吉娥. 平胃散对湿阻中焦证大鼠肝肺肾水通道蛋白影响的研究[D]. 成都中医药大学，2016.

[10] 徐萌，黄秀深，李晓红，等. 平胃散对湿阻中焦证大鼠肝脏水通道蛋白SLC12家族影响的研究[J]. 中药药理与临床，2017（6）：7-9.

[11] 陈芳，黄秀深，张凯文，等. 平胃散对湿阻中焦证模型大鼠水通道蛋白1（AQP1）的影响[J]. 亚太传统医药，2018（4）：6-9.

[12] 沈元良. 俞氏柴平汤的衍变与应用一得[J]. 浙江中医杂志，2009，44（6）：411.

[13] 胡濙. 卫生易简方[M]. 北京：人民卫生出版社，1984：274.

[14] 吴昆. 医方考（中医临床必读丛书）[M]. 北京：人民卫生出版社，2007.

[15] 张景岳. 景岳全书[M]. 太原：山西科学技术出版社，2006.

[16] 罗美. 古今名医方论[M]. 南京：江苏科学技术出版社，1983.

[17] 汪昂，田代华，李怀芝. 医方集解译注[M]. 北京：中国人民大学出版社，2010.

[18] 费伯雄. 医方论[M]. 北京：中医古籍出版社，1987.

[19] 张秉成. 成方便读[M]. 北京：学苑出版社，2010.

七味白术散（《小儿药证直诀》）

七味白术散，原出于《小儿药证直诀》，为补益剂，本方具有健脾益气、和胃生津的功效，多用于治疗脾胃久虚、呕吐、泄泻，频作不止，津液枯竭，烦、渴、燥，但欲饮水，乳食不进，羸弱，舌质淡，苔薄白，脉细弱。[1]现代临床常用于治疗慢性消化不良、婴幼儿腹泻、小儿疳症、小儿多尿、遗尿、流涎等属脾胃虚弱，津虚内热证。因方中木香其性温耗气，恐重伤津液之故，故肾病水肿等属脾胃虚弱者，不宜服用七味白术散。

一、传统应用

【药物组成】人参6g，茯苓12g，炒白术12g，甘草3g，藿香叶12g，木香6g，葛根15g。

【功效主治】健脾益气，和胃生津。[1]脾胃虚弱，津虚内热证。[1]主治小儿脾胃虚弱，清阳不升，乳食少进，呕吐泄泻，烦渴饮水，羸困少力，舌质淡，苔薄白，脉细弱。

【服用方法】以上为1剂汤药量，加冷水漫过药面，浸泡30min后，煎煮2次，先用大火煮沸，再改用小火煎煮，每次煎煮时间不宜过长，一般15～20min。将两次煎煮的药液混合后，分2～3次口服。

【加减化裁】若胃气失和、恶心呕吐者，加半夏、代赭；流涎而臭者，加黄连、滑石、诃子、益智；水肿者，加猪苓、泽泻。[1]

二、现代研究

（一）临床应用

1.小儿腹泻

唐涛应用七味白术散加味治疗小儿腹泻89例，基础处方为：党参5g，白术4g，茯苓5g，藿香4g，木香3g，葛根3g，甘草3g。并依据症状不同加剂。1剂/天，3天治愈者53例，7天治愈者23例。[2]

2.小儿厌食症

杨秀荣应用七味白术散加味治疗小儿厌食症38例，疗效满意，药用：党参8g，白术8g，茯苓8g，藿香3g，木香3g，葛根8g，甘草3g，山楂6g，鸡内金6g。

并依据症状不同加剂，水煎，温服，分2次口服。治疗10天为1疗程。一般治疗1～3疗程。结果25例治愈，11例好转，总有效率94.73%。[3]

3.溃疡性结肠炎

李二虎应用加味七味白术散联合柳氮磺胺吡啶治疗溃疡性结肠炎53例，基础处方为：葛根30g，党参12g，白术12g，茯苓30g，薏苡仁30g，木香12g，藿香12g，黄连12g，冬瓜子30g，甘草6g。1剂/天，30天为1疗程。柳氮磺胺吡啶，每日4g，分4次口服，病情缓解后减量至每日2g口服，4周为1个疗程。治疗2个疗程，结果治疗组有效率达94.17%。[4]

4.腹泻型肠易激综合征

黄建东应用七味白术散治疗腹泻型肠易激综合征（IBS）30例，基础处方为：党参30g，白术15g，茯苓12g，藿香12g，木香9g（后下），葛根30g，甘草6g，随症加减。每日1剂，清水煎至200ml，早晚分两次温服，28天为1个疗程；治疗2个疗程，结果有效率达95.26%。[5]

5.轮状病毒肠炎

谢丽应用蒙脱石散联合七味白术散治疗小儿轮状病毒肠炎45例，基础处方为：藿香10g，葛根10g，白术10g，茯苓10g，党参10g，木香4g（后下），甘草3g。每剂煎煮至150ml，连续3天。结果治疗组总有效率93.33%。[6]

6.2型糖尿病肾病

曾国志用七味白术散加味治疗2型糖尿病肾病40例，基础处方为：人参6g，茯苓12g，炒白术12g，甘草3g，藿香12g，木香6g，黄芪15g，葛根15g，山药15g，五味子12g，芡实15g。中药均为免煎颗粒剂，2次/天，餐后30min口服。结果治疗组的总有效率为92.5%。[7]

（二）实验研究

1.影响肠道微生物

郭抗萧应用16S rRNA基因克隆文库技术进一步明确了正常小鼠肠道中细菌群落的组成，以及七味白术散对菌群失调腹泻小鼠肠道细菌群落的恢复效果，超微50%量七味白术散汤剂的治疗效果优于七味白术散传统汤剂。[8]

2.增强肠道微生物对碳水化合物重吸收作用

刘嘉欣研究七味白术散治疗小儿轮状病毒肠炎的作用机制可能是改变了肠道微生物对碳水化合物的代谢作用，尤其是糖酵解作用增强，使丙酮酸产量增加，无氧酵解产生的乙酸增加。这种代谢的改变，一方面可以释放更多的能量，供给微生物及肠道黏膜上皮的代谢需要；另一反面可刺激结肠上皮细胞的Na^+依赖的水、电解质吸收，有助于结肠对水、电解质重吸收，从而减轻腹泻症状。[9]

三、类方鉴析

参苓白术散（《幼科指南》卷下）[10]

（1）组成：莲子肉（去皮）一斤，薏苡仁一斤，缩砂仁一斤，桔梗（炒令深黄色）一斤，白扁豆（姜汁浸去皮，微炒）一斤半，白茯苓二斤，人参二斤，甘草（炒）二斤，白术二斤，炙甘草二两，山药二斤。

（2）功用：益气健脾，渗湿止泻。[10]

（3）主治：脾虚湿盛证。饮食不化，胸脘痞闷，肠鸣泄泻，四肢乏力，形体消瘦，面色萎黄，舌淡苔白腻，脉虚缓。[10]

（4）鉴析：《古今医鉴》所载参苓白术散，较本方多一味陈皮，适用于脾胃气虚兼有湿阻气滞者。化裁若兼里寒而腹痛者，加干姜、肉桂以温中祛寒止痛。而七味白术散药性平和，温而不燥，是治疗脾虚湿盛泄泻的常用方。临床应用以泄泻、舌苔白腻、脉虚缓为辨证要点。[10]

附：原文和方论

【原文】人参（切去头）二钱五分，白茯苓五钱，白术（炒）五钱，藿香叶五钱，木香二钱，甘草一钱，葛根五钱（渴者加至一两）。上呀咀，每服三钱，水煎，热盛发渴，去木香。治脾胃久虚、呕吐、泄泻、频作不止，津液枯竭，烦、渴、燥，但欲饮水，乳食不进，羸弱困劣，因而失治，变成惊痫，阴阳虚实并宜服。

【方论】

1.明·吴昆

脾虚肌热，泄泻者，此方主之。脾虚者，补之以甘，故用人参、白术、茯苓、甘草；肌热者，疗之以清，故解以葛根；脾困者，醒之以香，故佐以藿、木。（《医方考》）[11]

2.清·徐大椿

妊娠脾胃两虚，清阳下陷，致津液不能上奉而口燥不渴，谓之口干。人参扶元补气，白术健脾生血，茯苓渗湿以通津液，木香调气以醒脾胃，藿香开胃快胸膈，炙草缓中益胃气，葛根升阳明清气而津液无不上奉，何口干只有哉？（《医略六书·女科指要》）[12]

参考文献

[1] 钱乙.小儿药证直诀[M].天津：天津科学技术出版社，2000.

[2] 唐涛，曾建军.七味白术散加味治疗小儿泄泻89例[J].实用中医药杂志，2010，26（6）：385.

[3] 杨秀荣.七味白术散加味治疗小儿厌食症38例[J].浙江中医杂志，2010，45（9）：639.

[4] 李二虎.加味七味白术散联合柳氮磺胺吡啶治疗溃疡性结肠炎53例[J].河南中医，2009，29（10）：1021.

[5] 黄建东.七味白术散治疗腹泻型肠易激综合征（IBS）临床研究[J].中医学报，2011，26（2）：225-227.

[6] 谢丽，黄蓓.蒙脱石散联合七味白术散对小儿轮状病毒性肠炎的疗效及对肠道微生态的影响[J].现代消化及介入诊疗，2019，24（06）：615-617.

[7] 曾国志.七味白术散加味治疗早期2型糖尿病肾病的疗效观察[J].糖尿病新世界，2018，21（06）：165-166，171.

[8] 郭抗萧，彭买姣，彭昕欣，等.七味白术散对菌群失调腹泻小鼠肠道细菌多样性的影响[J].微生物学通报，2018，45（07）：1470-1478.

[9] 刘嘉欣.基于微生物代谢通路研究七味白术散治疗小儿轮状病毒肠炎的作用机制[D].广州中医药大学，2015.

[10] 刘惠杰，何军.参苓白术散[M].北京：中国医药科技出版社，2009.

[11] 吴昆.医方考（中医临床必读丛书）[M].北京：人民卫生出版社，2007.

[12] 徐大椿.徐大椿医书全集（上册）[M].北京：人民卫生出版社，1988.

羌活胜湿汤 (《内外伤辨惑论》)

羌活胜湿汤，原出自于《内外伤辨惑论》，为祛湿剂，本方具有祛风、胜湿、止痛之功效。多用于治疗风湿在表之痹证，症见肩背痛不可回顾，头痛身重，或腰脊疼痛，难以转侧，苔白，脉浮。临床常用于治疗风湿性关节炎、类风湿关节炎、骨质增生症、强直性脊柱炎等属风湿在表者。因本方以辛苦温散之品为主，故阴虚血亏，气虚多汗者慎服。

一、传统应用

【药物组成】羌活、独活各6g，藁本、防风、炙甘草各3g，蔓荆子2g，川芎1.5g。

【功效主治】祛风，胜湿，止痛。风湿在表之痹证。肩背痛不可回顾，头痛身重，或腰脊疼痛，难以转侧，苔白，脉浮。[1]

【服用方法】作汤剂，水煎服。日服2次，早晚各一次。

【加减化裁】湿邪较重，肢体酸楚甚者，可加苍术6g、细辛3g以助祛湿通络；郁久化热者，宜加黄芩、黄柏各9g、知母6g等清里热。[1]

二、现代研究

(一)临床应用

1.腰痛

林琳运用羌活胜湿汤加减治疗腰痛30例，基础处方为：羌活6g，独活6g，藁本3g，防风3g，炙甘草3g，川芎3g，蔓荆子2g。水煎服，水二盏，煎至一盏，去滓，温服，每日1剂，疗程2周。用药期间，患者忌辛辣、鱼腥、生冷、油腻、酸涩及发物。结果治疗总有效率93.33%。[2]

2.偏头痛

李艳丽运用羌活胜湿汤加减治疗偏头痛31例，基础处方为：羌活15g，独活15g，藁本30g，防风15g，炙甘草30g，川芎15g，蔓荆子15g，白芷15g，细辛6g。一日1剂，水煎煮至150ml，一日3次。日1剂，水煎服。疗程结束，患者治愈6例，显效23例，无效2例，治疗总有效率93.55%。[3]

3.颈椎病

张杨立运用羌活胜湿汤加减治疗神经根型颈椎病60例，基础处方为：藁本15g，川芎15g，独活15g，升麻15g，苍术15g，葛根15g，羌活12g，蔓荆子10g，防风10g，黄芪10g，炙甘草6g，姜片6枚，三七粉4g。水煎服，1剂/天。疗程治疗15天。疗程结束后，显效40例，有效16例，无效4例，治疗总有效率93.33%。[4]

4.过敏性紫癜

吴雪华运用羌活胜湿汤加减治疗过敏性紫癜42例，基础处方为：羌活15g，独活12g，川芎10g，蔓荆子10g，防风10g，藁本10g，荆芥10g，黄芪25g。每日1剂，分2次服。随症加味，9天为1个疗程，1个疗程未愈者可服2个疗程。服药期间停服其他一切药物。42例全部治愈。其中服药1个疗程后痊愈37例（占88.1%），2个疗程痊愈3例（占7.14%），复发2例，仍用此基本方加味治疗而愈。总治愈率为100%。随访1年，未见复发。[5]

5.肩周炎

赵作义运用羌活胜湿汤配合针刺、哑铃治疗肩周炎30例，基础处方为：羌活12g，独活12g，川芎10g，甘草6g，蔓荆子9g，藁本10g，防风15g，制草乌（先煎）9g，防己9g，葛根15g，麻黄9g，桂枝12g。结果治疗组治愈率为100%。[6]

（二）实验研究

1.抗炎、镇痛

陈玉兴等研究发现，羌活胜湿汤单煎与合煎有明显的抗炎作用，并能显著降低由醋酸所致小鼠毛细血管通透性的增高；在单煎与合煎等剂量组比较中，合煎高剂量在蛋清性足肿胀1h、4h时效果优于单煎高剂量，有显著性差异。另外，羌活胜湿汤单煎与合煎有明显的镇痛作用，其镇痛强度未见明显差异。羌活胜湿汤单煎与合煎的急性毒性亦未见明显差异。[7]

2.杨奎等

采用中药血清药理学研究方法，研究发现在内毒素诱导兔单核细胞产生内生致热原过程初期，含香薷、羌活胜湿汤和九味羌活丸血清对单核细胞内DNA合成均有明显抑制，作用强弱顺序为九味羌活丸＞羌活胜湿汤＞香薷；对蛋白质合成的影响，香薷呈明显量效递增性抑制作用，而羌活胜湿汤和九味羌活丸在大剂量却呈促进作用；对Ca^{2+}内流的影响，香薷和九味羌活丸均呈量效递增性抑制作用，以后者作用较强，而羌活胜湿汤则呈显著量效递减性抑制作用，最后在较大剂量时翻转为促进内流作用。[8]

三、类方鉴析

蠲痹汤（《医学心悟》）

（1）组成：羌活、秦艽、独活各一钱，桑枝、当归各三钱，川芎七分，炙甘草、桂心各五分，海风藤二钱，乳香、木香各八分。

（2）功用：祛风除湿，蠲痹止痛。[9]

（3）主治：中风身体烦痛，项背拘急，手足冷痹，腰膝沉重，举动艰难。[9]

（4）鉴析：羌活胜湿汤和蠲痹汤都可以治疗风湿痹证，羌活胜湿汤主治风湿在表之痹证。肩背痛不可回顾，头痛身重，或腰脊疼痛，难以转侧，苔白，脉浮。蠲痹汤主治风寒湿邪痹阻经络之证。肩项臂痛、举动艰难、手足麻木等。[9]

附：原文与方论

【原文】背痛项强，腰似折，项似拔，此足太阳经不通行，以羌活胜湿汤主之。羌活、独活以上各一钱，藁本、防风、甘草（炙）、川芎以上各五分，蔓荆子三分。上㕮咀，都作一服，水二盏，煎至一盏。去渣，大温服，食后。

【方论】

1.明·吴昆

外伤于湿，一身尽痛者，此方主之。脾胃虚弱，湿从内生者，二陈、平胃之类主之；水停于膈，湿盛濡泻者，六一、五苓之类主之；水渗皮肤，肢肿黄胀者，五皮、茵陈之类主之。今湿流关节，非上件所宜矣。经曰：风胜湿。故用羌、防、藁、独、芎、蔓诸风药以治之。以风药而治湿，如卑湿之地，风行其上，不终日而湿去矣。又曰：无窍不入，惟风为能。故凡关节之病，非风药不可。用甘草者，以风药悍燥，用以调之，此之谓有制之兵也。（《医方考》）[10]

2.清·汪昂

此足太阳药也。经曰：风能胜湿。羌、独、防、藁、芎、蔓，皆风药也。湿气在表，六者辛温升散，又皆解表之药，使湿从汗出，则诸邪散矣。若水湿在里，则当用行水渗泄之剂。（《医方集解》）[11]

3.清·张璐

此治头顶之湿，故用羌、防、芎、藁一派风药，以祛上盛之邪。然热虽上浮，湿本下注，所以复用独活透达少阴之经。其妙用尤在缓取微似之汗，故剂中加用甘草，以缓诸药辛散之性，则湿著之邪，亦得从之缓去，无藉大开汗孔，急驱风邪之法，使肌腠馁弱无力，湿邪因之内缩，但风去而湿不去也。（《张氏医通》）[12]

4.民国·蔡陆仙

此为治在表之湿，故独用风药，关节利则湿除矣。且属外来之浅患，本不在健脾分消之例。但汪昂按中谓此汤虽名胜湿，实伤风头痛通用之方。后人不知汪氏之误，再误其意，每治伤风，投以此汤，而偾事者甚多。盖伤风头痛有寒化、热化、湿化之别。头痛重晕，鼻塞舌白者，湿化也，当以此方为主。若头痛如劈，口干舌燥，身热自汗者，热化也，投此方反如火上加油，徒增病变。寒化者，必兼身重，腰中沉着，方乃有本方加酒洗防己、附子之例，此不可不注意也。故谓此方为治伤风头痛通用之方，未免太嫌浮泛，应改变方为治伤风头痛之湿化者，始不失古人立方之意，而始拍合胜湿之名称也。（《中国医药汇海·方剂部》）[13]

5.民国·朱良春

羌活、独活、防风、藁本都是疏肌表、祛风湿之品，具有发汗镇痛的作用。川芎既能活血搜风，又可配合清利头目的蔓荆子制止头痛。上药配合起来，本来发汗的作用较强，但有了一味甘草缓和其辛散之性，便能使湿著之邪得微汗而解。凡是风湿在表，恶寒无汗，一身疼痛者，用之最为适合。如果身重而尤以腰部沉重较甚者，是寒湿较重的征象，可加防己二钱、附子八分（重者加制川乌五分）。（《汤头歌诀详解》）[14]

参考文献

[1] 李冀.方剂学[M].北京：中国中医药出版社，2012.

[2] 林琳.羌活胜湿汤加减治疗腰痛60例临床疗效观察[J].中医临床研究，2019，11（01）：69-70.

[3] 李艳丽.川芎茶调散合羌活胜湿汤治疗偏头痛的疗效分析[J].中国农村卫生，2018（10）：52-53.

[4] 张杨立.羌活胜湿汤治疗神经根型颈椎病的效果[J].临床医学研究与实践，2018，3（25）：110-111.

[5] 吴雪华.羌活胜湿汤加减治疗过敏性紫癜42例[J].吉林中医药，2003，23（10）：26-27.

[6] 赵作义.羌活胜湿汤配合针刺、哑铃治疗肩周炎60例临床观察[J].中外医疗，2011，30（20）：135.

[7] 陈玉兴，周瑞玲，崔景朝.羌活胜湿汤单煎与合煎抗炎、镇痛作用比较研究[J].中国实验方剂学杂志，1999，5（01）：15-17.

[8] 杨奎，沈映君，王一涛，等.含香薷、羌活胜湿汤和九味羌活丸血清对内生致热原产生的影响[J].中药药理与临床，1995（04）：1-3.

[9] 符玉荣，袁海鹰，王刚.蠲痹汤临床应用解析[J].中国社区医师，2006（17）：42.

[10] 吴昆.医方考·脉语[M].北京：中国医药科技出版社，2012.

[11] 汪昂.医方集解（中医经典文库）[M].北京：中国中医药出版社，2007.

[12] 张璐.张氏医通精要[M].贵阳：贵州科技出版社，2008.

[13] 蔡陆仙.中国医药汇海[M].北京：中国书店，1985.

[14] 朱良春.汤头歌诀详解[M].南京：江苏人民出版社，1963.

清金化痰汤（《医学统旨》）

清金化痰汤，原出明《金匮要略》，为中医著名的祛痰剂，具有清热化痰、宣降肺气之功效。多用于治疗痰热蕴肺证，症见咳嗽、气喘、痰稠色黄、咳痰不利、胸中烦热、舌红、苔黄、脉滑数等。现代临床常用于治疗慢性阻塞性肺疾病、小儿肺炎、咳嗽变异性哮喘、克雷伯杆菌肺炎、病毒性感冒、支气管扩张合并感染等属痰热蕴肺者。脾虚虚寒者慎用。

一、传统应用

【药物组成】瓜蒌4.5g，橘红4.5g，黄芩4.5g，茯苓4.5g，栀子4.5g，桔梗6g，桑白皮4.5g，麦冬4.5g，知母4.5g，川贝母4.5g，甘草2g。[1]

【功效主治】清热化痰，宣降肺气。用于痰热蕴肺证，症见咳嗽，气喘，痰稠色黄，咳痰不利，胸中烦热，舌红，苔黄，脉滑数。[1]

【服用方法】水煎，分3次，温服，1日量。[2]

【加减化裁】细菌感染，可加金银花、连翘、蒲公英、鱼腥草；病毒感染，可加青黛、百部、重楼；兼见表证，可加麻黄、薄荷；咳嗽较甚，可加枇杷叶、款冬花；痰多，可加半夏、胆南星；若欲增强宣降力量，可加枇杷叶、苦杏仁；若欲增强行气之功，可加枳壳、槟榔；若欲增强行水之功，可加苇茎、冬瓜子，其变化总不离乎热、痰、宣、降、津、气几个方面。[2]

二、现代研究

（一）临床应用

1.老年社区获得性肺炎

韩秋盈等运用清金化痰汤加减治疗痰热壅肺型老年社区获得性肺炎（CAP）32例并研究其对血清CRP和IL-6、IL-10的影响，基础组方为：栀子12g，黄芩12g，桑白皮15g，知母15g，瓜蒌子15g，芦根15g，麦冬15g，茯苓15g，浙贝母10g，陈皮10g，炙甘草6g，桔梗9g，每日1剂，水煎服。具体将64例老年CAP患者采用随机数字表法分为对照组和治疗组各32例，对照组采用常规抗感染及对症支持治疗，治疗组在对照组基础上加用清金化痰汤。治疗10天后，治疗组总有效率为90.63%，明显高于对照组84.38%。研究证实：清金化痰汤加减治疗痰热壅肺型老年CAP临床疗效显著，能够改善临床症状，降低血清CRP和IL-6、IL-10炎性因子的水平。[3]

2.慢性阻塞性肺疾病

阮成梅运用清金化痰汤加减治疗慢性阻塞性肺疾病急性加重期（AECOPD）患者50例，基础组方为：瓜蒌子15g，桑白皮15g，茯苓15g，黄芩10g，麦冬10g，桔梗10g，栀子10g，浙贝母10g，知母10g，桃仁10g，紫苏子10g，甘草6g，橘红5g，每日1剂，早晚分服。具体将100例AECOPD患者随机分为观察组和对照组，每组各50例，对照组给予常规综合治疗，观察组在对照组的基础上加用清金化痰汤加减。治疗10天后，观察组治疗总有效率为96.00%，高于对照组82.00%。研究证实：清金化痰汤治疗AECOPD疗效确切，可改善患者临床症状和肺功能指标。[4]

3.颅脑损伤并发肺部感染

李崇楠等运用清金化痰汤加减治疗重型颅脑损伤并发肺部感染23例，基础组方为：黄芩15g，知母15g，桑白皮15g，浙贝母15g，麦冬15g，茯苓15g，桔梗15g，栀子12g，橘红12g，瓜蒌30g，甘草6g，每日1剂，早晚鼻饲给药。具体将46例肺部感染痰热壅肺证的患者随机分成治疗组和对照组，每组各23例。对照组给予1～2种敏感抗生素治疗，治疗组在西医基础治疗上加用清金化痰汤加减。治疗3天后，治疗组治愈9例，显效7例，有效5例，无效2例，总有效率91.3%；对照组治愈5例，显效5例，有效4例，无效9例，总有效率60.9%，治疗组治疗总有效率明显高于对照组。研究证实：清金化痰汤加减治疗重型颅脑损伤并发肺部感染痰热壅肺型疗效优于单纯西医基础治疗。[5]

4.鼻咽癌

朱欧宁运用清金化痰汤辅助治疗痰热结肺型鼻咽癌27例，基础组方为：黄芩12g，桔梗12g，栀子12g，贝母12g，瓜蒌子12g，桑白皮15g，麦冬15g，茯苓15g，知母10g，橘红5g，甘草6g，每日1剂，早晚分服。将48例中医辨证为痰热结肺型鼻咽癌患者随机分组，对照组21例，予以顺铂与氟尿嘧啶西药化疗，治疗组27例，在西药化疗基础上加用清金化痰汤加减。结果显示，治疗组患者在疼痛、体重、食欲等方面情况改善显著优于对照组，生活质量大大提高，治疗总有效率为88.9%，对照组为76.3%。研究证实：清金化痰汤辨证治疗鼻咽癌疗效肯定，大大改善了患者生活质量，降低了化疗的毒副作用，且价格低廉，值得临床推广。[6]

5.小儿肺炎

俞建庭运用清金化痰汤加减治疗小儿肺炎喘嗽（痰热闭肺证）80例，基础组方为：桑白皮10g，款冬花10g，鱼腥草10g，浙贝母10g，黄芩6g，栀子6g，陈皮6g，苦杏仁6g，甘草5g，每日1剂，水煎，内服。将160例肺炎喘嗽（痰热闭肺证）患儿随机分为2组，各80例，对照组予头孢替安联合氨溴索静脉滴注治疗，治疗组在对照组治疗的基础上加用清金化痰汤加减。连续治疗5天后，学龄前组（3～5岁）对照组总有效率为92.7%，治疗组为94.7%，2组比较差异有统计意义；学龄组（6～14岁）对照组总有效率为92.3%，治疗组为95.2%。研究证实：清金化痰汤加减在减轻痰热闭肺型肺炎咳嗽症状、缩短咳嗽时间、促进痰液排出方面有良好的临床疗效。[7]

6.慢性咽炎

梁开发等运用清金化痰汤加减治疗慢性咽炎125例，基础组方为：桑白皮10g，桔梗10g，知母10g，黄芩10g，贝母10g，瓜蒌10g，橘红10g，郁金10g，桑皮10g，生地黄15g，麦冬15g，丹参24g，甘草6g，水煎，分3～4次服，日1剂。3周为1个疗程，治疗1～4个疗程后，治愈38例，占30.4%；好转74例，占59.2%；无效13例，占10.4%，总有效率为89.6%。[8]

7.重症肺炎

谢娟运用序贯清金化痰汤联合抗生素治疗重症肺炎（SP）50例，基础组方为：知母12g，瓜蒌12g，桑白皮15g，黄芩12g，栀子12g，橘红9g，浙贝母9g，麦冬6g，茯苓6g，桔梗6g，甘草3g，每日1剂，分2次服用。具体将纳入标准的100例SP患者随机分为对照组与观察组，其中对照组50例患者使用抗生素治疗，而观察组50例患者在对照组基础上联合序贯清金化痰汤治疗。治疗2周后，两组患者生活质量均提高，且观察组相对于对照组改善情况更明显。研究证实：序贯清金化痰汤联合抗生素治疗SP效果明显优于单一使用抗生素方法，在临床使用中具有可行性。[9]

8.小儿支原体感染

赵莉运用清金化痰汤联合阿奇霉素治疗小儿支原体感染50例，基础组方为：炙麻黄9g，炙百部9g，草蔚子9g，生石膏30g，鱼腥草30g，炒杏仁6g，生甘草6g，知母12g，紫菀12g，桑白皮10g，金荞麦18g，早晚各服1次，7天为1疗程。具体选取本院接收治疗的100例小儿支原体感染患者为观察对象，随机分成两组，对照组提供阿奇霉素治疗，观察组提供清金化痰汤联合阿奇霉素治疗。结果显示，观察组无效2例，显效36例，有效12例，总有效率为96.0%；对照组无效16例，显效12例，有效22例，总有效率为68.0%，与对照组比较，观察组的治疗总有效率更高。研究证实：清金化痰汤联合阿奇霉素治疗小儿支原体感染具有明显的效果，具有临床应用价值，可以有效提高患者生活质量，减少住院时间，缓解不良情绪，有效延长生存期限，值得临床推广。[10]

9.支气管扩张合并感染

邓飞运用清金化痰汤加味联合纤维支气管镜肺泡灌洗治疗支气管扩张合并感

染82例，基础组方为：茯苓15g，白术15g，党参15g，瓜蒌子15g，桑白皮15g，黄芩10g，半夏10g，桔梗10g，栀子10g，麦冬10g，知母10g，浙贝母10g，橘红5g，甘草5g，每日1剂，早晚分服。将82例支气管扩张合并感染患者随机分为2组，对照组41例予纤维支气管镜肺泡灌洗治疗，研究组43例予清金化痰汤加味联合纤维支气管镜肺泡灌洗治疗。治疗2周后，2组中医症状体征总积分均较治疗前显著降低，且研究组显著低于对照组；研究组治疗总有效率显著高于对照组。研究证实：清金化痰汤加味联合纤维支气管镜肺泡灌洗治疗支气管扩张合并感染，可明显提高治疗总有效率，减轻炎症反应，疗效显著。[10]

10.呼吸机相关性肺炎

张靓等运用清金化痰汤加减治疗呼吸机相关性肺炎31例，基础组方为：黄芩3g，桑白皮12g，橘红12g，川贝母9g，知母9g，杏仁9g，桔梗6g，栀子6g，甘草6g，茯苓15g，瓜蒌15g，麦冬10g，每日1剂，早晚餐后0.5h鼻饲给药。具体选取纳入标准的VAP患者60例，治疗组31例，对照组29例，2组患者均行气管插管或气管切开，应用有创呼吸机进行机械通气，对照组予西医常规治疗，包括抗菌药物、解痉化痰、调节水电解质平衡、脏器功能支持等。治疗组在西医常规治疗的基础上加用清金化痰汤。治疗7天后，2组患者PaO_2、$PaCO_2$、PaO_2/FiO_2均显著改善，且治疗组PaO_2、PaO_2/FiO_2改善程度均显著优于对照组。研究证实：清金化痰汤联合西医常规治疗能改善患者动脉血气分析及呼吸力学的各项指标，减少机械通气时间，其效果优于单纯西医常规治疗。[12]

11.咳嗽变异性哮喘

蔡绪明等运用曹氏清金化痰汤治疗咳嗽变异性哮喘（CVA）患者34例，基础组方为：枳壳10g，桔梗10g，陈皮10g，杏仁10g，黄芩10g，法半夏9g，茯苓15g，桑白皮15g，浙贝母15g，海螵蛸（乌贼骨）15g，紫苏子15g，每日1剂，早晚分服。具体将CVA患者随机分为对照组、治疗组，每组各34例，两组均给予口服多索茶碱片治疗，在此基础上治疗组加曹氏清金化痰汤，用药2周为1疗程。结果显示，两组疾病疗效比较，治疗组、对照组总有效率分别为91.10%、76.50%。研究证实：观察曹氏清金化痰汤治疗咳嗽变异性哮喘（CVA）疗效显著，值得推广。[13]

12.克雷伯杆菌肺炎

邹荣等运用清金化痰汤联合左氧氟沙星治疗克雷伯杆菌肺炎40例，基础组方为：淡竹茹15g，桑白皮15g，知母15g，麦冬15g，贝母15g，黄芩12g，栀子12g，茯苓12g，瓜蒌子12g，鱼腥草30g，苦杏仁9g，橘红9g，桔梗6g，甘草3g，每日1剂，早晚分服。具体将纳入标准的克雷伯杆菌肺炎80例患者，随机分为对照组和实验组各40例，实验组给予清金化痰汤联合左氧氟沙星治疗，对照组给予左氧氟沙星治疗。治疗15天后，对照组（75.0%）治疗总有效率明显低于实验组（97.5%）。研究证实：清金化痰汤联合左氧氟沙星治疗克雷伯杆菌肺炎具有良好的疗效，能明显改善患者生活质量，缩短住院时间，值得临床推广。[14]

13.肺癌根治术后肺不张

马秀瑜等运用清金化痰汤预防肺癌根治术后肺不张60例，基础组方为：黄芩12g，栀子12g，知母15g，桑白皮15g，瓜蒌子15g，贝母9g，麦冬9g，橘红9g，茯苓9g，桔梗9g，甘草3g，每次服100ml，每日服2次。对收治的120例行肺癌手术患者的临床资料进行回顾性分析，将其分为试验组和对照组，每组各60例患者。为实验组患者在术后使用清金化痰汤进行治疗，为对照组患者在术后使用盐酸氨溴索进行治疗。治疗1周后，两组患者在术后均未发生肺不张，且对照组总有效率（96.6%），试验组总有效率（98.33%）。研究证实：与使用盐酸氨溴索相比，用清金化痰汤预防肺癌术后肺不张的有效性及安全性与其相当，可作为治疗此症的首选药物之一。[15]

14.病毒性流行性感冒

周卫波等运用清金化痰汤联合西药治疗病毒性流行性感冒伴咳嗽40例，基础组方为：桑白皮15g，知母15g，瓜蒌皮15g，桔梗9g，麦冬9g，茯苓9g，陈皮9g，浙贝母9g，黄芩12g，栀子12g，甘草3g，每日1剂，2次分服。具体选取病毒性流感患者80例为研究对象，分为对照组和治疗组，每组40例。对照组给予抗病毒、退热、止咳等常规对症治疗，治疗组在对照组的基础上加用清金化痰汤治疗。治疗7天后，治疗组有效率92.50%，对照组有效率67.50%，治疗组优于对照组；治疗组临床症状消失时间、病毒阴转时间、住院时间均明显短于对照组。研究证实：清金化痰汤联合西药治疗病毒性流感伴咳嗽疗效明显，能有效缩短症状缓解时间及住院时间，不良反应少。[16]

15.肺癌

苗文红等观察曹利平主任医师应用加味清金化痰汤治疗肺癌经验，方药组成：知母、瓜蒌、桑白皮、炒山药15g，蔓荆子15g，黄芩12g，栀子12g，橘红9g，浙贝母9g，麦冬6g，茯苓6g，桔梗6g，甘草3g，白术10g，防风10g，延胡索（元胡）10g，忍冬藤30g，夏枯草30g，蒲公英30g，每日1剂，水煎服。治疗7天后，二诊时患者诉咳嗽减轻，痰量较前有所减少，痰色变白。后以此方加减治疗坚持至今，今年8月复查，病情相对稳定，精神可，纳食正常，生活完全自理，可从事轻体力劳动。[17]

16.咳嗽

张清奇等研究中药复方清金化痰汤药敏试验对治疗痰热郁肺型咳嗽109例，基础组方为：黄芩10g，生栀子10g，知母10g，橘红10g，桑白皮15g，瓜蒌皮

15g，浙贝母15g，麦冬15g，茯苓15g，桔梗5g，生甘草5g，每日1剂，水煎服。具体纳入109例痰热郁肺型咳嗽患者，对患者的痰液标本进行药敏试验，按敏感性不同分为敏感、中敏、耐药3类，予清金化痰汤治疗，但不使用抗生素，统计分析不同药敏结果的患者临床疗效差异。治疗1周后，清金化痰汤能有效治疗痰热郁肺型咳嗽，总有效率77.06%，与总体疗效比较，敏感组疗效优于总体疗效，耐药组疗效比总体疗效差。3类不同药敏组之间的疗效比较结果表明，敏感组的疗效优于中敏组、耐药组，中敏组的疗效优于耐药组。研究证实：清金化痰汤能有效治疗痰热郁肺型咳嗽，中药药敏试验具有一定的临床指导价值。[18]

17.子嗽

李焱等观察翟凤霞运用清金化痰汤治疗子嗽20例，基础组方为：炒黄芩12g，栀子12g，麦冬12g，知母12g，瓜蒌12g，化橘红12g，茯苓12g，贝母10g，桑白皮10g，生甘草6g，桔梗6g，每日1剂，早晚分服，7天为1疗程，2疗程后观察疗效。结果显示，20例患者中，治愈17例，好转2例，未愈1例，有效率为95.0%。[19]

（二）实验研究

1.抑制气道黏液高分泌

冯淬灵等采用气管内注入脂多糖和烟熏复合法建立慢性阻塞性肺疾病（COPD）模型，来探讨清金化痰汤调节慢性阻塞性肺疾病（COPD）模型大鼠气道黏液高分泌的作用机制。实验研究显示，清金化痰汤通过调节中性粒细胞弹性蛋白酶（NE）/表皮生长因子（EGFR）/黏蛋白5AC（MUC5AC）信号转导通路，抑制气道黏液高分泌。[20]

2.成分测定

张培琴建立清金化痰汤剂中黄芩苷和栀子苷的测定方法，采用高效液相色谱法，色谱柱 Agilent C_{18}（4.6mm×250mm，5μm），柱温30℃，测定黄芩苷流动相为甲醇-0.4%磷酸（47：53），检测波长为280nm，流速0.8ml/min；测定栀子苷流动相为甲醇-水（25：75），检测波长为238nm，流速1ml/min。结果显示，传统清金化痰汤剂中黄芩苷含量为221.59mg/剂，黄芩苷平均回收率为97.97%；栀子苷为335.73mg/剂，栀子苷的平均回收率为98.36%。[21]

三、类方鉴析

1.清气化痰丸（《医方考》）

（1）组成：瓜蒌子（去油）、陈皮（去白）、黄芩（酒炒）、杏仁、枳实（麸炒）、茯苓各一两，胆南星、制半夏各一两半。

（2）功用：清热化痰，理气止咳。

（3）主治：痰热蕴肺证。咳嗽，痰稠色黄，咳之不爽，胸膈痞闷，甚则气急呕恶，舌质红，苔黄腻，脉滑数。[1]

2.清金降火汤（《古今医鉴》）

（1）组成：陈皮、杏仁（去皮尖）各一钱半，茯苓、半夏、桔梗、川贝母（去心）、前胡、瓜蒌子、黄芩、石膏各一钱，枳壳（麸炒）八分，炙甘草三分，生姜一片。

（2）功用：清肺化痰。

（3）主治：痰热蕴肺证。咳嗽，气喘，痰稠色黄，面赤，或肺胀喘急，舌苔黄，脉滑数。[1]

3.鉴别

清气化痰丸、清金降火汤与清金化痰汤均用陈皮（橘红）、瓜蒌、黄芩，均具有清热化痰、理气止咳作用。清气化痰丸与清金降火汤中同用杏仁、半夏、枳实（枳壳）、茯苓，而清金降火汤与清金化痰汤中同用桔梗、贝母、甘草。再则，清气化痰丸中重用胆南星等，功用突出化痰涤痰；清金降火汤中更用石膏，功用突出化痰清热凉血；而清金化痰汤中更用麦冬、知母，功用突出化痰兼顾阴津，兼防化痰药伤阴。[1]

附：原方与方论

【**原文**】清金化痰汤，因火者，咽喉干痛，面赤，鼻出热气，其痰嗽而难出，色黄且浓，或带血丝，或出腥臭。瓜蒌、橘红、黄芩、茯苓、栀子各一钱半，桔梗二钱，桑白皮、麦冬、知母、川贝母各一钱半，甘草四分[1]（明·《医学统旨》）

【**方论**】

1.李冀

"本方所治之痰咳证，是因痰热壅结于肺而致。热淫于内，灼津成痰，痰热互结，肺失清宁，故咳嗽痰黄，黏稠难咯；痰热内结，气机阻滞，则胸膈痞闷，甚则气逆于上，故气急呕恶；舌质红，苔黄腻，脉滑数，亦为痰热之象。痰热之治，汪昂有云：气有余则为火，液有余则为痰，故治痰者必降其火，治火者必顺其气也。（《医方集解·除痰之剂》）故治以清热化痰，理气止咳之法。"[22]

2.王付

"方中用清热药4味，栀子、黄芩偏于燥湿，知母偏于泻火益阴，桑白皮偏于泻肺利水；化痰药4味，瓜蒌子、贝母偏于降肺润肺，桔梗偏于宣肺利咽，橘红偏于理气和胃；麦冬清热益阴生津；益气药2味，茯苓偏于渗利，甘草偏于和中。又，方中清热药配伍化痰药，以治痰热蕴结；化痰药配伍益阴药，兼防化痰药伤阴；清热药配伍益气药，既治郁热伤气又兼顾脾胃，方中诸药相互为用，以奏清热化痰，宣降肺气，兼以益阴之效。"[23]

参考文献

[1] 王付. 方剂学（供中医学类、中西医临床医学、中药学类专业用）[M]. 北京：中国中医药出版社. 2012.

[2] 成都中医学院方剂教研组. 中医治法与方剂[M]. 北京：人民卫生出版社，1982.

[3] 韩秋盈，孟泳，甘德堃. 清金化痰汤治疗老年社区获得性肺炎32例[J]. 中国中医药现代远程教育，2018，16（11）：100-102.

[4] 阮成梅. 清金化痰汤治疗急性加重期慢性阻塞性肺疾病50例[J]. 河南中医，2018，38（10）：1543-1545.

[5] 李崇楠，赵晓平，范小璇，等. 清金化痰汤治疗重型颅脑损伤并发肺部感染23例[J]. 中国中医药现代远程教育，2015，13（21）：56-57.

[6] 朱欧宇. 清金化痰汤治疗痰热结肺型鼻咽癌的临床疗效[J]. 中医临床研究，2013，5（07）：8-9.

[7] 俞建庭，倪萍，赵建平. 清金化痰汤加减治疗小儿痰热闭肺型肺炎80例疗效观察[J]. 中医儿科杂志，2015，11（01）：21-23.

[8] 梁开发，田明考. 清金化痰汤加减治疗慢性咽炎临床观察[J]. 江西中医药，2002，33（04）：22.

[9] 谢娟. 序贯清金化痰汤联合抗生素治疗重症肺炎临床研究[J]. 深圳中西医结合杂志，2017，27（24）：38-40.

[10] 赵莉. 清金化痰汤联合阿奇霉素治疗小儿支原体感染100例临床观察[J]. 内蒙古中医药，2017，36（09）：64-65.

[11] 邓飞. 清金化痰汤加味联合纤支镜肺泡灌洗治疗支气管扩张合并感染疗效及对血清炎性因子的影响[J]. 现代中西医结合杂志，2017，26（11）：1190-1192，1200.

[12] 张靓，吴祎，钱风华，等. 清金化痰汤对呼吸机相关性肺炎患者机械通气效果的影响[J]. 实用临床医药杂志，2017，21（21）：164-165.

[13] 蔡绪明，张军城，苏平，等. 曹氏清金化痰汤联合多索茶碱片治疗咳嗽变异性哮喘临床观察[J]. 陕西中医药大学学报，2017，40（01）：44-46.

[14] 邹荣，张天宇. 清金化痰汤联合左氧氟沙星治疗克雷伯杆菌肺炎的疗效观察[J]. 临床医药文献电子杂志，2016，3（40）：7951-7952.

[15] 马秀瑜，鲍军，陈敏方，等. 用清金化痰汤预防肺癌根治术后肺不张的效果分析[J]. 当代医药论丛，2015，13（11）：20-21.

[16] 周卫波，魏菲菲. 清金化痰汤联合西药治疗病毒性流行性感冒伴咳嗽40例[J]. 河南中医，2015，35（11）：2677-2679.

[17] 苗文红，谢燕华，李耀辉，等. 曹利平应用加味清金化痰汤治疗肺癌经验[J]. 陕西中医，2014，35（02）：212-213.

[18] 张清奇，张金飞，张建勇. 清金化痰汤治疗痰热郁肺型咳嗽109例中药药敏试验研究[J]. 浙江中医杂志，2014，49（10）：722-723.

[19] 李焱，翟凤霞. 翟凤霞运用清金化痰汤治疗子嗽20例[J]. 河南中医，2011，31（11）：1285.

[20] 冯泽灵，司娜，王骏，等. 清金化痰汤对慢性阻塞性肺疾病模型大鼠肺组织中性粒细胞弹性蛋白酶及黏蛋白基因表达的影响[J]. 中国中医药信息杂志，2015，22（05）：76-79.

[21] 张培琴，苏松柏，张建玲. HPLC测定清金化痰汤中黄芩苷和栀子苷的含量[J]. 中国实验方剂学杂志，2011，17（15）：69-71.

[22] 李翼. 方剂学[M]. 北京：中国中医药出版社，2012.

[23] 王付. 王付内科杂病选用方用药技巧[M]. 郑州：河南科学技术出版社，2016.

三仁汤（《温病条辨》）

三仁汤，原出清《温病条辨》，为中医著名的祛湿剂，具有宣畅气机、清利湿热之功效。多用于治疗湿温初起或暑温夹湿之湿重于热证，症见头痛恶寒、身重疼痛、肢体倦怠、面色淡黄、胸闷不饥、午后身热、苔白不渴、脉弦细而濡等。现代临床常用于治疗脂溢性脱发、功能性消化不良、椎动脉型颈椎病、肛门坠胀、产后发热、精液不液化症等属湿重于热者。因其淡渗利湿，故舌苔黄腻、热重于湿者忌用。

一、传统应用

【药物组成】杏仁15g，飞滑石18g，通草6g，豆蔻6g，竹叶6g，厚朴6g，生薏苡仁18g，半夏15g。[1]

【功效主治】宣畅气机，清利湿热。用于湿温初起或暑温夹湿之湿重于热证，症见头痛恶寒，身重疼痛，肢体倦怠，面色淡黄，胸闷不饥，午后身热，苔白不渴，脉弦细而濡。[1]

【服用方法】水煎服，每日1剂，分2～3次温服。[1]

【加减化裁】湿温初起，卫分症未罢，有恶寒现象者，可加藿香、香薷、佩兰以解表化湿。若湿重于热，症见呕恶，脘痞较重，舌苔垢腻，可加苍术、石菖蒲、草果以芳化燥湿。若热重于湿，症见身热口渴，满闷，心烦呕恶，或汗出不解，继而复热，邪热尚不深重者，可加连翘、黄芩、黄连以清热祛湿。若热盛湿阻，症见高热，汗多，身重，面赤，口渴，心烦，可去半夏、厚朴，加生石膏、知母、苍术以泻火兼除湿。若热盛伤津，症见口渴，唇焦，苔黄而干，舌边尖红，可去厚朴、半夏，加天花粉、麦冬以生津止渴。[2]

二、现代研究

（一）临床应用

1.脂溢性脱发

张慧等运用三仁汤加减治疗湿热上犯型脂溢性脱发20例，基础组方为：杏仁10g，通草10g，竹叶10g，生甘草10g，豆蔻20g，滑石20g，薏苡仁30g，厚朴12g，半夏15g，石菖蒲15g，郁金15g，土茯苓15g，每日2次口服，日服1剂，10日为1疗程，并根据患者体质不同，服药3～6个疗程不等，疗程间停药2日。服药3～6个疗程后，治愈10例，好转8例，无效2例。[3]

2.功能性消化不良

郭虎军等运用三仁汤加味治疗湿浊中阻型功能性消化不良80例，基础组方为：豆蔻30g，杏仁10g，通草10g，泽泻10g，桔梗10g，法半夏10g，黄芪10g，薏苡仁20g，茯苓20g，厚朴15g，滑石15g，白术15g，竹叶12g，水煎服，日1剂。具体为对照组76例用西医治疗，治疗组80例在西医基础上加三仁汤治疗，两组均以4周为1疗程，1疗程后观察疗效。6月后随访治疗组总有效率为96.3%，对照组为73.7%；治疗组6月复发率24.7%，对照组6月复发率为46.4%。研究证实：三仁汤加味治疗湿浊中阻型功能性消化不良疗效显著。[4]

3.椎动脉型颈椎病

王晓青等以三仁汤加减为分消走泄法治疗痰浊上蒙型椎动脉型颈椎病40例，基础组方为：北杏仁12g，飞滑石12g，半夏12g，豆蔻6g，淡竹叶6g，薏苡仁20g，厚朴8g，白通草4g，日2次，水煎服。具体为对照组40例予西比灵胶囊治疗，治疗组40例予三仁汤加减治疗，10天为1个疗程，服药期间停服其他中西药物。连续观察3个疗程后进行疗效评定，治疗组总有效率92.5%，对照组65%，两组患者在治疗后的症状体征积分均有下降，治疗组的积分降幅大于对照组。研究证实：分消走泄法治疗痰浊上蒙型颈椎病具有确切的疗效，值得进一步临床推广。[5]

4.肛门坠胀

郑发娟等运用三仁汤加减治疗肛门坠胀33例，基础处方为：杏仁10g，豆蔻20g，薏苡仁20g，滑石15g，厚朴15g，白通草12g，法半夏12g，淡竹叶12g，每次口服100ml，每日3次；及每日于便后行保留灌肠，每次灌入50ml。治疗3个月后，治愈、显效、有效共26例，总有效率78.78%。[6]

5.产后发热

李明州运用三仁汤加减治疗湿阻型产后发热76例，基础组方为：薏苡仁30g，杏仁15g，豆蔻10g，厚朴10g，通草10g，半夏9g，滑石12g，淡竹叶12g，每日1剂，分早中晚3次服用。连用3天。停药3天，观察8天，14天为1个疗程。结果显示，痊愈64例，好转8例，无效4例，总有效率94.74%。

6.精液不液化症

邓平荟运用赛葵水蛭三仁汤加减治疗精液不液化症56例，基础处方为：赛葵30g，黄芪30g，水蛭10g，豆蔻10g，厚朴10g，薏苡仁20g，萆薢20g，杏仁15g，半夏15g，菟丝子15g，玄参15g，怀中膝15g，通草9g，竹叶9g，滑石18g。每日1剂，水煎2次，早中晚服用，3周为1疗程。1疗程结束后，复查精液常规，如未愈，休息1周后再行第2疗程。结果显示，治愈46例，有效8例，无效2例，1疗程治愈31例，2疗程治愈23例，总有效率96.44%。[7]

7.蛇串疮

万桂芹运用三仁汤加减治疗蛇串疮45例，基础处方为：薏苡仁30g，豆蔻10g，杏仁10g，淡竹叶10g，厚朴10g，连翘10g，滑石15g，云茯苓15g，蒲公英15g，通草6g，水煎服，每日1剂，早晚2次口服，10天为1疗程。具体将患者随机分为对照组和治疗组各45例，对照组予阿昔洛韦片及甲钴胺胶囊口服治疗，治疗组予三仁汤加减。治疗10天后，治疗组总有效率为95.6%，对照组为80.0%。研究证实：三仁汤加减治疗湿盛型蛇串疮疗效显著，中药具有优势。[9]

8.低血压

卢瑞琴运用三仁汤加减治疗夏季低血压30例，基础处方为：炒杏仁10g，半夏10g，竹叶10g，厚朴10g，豆蔻15g，薏苡仁15g，升麻15g，滑石18g，通草6g，甘草6g，黄芪20g，每日1剂，早晚分服。服药3～5剂痊愈8例，5～10剂痊愈12例，10剂以上痊愈者10例。[10]

9.农药中毒后遗症

李文梅运用三仁汤加减化裁治疗农药中毒后遗症16例，基础处方为：滑石18g，生薏苡仁18g，淡竹叶6g，厚朴6g，通草6g，杏仁15g，豆蔻15g，半夏15g。湿热偏重加二妙散；肝肾亏损加虎潜丸；气阴亏损加生脉散；气血亏损加补血汤。每日1剂，水煎服，7剂为1个疗程。1个疗程有效4例，占25%，2个疗程有效8例，占50%，3个疗程有效2例，占12.5%，共有效14例，无效2例，总有效率为87.5%。[11]

10.湿温病

何成莲运用三仁汤治疗湿温病患者86例，基础处方为：杏仁15g，厚朴15g，半夏15g，茯苓15g，木瓜15g，豆蔻12g，佩兰12g，薏苡仁30g，通草5g，竹叶6g，滑石20g，苍术10g，陈皮10g。每日1剂，分3次温服，5天为1个疗程。治疗3个疗程后，治愈66例，有效14例，无效6例，总有效率93%。[12]

11.脊柱病术后非感染性发热

孔畅运用三仁汤加减治疗脊柱病术后非感染性发热45例，基础处方为：杏仁10g，厚朴10g，通草10g，半夏10g，豆蔻15g，滑石15g，淡竹叶15g，生薏苡仁30g。每日1剂，温服。将脊柱病术后非感染性发热患者随机分为两组各45例，分别采用三仁汤和西乐葆口服治疗。治疗7天后，三仁汤的有效率93.33%明显优于西乐葆65%。研究证实：三仁汤对脊柱病术后湿阻发热有良好的控制作用，并可改善临床症状。[13]

12.水痘病

龙贤林运用银翘散合三仁汤治疗水痘病78例，基础处方为：金银花15g，薏苡仁15g，蒲公英15g，野菊花15g，连翘10g，苦杏仁10g，牛蒡子10g，竹叶10g，升麻10g，厚朴10g，薄荷6g，豆蔻5g，滑石18g，甘草3g。每日1剂，水煎服。均在3～6天治愈，无1例并发症。[14]

13.过敏性紫癜性肾炎

陈冰运用三仁汤加减治疗过敏性紫癜性肾炎25例，基础处方为：生薏苡仁15～30g，杏仁10g，豆蔻10g，蝉蜕10g，滑石15g，厚朴15g，茜草15g，半夏12g，白茅根30g，生侧柏叶30g，白花蛇舌草30g，荠菜花30g，每日1剂，水煎服，15天为1个疗程。连服2～3个疗程后，治愈12例，显效7例，有效3例，无效3例，总有效率为88%。[15]

14.丘疹性荨麻疹

陈信生运用三仁汤加减治疗丘疹性荨麻疹45例，基础处方为：薏苡仁30g，杏仁15g，滑石15g，防风15g，豆蔻10g，竹叶10g，厚朴10g，半夏10g，通草10g，荆芥10g，每日1剂，水煎取汁内服，湿敷或外搽治疗。具体将患者随机分为对照组和治疗组各45例，对照组予以扑尔敏、维生素C口服和外用复方炉甘石洗剂治疗，治疗组予三仁汤治疗。治疗7天后，治疗组有效率为97.8%，明显高于对照组75.6%。[16]

15.小儿暑湿咳嗽

李志宏运用三仁汤加减治疗小儿暑湿咳嗽160例，基础处方为：苦杏仁9g，枇杷叶9g，麦芽9g，薏苡仁12g，扁豆12g，炒楂曲12g，通草3g，豆蔻3g，厚朴3g，法半夏6g，每日1剂，水煎服。结果痊愈138例，好转22例，总有效率为100%。[17]

16.小儿外感发热

许启成等运用三仁汤加味治疗小儿外感发热107例，基础处方为：滑石50～100g，杏仁5～10g，生薏苡仁5～10g，半夏5～10g，豆蔻4～8g，竹叶4～8g，通草4～8g，厚朴4～8g，麻黄3～5g。热甚者加石膏30～50g，每日1剂，水煎取汁分服。连用2剂后，结果治愈89例，有效10例，无效8例，总有效率92.5%。[18]

17.睑缘炎

孙瑞琴等运用三仁汤加减治疗睑缘炎62例，基础处方为：炒杏仁10g，滑石15g，通草2g，竹叶6g，蝉蜕6g，防风6g，大黄6g，桔梗6g，蒲公英25g。每日1剂，水煎后内服，并配合3%硼酸液湿敷，每日3次，红霉素眼膏外用涂眼，0.25%氯霉素滴眼液点眼，每日3次，用于治疗睑缘炎。具体将患者随机分为对照组30例和观察组32例，其对照组除不服三仁汤外，其他治疗同观察组。两组病例均在症状消失后继续用药两周。结果两组病例全部治愈，观察组治愈天数为3～20天，对照组治愈天数5～31天，平均治愈天数相比，观察组较对照组明显缩短。[19]

18.掌跖脓疱病

李振洁等运用三仁汤合并黄连解毒汤治疗湿热壅盛型的掌跖脓疱病34例，基础处方为：黄连、黄柏各10g，杏仁10g，厚朴10g，黄芩20g，栀子20g，茯苓20g，土茯苓20g，生地黄20g，金钱草20g，连翘20g，薏苡仁30g，每日1剂，水煎服。治疗2个月后，结果痊愈6例，显效18例，有效6例，无效2例，失访2例（不纳入临床疗效评价），总有效率为93.7%。[20]

19.汗疱疹

李婷等运用三仁汤加减治疗汗疱疹38例，基础处方为：杏仁8g，薏仁10g，淡竹叶10g，豆蔻5g，制半夏5g，川厚朴7g，滑石9g，通草3g，甘草3g，水煎，第一煎口服，第二煎熏洗双手，5剂为1疗程。28例患者用药5天，1日1剂；10例患者用药10天。痊愈35例，有效2例，无效1例，总有效率为97.4%。[21]

20.银屑病

叶建州等运用三仁汤加减治疗重症银屑病12例，基础处方为：杏仁10g，滑石10g，生柴胡10g，石韦10g，生薏苡仁20g，豆蔻5g，厚朴5g，通草4g，淡竹叶8g，法半夏8g，小红参15g，水牛角15g，鱼腥草15g，掉毛草15g，土茯苓15g，每日1剂，水煎服。治疗3天后，治愈9例，好转3例，总有效率100%。[22]

21.慢性阻塞性肺疾病

陈安等运用三仁汤加减治疗热郁肺型慢阻肺60例，基础处方为：杏仁12g，薏苡仁12g，豆蔻12g，车前草12g，淡竹叶12g，法半夏10g，全瓜蒌10g，厚朴10g，大贝母15g，每日3剂，水煎服，1周为1个疗程。将患者随机分为西药组和中药合并西药治疗组各30例，西药组予西医基础治疗，中药合并西药治疗组在西药组基础上加三仁汤加减。治疗2周后，中药合并西药治疗组（75.0%）优于60例西药常规治疗组（58.3%）。研究证实：加味三仁汤对痰热郁肺型具有显著疗效。[23]

22.慢性肾炎

张廷友运用三仁汤加减治疗慢性肾炎患者70例，基础处方为：杏仁10g，豆蔻10g，薏苡仁10g，女贞子10g，墨旱莲15g，并在具体治疗过程中随症加减，每日1剂，早晚分服。治疗20天后，治愈者28例，显效者24例，有效者14例，无效者4例，所有病例的总有效率为94.3%。研究证实：采用三仁汤加减内服的治疗方法用以治疗慢性肾炎的治疗效果比较显著，对于该病的临床治疗有着十分重要的意义。[24]

23.黄疸

姜浩运用三仁汤合甘露消毒丹加减治疗黄疸89例，基础处方为：杏仁10g，藿香10g，黄芩10g，生薏苡仁30g，赤芍30g，石菖蒲15g，葛根15g，茵陈20g，丹参20g，六一散20g，通草6g，每日1剂，水煎，分2次温服，3周为1疗程。共治疗3～32天，平均18.5天后，痊愈70例，好转13例，未愈6例，总有效率93.26%。[25]

24.慢性乙型病毒性肝炎

王先锋运用三仁汤为主方加减配合西药护肝药治疗慢性乙型病毒性肝炎36例，基础组方为：杏仁10g，法半夏10g，青皮10g，茵陈10g，赤芍10g，豆蔻5g，薏苡仁20g，泽泻20g，六一散20g，郁金20g，白花蛇舌草15g，土茯苓15g，水红花子15g，半枝莲15g，大黄6g，每日1剂，水煎，分3次服。具体将患者随机分为治疗组和对照组各36例，对照组予西药护肝药治疗，治疗组在对照组基础上加用三仁汤加减。治疗3个月后，治疗组及对照组的HBeAg阴转率分别为51.4%和33.3%，HBV-DNA阴转率分别为68.9%和35.2%，治疗组明显优于对照组。[26]

25.急性胃肠炎

朱明刚运用三仁汤加味治疗急性胃肠炎300例，基础组方为：杏仁10g，豆蔻10g，竹叶10g，制半夏10g，薏苡仁30g，滑石15g，厚朴15g，通草15g，木瓜15g，白芍15g，焦山楂15g，石韦20g，神曲20g，甘草5g，每日1剂，分3次服用。服药2剂治愈60例，服药4剂治愈140例，服药6剂治愈81例，服药8剂症状明显好转（显效19例）。[27]

26.慢性糜烂性胃炎

张伦等运用三仁汤加减治疗脾胃湿热型慢性糜烂性胃炎（CEG）70例，基础组方为：杏仁8g，豆蔻8g，淡竹叶8g，通草8g，薏苡仁12g，滑石12g，厚朴12g，法半夏6g，每日1剂，分2次服。具体将符合诊断标准、纳入标准的CEG患者按1：1随机分为治疗组和对照组，治疗组70例予三仁汤干预4周，对照组70例予安慰剂。治疗4周后，治疗组总有效率为84.3%明显高于对照组30%，且治疗组血清HSP70 mRNA表达呈上升趋势，与治疗前比较有统计学差异；IL-1β mRNA变化与治疗前比较，变化明显下降，有统计学差异。研究证实：三仁汤可能通过诱导HSP-70表达，抑制IL-1β分泌从而发挥治疗慢性糜烂性胃炎作用。

27.便秘

徐静等运用芪枳三仁汤治疗5-HT₃受体拮抗剂所致便秘40例，基础组方为：炙黄芪30g，生白术30g，生薏苡仁30g，杏仁10g，竹叶10g，枳实15g，豆蔻6g，每日1剂，分2次服用。具体将80例患者随机单盲分为治疗组40例和对照组40例，治疗组服用芪枳三仁汤，每周期化疗前3天开始至化疗结束后5天为1个疗程，对照组给予双歧杆菌三联活菌胶囊。结果显示，治疗组临床总有效率为90.0%，对照组临床总有效率为65.0%，治疗组临床总疗效优于对照组，治疗组治疗后临床症状改善优于治疗前。研究证实：芪枳三仁汤治疗5-HT₃受体拮抗剂所致便秘有较好的临床疗效。[29]

28.泄泻

张芳侠在黄雅慧教授的指导下运用三仁汤加减治疗脾虚湿蕴型泄泻40例，基础组方为：生黄芪30g，炒薏苡仁30g，茯苓30g，豆蔻10g，秦皮10g，木香10g，炒白术12g，清半夏12g，厚朴9g，防风9g，车前草15g，苍术15g，焦山楂15g，甘草6g，砂仁6g，每日1剂，分2次服用。治疗1个月后，治愈21例，好转14例，无效5例，治愈率为52.5%，总有效率为87.5%。[30]

29.非酒精性脂肪肝

王庆向运用三仁汤加味治疗非酒精性脂肪肝49例，基础组方为：杏仁12g，豆蔻12g，薏苡仁12g，茵陈12g，柴胡10g，川楝子10g，厚朴10g，半夏10g，青皮6g，滑石6g，通草6g，竹叶6g，甘草3g，每日1剂，分3次服用。98例非酒精性脂肪肝患者随机分为两组，分别以西医和中西医结合治疗，49例西医治疗组运用凯西莱片剂，49例中西医结合治疗组在西药基础上予三仁汤加味。治疗2个月后，结果显示纯西医治疗总有效率为81.6%，中西医结合治疗总有效率为95.9%，中西医结合组治疗效果明显优于单纯西医治疗组。研究证实：中西医结合是治疗非酒精性脂肪肝的有效方法。[31]

30.类风湿关节炎

镇万林等运用三仁汤加减合四物汤治疗RA患者40例，基础组方为：当归15g，芍药15g，滑石15g，半夏15g，川芎10g，杏仁10g，豆蔻10g，厚朴10g，熟地黄12g，生薏苡仁30g，通草6g，竹叶20g，每日1剂，分2次服用。将80例RA患者随机分为2组，对照组40例予以健脾生血颗粒联合非甾体消炎药、甲氨蝶呤治疗，治疗组40例采用四物汤合三仁汤加减，联合非甾体消炎药、甲氨蝶呤治疗，观测2组患者血沉（ESR）、血常规、C反应蛋白（CRP）等指标及晨僵时间、关节肿胀数、关节压痛数等，两组均在治疗60天后观察疗效。结果显示，治疗组总有效率88.0%明显高于对照组68.0%；治疗组在提高血红蛋白含量，降低血小板、ESR、CRP方面明显优于对照组。研究证实：三仁汤合四物汤加减治疗RA疗效显著，并能改善贫血，降低血小板计数。[32]

31.肥胖2型糖尿病

李惠林等运用三仁汤治疗湿热蕴脾型肥胖2型糖尿病30例，基础组方为：苦杏仁10g，厚朴10g，法半夏15g，豆蔻15g，薏苡仁30g，滑石30g，通草5g，淡竹叶5g。将60例患者随机分为两组，治疗组30例，采用三仁汤加减，联合二甲双胍片治疗；对照组30例，采用二甲双胍片治疗。两组均进行糖尿病教育，严格采取糖尿病饮食、运动疗法；均以1月为1疗程。治疗3月后，治疗组显效率为

70.0%，总有效率为93.3%；对照组显效率为33.3%，总有效率为73.3%，证候积分、空腹血糖、餐后2h血糖、糖化血红蛋白（HbA1c）、三酰甘油（TG）、总胆固醇（TC）、腰围（WC）以及体重指数（BMI）均有好转。研究证实：三仁汤对降低湿热蕴脾型肥胖2型糖尿病患者的血糖、血脂、BMI，以及改善患者症状均具有显著的临床疗效。[33]

（二）实验研究

1.调节胃的分泌功能

文氏等通过建立脾胃湿热证大鼠模型，对照观察了三仁汤对胃的分泌功能的影响，结果显示，三仁汤有促进湿热证大鼠模型血浆胃动素升高的作用，并具有调节湿热证大鼠模型血浆胃泌素低下的功能。[34,35]

2.抗内毒素作用

常氏等通过观察三仁汤对湿热证大鼠血浆内毒素廓清作用，认为三仁汤对湿热证血浆内毒素的廓清作用可能与以下几方面有关：（1）抑制细菌繁殖，使细菌释放内毒素的总量降低，恢复肠道黏膜屏障功能；（2）减少肠源性内毒素入血，恢复肠道正常菌群保护屏障；（3）减少内毒素肠源性入血，加快肝脏功能恢复，缓解肝脏损害；（4）增强机体对内毒素的清除能力。[36]

3.免疫调节功能

文氏等观察了三仁汤有对抗在湿热环境、肥甘饮食、病原微生物等复合因素特别是鼠伤寒杆菌的作用下所导致的淋巴细胞HSP_{70}增强表达的作用，对湿热证、湿偏重证大鼠尿液中AQP_2的降低有调节作用，能较好地恢复AQP_2在机体内的含量至正常水平，具有调节免疫的作用。[37,38]

4.改善血液流变学

张氏通过对大肠湿热证模型大鼠血中IL-1及血液流变学的研究，揭示了三仁汤能有效改善大肠湿热证模型大鼠诸症状、体征，能使升高的血清IL-1降至正常水平，改善血液流变学指标。[39]

三、类方鉴析

1.藿朴夏苓汤（《医原》）

（1）组成：杏仁二钱至三钱，蔻仁（冲）八分，半夏二钱至三钱，厚朴八分至一钱，藿梗一钱半至二钱，薏苡仁四钱至六钱，通草三钱或五钱，茯苓三钱至四钱，猪苓一钱半至两钱，泽泻一钱半至两钱。

（2）功用：化湿解表。

（3）主治：湿温初起，身热恶寒，肢体倦怠，胸闷口腻，舌苔薄白，脉濡缓。

（4）鉴别：均有三仁、半夏、厚朴、通草，都可宣上、畅中、渗下以除湿热，皆治湿温初起，邪遏卫气，表里合邪，湿重热轻之证。但本方尚配藿香、二苓、泽泻，解表之功较胜，适用于表证明显者；三仁汤另有滑石、竹叶，清热之力略强，适用于湿渐化热者。[2]

2.黄芩滑石汤（《温病条辨》）

（1）组成：黄芩三钱，滑石三钱，茯苓皮三钱，大腹皮二钱，豆蔻一钱，通草一钱，猪苓三钱。

（2）功用：清热利湿。

（3）主治：湿温邪在中焦，发热身痛，汗出热解，继而复热，渴不多饮，或竟不渴，舌苔淡黄而滑，脉缓。

（4）鉴别：均用豆蔻、通草、滑石以清热祛湿，治疗湿温。但本方尚配黄芩、二苓、大腹皮，为清热化湿并施之剂，其清热作用强于三仁汤，适用于邪滞中焦，湿热并重，胶着不解者；三仁汤则用杏仁、薏苡仁、竹叶、半夏、厚朴，于化气利湿之中佐以清热，其祛湿作用优于本方，适用于湿温初起，湿重热轻之证。[2]

附：原方与方论

【原文】惟以三仁汤轻开上焦肺气，盖肺主一身之气，气化则湿亦化也。

杏仁五钱，飞滑石六钱，白通草二钱，白蔻仁二钱，竹叶二钱，厚朴二钱，生薏仁六钱，半夏五钱。（清·《温病条辨·卷一》）[1]

【方论】

1.清·华岫云

"湿为熏浊有质之邪，若从外而受者，皆由地中之气升腾，从内而生者，皆由脾阳之不运，虽云雾露雨湿，上先受之，地中潮湿，下先受之。然雾露雨湿，亦必由地气上升而致。若地气不升，则天气不降，皆成燥症也，何湿之有？其伤人也，或从上，或从下，或遍体皆受，此论外感之湿邪，著于肌躯者也。此虽未必即入于脏腑，治法原宜于表散，但不可大汗耳。更当察其兼症，若兼风者，微微散之，兼寒者佐以温药，兼热者佐以清药，此言外受之湿也。然水流湿，火就燥，有同气相感之理，如其人饮食不节，脾家有湿，脾主肌肉四肢，则外感肌躯之湿，亦渐次入于脏腑矣。亦有外不受湿，而但湿从内生者，必其人膏粱酒醴过度，或嗜饮茶汤太多，或食生冷瓜果及甜腻之物，治法总宜辨其体质阴阳，斯可以知寒热虚实之治，若其人色苍赤而瘦，肌肉坚结者，其体属阳，此外感湿邪，必易于化热，若内生湿邪，多因膏粱酒醴，必患湿热、湿火之症。若其人色白而肥，肌肉柔软者，其体属阴，若外感湿邪，不易化热，若内生之湿，多因茶汤生冷太过，必患寒湿之症。人身若一小天地。今观先生（叶桂）治法，若湿阻上焦者，用开

肺气，佐淡渗，通膀胱，是即启上闸，开支河，导水势下行之理也。"（《临证指南医案》卷五）[40]

2.清·吴瑭

"头痛恶寒，身重疼痛，有似伤寒，脉弦濡，则非伤寒矣。舌白不渴，面色淡黄，则非伤暑之物偏于火者矣。胸闷不饥，湿闭清阳道路也。午后身热，状若阴虚者，湿为阴邪，阴邪自旺于阴分，故与阴虚，同一午后身热也。湿为阴邪，自长夏而来，其来有渐，且其性氤氲粘腻，非若寒邪之一汗而解，温热之一凉则退，故难速已。世医不知其为湿温，见其头痛恶寒身重疼痛也，以为伤寒而汗之，汗伤心阳，湿随辛温发表之药蒸腾上逆，内蒙心窍则神昏，上蒙清窍则耳聋，目瞑不言。见其中满不饥，以为停滞而大下之，误下伤阴，而重抑脾阳之升，脾气转陷，湿邪乘势内渍，故洞泄。见其午后身热，以为阴虚而用柔药润之，湿为胶滞阴邪，再加柔润阴药，二阴相合，同气相求，遂有锢结而不可解之势。惟以三仁汤轻开上焦肺气，盖肺主一身之气，气化则湿亦化也。湿气弥漫，本无形质，以重浊滋味之药治之，愈治愈坏。伏暑湿温，吾乡俗名秋呆子，悉以陶氏《六书》法治之，不知从何处学来，医者呆，反名病呆，不亦诬乎！再按：湿温较诸温病势虽缓，而实重，上焦最少，病势不甚显张，中焦病最多，详见中焦篇，以湿为阴邪故也，当于中焦求之。"（《温病条辨》卷一）[41]

3.南京中医学院

"本方用杏仁苦温，善开上焦，宣通肺气。蔻仁芳香苦辛，能宣中焦，和畅脾胃。薏苡仁甘淡，益脾渗湿，疏导下焦；配以半夏、厚朴苦温除湿；通草、滑石、竹叶清利湿热；共成宣化畅中，清热利湿之功。湿温初起，邪气留恋气分，形成湿遏热伏之象，若仅与苦辛温燥之剂以化湿，则热益炽，或单用苦寒直折其热，则湿仍留，惟宜芳香苦辛，轻宣淡渗，流畅气机之品，使三焦宣畅，湿热分清，尤其是湿甚于热者，最为得当。至于暑温挟湿而用此者，亦属同一机转。"（《中医方剂学讲义》）[42]

4.成都中医学院

"这是用治湿温邪留气分，湿胜热微的方剂。其证头痛恶寒，身重疼痛，与伤寒表证近似，但伤寒表证，其脉当浮，此证脉弦细而濡，则非伤寒脉象。再者，此证与伤寒表证虽然都有恶寒见证，但恶寒的程度亦略有不同。此证是阳为湿遏而恶寒，仅微有恶寒现象，不如伤寒伤于表的恶寒剧烈；湿留肌肉，则身重疼痛，阻碍清阳上升，反为湿浊蒙蔽，故头昏重痛；脾为湿困，湿阻中焦，运化失司，故胸闷不饥；午后气温较高，体内热邪得天时之助，则湿热交蒸而午后身热；至于苔白不渴，面色淡黄，又为湿胜热微的确据。方中杏仁辛开苦降，开肺气，启上闸；蔻仁芳香化湿，与厚朴、半夏同用，燥湿化浊之力颇强；薏苡仁、滑石；

通草皆甘淡渗湿之品，使湿邪从下而去；用竹叶、滑石略事清热。数药合用，则辛开肺气于上，甘淡渗湿于下，芳香燥湿于中。上述三组药物，分而言之，各有用意；合而观之，则辛开芳化，亦为除湿而设。然本方为治湿温的常用方，湿重于热者宜。"（《中医治法与方剂》）[43]

5.湖北中医学院

"本方主治湿温初起，湿重于热者。盖湿为阴邪，其性氤氲黏滞，湿热留恋气分，交蒸不解，形成湿遏热伏之象。此时，若仅以苦辛温燥之品以化湿，湿虽去而热愈炽，若单用苦寒之剂以清热，热虽清而湿仍留，惟宜投以芳香苦辛，轻宣淡渗之品，使湿热分消而病可愈。本方以'三仁'为主药，其中杏仁苦温，能轻开上焦而宣畅肺气，肺主一身之气，为水之上源，气化则湿化；白蔻仁芳香苦辛，具行气化湿之功，可宣畅中焦而和脾胃；薏苡仁甘淡，能渗利湿热，以疏导下焦，使湿热病邪从小便而去。半夏、厚朴能行气化湿，消胀除满，合白蔻仁以畅中和胃；竹叶、通草、滑石淡渗利湿，助薏苡仁清利湿热。诸药合用，宣上、畅中、导下之功俱备，用之可使清气升，浊阴降，热透于外，湿渗于下，弥漫三焦之湿热得以分解，是湿温初起之主要方剂。又湿温初起，忌用发汗、攻下、滋阴等法。误用辛温发汗，可致湿热上蒙清窍；攻下过早，易损脾胃阳气；误用滋腻柔润之品，更使湿热滞着不化。此即吴氏所谓湿温初起治疗上的三大禁忌。但必须注意，所谓'三禁'，乃就湿温初起的辨证而言，要防止"三误"，就必须以"舌白不渴"四字为特点，抓住这一关键，再四诊合参，全面分析，方能正确使用三仁汤，而不致为疑似症状所迷惑而误投方药。"（《古今名方发微》）[44]

参考文献

[1] 李冀.方剂学（全国中医药行业高等教育"十二五"规划教材）[M].9版.北京：中国中医药出版社，2012.

[2] 李飞.方剂学[M].北京：人民卫生出版社，2002.

[3] 张慧，牛阳.三仁汤加减治疗脂溢性脱发20例临床观察[J].吉林中医药，2011，31（17）：642-643.

[4] 郭虎军.三仁汤加味治疗功能性消化不良80例[J].实用中医内科杂志，2012，26（9）：28-29.

[5] 王晓青，陈春雷，吴震东，等.分消走泄法治疗痰浊上蒙型颈椎病的临床研究[J].光明中医，2013，27（4）：696-698.

[6] 郑发娟，吴映书，陈朝晖，等.三仁汤口服及灌肠治疗肛门坠胀的临床观察[J].四川中医，2009，27（03）：60-61.

[7] 李明州.三仁汤加减治疗湿阻型产后发热76例[J].中国民间疗法，2007（09）：36-37.

[8] 邓平荟.赛葵水蛭三仁汤治疗精液不液化症56例观察[J].中国性科学，2007，16（11）：27.

[9] 万桂芹.三仁汤加减治疗蛇串疮45例临床观察[J].中国医药导报，2010，7（16）：109-110.

[10] 卢瑞琴.三仁汤治疗夏季低血压临床观察[J].中国社区医师，2005，21（20）：32.

[11] 李文梅，南新记.三仁汤加减治疗农药中毒后遗症16例[J].山东中医杂志，2002，21（11）：666-667.

[12] 何成莲.三仁汤治疗湿温病疗效观察[J].当代医学（学术版），2008，14（19）：163.

[13] 孔畅，林定坤，李永津，等.三仁汤治疗脊柱病术后湿阻发热的临床研究[J].时珍国医国药，2006，17（06）：1045-1046.

[14] 龙贤林.银翘散合三仁汤治疗水痘78例[J].四川中医，2007，25（10）：90.

[15] 陈冰.三仁汤加减治疗过敏性紫癜性肾炎25例[J].河南中医，2005（08）：45-46.

[16] 陈信生，刘文静.三仁汤加减治疗丘疹性荨麻疹45例[J].河北中医，2009，31（03）：392.

[17] 李志宏.三仁汤加减治疗小儿暑湿咳嗽160例[J].新中医，2006，38（09）：76-77.

[18] 许启成，何祖廉.三仁汤加味治疗小儿外感发热107例[J].中国中医急症，2008，17（04）：528.

[19] 孙瑞琴，郭小娟.三仁汤加减治疗睑缘炎的疗效观察[J].山西临床医药，2002，11（02）：149-150.

[20] 李振洁，林春生，钟金宝.黄连解毒汤合三仁汤加减治疗掌跖脓疱病34例[J].江西中医药，2013，44（04）：47-48.

[21] 李婷，瞿伟，韩丽安.三仁汤治疗汗疱疹38例[J].四川中医，2004，22（09）：80.

[22] 叶建州，杨雪松，却翎，等.三仁汤治疗重症银屑病体会[J].云南中医中药杂志，2008，29（09）：30-31.

[23] 陈安，金英.加味三仁汤治疗热郁肺型慢性阻塞性肺疾病60例的疗效观察[J].贵阳中医学院学报，2011，33（06）：138-140.

[24] 张廷友.三仁汤加减治疗慢性肾炎70例疗效观察[J].中医临床研究，2011，3（12）：38-39.

[25] 姜浩.三仁汤合甘露消毒丹加减治疗黄疸89例[J].中国中医急症，2008，17（12）：1760-1761.

[26] 王先锋.三仁汤治疗慢性乙型病毒性肝炎的临床观察[J].湖北中医杂志，2005，27（12）：28.

[27] 朱明刚，杨林，刘英.三仁汤加味治疗急性胃肠炎300例[J].中国中医急症，2003，9（02）：175-176.

[28] 张伦，黄紫锋，刘友章，等.三仁汤干预脾胃湿热型慢性糜烂性胃炎后HSP-70及IL-1β的变化[J].暨南大学学报（自然科学与医学版），2013，34（02）：211-215.

[29] 徐静，白洁，臧东静.芪枳三仁汤治疗5-HT$_3$受体拮抗剂所致便秘的临床观察[J].中国中医基础医学杂志，2012，18（07）：757-758.

[30] 张芳侠，邓钰杰，黄雅慧.三仁汤加减治疗脾虚湿蕴型泄泻40例[J].现代中医药，2012，32（03）：27，32.

[31] 王庆向.三仁汤加味治疗非酒精性脂肪肝142例疗效观察[J].医学理论与实践，2012，25（08）：929-930.

[32] 镇万林，镇兰芳，镇东鑫.四物汤合三仁汤加减治疗对RA患者血液学指标的影响[J].现代中西医结合杂志，2014，23（1）：38-40.

[33] 李惠林，刘玲，赵恒侠，等.三仁汤治疗湿热蕴脾型肥胖2型糖尿病疗效观察[J].新中医，2013，45（06）：108-110.

[34] 文小敏，廖荣鑫.三仁汤对脾胃湿热证大鼠模型血浆淋巴细胞HSP70表达的影响[J].湖南中医学院院报，2006，26（1）：11-12.

[35] 陈佩婵，文小敏．三仁汤对脾胃湿热证、湿偏重证大鼠胃窦P物质、生长抑素的影响[J]．湖南中医大学学报，2008，28（2）：22-24．

[36] 常淑枫，萧照岑，陈爽白，等．三仁汤对温病湿热证大鼠血浆内毒素廓清作用机制研究[J]．四川中医，2003，21（11）：21-23．

[37] 文小敏，廖荣鑫，谭永振．三仁汤对脾胃湿热证大鼠模型外周血T淋巴细胞亚群的影响[J]．南方医科大学学报，2008，28（7）：1201-1202．

[38] 文小敏，谭永振．三仁汤对脾胃湿热证、湿偏重证大鼠尿液中AQP2的影响[J]．湖南中医杂志，2008，24（2）：91．

[39] 张自立．三仁汤对大肠湿热证模型大鼠血中IL-1、血液流变学影响的研究[J]．贵阳中医学院学报，2009，31（2）：86-88．

[40] 叶天士．临证指南医案[M]．北京：华夏出版社，1995．

[41] 吴瑭．温病条辨[M]．北京：中国医药科技出版社，2013．

[42] 南京中医学院方剂教研组．中医方剂学讲义[M]．北京：人民卫生出版社，1960．

[43] 成都中医学院方剂教研组．中医治法与方剂[M]．北京：人民卫生出版社，1982．

[44] 湖北中医学院方剂教研室．古今名方发微 上下[M]．武汉：湖北科学技术出版社，1986．

升阳除湿汤（《脾胃论》）

升阳除湿汤，原出自《脾胃论》，为中医著名的祛湿剂，具有祛湿健胃、燥湿止痢之功效。多用于飧泄滞下，肠风便血，症见大便闭塞，或里急后重，或下白脓，或下血等。现代临床常用于治疗肠易激综合征、放射性直肠炎、糖尿病性腹泻、直肠癌前切除术后康复、前列腺炎、梅杰综合征等属飧泄滞下者。因其辛温燥烈，故不宜过于利之。

一、传统应用

【药物组成】升麻、柴胡、羌活、防风、半夏、益智、神曲、泽泻各1.5g，大麦芽面（如胃寒腹鸣者加）、陈皮、猪苓、甘草各0.9g，苍术3g。

【功效主治】益气升阳，除湿止泻。脾胃虚弱，不思饮食，肠鸣腹痛，泄泻无度，小便黄，四肢困弱。

【服用方法】上为粗末，加水350ml，入生姜三片、大枣两枚，煎至200ml，去渣，空腹时稍热服，每日1剂，分2～3次温服。[1]

【加减化裁】治习惯性便秘，加火麻仁、枳壳各9g。方中苍术用药量可适当减少。[1]

二、现代研究

（一）临床应用

1.肠易激综合征

李静运用升阳除湿汤联合匹维溴铵治疗脾虚湿阻型肠易激综合征20例，基础组方为：苍术15g，羌活15g，防风15g，陈皮15g，柴胡5g，猪苓5g，升麻5g，泽泻5g，神曲20g，麦芽20g，炙甘草6g，每日2次，水煎服。使用随机平行对照方法，将40例门诊患者按就诊顺序号方法随机分为两组。对照组20例给匹维溴铵，50mg/次，3次/天，治疗组20例运用升阳除湿汤加减。结果显示，治疗组临床痊愈14例，显效5例，无效1例，总有效率95.00%；对照组临床痊愈10例，显效4例，无效6例，总有效率70.00%；治疗组疗效优于对照组。[2]

2.放射性直肠炎

吴洪运用升阳除湿汤加减治疗放射性直肠炎25例，基础组方为：苍术20g，山药20g，白芍20g，炒薏苡仁30g，白术15g，泽泻15g，防风15g，秦艽15g，升麻10g，当归10g，神曲10g，木香10g，炙甘草6g，每日1剂，分2次服用。具体选取临床上符合慢性放射性直肠炎诊断标准的患者50例，并随机分为治疗组（25例）和对照组（25例），分别采用升阳除湿汤加减联合美沙拉嗪肠溶片口服与单纯口服美沙拉嗪肠溶片。治疗2周后，治疗组与对照组在症状改善、CRP值改变、SOD值改变、肛门直肠动力学检查、KPS评分改善及综合疗效等方面，治疗组优于对照组。研究证实：升阳除湿汤加减口服可有效降低放疗过程中急性放射性直肠炎的发生率及其程度，提高患者对放疗的耐受力，且不影响宫颈癌的近期疗效；升阳除湿汤加减联合美沙拉嗪肠溶片口服治疗慢性放射性直肠炎，疗效确切，优于单用美沙拉嗪。[3]

3.糖尿病性腹泻

郭乃刚等运用升阳除湿汤加味治疗糖尿病性腹泻33例，基础组方为：苍术30g，补骨脂30g，法半夏10g，陈皮10g，神曲10g，益智10g，升麻10g，柴胡10g，防风10g，羌活10g，猪苓10g，泽泻10g，五味子5g，炙甘草5g，每日1剂，分2次服用。将66例糖尿病性腹泻患者随机分成两组各33例，治疗组口服升阳除湿汤加味治疗；对照组口服可乐定治疗。治疗3周后，治疗组的总有效率91.2%，明显高于对照组71.9%。研究证实：升阳除湿汤加味治疗糖尿病性腹泻能够显著改善患者的临床症状，取得良好疗效。[4]

4.直肠癌前切除术后康复

李璐运用升阳除湿汤加减治疗直肠癌术后肛门功能康复15例，基础组方为：苍术20g，白术15g，山药15g，薏苡仁15g，茯苓15g，羌活15g，防风15g，陈皮10g，猪苓10g，柴胡10g，葛根10g，升麻10g，制半夏6g，六神曲12g，炒麦芽12g，甘草3g，每日1剂，分2次服用。将纳入标准的30例患者分为实验组和对照组各15例，实验组从手术后出现便频、便急、排便不规律等排便异常表现时开始口服中药煎剂，主方为升阳除湿汤加减，对照组不予任何处理。治疗3周后，实验组和对照组在术后1月分别与自身对照，实验组在术后1月肛门功能改善明显，对照组的肛门功能评分无显著差异，再将术后1月的实验组和对照组进行比较，具有显著差异。研究证实：升阳除湿汤能够促进直肠癌前切除术后排便异常患者的肛门功能恢复，改善患者术后大便性状及排便次数，对腹痛腹胀、肠鸣矢气、倦怠神疲等全身恢复有一定的帮助。[5]

5.前列腺炎

汪世强通过升阳除湿汤加减治疗前列腺炎患者1例经验分析，基础组方为：黄芪30g，薏苡仁30g，白芍20g，白术15g，党参15g，萆薢15g，益智15g，石菖蒲15g，苍术12g，茯苓12g，黄柏12g，牛膝12g，防风10g，泽泻10g，乌药10g，每日1剂，早晚分服。患者诉小便不畅10余天，经某医院检查诊断为前列腺炎而服用抗生素疗效不明显。现症见小便淋沥不畅，尿频，腰酸，小腹胀痛，阴囊潮湿，阳事不举，时感疲乏，眠差。舌淡、苔白微腻，脉弦滑。证属脾虚失运，湿注下焦，用益气升阳除湿法，拟升阳除湿汤加味。二诊：服药后症状好转，小便次数减少，阴囊潮湿消除。以升阳除湿汤合萆薢分清饮加味治疗，获满意疗效。[6]

6. 梅杰综合征

张玲等运用针刺联合升阳除湿汤加减治疗梅杰综合征32例，基础处方为：羌活15g，大枣15g，苍术15g，防风10g，半夏10g，陈皮10g，猪苓10g，泽泻10g，柴胡10g，升麻10g，甘草5g，生姜3片，配合针刺治疗32例梅杰综合征，5次为1疗程，疗程间隔2天。结果显示，32例全部有效，其中完全缓解者24例，明显缓解者8例。治疗次数最少5次，最多30次，平均15次，随访至今无1例复发。[7]

7. 神经性头鸣

刘延良运用升阳除湿汤治疗神经性头鸣患者1例经验分析，基础组方为：苍术25g，生甘草5g，柴胡5g，升麻5g，益智5g，陈皮10g，羌活10g，防风10g，姜半夏15g，生姜3片，每日1剂，分2次服用。患者无明显诱因出现头顶鸣响1年余，夜间入睡时加重，时常心烦意乱。曾作脑CT、MRI、TCD及EEG检查未见异常，经多种药物治疗无效。现症：头顶鸣响，时有发热感，无眩晕、耳鸣及恶心呕吐，饮食可，大小便正常，舌质淡红，舌后根苔白腻，脉濡缓。辨证为湿浊上蒙清窍，头窍失聪。治宜祛风除湿透窍，予升阳除湿汤加减。服药6剂痊愈，半年后随访未复发。[8]

8. 慢性结肠炎

林研研通过升阳除湿汤治疗慢性结肠炎40例，基础组方为：苍术15g，柴胡9g，羌活9g，防风9g，升麻9g，神曲9g，泽泻9g，猪苓9g，炙甘草6g，陈皮6g，麦芽6g，每日1剂，早晚分服。将纳入标准的80例慢性结肠炎患者随机分为对照组和治疗组各40例，治疗组予升阳除湿汤加减，对照组予口服固肠止泻丸5g/次，每日3次。治疗8周后，治疗组总有效率（92.5%）明显高于对照组（72.5%）。[9]

9. 婴幼儿轮状病毒肠炎

李莲嘉通过升阳除湿汤加减治疗婴幼儿轮状病毒肠炎46例，基础组方为：炒苍术6g，炒白术6g，猪苓6g，陈皮4g，炒神曲4g，泽泻4g，麦芽4g，防风2g，升麻2g，羌活2g，柴胡3g，炙甘草3g，每日1剂，分3次服用，3天为1疗程。将纳入标准的86例婴幼儿轮状病毒肠炎患者随机分为40例对照组和46例治疗组，两组均予思密达保护胃黏膜，促菌生调节肠道微生态、纠正电解质紊乱及酸碱平衡等治疗基础上，对照组予利巴韦林10～15mg/（kg·d）im，每天1次，连续3天，治疗组予中药升阳除湿汤加减口服。结果显示，治疗组与对照组相比治愈率、有效率（93.48%）、总有效率、退热、止泻起效时间、轮状病毒转阴率等方面，治疗组均优于对照组（42.50%）。[10]

（二）实验研究

1.抗炎、抗溃疡、抗过敏、抗损伤作用

对升阳除湿汤研究发现防风通过降低血管通透性、抑制炎性介质的合成与释放、减少炎性细胞和血小板聚集、降低补体系统的免疫溶血反应、抗血栓形成、改善血液流变性等途径，起到抗炎、抗过敏、抗溃疡的作用。又可降低肠黏膜上皮细胞损伤；促进黏膜局部的物质代谢，从而减轻黏膜充血和糜烂出血，促进糜烂、溃疡的修复；血管内皮细胞损伤减轻，则血管通透性降低，渗出减轻，从而改善黏膜水肿，减轻黏液便及肛门坠胀。[3]

2.抗菌作用

对升阳除湿汤中苍术、白术、防风均有较好的抗菌抑菌作用，可以直接杀灭或抑制多种致病菌的生长，从而预防感染。[3]

3.对肠道平滑肌的影响

对升阳除湿汤研究发现白术、芍药等药物可直接或通过拮抗乙酰胆碱而松弛肠道平滑肌，降低肠壁紧张性，抑制肠痉挛，从而起到止痛、止泻作用。[3]

4.解热镇痛作用

对升阳除湿汤研究发现防风可抑制炎性物质释放，可起到解热镇痛作用，能较好地改善炎症引起的腹痛、腹泻及肛口坠胀感。[3]

5.抗辐射、抗肿瘤作用

对升阳除湿汤研究发现白术、白芍等药物有抗辐射作用，可清除氧自由基，从而减轻组织的放射性损伤和炎症程度，同时还有一定的抗肿瘤作用。[3]

6.增强免疫功能的作用

对升阳除湿汤研究发现白术有免疫调节作用，能提高机体对放射性损伤的防御，促进免疫修复。[3]

7.提升白细胞的作用

对升阳除湿汤研究发现白术有升高白细胞的作用，从而减轻放射治疗引起的白细胞下降。[3]

8.促进消化作用

对升阳除湿汤研究发现苍术有促进食欲的作用，从而加强患者营养状态，提高机体对放射治疗的耐受能力。[3]

9.对中枢神经系统作用

对升阳除湿汤研究发现苍术等药物有一定的镇静作用，对缓解患者的紧张情

绪有一定帮助，利于疾病恢复。[3]

三、类方鉴析

1.羌活胜湿汤（《内外伤辨惑论》）

（1）组成：羌活、独活各三钱，藁本、防风、蔓荆子各二钱，川芎钱半，甘草一钱。

（2）功用：解表祛风湿。

（3）主治：风湿在表，症见头痛，腰背重痛，或周身疼痛，恶寒，发热，舌苔白腻，脉浮。[11]

2.羌活除湿汤（《医方集解》）

（1）组成：羌活（酒洗）、藁本（酒洗）、防风各一钱，甘草、升麻、苍术（酒洗）各五分，生姜三片。

（2）功用：解表祛风湿。

（3）主治：风湿相搏，一身尽痛。

3.鉴别

羌活胜湿汤除川芎，加黄芪、当归、苍术、升麻，名升阳除湿汤，治水疝肿大，阴汗不绝，亦能解表祛风湿，其主治与羌活胜湿汤基本相同，但比羌活胜湿汤的作用弱，适用于发热恶寒、头痛、身痛等表证较轻而兼见胸脘满闷者；再加麦芽、神曲、猪苓、泽泻，除当归、黄芪，亦名升阳除湿汤（东垣），治脾虚泻痢。[11,12]。

附：原方与方论

【原文】升阳除湿汤，治脾胃虚弱，不思饮食，肠鸣腹痛，泄泻无度，小便黄，四肢困弱。甘草、大麦蘖面（如胃寒腹鸣者加）、陈皮、猪苓各三分，泽泻、益智仁、半夏、防风、羌活、神曲、柴胡、升麻各五分，苍术一钱。

上㕮咀。作一服，水三大盏，加生姜三片，大枣二枚，同煎至一盏，去渣，空心服。（金·《脾胃论·卷下》）

【方论】

1.明·吴昆

"阳陷于下，则成飧泄；湿犯于上，则令头痛，此清浊倒置而然也。风能胜湿，故用防风；燥能制湿，故用二术；淡能利湿，故用茯苓；土病木乘，故用芍药。又曰：久风入中，则为肠风飧泄，故用防风；伐肝疏脾，非酸不可，故用芍药。"（《医方考》）[13]

2.清·汪昂

"此足太阴、阳明药也。苍术辛温燥烈，升清阳而开诸郁，故以为君；白术甘温，茯苓甘淡，佐之以健脾利湿；防风辛温胜湿而升阳；白芍酸寒敛阴而和脾也。刘宗厚曰：饮食入胃输精，心肺气必上行，然后下降。若脾胃有伤，不能上升，反下流脾肾而成泄利者，法当填补中气，升之举之，不可骤下。此东垣发前人所未发也，此方见于《玉机微义》，《东垣十书》不载。"（《医方集解》）[14]

3.湖南省中医药研究所

"方中升麻、柴胡助清阳上行，羌、防、苍术祛风以胜湿，猪苓、泽泻利尿以渗湿，陈皮、半夏行气以化湿，六曲、麦芽导滞以和中。泄泻无度，近于滑脱，故用益智仁温中止泻，甘草保护津液，姜、枣和营卫，共奏升阳除湿之功。"（《脾胃论注释》）[15]

参考文献

[1] 施旭光.中医非物质文化临证名方系列 脾胃病名方[M].北京：中国医药科技出版社，2013（09）：205.

[2] 李静.升阳除湿汤联合匹维溴铵治疗肠易激综合征（脾虚湿阻）随机平行对照研究[J].实用中医内科杂志，2018（09）：41-43.

[3] 吴洪.升阳除湿汤加减防治放射性直肠炎的临床研究[D].成都中医药大学，2015.

[4] 郭乃刚，黄福斌.东垣升阳除湿汤加味治疗糖尿病性腹泻临床观察[J].辽宁中医药大学学报，2013，15（01）：173-174.

[5] 李璐.升阳除湿汤促进直肠癌前切除术后排便功能恢复的临床研究[D].南京中医药大学，2013.

[6] 汪世强.升阳除湿汤临床运用经验[J].山西中医，2012，28（07）：4-5.

[7] 张玲，曾庆华，唐旭.针刺联合中药升阳除湿汤加减治疗Meige综合征32例临床分析[J].四川中医，2010，28（07）：114-115.

[8] 刘延良，鲁明彦.升阳除湿汤临床新用[J].中国中医急症，2009，18（10）：1714-1715.

[9] 林研研，陈云龙.升阳除湿汤治疗慢性结肠炎40例临床观察[J].光明中医，2009，24（06）：1065.

[10] 李莲嘉.升阳除湿汤治疗婴幼儿轮状病毒肠炎临床观察[J].中国实验方剂学杂志，2009，15（12）：115.

[11] 山东中医学院中药物方剂教研室.中药方剂学 下[M].济南：山东人民出版社，1976.

[12] 何清湖.中医古籍必读经典系列丛书 医方集解[M].太原：山西科学技术出版社，2013.

[13] 吴昆.医方考[M].北京：中国中医药出版社，2007.

[14] 汪昂.医方集解[M].北京：中国中医药出版社，1997.

[15] 湖南省新医药学研究所.《脾胃论》注释[M].北京：人民卫生出版社，1976.

实脾饮（《重订严氏济生方》）

实脾饮，原出南宋《重订严氏济生方》，为中医著名的祛湿剂，具有温阳健脾、行气利水之功效。多用于脾肾阳虚，水气内停之阴水，症见身半以下肿甚、手足不温、口中不渴、胸腹胀满、大便溏薄、舌苔白腻、脉沉弦而迟等。现代临床常用于治疗肝硬化腹水、视网膜病变、慢性肾炎、糖尿病合并心衰、水肿、腹泻等属脾肾阳虚者。因其温利化湿，故阳水者忌用。

一、传统应用

【**药物组成**】厚朴30g，白术30g，木瓜30g，木香30g，草果30g，大腹子30g，附子30g，茯苓30g，干姜30g，甘草15g。[1]

【**功效主治**】温阳健脾，行气利水。用于脾肾阳虚，水气内停之阴水，症见身半以下肿甚，手足不温，口中不渴，胸腹胀满，大便溏薄，舌苔白腻，脉沉弦而迟。[1]

【**服用方法**】加生姜5片，大枣1枚，水煎服，每日1剂，分2～3次温服。[1]

【**加减化裁**】若兼有气短乏力，怠惰，懒言者，加黄芪、党参等以补气；尿少肿盛者，加泽泻、猪苓以加强利小便之功；脘腹胀甚，加陈皮、砂仁；若小便中蛋白呈阳性，去甘草，加用鹿衔草和芡实；心悸怔忡者，加重附子的用量，并加生龙骨、磁石；肝区胀痛，可加用青皮、三棱、莪术；大便溏泄者，应将大腹子改用大腹皮；大便秘结者，可加牵牛子以通利二便。[2]

二、现代研究

（一）临床应用

1.肝硬化腹水

黄甫等运用加味实脾饮治疗肝硬化腹水脾肾阳虚型患者150例，基础组方为：制附子6g，干姜10g，厚朴10g，大腹皮10g，槟榔10g，桂枝10g，炒白术10g，黄芪30g，茯苓30g，炙甘草5g，每日1剂，早晚分服。具体将300例患者随机分为对照组和观察组各150例，两组均常规给予保肝、改善循环、利尿治疗，观察组在常规治疗基础上给予加味实脾饮口服。治疗4周后，两组患者腹围、体重均较治疗前明显下降，且观察组的腹围下降程度要显著优于对照组；两组肝功TBiL和ALT均较治疗前有显著下降，观察组的ALB较治疗前有显著上升，且上升程度明显优于对照组；两组肾功BUN和CRE均较治疗前有显著下降，且观察组CRE下降程度要显著优于对照组；观察组腹水消退时间及相关并发症发生率显著低于对照组。研究证实：加味实脾饮能提高肝硬化腹水脾肾阳虚型患者临床疗效，缩短腹水消退时间，降低并发症的发生率。[3]

2. 晚期肝癌腹水

陈海生等运用实脾饮加减治疗晚期肝癌腹水60例，基础组方为：茯苓6g，白术6g，附子6g，厚朴6g，大腹皮6g，苹果仁6g，干姜6g，泽泻6g，猪苓6g，青皮6g，砂仁6g，生姜6g，郁金6g，甘草3g，大枣1枚，每日1剂，分2次服用。具体依据处理方法差异分为对照组、实脾饮组各60例。对照组常规给予利尿药、护肝药物和退黄药物进行治疗，实脾饮组在对照组基础上给予实脾饮加减治疗。治疗1个月后，对照组显效20例，有效28例，无效12例，总有效率为80.00%；实脾饮组显效45例，有效12例，无效3例，总有效率为95.00%，说明晚期肝癌腹水治疗总有效率高于对照组。研究证实：实脾饮加减治疗晚期肝癌腹水的临床疗效确切，可加速腹水消退，缩短疗程，减轻临床症状，改善患者肝功能，值得推广。[4]

3. 视网膜病变

曹兴伟等运用实脾饮加减治疗中心性浆液性脉络膜视网膜病变31例，基础组方为：白术15g，茯苓15g，厚朴10g，木瓜10g，木香6g，草果6g，大腹皮6g，干姜6g，炙甘草3g，生姜3片，大枣3枚，每日1剂，早中晚分服。具体将61例随机分为研究组和对照组，研究组31例口服实脾饮加减，对照组30例口服甲钴胺片，每日3粒口服。治疗6周后，总有效率研究组（96.77%）高于对照组（73.33%），视力水平研究组优于对照组，黄斑区视网膜隆起高度研究组低于对照组。研究证实：实脾饮加减能有效缩短中心性浆液性视网膜病变的病程，加快视功能的恢复。[5]

4. 慢性肾炎

张晋锋等运用实脾饮治疗脾阳虚衰型慢性肾炎50例，基础组方为：白术10g，厚朴9g，大腹皮9g，木瓜5g，制附子5g，干姜片5g，木香2g，草果仁2g，炙甘草2g，云茯苓15g，生姜3片，大枣4枚，每日1剂，分3次口服。具体将100例脾阳虚衰型慢性肾炎患者随机分为对照组与治疗组各50例，治疗组患者采用实脾饮加减治疗，对照组患者采用常规治疗。治疗60天后，治疗组患者治疗总有效率为82.0%，明显高于对照组的74.0%。研究证实：实脾饮治疗脾阳虚衰型慢性肾炎疗效确切，副作用少，安全可靠，可有效改善脾阳虚、肾阳虚之水液停留在体内的症状，值得临床推广应用。[6]

5.慢性心衰

代星星运用加味实脾饮膏方治疗阳虚质慢性心衰31例，基础组方为：川附片300g，厚朴150g，泽泻150g，炒白术150g，炒木瓜100g，槟榔200g，茯苓400g，炮姜100g，木香60g，生草60g，佩兰120g，川黄连30g，草果20枚，生姜400g，每日1剂，早晚分服。将符合诊断纳入标准的72例阳虚质慢性心衰患者分为治疗组、对照组，对照组36例用常规西药治疗，治疗组36例在对照组基础上，加用加味实脾饮膏方加减治疗。结果显示，两组患者阳虚质治疗前后比较，治疗组阳虚质转化分数较前明显降低。研究证实：在西医治疗的基础上运用实脾饮膏方治疗阳虚质心衰是更有效的。[7]

6.糖尿病合并心衰

李娜等运用实脾饮治疗糖尿病合并心衰（脾肾阳虚型）40例，基础组方为：附子6g，干姜6g，木香6g，甘草6g，茯苓12g，白术12g，草果12g，大腹子12g，木瓜30g，厚朴10g，每日1剂，分2次服用。具体将符合纳入标准的（根据最小样本量计算公式确定样本含量）80例糖尿病合并心衰患者，随机分为治疗组40例和对照组40例，2组均采用常规的西医治疗，治疗组在此基础上服实脾饮加减。治疗30天后，两组治疗前后临床症状明显改善，治疗组中医证候总有效率为87.5%，明显优于对照组；两组治疗前后心功能均得到有效改善，治疗组心功能改善的总有效率为82.5%，明显优于对照组；两组治疗前后BNP水平均明显下降，与对照组相比，治疗组下降更为显著；两组治疗前后6min步行距离均明显增加，与对照组相比，治疗组增加更为显著。研究证实：实脾饮联合西医治疗对糖尿病合并心衰疗效优于单纯西医治疗。[8]

7.水肿

李占伟运用实脾饮加减治疗肾病综合征水肿48例，基础组方为：制附子12g，木香12g，厚朴15g，大腹皮15g，草果15g，白术15g，干姜9g，茯苓20g，木瓜20g，甘草6g，每日1剂，早晚分服。具体选取96例肾病综合征水肿患者，随机分为对照组及治疗组各48例，对照组给予标准激素治疗，治疗组在对照组基础上予实脾饮加减。治疗3个月后，治疗后与治疗前组内比较，两组的24h尿白蛋白及血白蛋白均明显下降，治疗后两组间比较，治疗组明显优于对照组；治疗后两组总有效率比较，治疗组明显优于对照组。[9]

8.腹泻

刘明兰等运用实脾饮治疗抗生素相关性腹泻60例，基础组方为：厚朴15g，草果15g，大腹子15g，白术12g，木香12g，炮附子12g，木瓜10g，茯苓10g，干姜10g，炙甘草6g，生姜5片，大枣1枚，每日3次，早中晚分服，7天为1个疗程，1个疗程后观察治疗前后临床症状及实验室检查的改善情况。结果显示，60

例治疗患者中，痊愈12例，占20.00%；显效35例，占58.33%；有效10例，占16.67%；无效3例，占5.00%；总有效率为95.00%。[10]

9.结节性红斑

李霞运用实脾饮加减治疗结节性红斑56例，基础处方为：茯苓10g，白术10g，炙甘草10g，附子6g，干姜6g，厚朴6g，木香6g，草果6g，木瓜6g，每日1剂，早晚温服。连用10天为1个疗程，视病情治疗1～3个疗程。结果显示，痊愈30例，占53.57%；显效17例，占30.36%；有效6例，占10.71%；无效3例，占5.36%。总有效率为94.64%。[11]

10.维生素B_1缺乏症

陈令江等运用实脾饮加减治疗维生素B_1缺乏症48例，基础处方为：干姜2片，生姜2片，附子5g，草果5g，白术10g，茯苓10g，大腹皮10g，木瓜10g，党参10g，炙甘草5g，木香5g，厚朴5g，桂枝3g，大枣4枚，每日1剂，分2次服用。结果显示，治疗1周内症状、体征消失，血清丙酮酸或乳酸降至正常为显效；治疗2周内症状、体征消失，血清丙酮酸或乳酸降至正常为有效；治疗3周后症状、体征部分消失或无改善，血清丙酮酸或乳酸不能降至正常为无效。结果显效38例，有效8例，无效2例。2例无效者后经加用2个疗程（1周为1个疗程）治疗治愈。[12]

（二）实验研究

1.保护糖尿病肾病

孙红旭等通过观察实脾饮对糖尿病肾病（DN）脾肾阳虚型大鼠生化、尿蛋白、内皮素（ET）、一氧化氮（NO）及肿瘤坏死因子（TGF-β_1）的影响，运用高糖高脂饲料合并链尿佐菌素，再加寒凉药建立DN脾肾阳虚型模型，探讨实脾饮对DN大鼠肾脏的保护作用。结果显示，实脾饮能明显降低糖尿病肾病大鼠空腹血糖（FBG）、24h尿蛋白定量、血肌酐（Scr）、肾脏指数，平衡NO和ET，降低TGF-β_1含量，防止肾小球硬化，延缓DN的发生、发展。[13]

2.改善肾小球病理状态

赵军宁等通过建立阿霉素所致大鼠肾病模型，观察加味实脾饮治疗肾病综合征的实验研究。结果显示，加味实脾饮可明显改善阿霉素所致大鼠肾病模型的一般症状，消除水肿、尿蛋白，改善低白蛋白血症，降低肾组织脂质过氧化物含量，对肾小球病理形态改变及电荷屏障障碍有显著治疗作用。[14]

三、类方鉴析

真武汤（《伤寒论》）

（1）组成：茯苓三两，芍药三两，白术二两，生姜（切）三两，附子（炮，去皮，破八片）一枚。

（2）功用：温阳利水。

（3）主治：①阳虚水泛证。小便不利，四肢沉重疼痛、水肿，腰以下为甚，畏寒肢冷，腹痛，下利，或咳，或呕，舌淡胖，苔白滑，脉沉细；②太阳病发汗太过，阳虚水泛证。汗出不解，其人仍发热，心下悸，头眩，身瞤动，振振欲擗地。

（4）鉴别：真武汤与实脾散均治阳虚水肿，具温补脾肾，利水渗湿之功。前者以附子为君，不用干姜，故偏于温肾，温阳利水之中又佐以芍药敛阴柔筋，缓急止痛，故其主治阳虚水肿见腹痛下利、四肢沉重疼痛等；实脾散以附子、干姜共为君药，故温脾之力胜于真武汤，且佐入木香、厚朴、草果等行气导滞之品，主治阳虚水肿兼有胸腹胀满等气滞见症者。[1]

附：原方与方论

【原文】治肢体浮肿，色悴声短，口中不渴，二便通利。脾胃虚寒，土不能制水，故水妄行而浮肿，以无郁热，故口不渴而便不秘，此为阴水，严氏曰：治阴水发肿，用此先实脾土。厚朴（去皮，姜制，炒）、白术、木瓜（去瓤）、木香（不见火）、草果仁、大腹子、附子（炮，去皮脐）、茯苓（去皮）、干姜（炮）各一两（各30g），炙甘草半两（15g）。[1]

【方论】

1.明·吴昆

"脾胃虚寒，不能制水，则水妄行，故肢体浮肿；以无郁热，故口不渴而大小皆利。是方也，用白术、茯苓、甘草之甘温者补其虚，用干姜、附子之辛热者温其寒，用木香、草果之辛温者行其滞，用厚朴、腹子之下气者攻其邪，用木瓜之酸温者抑其所不胜。名曰实脾散者，实土以防水也。虽其药味不皆实土，然能祛其邪，乃所以使脾气之自实也。"（《医方考》卷四）[15]

2.清·汪昂

"此足太阴药也。脾虚故以白术、苓、草补之，脾寒故以姜、附、草蔻温之，脾湿故以大腹、茯苓利之，脾满故以木香、厚朴导之。然土之不足，由于木之有余，木瓜酸温能于土中泻木，兼能行水，与木香同为平肝之品，使木不克土而肝和，则土能制水而脾实矣。经曰：湿胜则地泥。泻水正所以实土也。"（《医方集解·祛湿之剂》）[16]

3.清·张璐

"治水以实脾为先务，不但阴水为然。方下所云，治阴水发肿，宜此先实脾土。俨然阴水当温散，阳水当寒泻之旨横于胸中。夫阴水因肾中真阳衰微，北方之水不能蛰藏，而泛溢无制，倘肾气不温，则真阳有灭顶之凶矣。实土堤水，宁不为第二义乎？何方中不用肉桂辛温散结，反用木瓜、厚朴、大腹子耶？即有滞气当散，厚朴尚可暂投，若大腹子之开泄大便，断乎不可妄用也。"（《张氏医通》）[17]

4.清·吴谦

"脾胃虚则土不能制水，水妄行肌表，故身重浮肿。用白术、甘草、生姜、大枣以实脾胃之虚也；脾胃寒，则中寒能化水，水停肠胃，故懒食不渴，二便不实。用姜、附、草果，以温脾胃之寒；更佐大腹、茯苓、厚朴、木香、木瓜者，以导水利气。盖气者水之母也，土者水之防也，气行则水行，土实则水治，故名曰实脾也。然此方导水利气之力有余，阴水寒盛而气不虚者固所宜也。若气少声微，则必以理中汤加附子，数倍茯苓以君之，温补元气以行水，为万当也。苓桂术甘汤、实脾饮、肾气丸，皆治阳虚水气之证。苓桂术甘汤治上焦阳虚不能输布，水留于上，心下逆满，气上冲胸，故用苓、桂、术甘之品，扶阳通气输水道也。实脾饮，治中焦阳虚不能蒸化，水渍于中，外泛作肿，二便通利，故用姜、附、苓、术之剂，培土温中，胜寒湿也。肾气丸，治下焦阳虚，不能行水，小便不利，肢体浮肿，喘急腹胀，故用桂、附、地、苓之辈，温而补之，以行水也。"（《医宗金鉴·删补名医方论》）[18]

5.清·汪绂

"阴水之作，由命火不壮，脾胃虚寒，而或外兼冷饮，身冒寒湿，土不能制水，则水妄行无制而浮肿也。白术实脾燥湿之君药，茯苓佐白术以渗湿，甘草佐白术以厚脾，厚朴破土中之郁塞，草豆蔻暖脾胃，开郁积。大腹子苦涩，功专降泄，彻于下极，攻坚破积，燥湿除痰，而涩味亦能敛阴。按大腹子之力不及槟榔，然此不用槟榔而用大腹子，意以功专脾胃软。木香亦以通理三焦之气，然槟榔降浊之意为多，木香升清之意为多。木瓜酸以泻肝邪于土中，敛水气以归化，故能舒筋消肿。土不能制水，肾不能摄水，皆以命门火衰故也，附子以大壮命火，则肾中有阳而脾暖能制水矣。黑姜色黑入肾，以佐附子补命门火，此二味又所以实脾之根本也。"（《医林纂要探源》卷六）[19]

参考文献

[1] 李冀.方剂学（全国中医药行业高等教育"十二五"规划教材）[M].9版.北京：中国中医药出版社，2012.

[2] 李飞.方剂学[M].北京：人民卫生出版社，2002.

[3] 黄甫，田莉婷，傅琪琳.加味实脾饮治疗肝硬化腹水脾肾阳虚型150例[J].陕西中医药大学学报，2018，41（04）：61-63.

[4] 陈海生. 实脾饮加减治疗晚期肝癌腹水的临床疗效观察[J]. 中医临床研究，2018，10（11）：46-47.

[5] 曹兴伟，李妍，张霞，等. 实脾饮加减治疗中心性浆液性脉络膜视网膜病变疗效观察[J]. 实用中医药杂志，2018，34（07）：761-762.

[6] 张晋锋，贺晓晴，蒋芳，等. 实脾饮治疗脾阳虚衰型慢性肾炎临床研究[J]. 亚太传统医药，2017，13（07）：119-120.

[7] 代星星. 加味实脾饮膏方治疗阳虚质慢性心衰的临床疗效观察[D]. 云南中医学院，2016.

[8] 李娜，王齐有，陈玉. 实脾饮加减治疗糖尿病合并心衰患者的临床观察[J]. 成都中医药大学学报，2016，39（04）：38-40.

[9] 李占伟. 实脾饮加减治疗水肿临床疗效分析[J]. 中医临床研究，2014，6（22）：102-103.

[10] 刘明兰，张志明. 实脾饮治疗抗生素相关性腹泻60例临床观察[J]. 中医药学报，2009，37（05）：98-99.

[11] 李霞. 实脾饮加减治疗结节性红斑56例[J]. 中国医疗前沿，2008，3（22）：89-90.

[12] 陈令江，吴学芳. 实脾饮加减治疗维生素B_1缺乏症48例[J]. 吉林中医药，2001（02）：32.

[13] 孙红旭，马鸿斌，薛国忠，等. 实脾饮对糖尿病肾病大鼠的保护作用[J]. 中医研究，2013，26（02）：69-72.

[14] 赵军宁，王晓东，彭龙玲，等. 加味实脾饮治疗肾病综合征的实验研究[J]. 中国实验方剂学杂志，1996，2（06）：12-15.

[15] 吴昆. 医方考[M]. 北京：中国中医药出版社，2007.

[16] 汪昂. 医方集解[M]. 北京：人民卫生出版社，2006.

[17] 张璐. 张氏医通[M]. 太原：山西科学技术出版社，2010.

[18] 吴谦. 医宗金鉴[M]. 北京：人民卫生出版社，1982.

[19] 汪绂. 中国古医籍整理丛书 医林纂要探源[M]. 北京：中国中医药出版社，2015.

四神丸（《证治准绳》）

四神丸，原出自《证治准绳》，为中医著名的固涩剂，具有温肾暖脾、固肠止泻之功效。多用于脾肾阳虚之五更泻，症见五更泄泻、不思饮食、食不消化或久泻不愈、腹痛喜温、腰酸肢冷、神疲乏力、舌淡、苔薄白、脉沉迟无力等。现代临床常用于治疗慢性结肠炎、肠易激综合征、溃疡性结肠炎、胃溃疡、五更泻、糖尿病腹泻属脾肾阳虚者。因其温补收涩，故湿热泄泻者忌用。

一、传统应用

【药物组成】肉豆蔻6g，补骨脂12g，五味子6g，吴茱萸3g。[1]

【功效主治】温肾暖脾，固肠止泻。用于脾肾阳虚之五更泻，症见五更泄泻，不思饮食，食不消化，或久泻不愈，腹痛喜温，腰酸肢冷，神疲乏力，舌淡，苔薄白，脉沉迟无力。[1]

【服用方法】丸剂，每服9g，每日2次，用淡盐汤或温开水送服；亦可作汤剂，加姜6g、枣10枚，水煎服。[1]

【加减化裁】泻下如水，可加罂粟壳、诃子以收敛固涩；久泻脱肛者，可加黄芪、升麻以升阳益气；腰酸肢冷较甚者，可加附子、肉桂以温阳补肾；气滞作胀，可加木香、小茴香之类调理气机。[2]

二、现代研究

（一）临床应用

1.慢性结肠炎

朱国军等运用香砂六君子汤合四神丸加味治疗慢性结肠炎患者38例，基础处方为：党参20g，补骨脂20g，白术15g，茯苓15g，陈皮12g，肉豆蔻12g，五味子12g，半夏10g，木香10g，砂仁10g，干姜10g，吴茱萸10g，炙甘草6g，每日1剂，水煎分2次服，10天为1个疗程。结果显示，26例痊愈，12例好转，总有效率为100%。[3]

2.肠易激综合征

王作民运用四神丸加脐部外敷药物治疗脾胃虚寒型肠易激综合征患者116例，基础组方为：肉豆蔻60g，五味子60g，补骨脂120g，五味子60g，吴茱萸30g，以上药为末，生姜500g，红枣600g，煮熟取肉和末为丸，每丸9g，每日2次，每次1丸，3周为1疗程。外敷药物组成为：肉桂50g，丁香50g，吴茱萸50g，乌梅100g，补骨脂100g，乳香100g，没药100g，胡椒40g，以上药为末，用姜汁调匀外敷脐部，胶布固定，3周为1疗程。具体主治症状为大便清稀，甚至水样腹泻，肠鸣、排便次数增多，完谷不化、腹痛。结果显示，服药1个疗程治愈86例，2疗程治愈26例，3个疗程治愈2例，2例无效，总有效率为98.28%。[4]

3.溃疡性结肠炎

梁广生运用四神丸加减联合水杨酸柳氮磺胺吡啶（SASP）治疗溃疡性结肠炎34例，基础组方为：补骨脂20g，黄芪20g，吴茱萸6g，肉桂6g，附子6g，炮姜6g，肉豆蔻15g，五味子15g，炒白术15g，分早晚2次服用。具体将67例患者随机分为治疗组34例和对照组33例，治疗组予四神丸加减联合SASP治疗，15天为1个疗程，间隔3天，继续下1个疗程，共6个疗程；西药组予常规西药SASP 2～4g/d，分4次服用。结果显示，治疗组总有效率为88.00%，痊愈率为44.00%；对照组总有效率70%，痊愈率24%，治疗组痊愈率和总有效率均高于对照组。研究证实：四神丸加减联合SASP治疗非特异性溃疡性结肠炎疗效明显。[5]

4.胃溃疡

石红运用兰索拉唑合并肉蔻四神丸治疗胃溃疡40例，肉蔻四神丸（同仁堂生产）基础组方为：五味子、肉豆蔻、吴茱萸、补骨脂、大枣，其配制比例为2∶2∶1∶4∶2，制成药丸口服使用，每次9g，每日2次，连续治疗2周。选取80例胃溃疡患者作为研究对象，按照治疗方案的不同分为观察组与对照组，每组患者40例，对照组患者给予兰索拉唑进行治疗，观察组患者在对照组的基础上联合肉蔻四神丸。连续治疗2周后，观察组患者总有效率为97.5%，对照组患者总有效率为70%，观察组患者总有效率明显高于对照组患者；观察组患者不良反应发生率为5%，对照组患者不良反应发生率为22.5%，观察组患者不良反应发生率明显低于对照组患者。研究证实：兰索拉唑合并肉蔻四神丸治疗胃溃疡相比于单用兰索拉唑疗效更佳，临床症状和生活质量改善程度更好，降低不良反应更明显，提高治疗效果更显著，临床上值得推广应用。[6]

5.五更泻

陈仁昌运用四神丸加减治疗脾肾阳虚型五更泻268例，基础处方为：补骨脂15g，肉豆蔻15g，五味子15g，胡黄连15g，黑附子15g，木香15g，苍术15g，山药15g，延胡索（元胡）15g，甘草15g，吴茱萸5g，炮姜10g，茯苓10g，肉桂6g，白芍20g，每日1剂，分2次温服，连续治疗20天为1个疗程。3个疗程后，治愈202例，好转51例，无效15例，总有效率94.40%。[7]

6.糖尿病腹泻

凌海英等运用艾灸联合二术四神丸治疗糖尿病腹泻40例，基础组方为：肉豆蔻1g，五味子1g，苍术1g，补骨脂2g，炒白术2g，吴茱萸0.5g，每日1剂，分2次温服。具体将80例糖尿病腹泻患者采用单双号数字表法分为观察组与对照组，每组各40例，两组患者均进行常规糖尿病健康教育、运动指导、饮食指导及药物治疗，对照组采用口服格列齐特缓释片治疗，观察组采用艾灸联合二术四神丸加减治疗。治疗2周后，对照组治疗显效11例，有效14例，无效15例，有效率90.0%；观察组治疗显效21例，有效15例，无效4例，有效率62.5%，观察组治疗有效率显著高于对照组。[8]

7.腰背肌筋膜炎

王庆成等运用四神丸加味治疗腰背肌筋膜炎36例，基础处方为：补骨脂15g，吴茱萸10g，肉豆蔻10g，延胡索（元胡）10g，没药10g，柴胡10g，独活10g，甘草10g，白芍20g，狗脊20g，寄生20g，每日1剂，分2次温服，10天为1个疗程。痊愈19例，显效12例，有效4例，无效1例，总有效率97.2%。大部分患者治疗1～2个疗程后症状完全消失或明显减轻，少数病程较长的病例需3～5个疗程。[9]

8.大肠癌术后腹泻

余胜珠等运用补中益气汤联合四神丸加减治疗老年大肠癌术后腹泻18例，基础组方为：黄芪30g，党参15g，升麻15g，补骨脂15g，肉豆蔻15g，吴茱萸15g，五味子15g，白术25g，柴胡10g，当归12g，陈皮12g，甘草6g，生姜6g，大枣6枚，每日1剂，分2次温服。将36例老年大肠癌术后腹泻的患者随机均分为治疗组和对照组各18例，对照组予盐酸洛哌丁胺胶囊及双歧三联活菌胶囊，治疗组予补中益气汤合四神丸加减。治疗3～7天后，治疗组总有效率为88.89%，显著高于对照组的50.00%。研究证实：补中益气汤合四神丸加减治疗老年大肠癌术后腹泻疗效显著，值得临床推广。[10]

（二）实验研究

1.溃疡性结肠炎

刘端勇等采用TNBS/乙醇复合法复制大鼠溃疡性结肠炎（UC）模型，观察了四神丸不同途径给药抗脂质过氧化损伤治疗UC的疗效；结果表明四神丸可有效缓解UC结肠黏膜损伤，其可能的途径是抑制脂质氧化损伤，降低MPO活性和丙二醛（MDA）含量，提高超氧化物歧化酶（SOD）水平，促进结肠上皮细胞修复。[11]

2.泄泻

李冀等通过建立大黄致脾虚泄泻模型，在探讨二神丸、二神丸去姜枣和四神丸对脾虚泄泻作用的组方差异性时发现，各给药大鼠组血浆胃动素、胃泌素含量均较模型组升高，并能抑制正常和脾虚小鼠的炭末推进率。[12]其在探究五味子散、五味子散加姜枣和四神丸对脾虚泄泻动物影响的配伍组方差异性中也得到了相同的结果。[13]

3.结肠癌

曹阳等[14]观察四神丸对小鼠结肠炎性病变后诱发结肠癌化学预防的作用，结果显示，四神丸可明显改善小鼠DMH+DSS诱癌过程中胸腺等组织的改变和恶病质状态，同时四神丸明显抑制小鼠结肠炎性病变后诱发结肠癌，并降低成癌率；其原因可能与降低CD133蛋白表达，进而影响细胞分化有关。[15]

4.离体小肠运动

胡隐恒等研究四神丸及其组成药味对离体小肠运动的影响，发现四神丸及其拆方二神丸、五味子散，以及单味药五味子、吴茱萸对家兔离体肠管的自发活动有明显抑制作用。[16]

三、类方鉴析

1.五味子散（《普济本事方》）[17]

（1）组成：五味子二两，吴茱萸半两。

（2）功用：温肾暖脾，固肠止泻。

（3）主治：肾泄。五更泄泻，腹痛，脉弱。[18]

2.二神丸（《普济本事方》）[17]

（1）组成：肉豆蔻二两，补骨脂（炒香）四两。

（2）功用：温肾暖脾，进食固肠。

（3）主治：脾肾阳虚证。全不进食，或食而不化，泄泻不止。[18]

3.鉴别

明代医家薛己《内科摘要》将二神丸与五味子散合而为一，名曰"四神丸"。温补固涩之力益佳，成为治疗五更泄名方。柯韵伯认为："二神丸君补骨脂之辛燥者，入肾以制水，佐肉豆蔻之辛温者，入脾以暖土，丸以枣肉，又辛甘发散为阳也……五味子散君五味子之酸温，以收坎宫耗散之火，少火生气以培土也；佐吴茱萸之辛温，又顺肝木欲散之势，为水气开滋生之路，以奉春生也……二神丸是承制之剂，五味散是化生之剂也。二方理不同而用则同，故可互用以助效，亦可合用以建功。"[18]

附：原方与方论

【原文】治脾胃虚弱。大便不实，饮食不思，或泄泻腹痛等证。

肉豆蔻二两（6g），补骨脂四两（12g），五味子二两（6g），吴茱萸（浸，炒）

一两（3g）。[1]（明·《证治准绳·类方泄泻门》）

【方论】

1.明·洪基

"脾主水谷，又主上升，虚则不能消磨水谷，而反行下降。肾主二便，又主闭藏，虚则不能禁固二便，而反为渗泄。夫肾水受时于子，弱土不能禁制，故子后每泻也。肉豆蔻之涩温，可固滑而补脾；吴茱萸之辛温，可散邪而补土；五味子酸咸，可入肾而收敛；破故纸辛温，可固本而益元。土受温补，则燥能制水；水受温补，则功能闭藏，子后之泻，从可瘳矣。"（《摄生秘剖》卷二）[19]

2.清·罗美

"命门无火，不能为中宫腐熟水谷，藏寒在肾，谁复司其闭藏？故木气才萌，不疏泄而亦疏泄，虽是木邪行土，实肾之脾胃虚也。此际补脾不如补肾，补骨脂有温中暖下之能，五味子有酸收固涩之性，吴茱萸散邪补土，肉豆蔻涩滑益脾，暖肾而使气蒸，破滞而使气壮，补肾仍是补脾矣。"（《古今名医方论》卷四）[20]

3.清·汪昂

"此足少阴药也。破故纸辛苦大温，能补相火以通君火，火旺乃能生土，故以为君；肉蔻辛温，能行气消食，暖胃固肠；五味咸能补肾，酸能涩精；吴茱辛热，除湿燥脾，能入少阴、厥阴气分而补火；生姜暖胃，大枣补土，所以防水。盖久泻皆由肾命火衰，不能专责脾胃，故大补下焦元阳，使火旺土强，则能制水而不复妄行矣。"（《医方集解·祛寒之剂》）[21]

4.清·王子接

"四神者，四种之药，治肾泄有神功也。补骨脂通癸水之真阳，肉豆蔻保戊土之真气，俾戊癸化火以运谷气；吴茱萸远肝邪而散虚寒，五味子摄肾气而固真阴，姜、枣和营卫。辛酸相辅，助阳强阴，则肾关自健固矣。"（《绛雪园古方选注》）[22]

5.清·费伯雄

"命门为日用之火，所以熏蒸脾胃，运化谷食。若肾泻者，宜二神丸。脾泻者，若由木旺克土，则吴茱萸能散厥阴之气，用以抑木则可；非此则不如去五味子，吴萸，加茴香、木香者之为佳也。"（《医方论》卷三）[23]

参考文献

[1] 李冀.方剂学（全国中医药行业高等教育"十二五"规划教材）[M]. 9版.北京：中国中医药出版社，2012.

[2] 李飞.方剂学[M].北京：人民卫生出版社.2002.

[3] 朱国军，张巧玲.香砂六君子汤合四神丸加味治疗慢性结肠炎38例疗效观察[J].甘肃中医，2010，23（3）：51.

[4] 王作民. 四神丸配合脐疗治疗脾胃虚寒型肠易激综合征116例[J]. 中医外治杂志，2006，15（1）：24.

[5] 梁广生. 四神丸联合柳氮磺胺吡啶治疗非特异性溃疡性结肠炎[J]. 现代中西医结合杂志，2007，16（17）：2351-2352.

[6] 石红. 兰索拉唑合并肉蔻四神丸治疗胃溃疡临床效果分析[J]. 中国妇幼健康研究，2017，28（S1）：64-65.

[7] 陈仁昌. 四神丸加减治疗脾肾阳虚型五更泻268例[J]. 哈尔滨医药，2009，29（06）：80.

[8] 凌海英，黄振存，郭运娇. 艾灸联合二术四神丸治疗糖尿病腹泻的护理[J]. 齐齐哈尔医学院学报，2016，37（01）：125-127.

[9] 王庆成，何海波. 四神丸加味治疗腰背肌筋膜炎36例[J]. 医学理论与实践，2013，26（02）：197-198.

[10] 余胜珠，杨光华，陈连生，等. 补中益气汤联合四神丸加减治疗老年大肠癌术后腹泻18例[J]. 中国药业，2013，22（08）：99-100.

[11] 刘端勇，管咏梅，赵海梅，等. 四神丸不同途径给药对溃疡性结肠炎大鼠结肠上皮细胞周期及脂质过氧化损伤的改善作用[J]. 中华中医药杂志，2011，26（5）：1168-1171.

[12] 李冀，邹大威，杜雅薇，等. 二神丸与四神丸对脾虚泄泻作用的配伍比较研究[J]. 辽宁中医杂志，2007，34（6）：728-730.

[13] 李冀，杜雅薇，邹大威，等. 五味子散与四神丸对脾虚泄泻作用的配伍比较研究[J]. 陕西中医，2007，28（7）：915-917.

[14] 曹阳，赵丹玉，柴纪严，等. 四神丸对小鼠结肠炎性病变后诱发结肠癌化学预防作用研究[J]. 辽宁中医药大学学报，2012，14（11）：127-129.

[15] 曹阳，王艳杰，谢鑫，等. 四神丸对结肠炎诱发的小鼠结肠癌CD133蛋白表达的影响[J]. 中国中医药现代远程教育，2013，11（8）：145-146.

[16] 胡隐恒，胡月娟，周京滋. 四神丸及其组成对家兔离体小肠运动的影响[J]. 中成药研究，1981，3（9）：31-33.

[17] 成大权，等. 中医方剂临床手册[M]. 太原：山西科学技术出版社，1987.

[18] 范颖，姜开运，张红梅. 中药药对配方理论及应用[M]. 沈阳：辽宁科学技术出版社，2015.

[19] 洪基. 摄生秘剖[M]. 北京：北京科学技术出版社，2017.

[20] 罗美. 古今名医方论[M]. 北京：中国中医药出版社，2007.

[21] 汪昂. 医方集解[M]. 北京：人民卫生出版社，2006.

[22] 王子接. 绛雪园古方选注[M]. 上海：上海科学技术出版社，1982.

[23] 费伯雄. 医方论[M]. 北京：中医古籍出版社，1987.

苏合香丸（《外台秘要》引《广济方》）

苏合香丸，原出唐《外台秘要·卷十三》引《广济方》，为中医著名的开窍剂，具有温通开窍、行气止痛之功效。多用于寒闭证，症见突然昏倒，牙关紧闭，不省人事，苔白，脉迟，心腹卒痛，甚则昏厥，中风、中气及感受时行瘴疠之气等属寒凝气滞之闭证者等。现代临床常用于治疗脑动脉硬化症、急性中风、急性冠脉综合征、心绞痛、心肌梗死、冠心病等属寒凝气滞者。因其辛香走窜，有损胎气，故不可过量服用，孕妇、脱证、热闭者忌用。

一、传统应用

【药物组成】白术30g，朱砂30g，麝香30g，诃黎勒皮30g，香附子30g，沉香30g，青木香30g，丁子香30g，安息香30g，白檀香30g，荜茇30g，犀角30g（水牛角代），乳香15g，苏合香15g，冰片15g。[1]

【功效主治】温通开窍，行气止痛。用于寒闭证，症见突然昏倒，牙关紧闭，不省人事，苔白，脉迟。亦治心腹卒痛，甚则昏厥。中风、中气及感受时行瘴疠之气等属寒凝气滞之闭证者。[1]

【服用方法】口服，每次1丸，小儿酌减，一日1～3次，温开水送服。昏迷不能口服者，可鼻饲给药。[1]

【加减化裁】脉弱体虚者，可用人参汤送服，以扶助正气，防止外脱；中风痰壅者，可用姜汁、竹沥送服，以助化痰之力；癫痫痰迷心窍者，可用菖蒲、郁金煎汤送服，以化痰开窍。[1]

二、现代研究

（一）临床应用

1.脑动脉硬化症

徐晓军运用苏合香丸加减联合地黄饮子治疗脑动脉硬化症42例，基础处方为：白术30g，朱砂30g，麝香30g，诃黎勒皮30g，附子30g，沉香30g，青木香30g，丁子香30g，安息香30g，白檀香30g，荜茇30g，水牛角30g，乳香15g，苏合香15g，冰片15g，熟地黄15g，石菖蒲15g，茯苓15g，远志15g，巴戟天10g，山茱萸10g，石斛10g，肉苁蓉10g，熟附子10g，五味子10g，肉桂10g，麦冬10g，每日1剂，分2袋服用。将80例脑动脉硬化症患者随机分为治疗组42例和对照组38例，治疗组服用成药苏合香丸及地黄饮子汤剂，对照组单服用地黄饮子汤剂，治疗4周后，观察两组患者治疗前后临床症状的变化，评价两组治疗效果。结果显示，治疗组有效率为88.09%，对照组为68.42%，差异有统计学意义。研究证实：苏合香丸联合地黄饮子治疗脑动脉硬化症，疗效显著，可以在临床上推广运用。[2]

2. 急性中风

冷伟运用苏合香丸加减治疗急性中风108例，基础组方为：白术30g，朱砂30g，麝香30g，诃黎勒皮30g，附子30g，沉香30g，青木香30g，丁子香30g，安息香30g，白檀香30g，荜茇30g，水牛角30g，乳香15g，苏合香15g，冰片15g，每次1丸，口服，每日2次。将符合纳入标准的216例急性中风患者随机分为两组，分别为实验组（108例）和对照组（108例），两组均给予常规治疗，实验组在对照组的基础上添加苏合香丸。治疗33天后，苏合香丸联合常规治疗急性中风疗效（84.26%）明显高于常规治疗（59.26%）。[3]

3. 心绞痛

肖素芹运用麝香保心丸（苏合香丸）治疗不稳定型心绞痛（UAP）30例，基础组方为：麝香30g，党参30g，肉桂30g，牛黄0.15g，苏合香15g，蟾酥15g，冰片15g，每次2粒，每日3次。将患者随机分为治疗组和对照组各30例，治疗组予口服麝香保心丸，配合一般常规治疗；对照组仅予常规治疗，14天为1个疗程。实验结果显示，心绞痛发作次数、发作间隔、24h缺血总时间及ST段、T波改变、血流动力学、血脂指标对比，治疗组均明显优于对照组，两组比较差异有统计学意义。研究证实：麝香保心丸是治疗UAP安全有效的辅助用药。[4]

4. 急性冠脉综合征

江东等运用麝香保心丸（苏合香丸）治疗低危急性冠脉综合征33例，基础组方为：麝香30g，党参30g，肉桂30g，牛黄0.15g，苏合香15g，蟾酥15g，冰片15g，每次2粒，每日3次。将患者随机分为治疗组和对照组各33例。治疗组予口服麝香保心丸，配一般常规治疗；对照组仅予常规治疗。随访1年，结果显示，治疗组和对照组心电图有效率分别为70.7%和52%，两组比较差异有统计学意义。两组治疗后核素显影缺血心肌面积分别为（18.2±8.2）%和（23.8±9.8）%，两组比较差异有统计学意义；治疗组的再发心绞痛和心脏事件也少于对照组。研究证实：麝香保心丸在急性冠脉综合征的治疗中急则治标、缓则固本，可预防、治疗及急救。[5]

5. 心肌梗死

于长金等运用麝香保心丸（苏合香丸）治疗急性心肌梗死100例，基础组方为：麝香30g，党参30g，肉桂30g，牛黄0.15g，苏合香15g，蟾酥15g，冰片15g，每次2粒，每日3次。将196例急性心肌梗死患者随机分为治疗组100例和对照组96例。治疗组予口服麝香保心丸，同时予常规溶栓治疗等；对照组只予常规溶栓治疗。结果显示，溶栓后心绞痛总发生率治疗组低于对照组，差异有统计学意义；30天内死亡、非致死性再梗死率及发生严重心功能损害对比，治疗组均低于对照组，差异有统计学意义；溶栓后4h及30天左室射血分数对比，治疗组高于对照组，两组比较差异有统计学意义。[6]

6.小儿脐疝

方婷娜运用苏合香丸加减合抱龙丸填塞加压法治疗小儿脐疝120例，基础组方为：胆南星120g，雄黄3g，麝香30g，党参30g，肉桂30g，牛黄0.15g，苏合香15g，蟾酥15g，冰片15g，每次1丸，每日2次。根据脐疝的大小，取苏合香丸和抱龙丸，按1∶1比例适量，把二药揉搓至完全混合后再搓成汤圆状，药丸直径宜稍大于脐环，将备好的胶布按直径大小修成圆形，并把备好的加压木板或加压银元用直径大于木板或银元2～4cm的胶布固定在另一块胶布上，观察患儿治疗前与治疗后脐环及脐疝大小的变化情况及患儿的精神状态、饮食起居变化等情况。在治疗过程中，精神状态转佳，心情舒畅，无哭闹，无痛苦不适感，饮食增加，活动正常，二便调和，其中治疗2次，疗程6天痊愈者20例，占16.7%；治疗3次，疗程9天痊愈者94例，占78.3%；治疗4次，疗程12天痊愈者6例，占5%。并经半年至1年后随访92例，无1例复发。[7]

7.婴幼儿继发性麻痹性肠梗阻

杜德锋等运用苏合香丸经皮给药佐治婴幼儿继发性麻痹性肠梗阻36例，基础组方为：麝香30g，党参30g，肉桂30g，牛黄0.15g，苏合香15g，蟾酥15g，冰片15g，每次1丸，每日2次。将患儿随机分为治疗组和对照组，各36例，在治疗原发病的同时，治疗组予苏合香丸经皮给药治疗，对照组予插胃管及肛管排气进行胃肠减压治疗。治疗24h后，治疗组显效25例（69%），有效9例（25%），无效2例（6%），总有效率94%；对照组显效3例（8%），有效21例（58%），无效12例（33%），总有效率67%。两组的总有效率差异有统计学意义，治疗过程两组均未见不良反应。研究证实：苏合香丸经皮给药佐治婴幼儿继发性麻痹性肠梗阻疗效优于插胃管及肛管排气。[8]

8.胆道蛔虫症

孔夏生运用苏合香丸治疗胆道蛔虫症60例，基础组方为：麝香30g，党参30g，肉桂30g，牛黄0.15g，苏合香15g，蟾酥15g，冰片15g，每次1丸，每日2次。临床表现均有阵发性右上腹疼痛伴恶心呕吐47例，右上腹压痛49例，发热15例，吐蛔虫8例，其中27例作了B超检查。予留观治疗，静脉补液，苏合香丸口服。结果显示，治愈43例，好转10例，无效7例，治疗后3天内排出蛔虫（成虫）

者19例，1周后B超复查总胆管虫影消失13例。[9]

9.面瘫

潘进财运用苏合香丸治疗面瘫23例，基础处方为：麝香30g，党参30g，肉桂30g，牛黄0.15g，苏合香15g，蟾酥15g，冰片15g，口服，每次6g，每日2次。治疗10～30天，痊愈18例，有效4例，无效1例，总有效率为95.7%。[10]

10.急性胆绞痛

黄成钰运用苏合香丸治疗急性胆绞痛50例，基础组方为：麝香30g，党参30g，肉桂30g，牛黄0.15g，苏合香15g，蟾酥15g，冰片15g，每天2次，每次吞服1丸，常连服2～3天。本组病例均采用中医辨证论治结合西医治疗基础上，在应用阿托品肌注、甚至使用杜冷丁后胆绞痛无缓解时合用苏合香丸。结果显示，50例中12例在合用苏合香丸1丸，2～3h后则觉急性胆绞痛明显减轻，连服4丸2天后痛不再现；24例服1丸后疼痛稍缓，服4丸后绞痛明显减轻，连服4丸后好转；10例服1丸后绞痛转轻，连服6丸后疼痛不发。除7例手术病例外，其余病例门诊随访3个月内无复发。[11]

（二）实验研究

1.11-羧基-β-乙酰乳香酸

张明玥等建立苏合香丸中乳香酸的定性定量检测方法，采用薄层色谱法和高效液相色谱法，建立苏合香丸中乳香类成分11-羧基-β-乙酰乳香酸的检测方法。结果显示，运用建立的薄层色谱法检测了3个生产厂家提供的9批苏合香丸，均含有11-羧基-β-乙酰乳香酸，但含量不同，故建立高效液相色谱法对3个厂家22批苏合香丸进行含量测定，建立的薄层色谱法和高效液相色谱法可用于苏合香丸中11-羧基-β-乙酰乳香酸的定性定量检验，为苏合香丸质量控制和评价提供了科学依据。[12]

2.苯甲酸和肉桂酸

艾则孜·莫合买提等建立高效液相色谱双波长检测法同时测定苏合香丸中苯甲酸和肉桂酸含量，采用Waters Sun Fire TM C_{18}（150mm×4.6mm，5μm）色谱柱，以0.1%醋酸水溶液-甲醇（60 : 40）为流动相；流速为每分钟1.0ml；检测波长0～18分时228nm（苯甲酸），18.1～35分时285nm（肉桂酸）；进样量10μL；柱温为室温。结果显示，HPLC法同时测定苏合香丸中苯甲酸和肉桂酸含量的方法具有较高的精密度和准确度，在较宽的线性范围内表现出了良好的稳定性和耐用性。[13]

3.可溶性汞

蔺娟等建立微波消解-原子荧光光谱法测定苏合香丸（苏合香、朱砂、檀香、木香、乳香等）及其药用组分中的可溶性汞，并进行安全评价，采用微波消解-原子荧光光度法检测可溶性汞的含有量；光电倍增管负压为260V；原子化器温度为200℃；灯电流为15mA；还原剂为0.5%氢氧化钠和0.75%硼氢化钾；载流为3%硝酸。结果显示，苏合香丸的最大含汞量为16.63μg/丸，即使一日服用2丸，体内蓄积的汞含有量仍符合WHO的汞限量标准（42μg），安全性较高。[14]

4.丁香酚

赵阳等建立苏合香丸中丁香酚含量的测定方法，固定相：Waters SYMMETRY C$_{18}$柱（4.6mm×250mm，5μm），流动相甲醇-水（65∶35），流速每分钟0.8ml，检测波长280nm，选用丹皮酚作为内标物。结果：平均加样回收率为96.8%，RSD＝1.0%（$n＝5$），线性范围5～160μg/ml，$r＝0.9992$。结果显示，测定了3批次的苏合香丸样品，每丸的平均重量为（1.93±0.18）%，其中丁香酚的含量在10.60～12.10mg，可作为控制该制剂质量的参考依据。[15]

三、类方鉴析

1.冠心苏合丸（《中国药典》2020年版）

（1）组成：苏合香50g，冰片、乳香（制）各105g，檀香、土木香各210g。

（2）功用：理气，宽胸，止痛。

（3）主治：心绞痛，胸闷，憋气，属于痰浊气滞者。[16]

2.苏冰滴丸（《上海市药品标准》1980年版）

（1）组成及制法：苏合香脂5g，冰片10g，加聚乙二醇-6000 35g，制成滴丸1000粒。

（2）功用：芳香开窍，行气止痛。

（3）主治：冠心病胸闷，心绞痛，心肌梗死。[16]

3.鉴别

苏合香丸、冠心苏合丸及苏冰滴丸均有芳香开窍、行气止痛的作用，可用于冠心病、心绞痛等，属寒凝气滞、痰浊为患者。但苏合香丸药物众多，开窍行气，散寒止痛之力较强，可广泛用于寒邪、秽浊或气郁等闭阻机窍诸证。冠心苏合丸与苏冰滴丸均为苏合香丸简化方，为冠心病心绞痛而设，冠心苏合丸用药5味，兼有开窍与行气活血之效；苏冰滴丸为冠心苏合丸的进一步简化方，药仅2味，且剂型改为滴丸，具有体积小、服用方便、能迅速缓解症状等优点。[16]

附：原方与方论

【原文】广济疗传尸骨蒸，殗殜肺痿，疰忤鬼气，猝心痛，霍乱吐痢，时气鬼魅，瘴疟，赤白暴痢，瘀血月闭，疣癣疔肿，惊痫，鬼忤中人，吐乳狐魅，吃力伽丸。吃力伽、光明砂（研）、麝香、诃黎勒皮、香附子（中白）、沉香（重者）、青木香、丁子香、安息香、白檀香、荜茇（上者）、犀角各一两，熏陆香、苏合香、龙脑香各半两。（唐·《外台秘要·卷十三》引《广济方》）[1]

【方论】

1.北宋·沈括等

"此药大能安气血，却外邪。凡疾自内作，不晓其名者，服此往往得效，唯治气痓气厥，气逆不和，吐利，荣卫阻塞，尤有神功。"（《苏沈良方》卷五）[17]

2.明·吴昆

"病人初中风，喉中痰塞，水饮难通，非香窜不能开窍，故集诸香以利窍；非辛热不能通塞，故用诸辛为佐使。犀角虽凉，凉而不滞；诃梨虽涩，涩而生津。世人用此方于初中之时，每每取效，丹溪谓辛香走散真气，又谓脑、麝能引风入骨，如油入面，不可解也。医者但可用之以救急，慎毋令人多服也。"（《医方考》卷一）[18]

3.清·王子接

"苏合香能通十二经络、三百六十五窍，故君之以名，其方与安息香相须，能内通脏腑。龙脑辛散轻浮，走窜经络，与麝香相须，能内入骨髓。犀角入心，沉香入肾，木香入脾，香附入肝，熏陆香入肺。复以丁香入胃者，以胃亦为一脏也。用白术健脾者，欲令诸香留顿于脾，使传输于各脏也。诸脏皆用辛香阳药以通之，独心经用朱砂寒以通之者，以心为火脏，不受辛热散气之品，当反佐之，以治其寒阻关窍，乃寒因寒用也。"（《绛雪园古方选注》卷中）[19]

4.清·张秉成

"此方汇集诸香以开其闭，而以犀角解其毒，白术、白蜜匡其正，朱砂辟其邪。性偏于香：似乎治邪中气闭者为宜耳。"（《成方便读》卷二）[20]

5.近代·谢观

"此方取诸香以开寒闭，与牛黄丸皆为中风门中夺门开关之将，然牛黄丸开热阻关窍，此则开寒阻关窍。方中用犀角为寒因寒用之向导，与至宝丹中用龙脑、桂心无异。若夫口开手撒，眼合声鼾，自汗遗尿等虚脱证，急用参、附峻补，庶或可救，若用牛黄、苏合之药，入口即毙矣。一方去檀香、荜茇、诃黎勒三味，以其太涩燥之故。又，方中冰、麝分量太重，用时宜减大半。"（《中国医学大辞典》）[21]

参考文献

[1] 李冀.方剂学（全国中医药行业高等教育"十二五"规划教材）[M].9版.北京：中国中医药出版社，2012.

[2] 徐晓军. 苏合香丸联合地黄饮子治疗脑动脉硬化症42例临床观察 [J]. 湖南中医杂志, 2014, 30 (11): 56.

[3] 冷伟. 苏合香丸治疗急性中风108例 [J]. 中国药物经济学, 2012 (4): 132.

[4] 肖素芹. 麝香保心丸治疗不稳定型心绞痛疗效观察 [J]. 中西医结合心脑血管病杂志, 2009, 7 (08): 887-888.

[5] 江东, 李彤. 麝香保心丸在急性冠状动脉综合征治疗中的应用体会 [J]. 中国实用医药, 2007, 2 (29): 51.

[6] 于长金, 李存洲. 中西医结合治疗急性心肌梗死溶栓后心绞痛临床观察 [J]. 实用中医药杂志, 2008, 24 (9): 579.

[7] 方婷娜. 苏合香丸合抱龙丸填塞加压法治疗小儿脐疝120例 [J]. 中国中医药科技, 2005, 12 (05): 325.

[8] 杜德锋, 何宗明. 苏合香丸经皮给药佐治婴幼儿继发性麻痹性肠梗阻——附36例报告 [J]. 新医学, 2003 (S1): 31-32.

[9] 孔夏生. 苏合香丸治疗胆道蛔虫症60例疗效观察 [J]. 浙江中西医结合杂志, 1998, 8 (06): 394-395.

[10] 潘进财. 苏合香丸治疗面瘫23例 [J]. 新疆中医药, 1997 (02): 47.

[11] 黄成钰. 苏合香丸治疗胆绞痛50例疗效观察 [J]. 浙江中西医结合杂志, 1996, 6 (01): 19-20.

[12] 张明玥, 潘苇芩, 葛婧, 等. 苏合香丸中11-羰基-β-乙酰乳香酸的鉴别及含量测定 [J]. 中国民族民间医药, 2018, 27 (02): 29-32.

[13] 艾则孜·莫合买提, 陈冬云, 王伟萍, 等. 高效液相色谱双波长检测法测定苏合香丸中苯甲酸与肉桂酸的含量 [J]. 中国药师, 2014, 17 (04): 692-694.

[14] 蔺娟, 王伟萍, 王秀霞. 微波消解-原子荧光光谱法测定苏合香丸及其药用组分中的可溶性汞 [J]. 中成药, 2015, 37 (10): 2194-2197.

[15] 赵阳, 张纯, 郭澄, 等. 高效液相色谱法测定苏合香丸中丁香酚的含量 [J]. 中国中药杂志, 2001, 26 (03): 31-33.

[16] 李飞. 方剂学 [M]. 北京: 人民卫生出版社, 2002.

[17] 沈括. 苏沈良方 [M]. 上海: 上海科学技术出版社, 2003.

[18] 吴昆. 医方考 [M]. 北京: 中国中医药出版社, 2007.

[19] 王子接. 绛雪园古方选注 [M]. 上海: 上海科学技术出版社, 1982.

[20] 张秉成. 成方便读 [M]. 北京: 中国中医药出版社, 2002.

[21] 谢观. 中国医学大辞典 [M]. 天津: 天津科学技术出版社, 2002.

苏子降气汤（《太平惠民和剂局方》）

苏子降气汤，原出宋代《太平惠民和剂局方》。本方是治疗上实下虚之喘咳的常用方剂，具有降气平喘、祛痰止咳功效。多用于治疗上实下虚喘咳证，症见咳喘痰多，胸隔满闷，喘咳短气，呼多吸少，或腰疼脚弱，肢体倦怠，或肢体浮肿，舌苔白滑或白腻，脉弦滑。现代临床常用于妊娠呕吐、喘证、便秘、慢性支气管炎、肺胀。本方药性偏温燥，以降气祛痰为主，对于肺肾阴虚的喘咳以及肺热痰喘之证，均不宜使用。

一、传统应用

【药物组成】紫苏子、半夏各75g，川当归45g，甘草60g，前胡、厚朴各30g，肉桂45g（一方有陈皮45g）。[1]

【功效主治】降气平喘，祛痰止咳，[1]主治上实下虚喘咳证。症见咳喘痰多，胸隔满闷，喘咳短气，呼多吸少，或腰疼脚弱，肢体倦怠，或肢体水肿，舌苔白滑或白腻，脉弦滑。[1]

【服用方法】加生姜2片、大枣1个、苏叶2g，水煎服，用量按原方比例酌定。[1]

【加减化裁】痰涎壅盛，喘咳气逆难卧者，加沉香等以增强其降气平喘之功；兼有表证者，加麻黄、杏仁，以宣肺平喘，疏散外邪；兼气虚者，可加人参等以益气。

二、现代研究

（一）临床应用

1.妊娠呕吐

乔氏以本方去肉桂、厚朴，加陈皮、砂仁、白术、旋覆花、黄芩、川续断，治疗妊娠呕吐96例（初孕者89例，孕二次者7例；孕期在6～12周者92例，13周以上者4例）。基础组方为：紫苏子15g，半夏、陈皮、前胡、砂仁、白术、旋覆花、黄芩各10g，甘草5g，当归、川续断各12g，生姜三片，并在此方基础上予以随症加减，每日1剂，水煎服。治疗后，1剂呕吐减轻，3剂痊愈者68例，占70.8%；3剂呕吐减轻，5剂痊愈者26例，占27.1%；2例服后无效，仅占2.1%。[2]

2.喘证

雍氏以苏子降气汤随证加减治疗喘证患者，选取喘证患者43例，基础组方为：紫苏子9g，当归6g，法半夏9g，前胡6g，肉桂3g，炙甘草6g，陈皮5g，厚朴6g，大枣1枚，并在此方基础上予以随症加减，每日1剂，水煎服。治疗后，患者喘息症状消失时间（4.03±0.87）天，明显低于对照组；治疗有效率为93.02%，明显高于对照组。[3]

3.便秘

白氏研究加味苏子降气汤联合西沙必利片治疗便秘的临床疗效。基础组方为：紫苏子、半夏各75g，川当归45g，甘草60g，前胡、厚朴各30g，肉桂45g，并在此方基础上予以随症加减，每日1剂，水煎服。治疗后，总有效率为95.65%，对照组总有效率为78.26%。[4]

4.慢性支气管炎

何氏观察苏子降气汤加味治疗慢性支气管炎70例。基础组方为：紫苏子12～15g，法半夏10～13g，百部12g，前胡12g，厚朴12g，薏苡仁30g，芥子12g，莱菔子12g，怀山药30g，肉桂10～12g，生姜8g，苏叶8g，当归10g，生甘草4g，党参15g，陈皮8g，白术10g，并在此方基础上予以随症加减，每日1剂，水煎服。治疗后，痊愈53例，好转17例，总有效率100%。[5]

5.肺胀

周氏用苏子降气汤治疗痰浊壅肺型肺胀，在原方组方基础上予以随症加减，每日1剂，水煎服。治疗后，苏子降气汤对痰浊壅肺型肺胀的治疗有效。[6]

（二）实验研究

1.缓解耳部炎症作用

本方对小鼠氨水性咳嗽、豚鼠实验性哮喘、巴豆油引起的小鼠耳部炎症以及实验性Ⅰ型变态反应，均有显著的抑制作用。

2.松弛气管作用

对正常及由组胺、乙酰胆碱所致痉挛状态的离体气管均有显著的松弛作用，且不被普萘洛尔（心得安所）拮抗。

3.缓解呼吸道炎症作用

能明显减轻二氧化硫（SO_2）慢性支气管炎模型的病理改变；对呼吸道酚红排泌的影响不明显。[7]

三、类方鉴析

定喘汤（明·张时彻《摄生众妙方》）

（1）组成：白果二十一枚，麻黄三钱，苏子二钱，甘草一钱，款冬花三钱，杏仁一钱五分，桑白皮三钱，黄芩一钱五分，半夏三钱。

（2）功用：宣肺降气，清热化痰。

（3）主治：风寒外束，痰热内蕴证。哮喘咳嗽，痰多气急，痰稠色黄，或微恶风寒，舌苔黄腻，脉滑数。

（4）鉴析：本方所治哮喘，乃因素体痰热内蕴，又复感风寒所致。与苏子降气汤都有降气祛痰定喘之功，但本方以宣降肺气的麻黄、白果配伍清热泻肺化痰的黄芩、桑白皮等为主，故适用于风寒外束，痰热内蕴所致的哮喘证；苏子降气汤以苏子降气平喘为主，配以下气祛痰、温肾纳气之品，故适用于痰涎壅肺，肾阳不足的上实下虚证。[8]

附：原文与方论

【原文】

治男女虚阳上攻，气不升降，上盛下虚，膈壅痰多，咽喉不利，咳嗽，虚烦引饮，头目昏眩，腰痛脚弱，肢体倦怠，腹肚疠刺，冷热气泻，大便风秘，涩滞不通，肢体浮肿，有妨饮食。

紫苏子、半夏（汤洗七次）各二两半，川当归（去芦）两半，甘草二两，前胡（去芦）、厚朴（去粗皮，姜汁拌炒）各一两，肉桂（去皮）一两半［一方有陈皮（去白）一两半］。

【方论】

1.清·汪昂

此手太阴药也。苏子、前胡、厚朴、橘红、半夏皆能降逆上之气，兼能祛痰，气行则痰行也；数药亦能发表，既以疏内壅，兼以散外寒也。当归润以和血，甘草甘以缓中，下虚上盛，故又用肉桂引火归元也。（《医方集解》）[9]

2.清·张璐

脚气患在浊气上攻。故以苏子、橘皮、前胡、厚朴辛温降气；半夏、生姜涤除痰湿；桂心、当归温散滞血；甘草、大枣调和中气。全以降泄逆气为主，故《局方》更名苏子降气汤。后世取治虚阳上攻，痰涎壅盛，肺气喘满，服之气降即安。可见用方取合宜，不必拘执何病主治也。（《千金方衍义》）[10]

3.清·费伯雄

此等方施之于湿痰壅塞、中脘不舒者，尚嫌其太燥，乃注中主治虚阳上攻、喘嗽呕血等症，是益火加薪，吾见其立败也。（《医方论》）[11]

4.清·唐宗海

气即水也，水凝则为痰，水泛则为饮。痰饮留滞，则气阻而为喘咳。苏子、生姜、半夏、前胡、陈皮，宣除痰饮，痰饮去而气自顺矣。然气以血为家，喘则流荡而忘返，故用当归以补血；喘则气急，故用甘草以缓其急。出气者肺也，纳

气者肾也，故用沉香之纳气入肾，或肉桂之引火归元为引导。（《血证论》）[12]

5.清·张秉成

夫风邪外来，必先犯肺，于是肺中之气壅而不行，肺中之津液郁而为痰，故喘嗽不宁。肺与大肠相表里，肺津虚则大肠不润，故大便不利，甚则引动下焦虚阳上逆，而为呕血等证。先哲有见痰休治痰、见血休治血之论，虽证见痰血，仍必究其受病之源。方中苏子、前胡、厚朴，皆降气之品，有疏邪之能，半夏、橘红化其痰；火载血上，故以肉桂引火归元，当归导血归经；上下交病者治其中，故以甘草培中补土；加姜煎者，病因风邪而来，仍不离辛散之意耳。（《成方便读》）[13]

参考文献

[1] 邓中甲. 方剂学[M]. 北京：中国中医药出版社，2003.

[2] 乔圃. 苏子降气汤加减治疗妊娠呕吐96例. 新疆中医药，1995（4）：20.

[3] 雍楠，赵国祥. 苏子降气汤随证加减对喘证患者的治疗效果分析[J]. 中西医结合心血管病电子杂志，2018，6（13）：159，162.

[4] 白勇刚，白智刚. 加味苏子降气汤联合西沙必利治疗46例便秘临床疗效观察[J]. 内蒙古中医药，2011，30（1）：58-59.

[5] 何成瑜. 苏子降气汤治疗慢性支气管炎70例[J]. 中国中医药现代远程教育，2010，8（10）：130.

[6] 周丹丹，梁荣琰，夏颖. 苏子降气汤在痰浊壅肺型肺胀中的应用分析[J]. 转化医学电子杂志，2016，3（7）：88-89.

[7] 范国煌，等. 苏子降气汤的药理研究Ⅰ. 主要药效学. 中药药理与临床，1992，8（5）：13.

[8] 邓中甲. 方剂学[M]. 上海：上海科学技术出版社，2008.

[9] 汪讱庵. 医方集解[M]. 上海：上海科学技术出版社，1991.

[10] 张璐. 千金方衍义[M]. 北京：中国中医药出版社，1995.

[11] 费伯雄. 医方论[M]. 北京：中医古籍出版社，1987.

[12] 唐容川. 血证论[M]. 上海：上海人民出版社，1977.

[13] 张秉成. 成方便读[M]. 上海：上海科学技术出版社，1958.

完带汤（《傅青主女科》）

完带汤，原出清代《傅青主女科》，为中医著名的祛湿剂，具有补脾疏肝，化湿止带之功效。多用于治疗脾虚肝郁，湿浊带下，带下色白，清晰如涕，面色㿠白，肢体倦怠，大便溏薄，舌淡苔白，脉缓或濡弱。现代临床常用于治疗慢性阴道炎、慢性宫颈炎、特发性膜性肾病、炎性盆腔痛。带下证属湿热下注者，非本方所宜。

一、传统应用

【药物组成】白术30g，山药30g，人参6g，白芍15g，车前子9g，苍术9g，甘草3g，陈皮2g，荆芥穗2g，柴胡2g。[1]

【功效主治】补脾疏肝，化湿止带。[1]脾虚肝郁，湿浊带下。带下色白，清晰如涕，面色㿠白，肢体倦怠，大便溏薄，舌淡苔白，脉缓或濡弱。[1]

【服用方法】水煎服。[1]

【加减化裁】若兼湿热，带下兼黄色者，加黄柏、龙胆以清热燥湿；兼有寒湿，小腹痛者，加炮姜、盐茴香以温中散寒；腰膝酸软者，加杜仲、续断以补益肝肾；日久病滑脱者，加龙骨、牡蛎以固涩止带。[1]

二、现代研究

（一）临床应用

1.慢性阴道炎

陈复兴以本方治疗急慢性白色念珠菌性阴道炎患者31例，治疗14～24天，病程越长，治疗时间也相对较长。基础组方为：红参15g，山药（炒）20g，制苍术、柴胡、车前子、黑芥穗各10g，陈皮9g，白术（土炒）、白芍（酒炒）各30g，甘草6g，并在此方基础上予以随症加减，每日1剂，水煎服。治疗后，痊愈（临床症状消失，阴道分泌物培养阴性）28例，显效（临床症状基本消失，阴道分泌物培养有白色念珠菌生长）2例；无效（症状及阴道分泌物检查均无改善）1例。[2]

2.慢性宫颈炎

周耀湘[3]将45例慢性宫颈炎患者给予服用完带汤治疗，3周后观察疗效。基础组方为：白术、山药各30g，人参、车前子、苍术各10g，白芍15g，陈皮、黑芥穗、柴胡、甘草各6g，并在此方基础上予以随症加减，每日1剂，水煎服。治疗后，痊愈36例，痊愈率为80%；好转9例，好转率为20%；总有效率为100%。杨国燕[4]对38例慢性宫颈炎糜烂型患者采用中药完带汤加味，煎服2次/天，结合保妇康栓隔日1次、西瓜霜粉剂1次/周治疗。1个月为1个疗程，2个疗程后评价疗效。经过2个疗程治疗后，显效15例，好转18例，无效5例，总有效率86.84%。

3.特发性膜性肾病

朱氏以完带汤组方治疗膜性肾病60例，分为治疗组和对照组各30例，对照组应用糖皮质激素标准疗程、环磷酰胺治疗，治疗组在对照组基础上加服中药完带汤。基础组方为：白术20g，苍术12g，党参16g，甘草6g，车前子30g，柴胡15g，白芍15g，山药30g，黑芥穗6g，杜仲10g，丹参30g，川芎15g，薏苡仁20g，虎杖15g，玉米须30g，并在此方基础上予以随症加减，每日1剂，水煎服。治疗6个月后，治疗组总有效率为83.3%，对照组总有效率为70.0%，治疗组疗效明显优于对照组。[5]

4.炎性盆腔痛

王氏选用完带汤联合抗生素治疗炎性盆腔痛35例，基础组方为：白术20g，山药20g，当归20g，柴胡15g，白芍15g，川芎15g，桃仁12g，红花12g，车前子9g，苍术9g，黑芥穗9g，人参6g，陈皮6g，甘草6g，并在此方基础上予以随症加减，每日1剂，水煎服。治疗后，治疗总有效率为94.29%，治疗后患者疼痛评分改善情况显著优于对照组；治疗后患者证候体征总积分改善情况显著优于对照组。[6]

（二）实验研究

1.促进细胞修复作用

袁氏通过完带汤对肝郁脾虚型慢性宫颈炎模型大鼠EGF和EGFR水平及DNA倍体的影响研究认为，完带汤可有效改善其EGF以及EGFR水平，减少DNA倍体受影响程度。[7]

2.改善阴道局部免疫力

朱氏等通过病例对照分组实验检测得出结论，完带汤可以有效改善阴道局部免疫力，降低外阴阴道假丝酵母菌病复发率。[8,9]

三、类方鉴析

易黄汤（清·傅山《傅青主女科》卷上）[1]

（1）组成：山药一两，芡实一两，黄柏二钱，车前子一钱，白果十枚。[1]

（2）功用：固肾清热，祛湿止带。[1]

（3）主治：脾肾两虚，湿热带下证。带下色黄白，黏稠腥臭，食少，腰酸软，舌苔薄黄腻，脉濡滑。[1]

（4）鉴析：完带汤主要针对带下清稀色白而设，易黄汤则用于黄带。傅氏《女科》云："夫黄带乃任脉之湿热也。"方中重用炒山药、炒芡实补脾益肾，固涩止带。白果收涩止带，兼除湿热。黄柏清肾中之火，以解任脉之热；再以车前子清热利湿，二药合用则热邪得清，湿有去路。诸药合用，重在补涩，辅以清利，使肾虚得复，热清湿祛，则带下自愈。主治湿热带下，以带下色黄、气味腥秽、舌苔黄腻为主要依据。而完带汤则以补脾疏肝，化湿止带，治疗脾虚肝郁，湿浊带下为用。[10]

附：原文与方论

【原文】夫带下俱是湿证，而以'带'名者，因带脉不能约束而有此病，故以名之，盖带脉通于任督，任督病而带脉始病……况加以脾气之虚，肝气之郁，湿气之侵，热气之逼，安得不成带下之病哉？故妇人有终年累月下流白物，如涕如唾，不能禁止，甚则臭秽者，所谓白带也。夫白带乃湿盛而火衰，肝郁而气弱，则脾土受伤，湿土之气下陷，是以脾精不守，不能化荣血以为经水，反变成白滑之物，由阴门直下，欲自禁而不可得也。治法宜大补脾胃之气，稍佐以舒肝之品，使风木不闭塞于地中，则地气自升腾于天上，脾气健而湿气消，自无白带之患矣。[1]

白术（土炒）一两，山药（炒）一两，人参二钱，白芍（酒炒）五钱，车前子（酒炒）三钱，苍术（制）三钱，甘草一钱，陈皮五分，黑芥穗五分，柴胡六分。

【方论】

1.清·傅青主

夫白带乃湿盛而火衰，肝郁而气弱，则脾土受伤，湿土之气下陷，是以脾精不守，不能化荣血以为经水，反变成白滑之物，由阴门直下，欲自禁而不可得也。治法宜大补脾胃之气，稍佐以舒肝之品，使风木不闭塞于地中，则地气自升腾于天上，脾气健而湿气消，自无白带之患矣。此方脾、胃、肝三经同治之法，寓补于散之中，寄消于升之内，开提肝木之气，则肝血不燥，何至下克脾土？补益脾土之元，则脾气不湿，何难分消水气？至于补脾而兼补胃者，由里及表也。脾非胃气之强，则脾之弱不能旺，是补胃正所以补脾耳。（《傅青主女科》）[11]

2.裴正学

脾虚，则颜面萎黄，食欲不振，体乏无力；湿滞，则带下色白，脉滑而弱。肝主带脉，肝郁亦能带下。此方重用白术、山药健脾燥湿以治其本而为主；党参、苍术亦具健脾燥湿之功，与主药相伍，其效益确而为辅；柴胡舒肝，白芍柔肝，陈皮理气，车前子利水，荆芥穗收敛止带，诸药从不同角度促进除湿止带之功而为兼治，甘草调和诸药，是为引和。(《新编中医方剂学》)[12]

3.冉先德

方中党参、山药、苍术、白术四药合用，健脾燥湿，脾旺则湿无由生；柴胡、白芍舒肝解郁，疏泄正常，则不克脾土；陈皮、车前子、黑芥穗行气、利湿、止带；甘草调和诸药，共成健脾舒肝，燥湿束带之剂。(《历代名医良方注释》)[13]

4.清·岳美中

此方用大量白术、山药为君药，双补脾胃阴阳；用中量人参、苍术为臣药，补中气，燥脾土；芍药、甘草合用，为甲己化土，车前子利湿，均为正佐之药。方中最妙者，柴胡、陈皮、黑芥穗俱用不及钱之小量，柴胡用以升提肝木之气，陈皮用以疏导脾经之滞，黑芥穗用以收涩止带，并有引血归经作用。方中山药、白术用量可谓大矣，陈皮、柴胡、黑芥穗用量可谓小矣。大者补养，小者消散，寓补于散，寄消于升，用量奇而可法，不失古人君臣佐使制方之义。(《岳美中医话集》)[14]

参考文献

[1] 邓中甲.方剂学[M].上海：上海科学技术出版社，2008.

[2] 陈复兴.完带汤治疗急慢性白色念珠菌性阴道炎31例[J].新中医，1997，29（11）：31.

[3] 周耀湘.完带汤治疗慢性宫颈炎45例小结[J].中医药导报，2007，13（3）：28.

[4] 杨国燕.完带汤加阴道用药治疗慢性宫颈炎糜烂型38例[J].浙江中医药大学学报，2011，35（4）：534-535.

[5] 朱荣宽，郭建军，王新丽.完带汤治疗特发性膜性肾病30例[J].光明中医，2017，32（10）：1447-1450.

[6] 王琳青，金丽华.完带汤联合抗生素治疗炎性盆腔痛35例临床疗效[J].辽宁中医杂志，2015，42（1）：124-126.

[7] 袁亚美.完带汤对肝郁脾虚型慢性宫颈炎模型大鼠EGF、EGFR水平及DNA倍体的影响[J].齐齐哈尔医学院学报，2017，38（7）：756-758.

[8] 朱玲，曹蕾，高晓红，等.完带汤对RWC阴道免疫防御机制的研究[C]//岐黄论坛——妇科炎症性疾病中医药防治论坛.2015.

[9] 朱玲，曹蕾，高晓红，等.完带汤对RVVC阴道免疫防御机制的研究[C]//岐黄论坛.2015.

[10] 贾慧，马东.完带汤与易黄汤[J].中国民族民间医药，2012，21（17）：52.

[11] 傅山.傅青主女科[M].北京：人民卫生出版社，2015.

[12] 裴正学.新编中医方剂学[M].兰州：甘肃科学技术出版社，2008.

[13] 冉小峰.历代名医良方注释[M].北京：科技文献出版社，1983.

[14] 中医研究院西苑医院.岳美中医话集[M].北京：中医古籍出版社，1984.

温胆汤（《三因极一病证方论》）

温胆汤，原出南宋《三因极一病证方论》，为中医著名的祛痰剂，具有理气化痰、和胃利胆的功效。多用于治疗胆胃不和，痰热内扰证。症见胆怯易惊，虚烦不眠，口苦吐涎，或呕恶呃逆，或惊悸不宁，或癫痫，舌苔腻，脉弦滑或略数。现代临床常用于治疗慢性胃炎、溃疡病、迁延性或慢性肝炎、神经症、早期精神分裂症、耳源性眩晕等辨证属胆胃不和、痰热内扰者。本方适用于痰热内扰之证，但其热象较轻。若痰热重者，本方药力不及，当随证化裁。

一、传统应用

【药物组成】半夏、竹茹、枳实各6g，陈皮9g，炙甘草3g，茯苓4.5g。[1]

【功效主治】理气化痰，和胃利胆。胆胃不和，痰热内扰证。症见胆怯易惊，虚烦不眠，口苦吐涎，或呕恶呃逆，或惊悸不宁，或癫痫，舌苔腻，脉弦滑或略数。

【服用方法】水煎服。

【加减化裁】心中烦热者，加黄连以清热泻火，即黄连温胆汤；心悸失眠甚者，加酸枣仁、龙齿以养心镇惊安神；痰热内扰而致癫痫者，加胆南星、郁金、石菖蒲以涤痰通窍。

二、现代研究

（一）临床应用

1.抑郁症

唐利娟等探究抑郁症患者接受温胆汤合定志小丸结合黛力新治疗的效果，将抑郁症患者100例分为两组，对照组行黛力新治疗，实验组行温胆汤合定志小丸结合黛力新治疗，其基础组方为：陈皮12g，半夏10g，茯苓30g，泽泻30g，炒白术30g，枳实12g，竹茹15g，丹参30g，郁金15g，石菖蒲15g，远志15g，川芎10g，炙甘草12g，水煎，患者口服用药，每天1剂，分早晚两次用药。结果2组抑郁症患者治疗后的HAMA评分、HAMD评分均较治疗前降低，其中实验组治疗后的HAMA评分、HAMD评分均低于对照组。[2]

2.失眠症

贾慧观察黄连温胆汤治疗痰热内扰型失眠症的疗效，将痰热内扰型失眠症患者62例分为两组，按照是否联合黄连温胆汤治疗将其分为对照组（艾司唑仑治疗）与实验组（常规药物联合黄连温胆汤治疗），各31例。基础处方为：黄连6g，竹茹12g，枳实6g，半夏6g，橘红6g，甘草3g，生姜6g，茯苓10g，每日一剂，早晚各温服250ml。结果实验组患者治疗2周、4周后匹兹堡睡眠质量指数（PSIQ）得分明显高于对照组。[3]

3.冠状动脉粥样硬化性心脏病

刘昕烨探讨加减温胆汤在冠状动脉粥样硬化性心脏病临床治疗中的应用效果。将102例冠心病患者分为两组，观察组（加减温胆汤＋西医治疗）和对照组（西医治疗）各51例，中药基础处方为：半夏5g，丹参6g，陈皮8g，竹茹8g，枳实10g，橘红10g，大枣10g，甘草14g以及茯苓14g，水煎温服，1剂/天。持续治疗6～8周，结果发现与对照组相比，观察组患者的治疗有效率（90.20%＞74.51%）、EF[（90.04±8.45）%＞（81.98±10.28）%]、健康调查简表（SF-36）评分[（77.06±4.02）分＞（65.24±3.71）分]相对更高，而症状发作频次[（1.44±0.25）次/周＜（3.62±0.47）次/周]相对更低（$P<0.05$），症状发作时的持续时间[（1.08±0.19）min＜（2.59±0.34）min]相对更短。[4]

4.冠心病劳累性心绞痛

方学杰观察加味温胆汤治疗冠心病劳累性心绞痛的临床疗效，将120例冠心病劳累性心绞痛患者分为两组。对照组（60例）选择地奥心血康胶囊展开治疗；观察组（60例）选择地奥心血康胶囊＋加味温胆汤展开治疗；基础处方为：瓜蒌壳、川芎以及茯苓各15g，丹参20g，枳壳、党参、陈皮、法半夏、三七各10g，黄连2g，橘红5g。用药频率2次/天，用药剂量为1剂/天，为期2周治疗。结果观察组患者总有效率（98.33%）明显高于对照组（78.33%），观察组患者疼痛程度评分、心绞痛发作次数与病症持续时间明显少于对照组，观察组患者硝酸甘油停减率明显高于对照组。[5]

（二）实验研究

1.抑郁

徐磊等探讨加味温胆汤对抑郁模型大鼠胃肠动力的影响，将36只SD大鼠随机分为正常组、模型组及加味温胆汤组，每组12只，应用孤养加慢性不可预见性应激方法造模，采用胃排空率检测大鼠胃动力、小肠推进率检测大鼠肠动力、透射电镜检测大鼠胃肠组织的超微结构形态结构。结果显示加味温胆汤能够改善抑郁模型大鼠的抑郁状态，增强抑郁症大鼠胃肠动力，改善胃肠组织超微形态结构。[6]

2.肥胖

喻松仁等探讨祛痰名方温胆汤对高脂饮食诱导的肥胖SD大鼠免疫及炎症细胞因子表达的影响。发现温胆汤干预可降低肥胖大鼠肥胖率、体质量和Lee's指数，改善血脂水平，调整T淋巴细胞CD_3^+、CD_4^+、CD_8^+及CD_4^+/CD_8^+比值的表达，有效调节TNF-α、IL-6、IL-17和IL-22等相关炎症细胞因子的表达。说明温胆汤改善肥胖效果明显，其机制可能是通过调控机体免疫机制来改善肥胖炎症反应状态，进而达到纠正肥胖痰湿病理的作用。[7]

3.动脉粥样硬化

赵帅等基于肝X受体α/核转录因子-κB（LXRα/NF-κB）通路探讨疏肝温胆汤对家兔动脉粥样硬化的作用及机制。发现疏肝温胆汤通过调控LXRα/NF-κB信号通路改善血管内皮细胞功能和动脉粥样斑块的稳定性，从而发挥抗动脉粥样硬化效应。[8]

三、类方鉴析

1.酸枣仁汤（东汉·张仲景《金匮要略》）[1]

（1）组成：酸枣仁炒二升，甘草一两，知母二两，茯苓二两，川芎二两。

（2）功用：养血安神，清热除烦。

（3）主治：肝血不足，虚热内扰证。虚烦失眠，头目眩晕，咽干口燥，舌红，脉弦细。

（4）鉴析：本方与酸枣仁汤均可治疗虚烦不得眠等证。但酸枣仁汤为心肝血虚，兼阴虚内热证而设，其组方重在养血安神、清热除烦，使心肝得养，虚热得清则虚烦可止。本方证为胆胃不和，痰热内扰所致，用药重在理气化痰，和胃利胆，使痰热得清，胆胃得和则虚烦自除。

2.黄连温胆汤（清·陆廷珍《六因条辨》）[1]

（1）组成：半夏、竹茹、枳实各二两，陈皮三两，炙甘草一两，茯苓一两半，黄连三两。

（2）功效：清热除烦，燥湿化痰。

（3）主治：痰热内扰所致失眠，眩晕虚烦，欲呕，口苦，舌苔黄腻。

（4）鉴析：本方与黄连温胆汤均可治疗痰热内扰证。黄连温胆汤中以二陈汤燥湿化痰、理气和中，加入黄连、枳实、竹茹清热除烦，合而用之，具有清热化痰、和胃除烦之功，其泻火清热之力较温胆汤强，用治痰浊化热，痰热内扰者。温胆汤则以胆胃不和，痰热内扰为因，用药重在理气化痰，和胃利胆。

3.十味温胆汤（元·危亦林《世医得效方》）[1]

（1）组成：半夏、枳实、陈皮各三两，白茯苓一两半，酸枣仁、大远志、甘草、北五味子、熟地黄、条参各一两，粉草五钱，生姜五片，大枣一枚。

（2）功用：化痰宁心，益气养血。

（3）主治：痰浊内扰，心胆虚怯证。触事易惊，心悸不宁，不眠多梦，心胸烦闷，坐卧不安，短气乏力，或癫狂，舌淡苔腻，脉弦而虚。

（4）鉴析：本方与十味温胆汤均有化痰之功。十味温胆汤为温胆汤减竹茹，加入益气养血、补心安神的人参、熟地黄、五味子、酸枣仁、远志而成，在化痰宁心之中兼能益气养血而补心，适用于痰浊内扰、气血不足之心胆虚怯、神志不宁者。而温胆汤治疗胆胃不和、痰热内扰所致病证，用药重在理气化痰、和胃利胆。

附：原文与方论

【原文】

治大病后，虚烦不得眠，此胆寒故也，此药主之。又治惊悸。[1]

半夏、竹茹、枳实（面炒）各二两，陈皮三两，甘草（炙）一两，茯苓一两半。

【方论】

1.清·张秉成

治胆虚痰扰，惊悸不眠等证。夫人之六腑，皆泻而不藏。惟胆为清净之腑，无出无入，寄附于肝，又与肝相为表里。肝藏魂，夜卧则魂归于肝，胆有邪，岂有不波及于肝哉！且胆为甲木，其象应春，今胆虚即不能遂其生长发陈之令，于是土得木而达者，因木郁而不达矣。土不达则痰涎易生，痰为百病之母，所虚之处，即受邪之处。故有惊悸之状。此方纯以二陈、竹茹、枳实、生姜，和胃豁痰。破气开郁之品，内中并无温胆之药，而以温胆名方者，亦以胆为甲木，常欲其得春气温和之意耳。（《成方便读》）[9]

2.明·吴昆

胆，甲木也，为阳中之少阳，其性以温为常候，故曰温胆。竹茹之清，所以去热；半夏之辛，所以散逆；枳实所以破实；陈皮所以消滞；生姜所以平呕；甘草所以缓逆。伤寒解后，多有此证，是方恒用之。（《医方考》）[9]

3.清·张璐

胆之不温，由于胃之不清，停蓄痰涎，沃于清净之府，所以阳气不能条畅而失温和之性。故用二陈之辛温以温胆涤涎，涎聚则脾郁，故加枳实、竹茹以化胃热也。（《张氏医通》）[10]

4.清·罗美

胆为中正之官，清净之腑，喜宁谧，恶烦扰，喜柔和，不喜壅郁，盖东方木德，少阳温和之气也。若大病后，或久病，或寒热甫退，胸膈之余热未尽，必致伤少阳之和气，以故虚烦；惊悸者中正之官，以熵蒸而不宁也；热呕吐苦者，清净之腑，以郁炙而不谧也；痰气上逆者，土家湿热反乘，而木不得升也。如是者首当清热，及解利三焦。方中以竹茹清胃脘之阳；而臣以甘草、生姜，调胃以安其正；佐以二陈，下以枳实，除三焦之痰壅；以茯苓平渗，致中焦之清气。且以驱邪，且以养正，三焦平而少阳平，三焦正而少阳正，胆家有不清宁而和者乎？和即温也，温之者实凉之也。若胆家真畏寒而怯，属命门之火衰，当与乙癸同源而治矣。（《古今名医方论》）[11]

5.清·王子接

温胆汤，膈腑求治之方也。热入足少阳之本，胆气横逆，移于胃而为呕，苦于眠，乃治手少阳三焦，欲其旁通胆气，退热为温，而成不寒不燥之体，非以胆寒而温之也。用二陈专和中焦胃气，复以竹茹清上焦之热，枳实泄下焦之热，治三焦而不及于胆者，以胆为生气所从出，不得以苦寒直伤之也。命之曰温，无过泄之戒辞。（《绛雪园古方选注》）[12]

6.清·陈念祖

二陈汤为安胃祛痰之剂，加竹茹以清膈上之虚热，枳实以除三焦之痰壅，热除痰清而胆自宁和，即温也。温之者，实凉之也。若胆家真寒而怯，宜用龙牡桂枝汤加附子之类。（《时方歌括》）[13]

参考文献

[1] 邓中甲.方剂学[M].上海：上海科学技术出版社，2008.

[2] 唐利娟，覃永安，潘海珍，等.温胆汤合定志小丸结合黛力新治疗抑郁症临床疗效观察[J].世界最新医学信息文摘，2019，19（37）：201.

[3] 贾慧.黄连温胆汤治疗痰热内扰型失眠症的临床观察[J].中西医结合心血管病电子杂志，2019，7（13）：157.

[4] 刘昕烨，巩雅欣.加减温胆汤治疗冠状动脉粥样硬化性心脏病的临床疗效[J].世界最新医学信息文摘，2019，19（36）：179-180.

[5] 方学杰.加味温胆汤治疗冠心病劳累性心绞痛临床观察[J].光明中医，2019，34（07）：982-984.

[6] 徐磊，张丽萍，宋瑞雯，等.加味温胆汤对抑郁模型大鼠胃肠动力的影响[J].天津中医药，2019，36（04）：387-391.

[7] 喻松仁，舒晴，白洋，等.温胆汤对肥胖痰湿证免疫及炎症细胞因子表达的影响[J].中华中医药学刊，2019，37（02）：378-381.

[8] 赵帅，张烈元，冯文伟，等.疏肝温胆汤对动脉粥样硬化家兔LXRα，NF-κB及内皮功能的影响[J/OL].中国实验方剂学杂志：2019，25（15）：108-115.

[9] 张秉成.成方便读[M].北京：中国中医药出版社，2002：115.

[10] 张璐.张氏医通[M].北京：人民卫生出版社，2006.

[11] 罗美.古今名医方论[M].北京：中国中医药出版社，2007.

[12] 王子接.绛雪园古方选注[M].北京：中国中医药出版社，2007.

[13] 陈修园.时方歌括[M].福州：福建科学技术出版社，2007.

五皮饮（《华氏中藏经》）

五皮饮，原出东汉《华氏中藏经》，为中医著名的祛湿剂，具有利水消肿、理气健脾之功效。多用于治疗脾虚湿停，气机阻滞之皮水证。一身悉肿，肢体沉重，心腹胀满，上气喘急，小便不利，以及妊娠水肿，苔白腻，脉沉缓。[1]现代临床常用于慢性肾炎水肿、心源性水肿、肝硬化水肿、经行水肿、妊娠水肿等属脾湿壅盛者。忌生冷油腻食物。

一、传统应用

【药物组成】生姜皮、桑白皮、陈橘皮、大腹皮、茯苓皮各等分（9g）。[1]

【功效主治】利水消肿，理气健脾。脾虚湿停，气机阻滞之皮水证。一身悉肿，肢体沉重，心腹胀满，上气喘急，小便不利，以及妊娠水肿，苔白腻，脉沉缓。[1]

【服用方法】水煎服。[1]

【加减化裁】若偏寒见肢冷畏寒者，可加附子、干姜等温阳利水；偏热见口渴舌红者，可加滑石、木通等清利湿热；肺失宣降，上气喘急较甚者，可加麻黄、葶苈子以宣降肺气；妊娠水肿，可加白术等健脾利湿而安胎。[1]

二、现代研究

（一）临床应用

1.肝硬化腹水

陈氏采用五皮饮口服联合西药治疗肝硬化腹水48例。基础组方为：茯苓皮24g，陈皮9g，大腹皮9g，生姜皮6g，并在此方基础上予以随症加减，每日1剂，水煎服。治疗后总有效率89.58%。[2]

2.卵巢过度刺激综合征

马氏以五皮饮加减治疗30例轻中度卵巢过度刺激综合征患者，基础组方为：茯苓皮10g，陈皮6g，大腹皮10g，陈葫芦壳10g，桑白皮10g，生姜皮6g，桑寄生15g，菟丝子20g，阿胶珠10g，党参15g，白术12g，并在此方基础上予以随症加减，每日1剂，水煎服。治疗后，30例患者中，显效18例，有效11例，无效1例，显效率60.00%，总有效率96.67%。[3]

3.肝硬化顽固性腹水

唐氏观察五皮饮加减联合奥曲肽治疗肝硬化顽固性腹水患者23例。基础组方为：陈皮10g，茯苓皮24g，生姜皮12g，桑白皮18g，大腹皮15g，马鞭草30g，白术15g，黄芪15g，丹参15g，厚朴12g，鸡内金15g，泽泻15g，并在此方基础上予以随症加减，每日1剂，水煎服。治疗后24h尿量、腹围和体重各项指标显著优于治疗前，且观察组的各项指标均显著优于对照组。临床治疗总有效率95.7%，显著高于对照组69.6%，2个月后腹水复发率8.70%，显著低于对照组34.8%。[4]

4.恶性胸腔积液

何氏热疗联合五皮饮外敷治疗恶性胸腔积液30例，基础组方为：茯苓皮15g，陈皮15g，桑白皮15g，大腹皮15g，生姜皮15g，桂枝12g，并在此方基础上予以随症加减，每日1剂，水煎服。治疗后，观察两组治疗3周期后疗效。结果总有效率为76.67%，对照组总有效率为43.33%，优于对照组。[5]

5.外伤性瘀血肿胀

朱氏采用五皮饮加减治疗外伤性瘀血肿胀63例，基础组方为：陈皮、桑白皮、大腹皮各10g，茯苓、泽泻、生白术各20g，田七粉9g，并在此方基础上予以随症加减，每日1剂，水煎服。治疗用药2天后，肿胀明显消退者18例，用药3天后肿胀明显消退者30例，用药7天后肿胀消退者15例。[6]

（二）实验研究

降低OHSS大鼠卵巢的重量、外周血清IL-6、E_2水平、卵巢组织中VEGF的表达：许氏用未成年雌性Wistar大鼠30只，随机分成模型中药组、模型对照组，每组15只。将两组未成年雌性Wistar大鼠采用PMSG+HCG方式建立OHSS模型，同时给予加味五皮饮和生理盐水灌胃，HCG注射48h后，沿腹部中线切开腹腔，取出大鼠双侧卵巢称重，得出结论，加味五皮饮能够减轻卵巢重量并且有效抑制OHSS模型大鼠血清中E_2、IL-6水平及降低VEGF蛋白在卵巢的表达。[7]

三、类方鉴析

1.麻附五皮饮（清·俞根《重订通俗伤寒论》）[8]

（1）组成：麻黄一钱，淡附片八分，茯苓皮三钱，大腹皮二钱，细辛五分，陈皮一钱半，五加皮三钱，生姜皮一钱。

（2）功用：温下发汗。

（3）主治：治一身尽肿。

（4）鉴析：五皮饮方治之皮水证，系由脾湿壅盛，水溢肌肤而致。本方加麻黄、附片有温阳发汗之功，治疗一身尽肿之症。

2.加减五皮饮（清·黄镐京《镐京直指医方》）[3]

（1）组成：茯苓皮五钱，大腹皮三钱，丝瓜络一钱五，川厚朴一钱，炒车前三钱，冬瓜皮四钱，陈皮一钱五，炒桑皮二钱，广木香一钱，蒲种壳一两，地骷髅一两。

（2）功用：利水宽中。

（3）主治：肿从足起，自下升上，溲短便泄，咳逆脘闷。

（4）鉴析：五皮饮方治之皮水证，系由脾湿壅盛，水溢肌肤而致，利水消肿，理气健脾。本方做加减利水宽中，治疗肿从足起，自下升上，溲短便泄，咳逆脘闷症。

附：原文与方论

【原文】

男子妇人脾胃停滞，头面四肢悉肿，心腹胀满，上气急促，胸隔烦闷，痰涎上壅，饮食不下，行步气奔，状如水病。[1]

生姜皮，桑白皮，陈橘皮，大腹皮，茯苓皮各三钱。

【方论】

1.本方所治之皮水证，系由脾湿壅盛，水溢肌肤而致。水湿溢于肌肤，故一身悉肿；湿性重浊，则肢体沉重；湿邪最易阻碍气机，气机壅滞，则心腹胀满；肺气不降，则上气喘急；苔白腻，脉沉缓等，皆水湿停聚之象。治宜利水消肿，理气健脾。方中以茯苓皮为君，本品甘淡性平，功专行皮肤水湿，奏利水消肿之功。臣以大腹皮行气消胀，利水消肿；橘皮理气和胃，醒脾化湿。佐以生姜皮散水消肿，桑白皮清降肺气，通调水道以利水消肿。[1]

2.清·徐大椿

脾肺气滞，湿热泛滥，溢于皮肤，故遍体四肢面目浮肿焉。桑皮清肺以肃生水之源，腹皮泄满以舒健运之气，苓皮渗皮肤之湿，姜皮散皮肤之肿，陈皮利中气以和胃也。使胃气调和，则脾气亦健，而滞结自消，皮肤溢饮亦化，何患浮肿之不退哉？此疏利湿热之剂，为湿淫气滞浮肿之专方。（《医略六书·杂病证治》卷3）[9]

参考文献

[1] 陈梦雷，等.古今图书集成医部全录 点校本：第4册[M].北京：人民卫生出版社，1991.

[2] 陈桂霞.五皮饮联合西药治疗肝硬化腹水临床体会[J].中国中医急症，2009，18（10）：1695.

[3] 马娴，傅萍.五皮饮加减治疗轻中度卵巢过度刺激综合征30例临床观察[J].浙江中医药大学学报，2013，37（10）：1201-1203.

[4] 唐广明，朱伯扬，陈悦文.五皮饮加减联合奥曲肽治疗肝硬化顽固性腹水的临床效果研究[J].临床

医学工程，2018，25（4）449-450.

[5] 何宁一. 热疗联合五皮饮外敷治疗恶性胸腔积液30例 [J]. 现代中医药，2014，34（5）：44-45.

[6] 朱久勇. 五皮饮加减治疗四肢外伤性瘀血肿胀63例 [J]. 浙江中医杂志，1994（11）：511.

[7] 许忠波，陈晓勇，陈瑾，等. 加味五皮饮对 OHSS 模型大鼠 E_2、IL-6 和 VEGF 的实验研究 [J]. 医学信息，2015，28（51）：56-57.

[8] 《中医大辞典》编辑委员会等. 中医大辞典（试用本）方剂分册 [M]. 北京：人民卫生出版社，1983.

[9] 徐灵胎. 医略六书·杂病证治 [M]. 上海：上海商务印书馆，1929：78.

五味消毒饮（《医宗金鉴》）

五味消毒饮，原出《医宗金鉴》，为中医著名的清热剂，具有清热解毒、消散疔疮之功效。多用于治疗疔疮初起，发热恶寒，疮形如粟，坚硬根深，状如铁钉，以及痈疡疖肿、红肿热痛、舌红苔黄、脉数等。[1]现代临床常用于耳鼻咽喉科、眼科、外科、妇科、内科等专科治疗，应用广泛。脾胃虚弱、大便溏薄者慎用；阴疽肿痛者忌用。

一、传统应用

【药物组成】金银花20g，野菊花、蒲公英、紫花地丁、紫背天葵子各15g。[1]

【功效主治】清热解毒，消散疔疮。[1]疔疮初起，发热恶寒，疮形如粟，坚硬根深，状如铁钉，以及痈疡疖肿，红肿热痛，舌红苔黄，脉数。[1]

【服用方法】水煎服。[1]

【加减化裁】若红肿甚者，加连翘、生大黄、牡丹皮、赤芍；疼痛甚者加延胡索；反复发作者加党参、白术。[3]

二、现代研究

（一）临床应用

1.耳鼻咽喉科临床应用

姜锦娥等以五味消毒饮加味治疗急性扁桃体炎60例。[2]基础组方为：金银花30g，野菊花30g，蒲公英30g，紫花地丁30g，紫背天葵30g，天花粉30g，并在此方基础上予以随症加减，每日1剂，水煎服。治疗后，临床痊愈55例，显效3例，有效1例，无效1例。汪宁波[3]采用五味消毒饮加味治疗严重外耳道疖肿30例，基础组方为：金银花、野菊花、蒲公英、紫花地丁、玄参各30g，紫背天葵15g，升麻、黄连、乳香、没药各6g，皂角刺、柴胡各10g，并在此方基础上予以随症加减，每日1剂，水煎服。经上方治疗后，用药3～7剂后全部治愈。半年后随访均未复发。

2.眼科临床应用

罗来瑶等应用五味消毒饮加味治疗51例多发性睑腺炎（麦粒肿），基础组方为：金银花20g，蒲公英20g，紫花地丁20g，野菊花12g，白花蛇舌草20g，紫背天葵12g，龙胆6g，紫草12g，甘草3g，并在此方基础上予以随症加减，每日

1剂，水煎服。治疗后，经过1个疗程后治愈34例，2个疗程治愈17例，总有效率100%。张希华等[5]应用五味消毒饮与干扰素联合治疗61例复发性单纯疱疹性角膜炎，并与60例西药治疗进行对照，基础组方为：金银花15g，蒲公英15g，紫花地丁15g，野菊花12g，天葵子10g，并在此方基础上予以随症加减，每日1剂，水煎服。治疗后，治疗组有效率100%，高于对照组91%，治疗组复发率3.27%，低于对照组的26.93%。[4]

3.外科临床应用

张氏分析五味消毒饮加减治疗下肢骨折术后肿胀70例疗效，分为甲组和乙组，分别给予常规性治疗以及五味消毒饮加减治疗，基础组方为：金银花、野菊花各30g，当归20g，蒲公英、紫花地丁、川芎各15g，川牛膝、紫背天葵、泽泻、桃仁、延胡索各10g，三七粉、甘草各6g，并在此方基础上予以随症加减，每日1剂，水煎服。治疗后，结果显示乙组和甲组的总有效率分别是91.4%和71.4%。[6]

4.内分泌临床运用

张氏应用五味消毒饮加味治疗急性痛风性关节炎84例，分为治疗组与对照组各42例。两组均予相同西医治疗，治疗组予五味消毒饮加味治疗，基础组方为：金银花15g，蒲公英30g，紫花地丁20g，野菊花20g，紫背天葵15g，并在此方基础上予以随症加减，每日1剂，水煎服。治疗后，两组比较结果显示，治疗组血尿酸（BUA）、血沉（ESR）、C-反应蛋白（CRP）及关节肿痛总评分均低于对照组，对照组总有效率为81.0%，治疗组总有效率为95.2%。[7]

5.妇科临床应用

高氏等应用五味消毒饮合大黄牡丹皮汤加减联合西药治疗急性盆腔炎（湿毒壅盛兼血瘀证）52例，基础组方为：金银花15g，野菊花6g，蒲公英6g，紫花地丁6g，天葵子6g，大黄12g，牡丹皮9g，桃仁12g，冬瓜子30g，芒硝9g，并在此方基础上予以随症加减，每日1剂，水煎服。治疗后，（除头痛外）分级量化积分、盆腔超声检查、血常规、血液流变学指标、炎症因子水平及各临床症状消失时间及住院时间均显著优于对照组，临床疗效的总有效率显著高于对照组。陈南阳[9]应用四逆散合五味消毒饮随证加减治疗46例慢性盆腔炎，基础组方为：柴胡10g，枳实10g，白芍10g，炙甘草6g，金银花10g，野菊花10g，蒲公英10g，紫花地丁10g，紫背天葵10g，并在此方基础上予以随症加减，每日1剂，水煎服。经治疗后全部获效。吴金娥[10]采用口服五味消毒饮配合其复煎药液进行阴道冲洗治疗76例淋菌性阴道炎，基础组方为：金银花15g，蒲公英10g，紫花地丁10g，野菊花15g，青天葵10g，泽泻10g，土茯苓40g，黄柏10g，石斛10g，郁金10g，并在此方基础上予以随症加减，每日1剂，水煎服。服药20剂后，治愈57例，治愈率75%。[8]

6.肾内科临床应用

朱中骥采用五味消毒饮加味治疗急性肾小球肾炎、急性泌尿道感染、肾周感染。治疗急性肾小球肾炎基础组方为：金银花、车前子、大腹皮各15g，蒲公英20g，紫背天葵、野菊花、皂角刺、连翘、杏仁各10g，甘草5g，并在此方基础上予以随症加减，每日1剂，水煎服。治疗急性泌尿道感染基础组方为：野菊花、紫背天葵、皂角刺、甘草梢各10g，金银花、牛膝、瞿麦、滑石各15g，蒲公英20g，并在此方基础上予以随症加减，每日1剂，水煎服。治疗肾周感染基础组方为：野菊花、皂角刺、大黄、牡丹皮各10g，金银花、紫背天葵各15g，蒲公英、薏苡仁各20g，黄芪30g，甘草5g，并在此方基础上予以随症加减，每日1剂，水煎服。治疗后，均取到满意疗效。[11]

（二）实验研究

1.对减低的免疫功能有促进作用

李蔚林等对加味五味消毒饮治疗皮肤细菌感染患者的粒细胞移行变化作了研究。结果表明：①治疗前粒细胞移行速度（3.136±2.174）mm/24h，显著低于对照组的（6.736±1.275）mm/24h；②治疗1周增至（6.209±1.314）mm/24h，2周（6.327±1.246）mm/24h，3周（6.345±1.170）mm/24h。1周增幅最大，2、3周仍呈递增趋势，峰值处正常低限；③按治疗前不同移行水平分组研究，≤3.1mm/24h组增幅1周（4.633±0.632）mm/24h，2、3周0.1mm/24h左右。≥312mm/24h组增幅1周（1.20±0.54）mm/24h，2周0.18mm/24h，3周有所下降。提示该药对减低的免疫功能有促进作用，减低程度越重效果越明显。[12]

2.扶植正常菌群生长和调整菌群失调的作用

石学魁用抗生素造成小鼠肠道菌群失调模型，然后给予五味消毒饮水煎剂，检测肠道菌群的变化。结果显示五味消毒饮治疗组小鼠肠道菌群数明显增加。表明五味消毒饮水煎剂对小鼠肠道菌群有调整作用。提示，五味消毒饮有可能作为微生态调节剂，被用以防治肠道菌群失调。[13]

3.直接抑制、杀伤金黄色葡萄球菌

董艳等用五味消毒饮对金黄色葡萄球菌（金葡菌）标准株进行前期诱导处理后再作试验，探讨五味消毒饮的杀菌能力。结果显示：金葡菌在五味消毒饮肉汤中孵育后的凝固酶活力降低水平与在青霉素G钠肉汤中接近，认为五味消毒饮不仅能直接抑制、杀伤金葡菌，还能明显减弱其残余菌株的致病力。[14]

4.提高巨噬细胞消化能力，促进巨噬细胞发挥免疫学功能

董艳等取小白鼠20只，随机分成两组，每组10只。对照组给小白鼠灌胃与药液相同体积的生理盐水；实验组给小鼠灌胃五味消毒饮煎剂，之后取腹腔渗出细

胞，测定碱性磷酸酶含量，分析巨噬细胞的溶酶体中含有酸性磷酸酶，巨噬细胞被激活后，溶酶体数量增加，酸性磷酸酶随之显著上升，表明巨噬细胞消化能力提高。给小鼠灌胃五味消毒饮后，小鼠腹腔巨噬细胞酸性磷酸酶含量提高。可见，五味消毒饮使巨噬细胞消化能力提高，促进巨噬细胞发挥免疫学功能。[14]

三、类方鉴析

1.仙方活命饮（宋·陈自明原著 明·薛己校注《校注妇人良方》卷24）

（1）组成：白芷、贝母、防风、赤芍、当归尾、甘草、皂角刺、天花粉、乳香、没药各一钱，金银花、陈皮各三钱。[2]

（2）功用：清热解毒，消肿溃坚，活血止痛。[15]

（3）主治：痈疡肿毒初起。红肿焮痛，或身热凛寒，苔薄白或黄，脉数有力。[15]

（4）鉴析：本方与五味消毒饮均为治疗阳证疮疡之常用方，皆具清热解毒之功。然本方为痈肿初起之要方，尚有疏风活血、软坚散结之功；五味消毒饮独重清热解毒，其力为三方之冠，善消散疔毒。[15]

2.四妙勇安汤（清·鲍相璈《验方新编》卷二）

（1）组成：金银花、玄参各三两，当归二两，甘草一两。[15]

（2）功用：清热解毒，活血止痛。[15]

（3）主治：热毒炽盛之脱疽。患肢暗红微肿灼热，疼痛剧烈，久则溃烂腐臭，甚则脚趾节节脱落，延及足背，烦热口渴，舌红，脉数。[15]

（4）鉴析：本方与五味消毒饮均为治疗阳证疮疡之常用方，皆具清热解毒之功。五味消毒饮独重清热解毒，其力为三方之冠，善消散疔毒；而本方汤药少量大力专，且须连服，尚兼扶正之意，主治脱疽之热毒炽盛者。[15]

附：原文与方论

【原文】

又有红丝疔，发于手掌及骨节间，起初形似小疮，渐发红丝，上攻手膊，令人寒热往来，甚则恶心呕吐。治迟者，红丝攻心，常能坏人。又有暗疔，未发而腋下先坚肿无头，次肿阴囊、睾丸，突兀如筋头，令人寒热拘急，焮热疼痛。又有内疔，先发寒热腹痛，数日间，忽然肿起一块如积者是也。又有羊毛疔，身发寒热，状类伤寒，但前心、后心有红点，小如疹形，视其斑点，色紫黑者为老；色淡红者为嫩。以上诸证，初起俱宜服蟾酥丸汗之，毒势不尽，憎寒壮热仍作者，宜服五味消毒饮汗之。

金银花三钱，野菊花、蒲公英、紫花地丁、紫背天葵子各一钱二分。

【方论】

1.方中金银花，既清热解毒，又消散痈疮，为治痈之要药，故重用为君。蒲公英长于清热解毒，兼能消痈散结，《本草正义》言其"治一切疔疮痈疡红肿热痛诸证"；紫花地丁清热解毒，凉血消痈。二者相配，增强清热解毒、消散痈肿之力，共为臣药。佐以野菊花、紫背天葵清热解毒而治痈疮疔毒，其中野菊花尤专于治"痈肿疔毒，瘰疬眼瘜"（《本草纲目》），而紫背天葵则能"散诸疮肿，攻痈疽，排脓定痛"（《滇南本草》）。五药同用，力专效宏，清解之力尤强，并能凉血散结以消肿痛。加酒少量同煎，煎后热服，服后盖被，是借酒以助药势，宣通血脉，且微微汗出，以利于透邪外出，消散疔疮，为佐使之用。全方药仅五味，但药力专一，共奏清热解毒、消散疔疮之效，为疗疔毒之良方。[15]

2.段富津等

痈疮疔毒多由脏腑蕴热，火热结聚。故治用清热解毒为主，以祛积热火毒，清热消散。方以金银花两清气血热毒为主；紫花地丁、紫背天葵、蒲公英、野菊花均各有清热解毒之功，配合使用，其清热之力尤强，并能凉血散结以消肿痛。（《方剂学》）[16]

3.《中医杂志》

方中金银花、野菊花，功擅清热解毒散结，金银花入肺胃，可解中上焦之热毒，野菊花入肝经，专清肝胆之火，二药相配，善清气分热结；蒲公英、紫花地丁均具有清热解毒之功，为痈疮疔毒之要药；蒲公英兼能利水通淋，泻下焦之湿热，与紫花地丁相配，善清血分之热结；紫背天葵能入三焦，善除三焦之火。五药合用，气血同清，三焦同治，兼能开三焦热结，利湿消肿。（《中医杂志》）[17]

4.傅衍魁等

疔毒乃因感受火毒，内生积热而致。治宜清热解毒，消散疔疮。方以金银花为主药，清热解毒，消散痈肿，外清气分之毒，内清血分之毒，为治疮痈之圣药；紫花地丁、紫背天葵、蒲公英、野菊花四药作用相似，清热解毒之力颇峻，且有凉血、消肿散结之功，均为治痈之要药；少加酒以通血脉"行药势，杀有邪恶毒气"（《名医别录》），有利疮毒痈肿之消散。又本方煎后热服，药借酒势，通行周身。服后盖被，取其微微出汗，以开皮毛，逐邪外出，微汗出则毒邪自患处随汗而解，此即《内经》所说"汗出则疮已"之意。如此一清一透，故能透邪于外，解毒于内。药仅五味，药力专一，服法得宜，共奏清热解毒，消散疔疮之功。[3]

参考文献

[1] 邓中甲.方剂学[M].上海：上海科学技术出版社，2008.

[2] 姜锦娥，等.五味消毒饮加味治疗急性扁桃体炎60例.河南中医药学刊，1994，9（4）：53-54.

[3] 汪宁波.五味消毒饮加味治疗严重外耳道疖肿.四川中医，1994，12（8）：50-51.

[4] 罗来瑯，等.五味消毒饮加味治疗多发性麦粒肿51例临床观察.江西医学院学报，2000，40（2）：127-128.

[5] 张希华，等.五味消毒饮与干扰素联合治疗复发性单纯疱疹性角膜炎临床观察.山东中医药大学学报，2000，21（1）：34-36.

[6] 张志丹.分析五味消毒饮加减治疗下肢骨折术后肿胀的临床疗效[J].中国农村卫生，2018（8）：85.

[7] 张朝仁，吕宗蓉，周太安.五味消毒饮加味治疗急性痛风性关节炎的临床研究[J].中医药导报，2016，22（23）：96-98.

[8] 高金鸟，黄秀锦，李芳，等.五味消毒饮合大黄牡丹皮汤加减联合西药治疗急性盆腔炎的临床疗效观察[J].中国中医基础医学杂志，2017，23（10）：1422-1426.

[9] 陈南阳.四逆散合五味消毒饮治疗慢性盆腔炎46例.中国民间疗法，2000，8（11）：27.

[10] 吴金娥.五味消毒饮加味治疗淋菌性阴道炎76例.江苏中医，2000，21（3）：21-22.

[11] 朱中骥.五味消毒饮加味治疗肾系疾病.四川中医，1994，12（1）：3l-32.

[12] 李蔚林，刘军，董德寅，等.加味五味消毒饮治疗皮肤细菌感染的机理研究.青海医药杂志，1998，28（8）：3-5.

[13] 石学魁，等.几种中草药水煎剂对小鼠肠道菌群的调整作用.牡丹江医学院学报，2004（6）：7-9.

[14] 董艳，等.五味消毒饮对金黄色葡萄菌凝固酶活性的影响.时珍国医国药，2001，12（9）：790-791.

[15] 李冀，等.方剂学[M].北京：中国中医药出版社，2012.

[16] 段富津.方剂学[M].上海：上海科学技术出版社，1995.

[17] 许耀恒.五味消毒饮临床应用案例介绍[J].中医杂志，1984（4）：52-53.

[18] 张晓杰，姜文编著.五味消毒饮[M].北京：中国医药科技出版社，2009.

香连丸（《太平惠民和剂局方》）

香连丸，原出《太平惠民和剂局方》，为中医著名的清热剂，具有清热燥湿、行气化滞之功效。多用于治疗湿热痢疾。症见下痢赤白相间，腹痛，里急后重。[1]现代临床常用于治疗痢疾、泄泻、肠炎、胃炎、溃疡等疾病。孕妇慎用。

一、传统应用

【药物组成】 黄连15g，吴茱萸7g，木香6g。[1]

【功效主治】 清热燥湿，行气化滞。[1]湿热痢疾。下痢赤白相间，腹痛，里急后重。[1]

【服用方法】 水煎服。[1]

【加减化裁】 湿热盛者，加黄柏、苦参；里急后重者，酌加桔梗、槟榔、厚朴之类；腹痛重者加吴茱萸、白芍；表热者，加荆芥、葛根、防风；渴者，加石膏、天花粉。[4]

二、现代研究

（一）临床应用

1.痢疾

张氏[3]用香连丸治疗急性细菌性痢疾38例。升高的体温平均在服药后32.5h降至正常，服药第3天粪便培养转阴，腹泻在第4天得到控制。王氏[4]用香连丸治疗痢疾31例，结果平均1～2天体温恢复正常，并能控制腹泻，平均好转日数为2.7天，治疗天数为4.2天。

2.泄泻

黄氏[5]用加味香连丸治疗泄泻25例，基础组方为：刺黄连（黄连）6份，木香4份，藿香、厚朴、陈皮、乌梅、炒糊米、蒲公英、党参各3份，神曲、山楂各2份，枳壳1份，并在此方基础上予以随症加减，每日1剂，水煎服。治疗后，腹泻停止，大便成形，每天1次，食欲正常或食欲提高，实验室大便培养无致病菌者为痊愈。25例均为痊愈。虞氏[6]用补脾益肠丸（南方制药厂）每次6g，口服，1日2～3次；香连丸（湖北恩施制药厂）每次3g，口服，1日2～3次，15天为1疗程，可连续服用2～3个疗程。治疗结果：32例慢性泄泻患者中，治愈7例，占

21.9%；好转24例，占75.0%；无效1例，占3.1%；总有效率为96.9%。

3.肠炎

汪氏等用香连丸加味治疗十二指肠炎42例，结果：42例中，痊愈7例，显效17例，有效13例，无效5例。总有效率88.1%。[7]金氏[8]用加味香连丸（广木香6g，黄连6g，黄柏10g，秦皮6g，赤芍15g，白芍15g，赤石脂12g，乌梅15g，焦山楂30g，甘草6g）治疗30例慢性结肠炎急性发作期患者。治疗结果：痊愈14例，显效13例，有效2例，无效1例，有效率为96.7%。

4.胃炎

柯氏[9]用香连丸治疗浅表性胃炎65例，病程最长20年，最短30天，其中重度慢性活动性胃炎37例，中轻度浅表性胃炎28例。中医辨证属脾胃湿热型26例，肝胃不和型16例，脾胃虚寒型12例，脾胃阴虚型11例，1个月为1个疗程，治疗4个疗程，总有效率为72.3%。王氏[10]用香连丸加味配合耳压穴治疗胆汁反流性胃炎40例，并设对照组进行临床表现及胃镜征象的疗效观察。基础组方为：黄连6g，薏苡仁30g，茯苓15g，生黄芪30g，白芍12g，鸡内金15g，山楂、六曲各15g，麦芽、谷芽各15g，并在此方基础上予以随症加减，每日1剂，水煎服。治疗后，总有效率为87.5%，明显优于对照组，同时改善症状快。

5.溃疡

张氏等观察加味左金香连汤配合三联疗法治疗幽门螺杆菌性胃炎50例临床疗效。基础组方为：黄连12g，吴茱萸6g，木香10g，黄芩10g，金银花15g，白及粉（分冲）10g，海螵蛸（乌贼骨）30g，延胡索10g，九香虫6g，炙甘草6g，并在此方基础上予以随症加减，每日1剂，水煎服。治疗后，观察2组的疗效、主要症状改善及复发情况，治疗组主要症状胃痛、嗳气的改善明显优于对照组。[11]朱氏等观察47例接受埃索美拉唑＋香连治疗（埃索美拉唑＋香连组）。结果：埃索美拉唑＋香连组在中上腹痛、上腹饱胀、症状总积分、内镜缓解率和愈合率上优于对照组。[12]

（二）实验研究

1.抗（抑）菌作用

杜氏采用液体两倍稀释法及药物交互作用定量法，观察香连丸、萸黄连、木香的体外抗菌作用及萸黄连与木香的交互作用对香连丸抗菌作用的影响。结果：香连丸、萸黄连具有较强的抗金黄色葡萄球菌和痢疾杆菌作用，木香抗菌作用较弱，香连丸中萸黄连与木香的交互作用对金黄色葡萄球菌表现出拮抗作用，对痢疾杆菌则表现协同和相加作用。结论：从体外抗菌和药物定量交互作用角度看，香连丸是治疗细菌性痢疾的较好药物。[13]

2.抗腹泻作用

曹氏将香连丸精制成胶囊，并对其进行了抗实验性腹泻的研究。结果发现其能极显著减少番泻叶所致小鼠腹泻，且作用较对照药盐酸小檗碱片和香连片为佳。[14]

3.测定小檗碱含量

袁氏等认为香连丸在药典中其含量测定为薄层色谱法，此方法重现性差、结果不准确。现采用高效液相色谱法测定香连丸中盐酸小檗碱的含量，方法简便、结果准确可靠。可以用于香连丸的质量控制。[15]

4.抗消化性溃疡

席氏等采用排便反射、胃排空、肠推进法测定香连丸对胃肠功能的影响，热板法测定小鼠痛感，观察香连丸对胃肠功能的影响研究，结果：香连丸能延缓胃排空，抑制肠内容物推进，并有镇痛作用，但对小鼠排便反射无明显影响。结论：香连丸有促进胃肠道蠕动的作用。[16]

三、类方鉴析

1.白头翁汤（东汉·张仲景《伤寒论》）[17]

（1）组成：白头翁二两，黄连三两，黄柏三两，秦皮三两。[17]

（2）功用：清热解毒，凉血止痢。[17]

（3）主治：热毒痢疾。腹痛，里急后重，肛门灼热，下痢脓血，赤多白少，渴欲饮水，舌红苔黄，脉弦数。[17]

（4）鉴析：本方与香连丸同治热性痢疾。白头翁汤所治痢疾为热毒深陷血分，下迫大肠所致。清热解毒，凉血止痢，为治疗热毒痢之常用方。[17]香连丸所治痢疾为湿热痢疾，清热燥湿，行气化滞。[1]

2.芍药汤（金·刘完素《素问病机气宜保命集》）[1]

（1）组成：芍药一两，当归、黄连各半两，槟榔、木香、甘草（炙）各二钱，大黄三钱，黄芩半两，官桂一钱半。[1]

（2）功用：清热燥湿，调气和血。[1]

（3）主治：湿热痢疾。腹痛，便脓血，赤白相兼，里急后重，肛门灼热，小便短赤，舌苔黄腻，脉弦数。[1]

（4）鉴析：芍药汤与香连丸同治湿热痢疾。芍药汤芩、连、大黄同用，清热之力强；配用芍药、当归，兼以养血和血、缓急止痛。香连丸黄连（吴茱萸同炒后去吴茱萸）配木香，意在燥湿行气止痛。[1]

附：原文与方论

【原文】

丈夫、妇人肠胃虚弱，冷热不调，泄泻烦渴，米谷不化，腹胀肠鸣，胸膈痞闷，胁肋胀满；或下痢脓血，里急后重，夜起频并，不思饮食；或小便不利，肢体怠惰，渐即瘦弱。

黄连（去芦、须）二十两，用茱萸十两（同炒令赤，去茱萸不用），木香（不见火）四两八

【方论】

1.明·吴昆

黄连苦而燥，苦能胜热，燥能胜湿；木香辛而苦，辛能开滞，苦能泻实；石莲肉味苦而厚，为阴中之阴，故能破噤口痢之结热。经曰有余者折之，此之谓也。（《医方考》）[18]

2.明·徐春甫

黄连去湿热，有厚肠胃之功。脾胃受饮食，为水谷之海，每每湿热所伤，致有腹痛、泻痢、胀闷之证作矣。惟黄连、木香之苦辛，佐以芍药、平胃散调中和气，则腹痛泻痢自愈。其不嫌加味以宜方，有加肉蔻者，只宜久痢之人收涩之效矣。（《医学指南捷径六书》）[19]

3.清·汪昂

此手足阳明药也。痢为饮食不节，寒暑所伤，湿热蒸郁而成。黄连苦燥湿，寒能胜热，直折心脾之火，故以为君；用吴茱同炒者，取其能利大肠壅气，痢乃脾病传于大肠，且以杀大寒之性也。里急由于气滞，木香辛行气，温和脾，能通利三焦，泄肺以平肝，使木邪不克脾土，气行而滞亦去也，一寒一热，一阴一阳，有相济之妙，经所谓热因寒用也。（《医方集解》）[20]

参考文献

[1] 李冀.方剂学[M].北京：中国中医药出版社，2012.

[2] 王占玺.中药处方的应用[M].北京：科学技术文献出版社重庆分社，1980.

[3] 张加兴.香连丸治疗38例杆菌性痢疾[J].中医杂志，1995（8）：20.

[4] 王孝涛.香连丸治疗痢疾31例[J].中药通报，1995，1（2）：66.

[5] 黄云春.加味香连丸治疗泄泻25例[J].湖北中医杂志，2003，25（9）：43.

[6] 虞蔚红.补脾益肠丸合香连丸治疗慢性泄泻32例[J].实用中医药杂志，2000，16（1）：26.

[7] 汪武生，吴德广.香连丸加味治疗十二指肠炎42例[J].江苏中医药，2003，24（9）：33.

[8] 金奎坤.加味香连丸治疗慢性结肠炎30例体会[J].安徽中医临床杂志，1999，11（5）：316.

[9] 柯干. 香连丸治疗浅表性胃炎65例[J]. 陕西中医，1998，19（7）：302.

[10] 王忠军. 香连丸加味合耳压穴治疗胆汁反流性胃炎40例[J]. 时珍国医国药，2005，16（11）：1145.

[11] 张鸿泰，王再见，刘志敏，等. 加味左金香连汤治疗幽门螺旋杆菌性胃炎的临床观察[J]. 北京中医药大学学报，2009，16（5）：22-23.

[12] 朱风尚，陈锡美，黄志刚，等. 香连联合埃索美拉唑治疗非幽门螺杆菌相关难治性消化性溃疡[J]. 实用医药学杂志，2009，25（1）：114-116.

[13] 杜纪鸣. 香连丸体外抗菌实验[J]. 中国医院药学杂志，2004，24（3）：153.

[14] 曹毓，张磊，彭龙玲，等. 精制香连丸胶囊抗实验性腹泻研究[J]. 时珍国医国药，2000，11（3）：200-201.

[15] 袁文杰，赵毅山. HPLC测定香连丸中盐酸小檗碱的含量[J]. 中成药，2006，28（9）：1395-1396.

[16] 席建堂，杨敏生，孙明忠. 香连丸对胃肠功能的影响[J]. 陕西中医，2006，27（4）：503-504.

[17] 邓中甲. 方剂学[M]. 上海：上海科学技术出版社，2008.

[18] 吴昆. 医方考[M]. 北京：中国中医药出版社，1998.

[19] 徐春甫. 医学指南捷径六书[M]. 北京：中国中医药出版社，2015.

[20] 汪切庵. 医方集解[M]. 上海：上海科学技术出版社，1959.

香砂六君丸（《古今名医方论》）

香砂六君丸，原出《古今名医方论》，为健脾祛湿名方。具有益气化痰，行气温中功效，多用于脾胃气虚，痰湿困阻中焦证。症见呕吐痞闷，不思饮食，脘腹胀痛，消瘦倦怠，或气虚肿满。现代用于慢性胃炎、胃肠神经症、胃及十二指肠溃疡、胃下垂、胃肠功能紊乱、慢性萎缩性胃炎等消化系统疾病属脾胃气虚，痰阻气滞者。孕妇及虚寒病者忌用。

一、传统应用

【药物组成】人参3g，白术6g，茯苓6g，甘草2g，陈皮2.5g，半夏3g，砂仁2.5g，木香2g，生姜6g。

【功效主治】益气化痰，行气温中。用于脾胃气虚，湿阻气滞证。症见呕吐痞闷，不思饮食，脘腹胀痛，消瘦倦怠，或气虚肿满。[1]

【服用方法】日1剂，分2～3次温服。[1]

【加减化裁】畏寒腹痛者，加干姜、附子，以温里助阳。[2]

二、现代研究

（一）临床应用

1.慢性萎缩性胃炎

余帮蝉运用奥美拉唑联合香砂六君子汤治疗慢性萎缩性胃炎65例，基础组方为：木香15g，砂仁15g，陈皮15g，半夏15g，党参15g，白术15g，茯苓15g，炙甘草15g，枳实10g，厚朴10g，每日1剂，早晚分服。连续服用30天后，临床治愈18例，显效26例，有效16例，无效5例，总有效率为92.3%。[3]

2.胃溃疡

董鹤岩运用香砂六君子汤加减配合雷贝拉唑治疗胃溃疡87例，基础组方为：三七10g，黄连10g，砂仁10g，白术15g，陈皮15g，木香15g，泡参15g，半夏15g，茯苓20g，每日1剂，早晚分服。具体将患者随机分为两组，联合组患者（$n=44$）给予"香砂六君子汤+雷贝拉唑"进行联合治疗，对照组患者（$n=43$）给予常规治疗（包括雷贝拉唑+雷尼替丁+阿莫西林+维生素B_1）。治疗8周后，联合组患者的上腹痛缓解时间要明显短于对照组。联合组患者的临床总有效率、治愈率均显著优于对照组。[4]

3.慢性胃炎

汪辉等运用香砂六君子汤加减治疗45例慢性胃炎，基础组方为：党参15g，白术9g，茯苓9g，木香9g，陈皮9g，砂仁6g，法半夏6g，甘草6g，生姜3g，每日1剂，早晚分服。治疗4周后，（1）中医证候疗效：治疗1个疗程后，治疗组的总有效率为93.3%，对照组为66.7%，治疗组的中医证候疗效优于对照组。（2）胃镜疗效：治疗组的总有效率为86.7%，对照组为68.9%，治疗组的胃镜疗效优于对照组。（3）两种疗效评价方法评价结果比较：治疗组的中医证候疗效优于胃镜疗效。[5]

4.胃脘痛

崔志民运用加味香砂六君子汤治疗胃脘痛69例，基础组方为：党参15g，白术15g，云茯苓15g，大贝母15g，法半夏15g，陈皮10g，木香10g，炙甘草10g，砂仁10g，每日1剂，早晚分服。经本方治疗3天后疼痛基本消失者为显效，共40例；4～7天症状减轻者为好转，共计19例；7天后未能止痛者为无效，共计10例，总有效率为85.5%。[6]

5.萎缩性胆囊炎

高东海运用香砂六君子汤加减治疗萎缩性胆囊炎32例，基础组方为：党参12g，白术12g，云茯苓15g，炙甘草9g，木香10g，砂仁10g，陈皮15g，半夏10g，柴胡12g，郁金10g，黄芩12g，金钱草15g，鸡内金12g，延胡索10g，每日1剂，水煎服。治疗20～30天内，痊愈12例，占37.55%；显效11例，占34.45%；有效7例，占21.75%；无效2例，占6.25%，总有效率为93.7%。[7]

6.急性胃肠功能障碍

王志运用香砂六君子汤加减联合西医治疗脾虚型急性胃肠功能障碍60例，基础组方为：木香6g，党参15g，陈皮12g，砂仁6g，白术12g，半夏9g，厚朴9g，茯苓12g，柴胡9g，枳实6g，当归12g，麦芽12g，建曲12g，山楂12g，甘草6g，每日1剂，早晚分服。治疗1周后，联合组患者中医证候积分明显低于对照组；联合组患者治疗总有效率（96.7%）明显优于对照组（80.0%）。[8]

7.胃轻瘫

陈伦等运用香砂六君子汤加减与莫沙必利治疗糖尿病性胃轻瘫78例，基础组方为：党参15g，白术12g，茯苓12g，炙甘草6g，木香6g，砂仁6g，制半夏10g，陈皮10g，每日1剂，分2次温服。治疗4周后，香砂六君子汤组总有效率为74.4%。[9]

（二）实验研究

1.改善胃黏膜炎症

林志强采用幽门螺杆菌（HP）灌胃构建慢性萎缩性胃炎模型，结果显示，香砂六君子汤组大鼠胃黏膜 TLR2、TLR4、p-P38MAPK 蛋白以及细胞核内 NF-κB 蛋白表达逐渐降低，以高剂量组降低最为明显，且 HP 根除率逐渐提高、慢性萎缩性胃炎的病理变化逐渐减轻。[10]

2.降低血浆胃动素水平

李玉玲等采用自由饮用 MNNG 溶液，隔日灌胃去氧胆酸钠溶液及配合单双日饥饱交替法，诱发脾虚型慢性萎缩性胃炎大鼠模型。通过香砂六君子汤合艾箱灸干预慢性萎缩性胃炎大鼠。结果：慢性萎缩性胃炎模型组大鼠血浆胃动素（MTL）水平显著升高；治疗组均能显著降低 CAG 大鼠的血浆 MTL 水平。说明香砂六君子汤合艾箱灸通过降低血浆胃动素水平以产生正常的胃肠蠕动，促进胃排空，缩短损伤因子在胃内的滞留，起到胃肠清道夫的作用，从而发挥预防及治疗慢性萎缩性胃炎的作用。[11]

三、类方鉴析

1.六君子汤（《丹溪心法》）

（1）组成：茯苓 3g，甘草 3g，人参 3g，白术 3g，砂仁 3g，陈皮 3g，半夏 4.5g，大枣 1 枚，生姜 3 片。

（2）功用：益气健脾，燥湿化痰。

（3）主治：脾胃气虚兼痰湿证。症见食少便溏、胸脘痞闷、呕逆等。

（4）鉴别：六君子汤、香砂六君子汤均由四君子汤加味而成，皆有益气健脾之功；配伍的共同点均为补气药与行气化痰药相配，使补气而不滞气，适用于脾胃气虚兼有气滞痰湿中阻之证。六君子汤功兼和胃燥湿，适用于脾胃气虚兼有痰湿证；香砂六君子汤伍木香，功在益气和胃、行气化痰，适用于脾胃气虚、痰阻气滞证。[12]

2.保元汤（《博爱心鉴》）

（1）组成：人参 3g，黄芪 9g，炙甘草 3g，肉桂 1.5g，生姜 1 片。

（2）功用：益气温阳。

（3）主治：虚损劳怯、元气不足证。症见倦怠乏力，少气畏寒；以及小儿痘疮，阳虚顶陷，不能发起灌浆者。

（4）鉴别：香砂六君子汤与保元汤均以益气法则为底，香砂六君子汤由四君子汤加味而成，有益气健脾之功；伍半夏、陈皮、木香、砂仁，功在益气和胃、行气化痰，适用于脾胃气虚、痰阻气滞证。保元汤功在益气温阳，主治虚损劳怯、元气不足证。症见倦怠乏力，少气畏寒；以及小儿痘疮，阳虚顶陷，不能发起灌浆者。[12]

附：原文与方论

【原文】此方治气虚肿满，痰饮结聚，脾胃不和，变生诸症者。柯韵伯曰：经曰："壮者气行则愈，怯者着而为病。"盖人在气交之中，因气而生，而生气总以胃气为本。食入于阴，长气于阳，昼夜循环，周于内外。一息不运，便有积聚，或胀满不食，或生痰留饮，因而肌肉消瘦，喘咳呕哕，诸症蜂起，而神机化绝矣。

香砂六君丸

人参一钱，白术二钱，茯苓二钱，甘草七分，陈皮八分，半夏一钱，砂仁八分，木香七分，上加生姜二钱（《古今名医方论》）

【方论】

1.明·吴昆

气虚痰喘者，此方主之。气壮则痰行，气虚则痰滞。痰遮气道，故令人喘。甘者可以补气，参、苓、术、草，皆甘物也；辛者可以治痰，半夏、陈皮，皆辛物也。用甘则气不虚，用辛则痰不滞，气利痰行，故喘之有？或恶人参之补而去之，此不知虚实之妙者也。气虚，痰气不利者，此方主之。《内经》曰：壮者气行则愈，怯者着而成病。东南之土卑湿，人人有痰，然而不病者，气壮足以行其痰也。若中气一虚，则不足以运痰而痰证见矣。是方也，人参、白术、茯苓、甘草，前之四君子也，所以补气；乃半夏则燥湿以制痰，陈皮则利气以行痰耳。名之曰六君子者，表半夏之无毒，陈皮之弗悍，可以与参、苓、术、草比德云尔！[13]

2.清·汪绂

为气虚而有痰者设。痰本于湿而成于火。脾土不能制水，则水积而成湿，湿郁成热，脾虚亦生热，则湿结而成痰，故祛痰为末，而健脾燥湿乃治痰之本。然既有痰，则不可无以祛之，故此方加祛痰之药，而仍以四君子为主。加半夏辛滑能推壅行水；升阖阴阳，通利关节，为行痰之专药，人多疑燥，实非燥也，但阴虚火烁，津液浑浊，逼而上沸，或夹脓血之痰则非所宜，陈皮辛苦燥湿和中，主于顺气，气顺则痰消。[14]

3.清·徐大椿

脾气有亏不能健运，故痰湿内聚，食少吞酸焉。人参补气扶元，白术健脾燥湿，半夏燥湿气以化痰，陈皮利中气以和胃，茯苓渗湿气，炙草益胃气也。俾脾健气强则胃气自化，而痰湿无不消，何食少吞酸之足患哉。此补气化痰之剂，为气虚痰湿内聚之方。[15]

4.清·唐宗海

四君子补胃和中，加陈皮、半夏以除痰气。肺之所以有痰饮者，皆胃中之水不行，故尔冲逆，治胃中即是治肺。[16]

参考文献

[1] 李飞.中医药学高级丛书——方剂学（上下）[M].北京：人民卫生出版社，2006.

[2] 邓中甲.方剂学[M].上海：上海科学技术出版社，2008.

[3] 余帮蝉.香砂六君子汤联合奥美拉唑治疗慢性萎缩性胃炎65例[J].四川中医，2014，32（02）：95-96.

[4] 董鹤岩.香砂六君子汤配合雷贝拉唑治疗胃溃疡疗效观察[J].亚太传统医药，2012，8（12）：51-52.

[5] 汪辉，石一杰，钟国辉.香砂六君子汤治疗慢性胃炎的中医药临床优势研究[J].广州中医药大学学报，2017，34（06）：828-832.

[6] 崔志民.加味香砂六君子汤治疗胃脘痛69例临床观察[J].河南中医药学刊，2001，16（05）：57.

[7] 高东海.中药调理脾胃治疗萎缩性胆囊炎32例临床观察[J].山西临床医药，2002，11（04）：294.

[8] 王志.观察香砂六君子汤联合西医治疗脾虚型急性胃肠功能障碍的临床效果[J].中国农村卫生，2018（07）：41-42.

[9] 陈伦，祁佳，张宇锋，等.香砂六君子汤治疗糖尿病性胃轻瘫临床疗效对比研究[J].西部中医药，2016，29（7）：90-93.

[10] 林志强，王大璇，洪珊珊，等.香砂六君子汤对菌致慢性萎缩性胃炎TLR信号通路的影响[J].中国中药杂志，2016，41（16）：3078-3083.

[11] 李玉玲，吴庆和，黄穗平.香砂六君子汤合艾箱灸对脾虚型慢性萎缩性胃炎大鼠胃动素影响的实验研究[J].四川中医，2017，35（10）：61-63.

[12] 侯树平编.名医方论辑义[M].北京：中国中医药出版社，2016：277.

[13] 吴昆.医方考[M].北京：中国中医药出版社，2007.

[14] 汪绂.中国古医籍整理丛书 医林纂要探源[M].北京：中国中医药出版社，2015.

[15] 刘洋.徐灵胎医学全书[M].北京：中国中医药出版社，1999.

[16] 唐宗海.血证论[M].太原：山西科学技术出版社，1996.

香砂养胃丸（《杂病源流犀烛》）

香砂养胃丸，原出《杂病源流犀烛》，为健脾祛湿止痛名方。具有温中和胃、行气消食、止呕功效，多用于胃阳不足、湿阻气滞证。症见胃脘疼痛、两胁胀满、不思饮食、呕吐酸水、面色萎黄等。现代临床常用于慢性胃炎、胃及十二指肠溃疡、胃神经官能症、消化不良、老年性肠功能紊乱等属湿阻气滞者。因其芳香化湿，故孕妇及湿热病者忌用。

一、传统应用

【药物组成】木香210g，砂仁210g，枳实210g，香附210g，豆蔻210g，厚朴210g，广藿香210g，白术300g，陈皮300g，茯苓300g，半夏300g，甘草90g，生姜90g，大枣150g。

【功效主治】温中和胃，行气消食，止呕。用于胃阳不足、湿阻气滞证。症见胃脘疼痛、两胁胀满、不思饮食、呕吐酸水、嘈杂不适、肠鸣便溏、四肢倦怠、气短懒言、面色萎黄等。[1]

【服用方法】日1剂，分2～3次温服（捣成丸剂后每次服9g）。

二、现代研究

（一）临床应用

1.慢性萎缩性胃炎

雷琼等运用香砂养胃丸联合替普瑞酮胶囊治疗慢性萎缩性胃炎45例，基础组方为：木香、砂仁、枳实、香附、豆蔻、厚朴、广藿香、白术、陈皮、茯苓、半夏、甘草、生姜、大枣，捣成丸剂后每次口服9g，每日2次。治疗8周后，治疗总有效率（95.6%）明显高于对照组（80.0%）。[2]

2.慢性胃炎

丁晓勇等运用香砂养胃丸治疗慢性胃炎66例，基础组方为：木香、砂仁、枳实、香附、豆蔻、厚朴、广藿香、白术、陈皮、茯苓、半夏、甘草、生姜、大枣，捣成丸剂后每次口服9g，每日2次。连续用药3个月后，总有效率（87.50%）明显高于对照组（80.95%）。[3]

3.慢性糜烂性胃炎

王学航等运用香砂养胃丸联合西药治疗慢性糜烂性胃炎50例，基础组方为：木香、砂仁、枳实、香附、豆蔻、厚朴、广藿香、白术、陈皮、茯苓、半夏、甘草、生姜、大枣，捣成丸剂后每次口服9g，每日2次。治疗6周后，有效率为92.00%，明显优于对照组的72.00%；两组治疗后抗HP疗效比较，治疗组的有效率为88.00%，优于对照组的62.00%。[4]

4.消化性溃疡

袁喜梅运用香砂养胃丸治疗消化性溃疡53例，基础组方为：木香、砂仁、白术、陈皮、茯苓、半夏、香附、枳实、豆蔻、厚朴、广藿香、甘草等，捣成丸剂后每日3次，每次8粒，餐前半小时口服。治疗4周后，总有效率（97.1%）明显高于对照组（90.5%）。[5]

（二）实验研究

1.镇痛

王中平等香砂养胃颗粒镇痛解疼作用的实验研究，采用香砂养胃颗粒干预腹腔注射醋酸造模下KM种小鼠，应用小鼠扭体反应法进行试验。香砂养胃颗粒能明显地减少由醋酸引起的小鼠扭体次数。结论：香砂养胃颗粒具有较好的镇痛解痛作用，并优于香砂养胃丸。这也说明通过剂型改革，提高了药物的疗效，这与颗粒剂吸收快而完全有关。[6]

2.增强胃肠蠕动

金永勋通过香砂养胃汤治疗功能性消化不良的临床与实验研究，发现香砂养胃汤增加大鼠血清胃动素及胃泌素含量，从而增强胃肠蠕动，调节胃肠功能。临床试验和动物实验过程中均未出现明显异常反应及不良反应，说明香砂养胃汤方无毒副作用，用药安全可靠。[7]

3.调节胃肠功能

李宗铎等通过药理实验证实香砂养胃冲剂具有促进胃液分泌，提高游离酸和总酸度排出量，促进小肠运动，增加排便次数，缩短排便时间作用，对急性应激性胃溃疡（水浸拘束法、幽门结扎法）和慢性胃溃疡（醋酸模型）均有抑制作用，对离体家兔十二指肠自发活动呈现抑制作用，对Ach、组胺和氯化钡引起的强直性收缩有拮抗作用，对胃蛋白酶活性影响不大，在同等剂量，多数情况下，香砂养胃冲剂的作用稍强于香砂养胃丸。[8]

三、类方鉴析

1.四磨汤（《严氏济生方》）

（1）组成：人参6g，槟榔9g，沉香6g，天台乌药6g（原书未著用量）。

（2）功用：行气降逆，宽胸散结。

（3）主治：肝郁气逆。症见胸膈胀闷，上气喘急，心下痞满，不思饮食，苔白，脉弦。[9]

2.木香顺气丸（《景岳全书》卷五十四引《医学统旨》）

（1）组成：木香3g，香附3g，槟榔3g，青皮3g，陈皮3g，枳壳3g，砂仁3g，厚朴3g，苍术3g，炙甘草1.5g。

（2）功用：行气止痛，疏肝理气。

（3）主治：湿浊中阻、脾胃不和所致的胸膈痞闷、脘腹胀痛、呕吐恶心、嗳气纳呆、舌苔黄腻、脉滑数而有力等。[9]

3.鉴别

以上三方均有理气和胃之功，但木香顺气丸理气止痛之力较强，用于湿浊中阻、脾胃不和之证；香砂养胃丸和胃化湿之力较强，用于胃阳不足、湿阻气滞之证；而四磨汤适宜于肝气郁结兼有气逆之重证，临床应用以胸膈胀闷、上气喘急为辨证要点。[9]

附：原文与方论

【原文】

香砂养胃汤，白术、陈皮、茯苓、半夏各一钱，香附、砂仁、木香、枳实、蔻仁、厚朴、藿香各七分，甘草三分，姜三片，枣二枚。调养脾胃，升降阴阳，主治饮食不消致痞。（清·《杂病源流犀烛》）[10]

【方论】

1.房定亚

"方中白术补益中气，脾为中土，喜燥而恶湿，以藿香芳香化湿、醒脾开胃，半夏燥湿健脾，茯苓利水渗湿、健脾补中，故以香附、木香、陈皮、厚朴、砂仁、豆蔻诸药调理气分，疏畅气机，兼以化湿，温中止痛，香附舒肝解郁，寓有'理太阴土必兼理厥阴木'之意，枳实化食消积，甘草调和诸药，且益气健中。综观全方，即香砂六君子（党参、茯苓、白术、甘草、陈皮、半夏、木香、砂仁）和不换金正气散（苍术、陈皮、厚朴、甘草、藿香、半夏）复方加减化裁而成。"[11]

2.王忠和

"本品具有行气除满、和胃止痛之效。用于脾胃气滞、阻塞中焦引起的不思饮食、呕吐酸水、脘腹胀满、胃脘疼痛等症。方中以木香、砂仁、豆蔻、枳实、厚朴、香附大队行气导滞之品，畅利中焦，消胀除满，和胃止痛；以白术、茯苓健脾渗湿；以陈皮、法半夏降逆止呕；以广藿香芳香化浊止呕。本品对于脾胃气滞所致的脘腹胀满，不思饮食，胃脘疼痛，偏于胃寒的效果颇佳。"[12]

参考文献

[1] 李志刚.中医经典里的健脾养胃方[M].北京：中国轻工业出版社，2016.

[2] 雷琼，曹海芳，王芝林，等.香砂养胃丸联合替普瑞酮胶囊治疗慢性萎缩性胃炎的疗效观察[J].陕西中医，2018，39（01）：71-73.

[3] 丁晓勇，段炜，刘凯，等.香砂养胃丸治疗慢性胃炎66例临床观察[J].陕西中医学院学报，2012，35（05）：40-41.

[4] 王学航，杜磊.香砂养胃丸联合西药治疗慢性糜烂性胃炎50例[J].河南中医，2009，29（11）：1118-1119.

[5] 袁喜梅.香砂养胃丸治疗消化性溃疡106例[J].中医杂志，2006，47（2）：120.

[6] 王和平，王兴才，张彦文，等.香砂养胃颗粒镇痛解疼作用的实验研究[J].中医药学报，1999（02）：71.

[7] 金永勋.香砂养胃汤治疗功能性消化不良的临床与实验研究[D].延边大学，2017.

[8] 李宗铎，宋建伟，高月明，等.香砂养胃冲剂的药理作用[J].河南中医药学刊，1994，9（03）：5-8.

[9] 李冀.方剂学[M].北京：中国中医药出版社，2012.

[10] 沈金鳌.杂病源流犀烛[M].北京：中国中医药出版社，1994.

[11] 房定亚，沈帼男.中成药临床应用指南[M].北京：科学技术文献出版社，1994.

[12] 王忠和.著名中医学家经验传薪——碥石集 第8集[M].北京：中国中医药出版社，2006.

宣痹汤（《温病条辨》）

宣痹汤，原出《温病条辨》，为中医祛湿剂名方。具有清热祛湿、通络止痛功效，用于湿热蕴于经络等证。症见寒战热炽、骨节烦疼、面目萎黄、舌色灰滞等。现代临床常用于类风湿关节炎、膝关节滑膜炎等属湿热痹阻者，因其苦寒通利，故孕妇及虚寒病者忌用。

一、传统应用

【药物组成】防己15g，杏仁15g，滑石15g，连翘9g，栀子9g，薏苡仁15g，半夏9g，晚蚕沙9g，赤小豆皮9g。

【功效主治】清热祛湿，通络止痛。用于湿热蕴于经络等证，症见湿热蕴于经络，寒战热炽、骨节烦疼、面目萎黄、舌色灰滞等。[1]

【服用方法】日1剂，分2～3次温服。

【加减化裁】痛甚者加片姜黄6g，还可加银花藤20g、威灵仙15g、桑枝15g、木瓜10g以疏通筋络。[2]

二、现代研究

（一）临床应用

1.痛风性关节炎

李海峰运用宣痹汤加减治疗痛风性关节炎73例，基础组方为：防己15g，杏仁15g，滑石15g，连翘9g，栀子9g，生薏苡仁15g，制半夏9g，蚕沙9g，赤小豆皮9g，每日1剂，水煎服，早晚分服。治疗2个月后，总有效率为91.8%，与治疗前比较，患者血尿酸、血沉、白细胞计数等指标均有不同程度的下降。[3]

2.膝关节滑膜炎

陈世柱等运用宣痹汤治疗膝关节滑膜炎55例，基础组方为：防己15g，连翘10g，栀子9g，薏苡仁20g，蚕沙9g，半夏9g，泽泻10g，川牛膝10g，每日1剂，早晚分服。结果显示治愈率为92%。[4]

3.弱精子症

温泉盛等运用宣痹汤加味治疗湿热型弱精子症48例，基础组方为：粉防己15g，炒杏仁15g，滑石15g，薏苡仁15g，连翘10g，栀子10g，法半夏10g，晚蚕沙10g，赤小豆10g，水蛭5g，每日1剂，煎服2次，1个月为1个疗程，一般连续治疗2个疗程，若效果不显著可再服1个疗程。结果显示，治疗后10例显效（精子活动率＞50%或a级精子＞25%），30例有效（精子活动率＜50%或a级精子＜25%），但较治疗前提高1倍，8例无效（治疗前后各项指标改变甚微），总有效率83.3%。[5]

（二）实验研究

1.胶原性关节炎

姜春霞等采用宣痹汤干预胶原性关节炎模型小鼠，将150只小鼠随机分成5组：模型组、西药对照组、宣痹汤高、中、低剂量组，每组30只。采用小鼠醋酸扭体实验观察宣痹汤止痛作用，采用二甲苯致耳肿胀实验观察宣痹汤抗炎机制。通过建立胶原性关节炎模型，观察宣痹汤对关节炎模型小鼠足肿胀的影响。结果：宣痹汤高、中、低剂量组均能缓解胶原性关节炎小鼠足肿胀程度，说明宣痹汤方具有较好的抗炎镇痛作用。[6]

2.IgA肾病

黄克基等观察宣痹汤对实验性IgA肾病大鼠肾脏病理变化及肾组织TGF-β_1。采用牛血清白蛋白（BSA）加葡萄球菌肠病毒（SEB）诱导建立IgAN大鼠模型，随机分成正常对照组、模型组、雷公藤多苷组、宣痹汤低剂量组、宣痹汤中剂量组、宣痹汤高剂量组，分别给予相应处理12周，光镜观察各组大鼠肾组织病理变化，用免疫组化和RT-PCR方法分别检测肾组织TGF-β_1蛋白和基因的表达。结果：与模型组相比，各用药组肾小球轻度增大，系膜细胞和系膜基质增生的程度较模型组均减轻，系膜细胞数较模型组减少；宣痹汤能够有效抑制TGF-β_1在肾组织的基因和蛋白表达。结论：宣痹汤能改善大鼠肾脏病理损伤，下调TGF-β_1在肾脏的表达可能是宣痹汤治疗IgA肾病的作用机制之一。[7]

三、类方鉴析

1.当归拈痛汤（《医学启源》）

（1）组成：羌活半两，防风三钱，甘草五钱，茵陈（酒炒）五钱，苍术三钱，当归身三钱，知母（酒洗）三钱，猪苓三钱，泽泻三钱，升麻一钱，白术一钱，黄芩（炒）一钱，葛根二钱，人参二钱，苦参（酒浸）二钱。

（2）功用：利湿清热，疏风止痛。

（3）主治：湿热相搏，外受风邪证。遍身肢节烦痛，或肩背沉重，或脚气肿痛，脚膝生疮，舌苔白腻或微黄，脉弦数。

（4）鉴别：当归拈痛汤与宣痹汤均为治疗湿热痹证之常用方，有利湿清热，疏风止痛之功。当归拈痛汤在清热利湿药中配伍羌活、防风、升麻、葛根、苍术等大队辛散祛风胜湿之品，故适用于痹证之风湿热邪俱盛者；宣痹汤中仅伍防己等少量祛风之药，故重在清利湿热，适用于痹证之湿热偏甚者。[8]

2.加减木防己汤（《温病条辨》）

（1）组成：防己（粉防己代）六钱，石膏六钱，桂枝三钱，薏苡仁三钱，杏仁四钱，滑石四钱，通草二钱。

（2）功用：清热通络，疏风利湿。

（3）主治：热痹。症见关节红肿疼痛，舌红苔黄，脉数者。

（4）鉴别：宣痹汤、加减木防己汤同用防己、薏苡仁、杏仁、滑石祛湿宣痹、通经利节，同治湿热痹阻经脉骨节之疼痛，同见发热恶寒、骨节肿痛、苔腻、脉濡数。宣痹汤长于清热祛湿、舒筋通络，解表祛暑力较弱，适用于湿热郁阻、经络不利之痹证；加减木防己汤长于清暑解肌、清利经脉，燥湿力弱，适用于暑湿郁蒸，邪袭肌腠之痹证。[9]

附：原文与方论

【原文】湿聚热蒸，蕴于经络，寒战热炽，骨骱烦疼，舌色灰滞，面目萎黄，病名湿痹，宣痹汤主之。

宣痹汤

防己五钱，杏仁五钱，滑石五钱，连翘三钱，山栀三钱，薏苡仁五钱，半夏三钱（醋炒），晚蚕沙三钱，赤小豆皮三钱。（《温病条辨》）

【方论】

1.清·吴鞠通

此条以舌灰目黄，知其为湿中生热；寒战热炽，知其在经络；骨骱疼痛，知其为痹证。若泛用治湿之药，而不知循经入络，则罔效矣。故以防己急走经络之湿；杏仁开肺气之先；连翘清气分之湿热；赤豆清血分之湿热，滑石利窍而清热中之湿；山栀肃肺而泻湿中之热；薏苡淡渗而主挛痹；半夏辛平而主寒热；蚕沙化浊道中清气。痛甚加片子姜黄、海桐皮者，所以宣络而止痛也。（《温病条辨》）[10]

2.傅衍魁等

本方所治是因湿热郁于经络而成之热痹。湿热之邪，痹阻经络，故治宜清利湿热，宣通经络。方中防己辛寒入肺，宣通上焦，透热外出，发散水气，味苦入脾，燥湿健脾，以运中焦，苦寒入膀胱，导热下行而利小便，疏利三焦水湿且长于走经络而宣痹止痛，故以之为主药。以杏仁宣肺利气，发散水气，以蚕沙、薏苡仁健脾和中，除湿行痹，通利关节，半夏燥湿化浊，以连翘、栀子、滑石、赤小豆清热利湿，共为辅佐之品。诸药合用，有宣通三焦，清热利湿，宣痹止痛之功效。本方虽为湿热痹阻于经络之热痹而设，吴鞠通曰："湿温而类及热痹。"总观全方，仍不离湿温三焦分消之法，此或可为治热痹之一得也。（《医方发挥》）[11]

3.方药中等

湿热痹为湿、热合邪，病位在经络，故曰"湿聚热蒸，蕴于经络""寒战热炽"，指热盛而又恶寒发抖。"骨骱烦疼"为痹证的主症，即关节疼痛使人心烦不安。"舌色灰滞"为舌苔色灰而质滞腻，说明湿亦盛。湿热内蕴，脾不运化，则面目颜色淡黄而暗，故曰面目萎黄。其治疗用宣痹汤，宣痹汤以杏仁宣开肺气以化湿，薏苡仁善清经络中湿热，除痹痛；晚蚕沙可祛风湿，化湿浊，对外感时邪挟湿而发热身疼者，每有良效。滑石清热、利小便。半夏辛温通降以行水湿。栀子、连翘可清气热，赤小豆皮可清血分湿热。全方具有宣通清利经络中之湿热的良好功效。（《温病条辨讲解》）[12]

参考文献

[1] 李飞.中医药学高级丛书——方剂学（上下）[M].北京：人民卫生出版社，2006.

[2] 华浩明.中医骨伤科处方手册.北京：科学技术文献出版社，2006.

[3] 李海峰.宣痹汤加减治疗痛风性关节炎73例临床观察[J].中医药导报，2012，18（03）：83-84.

[4] 陈世柱，王勇刚，昝强.宣痹汤治疗膝关节滑膜炎的临床分析.甘肃中医学院学报，2007，24（2）：33-34.

[5] 温泉盛，陈代忠.宣痹汤加味治疗湿热型弱精子症48例[J].浙江中医杂志，2005，40（10）：438.

[6] 姜春霞，李欣，李艳艳，等.宣痹汤对胶原性关节炎模型小鼠抗炎镇痛作用[J].长春中医药大学学报，2016，32（02）：250-252.

[7] 黄克基，孙云松，李建英，等.宣痹汤对实验性IgA肾病大鼠肾脏病理变化及TGF-β$_1$表达的影响[J].中国中医药科技，2012，19（04）：306-307，330.

[8] 李冀.方剂学[M].北京：中国中医药出版社，2012.

[9] 崔美琪，等.中医类似方剂鉴别运用大全[M].北京：人民军医出版社，2001.

[10] 吴鞠通.中医非物质文化遗产临床经典读本温病条辨[M].北京：中国医药科技出版社，2011.

[11] 傅衍魁，尤荣.医方发挥[M].沈阳：辽宁科学技术出版社，1984.

[12] 方药中，许家松.温病条辨讲解 第4辑[M].北京：人民卫生出版社，2007.

易黄汤（《傅青主女科》）

易黄汤，原出自《傅青主女科》，为中医妇科理湿名方。具有补肾清热、祛湿止带功效，多用于湿热带下证。症见带下稠黏量多，色黄如浓茶汁，其气腥秽，舌红，苔黄腻。现代常用于宫颈炎、阴道炎、乳糜尿等属脾肾不足，湿热内蕴者。因其苦寒通利，故虚寒病者忌用。

一、传统应用

【药物组成】山药（炒）30g，芡实（炒）30g，黄柏（盐水炒）16g，车前子（酒炒）3g，白果（碎）12g。

【功效主治】补肾清热，祛湿止带。症见带下稠黏量多，色黄如浓茶汁，其气腥秽，舌红，苔黄腻。[1]

【服用方法】日1剂，分2～3次温服。

【加减化裁】若湿热邪甚见带下黄稠腥臭，舌红苔黄腻，脉滑数者，宜重用黄柏、车前子，或酌加黄芩、栀子以增强清热祛湿之效，而山药、芡实之量应酌减；若热甚者，可加苦参、败酱草、蒲公英以清热解毒。[2]

二、现代研究

（一）临床应用

1.阴道炎

王小霞等运用易黄汤加减联合西药治疗阴道炎99例，基础组方为：山药30g，芡实30g，白术20g，黄柏10g，车前子10g，泽泻10g，白果10枚，茯苓15g，每日1剂，水煎，温服。治疗1个月及3个月后，治愈率为87.9%；在停药后1、3月的复发率分别为5.2%、9.3%。[3]

2.排卵期出血

刘丹运用加味易黄汤治疗排卵期出血60例，基础组方为：黄柏10g，山药15g，芡实10g，车前子10g，白果9g，金樱子15～20g，每日1剂，水煎服，分3次口服。治疗1周后，总有效率（93.3%）明显高于对照组（70%）。[4]

3.生殖道感染

周京晶等运用易黄汤加减联合强力霉素治疗生殖道支原体感染湿热下注型40

例，基础组方为：山药30g，芡实30g，黄柏6g，车前子3g，白果12g，分早晚2次内服。治疗4周后，治疗总有效率（97.5%）显著高于对照组（80.00%）；治疗后各项临床症状体征评分均显著下降，较对照组更显著；半年内复发率均显著低于对照组。[5]辛俊等运用易黄汤加减结合多西环素治疗女性支原体感染的临床效果研究20例，基础组方为：山药15g，芡实10g，黄柏10g，车前子10g，白果10g，早晚煎服，每日2次，同方煎汤外洗，每日1次。治疗4周后，治愈率为65%，总有效率为95%。[6]

4. 盆腔炎

况勋红运用易黄汤加减灌肠治疗湿热毒盛型盆腔炎34例，基础组方为：车前子15g，白果10g，黄柏15g，土茯苓15g，白花蛇舌草15g，芡实30g，山药30g，蒲公英30g，薏苡仁30g。治疗14天后，患者疼痛VAS评分、炎性包块直径及盆腔积液深度均较治疗前下降，且以上各指标改善较对照组更显著；白细胞及中性粒细胞恢复正常时间均短于对照组，总有效率为94.1%，而对照组为79.4%。随访2月来，复发率为11.1%，对照组为30.0%。[7]

5. 尿路感染

王泳等运用易黄汤加减治疗尿路感染48例，基础组方为：山药10g，黄柏10g，芡实10g，甘草梢10g，石韦10g，白茅根10g，大蓟10g，车前子15g，生地黄15g，萹蓄15g，白果10个，生大黄8g，日1剂，水煎服。治疗后7～10天内，急性尿路感染28例，获显效15例（53%），有效10例（35.7%），无效3例（10.7%）；治疗30天后，慢性尿路感染20例，获显效10例（50%），有效8例（28.5%），无效2例（10%）。急慢性尿路感染的疗效基本一致，两者总有效率均在85%以上。在治疗前培养出细菌32株，治疗后28株消失，尿细菌转阴率为87%，治疗有效的病例，随访1～12个月中，有3例再发，重复治疗仍然有效。[8]

6. 带下病

张树琴等运用加减易黄汤治疗带下病80例，基础组方为：炒山药30g，芡实30g，盐水炒黄柏10g，车前子10g，白果10g，白术10g，茯苓10g，每日1剂，水煎服。结果显示，痊愈56例，显效20例，好转4例，总有效率100%；服药3剂痊愈者16例，4～6剂痊愈者32例，7～10剂痊愈和显效者28例，10剂以上好转者4例。[9]

7. 慢性前列腺炎

王立群运用加味易黄汤治疗慢性前列腺炎54例，基础组方为：炒山药30～60g，炒芡实30～60g，盐黄柏10～15g，车前子6～12g，炒白果（去皮）10个。治疗4周后，痊愈27例，占50.0%；好转22例，占40.7%；无效5例，占9.3%，总有效率为90.7%。[10]

（二）实验研究

改善微循环

李灵芝等[11]运用新制易黄丸（山药、白术、芡实、白果、没药、车前子、牛膝、茯苓、牛黄、连翘、黄柏、桂枝）可改变苯酚胶浆致子宫内膜炎模型大鼠的血液流变学，降低血液黏度，改善血液流变性，使盆腔血液速度加快，增加局部组织的血液灌注量，促进组织新陈代谢，有利于坏死组织的吸收和消散，因而促进炎变组织的自身修复。提示本方能有效地抑制血小板聚集，扩张血管，改变由于炎症所致血液的浓、黏、聚状态，促进局部病灶的血液循环。

三、类方鉴析

1.清带汤（《医学衷中参西录》）

（1）组成：生山药一两，生龙骨（捣细）六钱，生牡蛎（捣细）六钱，海螵蛸（去净甲捣）四钱，茜草三钱。

（2）功用：滋阴收涩，化湿止带。

（3）主治：妇女赤白带下，绵绵不绝者。

（4）鉴别：易黄汤及清带汤二方皆治带下，均重用补肾固涩之山药为君。易黄汤中配伍清热祛湿之黄柏、车前子，主治脾肾虚弱、湿热下注之黄带；而清带汤中配伍龙骨、牡蛎与化瘀之海螵蛸、茜草，主治滑脱不禁而兼有瘀滞之带下赤白。[12]

2.完带汤（《傅青主女科》）

（1）组成：白术（土炒）一两，山药（炒）一两，人参二钱，白芍（酒炒）五钱，车前子（酒炒）三钱，苍术（制）三钱，甘草一钱，陈皮五分，黑芥穗五分，柴胡六分。

（2）功用：补中健脾，化湿止带。

（3）主治：肝郁脾虚，湿浊下注之带下。带下色白或淡黄，清稀无臭，面色㿠白，倦怠便溏，舌淡苔白，脉缓或濡弱。

（4）鉴别：完带汤和本方皆为傅山所创，用治妇人带下不止。完带汤为脾虚肝郁之白带而设，方中重用白术、山药为君药，稍佐柴胡等舒肝之品，补散并用，重在补中健脾以止带，适用于带下清稀，色白无臭，舌淡苔白，脉濡缓者；本方为治肾虚下焦湿热之黄带而设，方中重用山药、芡实为君药，白果、黄柏为辅佐，补涩与清利并用，以补肾清热、祛湿止带为主，适用于带下黏稠，色黄腥秽，舌红，苔黄腻者。[13]

附：原文与方论

【原文】妇人有带下而色黄者，宛如黄茶浓汁，其气腥秽，所谓黄带是也。夫黄带乃任脉之湿热也。任脉本不能容水，湿气安得再入而化为黄带乎？不知带脉横生，通于任脉，任脉直上走于唇齿，唇齿之间，原有不断之泉下贯于任脉以化精，使任脉无热气之绕，则口中之津液尽化为精，以入于肾矣。惟有热邪存于下焦之间，则津液不能化精，而反化湿也。夫湿者，土之气，实水之侵；热者，火之气，实木之生。水色本黑，火色本红，今湿与热合，欲化红而不能，欲返黑而不得，煎熬成汁，因变为黄色矣。此乃不从水火之化，而从湿化也。所以世之人有以黄带为脾之湿热，单去治脾而不得痊者，是不知真水、真火合成丹邪、元邪，绕于任脉、胞胎之间，而化此黔色也，单治脾何能痊乎！法宜补任脉之虚，而清肾火之炎，则庶几矣。方用易黄汤。

易黄汤

山药（炒）一两（30g）芡实（炒）一两（30g）黄柏（盐水炒）二钱（16g）车前子（酒炒）一钱（3g）白果（碎）十枚（12g）（《傅青主女科》）[13]

【方论】

1.清·傅山

"此不特治黄带方也，凡有带病者，均可治之，而治带之黄者，功更奇也；盖山药、芡实专补任脉之虚，又能利水，加白果引入任脉之中，更为便捷，所以奏功之速也。至于用黄柏清肾中之火也，肾与任脉相通以相济，解肾中之火，即解任脉之热矣。"《傅青主女科》[13]

2.现代·傅衍魁等

"本方具有健脾除湿，清热止带功效。主治脾虚湿热带下，症见带下黏稠量多，色白兼黄，其气腥臭，头晕且重，乏力，舌淡苔白，脉濡微者。方中五味药，山药为健脾的主要药物，黄柏、车前子为清热祛湿之品，而芡实、白果为敛涩之性，本方滑涩并用，互相制约，使滑而不泄，涩而不滞，为清热除湿止带之有效方剂。"（《医方发挥》）[14]

3.现代·钱伯煊

"带脉横束腰际，约束诸脉，带脉虚则脾经湿热注于下焦，而任脉病矣。方中以山药、芡实健脾固肾，收涩精气，并补带、任二脉之虚，再以白果温脾除湿，用黄柏清肾中之火，肾与任脉相通，清肾中之火，即解任脉之热，再以车前子清热利湿，一方脾、肾、带、任并补，而湿热俱清，此立方之妙也。"（《女科方萃》）[15]

参考文献

[1] 李飞.中医药学高级丛书——方剂学（上下）[M].北京：人民卫生出版社，2006.

[2] 邓中甲.方剂学[M].上海：上海科学技术出版社，2008.

[3] 王小霞，余丽娜，唐荣德.易黄汤加减联合西药治疗阴道炎临床观察[J].新中医，2016，48（02）：152-154.

[4] 刘丹.加味易黄汤治疗排卵期出血30例[J].时珍国医国药，2006，17（08）：1531.

[5] 周京晶，高薇炜.易黄汤联合强力霉素治疗生殖道支原体感染湿热下注型疗效观察[J].现代中西医结合杂志，2018，27（11）：1209-1211，1242.

[6] 辛俊，谭同焕.易黄汤结合多西环素治疗女性支原体感染的临床效果研究[J].中医临床研究，2016，8（34）：112-113.

[7] 况勋红，蒋文蔚.易黄汤灌肠治疗湿热毒盛型盆腔炎疗效观察及对复发的影响[J].新中医，2016，48（04）：126-128.

[8] 王泳，严娟.易黄汤加减治疗尿路感染临床分析[J].新疆中医药，2001，19（01）：20-21.

[9] 张树琴，李锦鹏，安峥嵘.加减易黄汤治疗带下病80例[J].现代中医药，2005（02）：24-25.

[10] 王立群.加味易黄汤治疗慢性前列腺炎54例临床观察[J].山西中医，1996（3）：14.

[11] 李灵芝，李桂华，崔兆琴.新制易黄丸对大鼠子宫内膜炎血液流变学等的实验研究[J].河北中医药学报，1999，14（02）：1-2.

[12] 李冀.方剂学[M].北京：中国中医药出版社，2012.

[13] 傅山原.傅青主女科[M].北京：人民军医出版社，2007.

[14] 傅衍魁，尤荣.医方发挥[M].沈阳：辽宁科学技术出版社，1984.

[15] 钱伯煊.女科方萃[M].北京：人民卫生出版社，1986.

薏苡仁汤（《类证治裁》）

薏苡仁汤，原方出自《类证治裁》，具有祛风除湿、散寒通络功效，多用于风寒湿痹证。症见关节疼痛，痛有定处，重着麻木，手脚沉重，苔白腻，脉濡缓。现代临床常用于类风湿关节炎、肌纤维疼痛综合征、痛风性关节炎、滑膜炎、腰椎间盘突出症、痛性糖尿病神经病变等属风寒湿痹者。因其苦寒通利，故孕妇及虚寒病者忌用。

一、传统应用

【药物组成】薏苡仁30g，当归10g，川芎5g，生姜5g，桂枝5g，羌活5g，独活5g，防风5g，苍术5g，制川乌5g，制草乌5g，麻黄5g。

【功效主治】祛风除湿，散寒通络。湿痹证。症见关节疼痛，痛有定处，重着麻木，手脚沉重，苔白腻，脉濡缓。[1]

【服用方法】日1剂，分2～3次温服。

【加减化裁】肌肤麻木不仁者，加海桐皮9g、豨莶草15g；上肢为重者，加桑枝15g；下肢为重者，加川牛膝9g。[2]

二、现代研究

（一）临床应用

1.类风湿关节炎

赵莉等运用薏苡仁汤加味联合针灸疗法治疗类风湿关节炎风寒湿痹60例，基础组方为：薏苡仁15g，川芎10g，当归10g，羌活10g，防风10g，苍术10g，独活10g，麻黄5g，桂枝5g，炙甘草5g，生姜3片，每日1剂，分早晚两次温服，每次200ml。治疗1个月后，临床各相关指标改善情况优于对照组；实验室各相关指标均低于对照组；中医证候积分低于对照组；总临床疗效（88.33%）优于对照组（70%）。[3]

2.肌纤维疼痛综合征

李永璇运用薏苡仁汤加减配合拔罐治疗肌纤维疼痛综合征70例，基础组方为：薏苡仁30g，苍术10g，防风10g，麻黄10g，桂枝10g，当归12g，川芎10g，生姜3片，炙甘草10g，白芍24g，每日1剂，水煎服。治疗4周后，疗效

（91.67%）明显优于对照组（61.76%）。[4]

3.痛风性关节炎

卿璞运用薏苡仁汤加减联合西医基础治疗痛风性关节炎86例，治疗组方为：薏苡仁30g，苍术10g，羌活10g，独活10g，防风10g，麻黄6g，桂枝6g，川芎6g，当归10g，生姜10g，甘草6g，山慈菇10g，土茯苓10g，山茱萸10g，每日1剂，分2次温服。治疗14天后，总有效率（97.7%）明显高于对照组（88.4%）。[5]

4.滑膜炎

吴金祥运用薏苡仁汤加减外敷滑膜膏辨证治疗慢性膝关节滑膜炎108例，基础组方为：薏苡仁50g，芍药50g，麻黄50g，官桂50g，甘草50g，苍术50g，生姜3片，每日1剂，去滓温服。滑膜膏组方：黄柏180g，大黄180g，生栀子180g，蒲公英180g，碾磨后用凡士林为基质调匀外用。治疗10天后，总有效率（90.32%）明显高于对照组（51.61%）；患者接受治疗后的关节功能明显优于对照组；患者接受治疗后的活动状态及生活质量评分明显高于对照组。[6]

5.腰椎间盘突出症

谢一波等运用薏苡仁汤加减合牵引治疗腰椎间盘突出症64例，基础组方为：薏苡仁30g，杜仲10g，川续断10g，威灵仙10g，鸡血藤12g，独活12g，牛膝10g，白芍10g，川芎10g，防风10g，五加皮12g，萆薢10g，甘草6g，每日1剂，分2次口服。治疗4周后，痊愈10例，显效15例，有效5例，无效2例，总有效率93.8%。[7]

6.痛性糖尿病神经病变

罗茂林等运用薏苡仁汤加减合西药治疗痛性糖尿病神经病变74例，基础组方为：薏苡仁24g，苍术15g，羌活15g，独活18g，防风15g，麻黄9g，桂枝12g，制川乌9g，当归12g，川芎24g，甘草9g，生姜3片，每日1剂，水煎，分3次温服。治疗4周后，疗效（94.7%）优于对照组（75.0%）。[8]

（二）实验研究

镇痛抗炎：薏苡仁汤可显著减轻佐剂性关节炎（AA）大鼠足趾局部红肿、关节肿胀，膜组织血管增生、淋巴细胞浸润、滑膜组织增殖病变程度，对AA大鼠显示出很好的治疗作用。[9]

三、类方鉴析

蠲痹汤（《医学心悟》）

（1）组成：羌活一钱，独活一钱，秦艽一钱，当归三钱，川芎七分，桂心五分，木香八分，乳香八分，炙甘草五分，桑枝三钱，海风藤二钱。

（2）功用：祛风除湿，散寒止痛。

（3）主治：风寒湿痹。症见肢体关节疼痛、得热则痛减、遇寒则痛剧，或沉重麻木者。

（4）鉴别：本方与蠲痹汤均有防风、羌活、当归祛风胜湿之物，以治风湿侵络之痹痛。但前方配入制川乌、制草乌、麻黄、桂枝、川芎、独活、薏苡仁、苍术、生姜以增祛除寒湿之力，适用于寒湿痹阻较重之着（湿）痹证；后方配入黄芪、赤芍、姜黄以增益气活血通络之效，适用于瘀滞痹阻较重之行（风）痹证。[10,11]

附：原文与方论

【原文】

寒湿，苡仁汤，苡仁、归、芎、姜、桂、羌、独、防、术、草、川乌、麻黄。（清·《类证治裁》）[12]

【方论】

1.黄荣宗

"伤后感受湿邪，留滞关节肌肤，气血痹阻，则关节肢体疼痛；湿为阴邪，重浊之性，则阴雨天痛甚，固定不移；湿从寒化，则腰膝冷重。治当除湿运脾，疏利经络之法。方中薏苡仁、苍术祛湿运脾，疏利经络；羌活、独活、防风祛风胜湿，通痹止痛；麻黄、桂枝、川乌温经通阳，燥湿止痛；川芎、当归活血通络，祛瘀止痛；甘草、生姜和中调药。合而用之，共奏祛湿通络之效。"（《骨伤方剂学》）[13]

2.李永来

"应用要点：主要用于治疗湿痹关节疼痛。方用白术、薏苡仁除湿利痹，合以羌活、独活、防风祛除风湿，川乌、草乌温燥寒湿，全方以除湿为主，为其配伍特点。临床应用以湿痹疼痛、痛有定处、重着麻木、舌苔白腻，为其辨证要点。方中可加用防己、萆薢，以加强祛湿利痹之功。局部红肿、舌苔黄腻，甚则发热者，忌服。"（《中华名方3》）[14]

参考文献

[1] 李培，等.临床实用方剂手册[M].成都：四川科学技术出版社，2003.

[2] 周慎.全科医生常用方剂手册[M].长沙：湖南科学技术出版社，2016.

[3] 赵莉，崔玲，刘新兵，等.薏苡仁汤加味联合针灸治疗类风湿性关节炎风寒湿痹证临床研究[J].陕西中医，2018，39（06）：766-769.

[4] 李永璇.加减薏苡仁汤配合拔罐治疗纤维肌痛综合征36例临床观察[J].云南中医中药杂志，2010，31（07）：38-39.

[5] 卿璞.薏苡仁汤加减治疗痛风性关节炎的临床研究[J].中国医药指南,2014,12(28):271-272.

[6] 吴金祥.薏苡仁汤与外敷滑膜膏治疗慢性膝关节滑膜炎疗效观察[J].陕西中医,2013,34(04):428-430.

[7] 谢一波,邹旦,彭六明.薏苡仁汤合牵引治疗腰椎间盘突出症32例[J].湖南中医杂志,2010,26(04):46,73.

[8] 罗茂林,蔡少彬,梁汝琼.薏苡仁汤治疗痛性糖尿病神经病变临床观察[J].辽宁中医杂志,2009,36(08):1359-1361.

[9] 孟楣,姜辉.风湿病中药研究开发[M].合肥:安徽科学技术出版社,2014.

[10] 樊蔚虹,等.最新方剂手册[M].郑州:中原农民出版社,1998.

[11] 傅南琳,高日阳.读经典学名方系列 肾病名方[M].北京:中国医药科技出版社,2013.

[12] 林佩琴.类证治裁[M].刘荩文主校.北京:人民卫生出版社,1988.

[13] 黄荣宗.骨伤方剂学[M].北京:人民卫生出版社,1990.

[14] 李永来.中华名方3[M].北京:线装书局,2008.

越鞠丸（《丹溪心法》）

越鞠丸，原方出自《丹溪心法》，为中医解郁祛湿名方。具有行气解郁功效，用于六郁证。症见胸膈痞闷，脘腹胀痛，嗳腐吞酸，恶心呕吐，饮食不消。现代常用于治疗胃肠神经官能症、消化性溃疡、慢性胃炎、胆道感染、胆石症、慢性肝炎等属气、血、湿、痰、火、食等郁滞患者。因其苦寒通利，故孕妇及虚寒病者忌用。

一、传统应用

【**药物组成**】苍术6～9g，香附6～9g，川芎6～9g，神曲6～9g，栀子6～9g。

【**功效主治**】行气解郁。症见胸膈痞闷，脘腹胀痛，嗳腐吞酸，恶心呕吐，饮食不消。[1]

【**服用方法**】日1剂，分2～3次温服。

【**加减化裁**】若气郁偏重，可重用香附，酌加木香、枳壳、郁金以加强行气解郁之力；若血郁偏重，可重用川芎，酌加桃仁、赤芍、红花等以助活血祛瘀；若湿郁偏重，可重用苍术，酌加茯苓、厚朴、白芷、泽泻等以祛湿；若火郁偏重，可重用栀子，酌加黄芩、黄连、青黛以泻火；若食郁偏重，可重用神曲，酌加山楂、麦芽、砂仁以消食化滞；若痰郁偏重，酌加半夏、瓜蒌、胆南星、海浮石以化痰。[2]

二、现代研究

（一）临床应用

1.功能性消化不良

李劲亮运用越鞠丸辅治肝胃不和型功能性消化不良40例，基础组方为：香附、川芎、苍术、栀子、神曲各10g，每天1剂，水煎2次，取汁400ml后混匀分早晚2次温服。治疗4周后，治疗总有效率为97.50%，高于对照组的80.00%，且两组证候评分均低于治疗前，且观察组评分低于对照组。[3]

2.慢性萎缩性胃炎

陈绪忠等运用越鞠丸加减联合硫糖铝治疗慢性萎缩性胃炎肝胃气滞证60例，基础组方为：香附15g，川芎12g，苍术10g，神曲12g，柴胡9g，枳壳9g，白芍

9g，陈皮9g，佛手10g，百合10g，乌药10g，甘草9g，每日1剂，水煎服。连续治疗3个月后，患者症状评分、炎症活动度、黏膜炎症、腺体减少以及肠上皮化生评分均明显低于对照组，患者有效率为91.67%，显著高于对照组的76.67%，治疗组治疗后血清中IL-12和TNF-α水平显著高于对照组。[4]

3.抑郁症

周红香等运用越鞠丸合甘麦大枣汤加减治疗产后抑郁症30例，基础组方为：香附、川芎、苍术、神曲、栀子、炙甘草、小麦、大枣，每日1剂，早晚分服。治疗后2～4周内，总有效率96.67%，对照组总有效率70%，治疗效果明显优于对照组。[5]

4.高脂血症

孙素芹运用越鞠丸加减治疗高脂血症44例，基础组方为：川芎12g，苍术12g，香附12g，神曲12g，炒栀子12g，每日1剂，早晚分服。治疗4周后及治疗8周后血清CT、TG、LDL-C均明显降低，HDL-C升高，总有效率为79.55%，对照组为53.33%，治疗组明显优于对照组。[6]

5.胆道功能障碍

陈海军运用越鞠丸治疗胆囊切除术后胆道功能障碍50例，基础组方为：苍术9g，香附9g，川芎9g，神曲9g，栀子9g，口服，每日3次，每次6g，1周为1个疗程。治疗2～5周内，总有效率96%。[7]

6.脂肪肝

雷其山运用越鞠丸加减治疗气郁痰湿型脂肪肝59例，基础组方为：苍术15g，神曲20g，栀子10g，川芎20g，香附10g，每日1剂，早晚分服。治疗组以越鞠丸为主化裁，对照组口服脂必妥片，每次3片，每日3次。治疗2个月后，治疗组有效率（84.75%）明显高于对照组有效率（53.30%）。[8]

7.胃脘痛

茅正义运用越鞠丸加减治疗胃脘痛80例，基础组方为：苍术6～9g，制香附10g，川芎10g，神曲10g，焦山栀6～10g，水煎服，日服2次。治疗7～20天内，有效74例，总有效率占92.5%。[9]

8.顽固性失眠

张建成等运用越鞠丸加减治疗顽固性失眠14例，基础组方为：香附、苍术、川芎、神曲、栀子，配茯神、珍珠母、生龙骨、合欢花、首乌藤（夜交藤）为主组方，水煎服，每日1剂。治疗2周后，治愈12例，有效2例，总有效率100%。[10]

9.多囊卵巢综合征

张海峰运用归芍地黄汤合越鞠丸加减治疗多囊卵巢综合征60例，基础组方为：当归10g，熟地黄10g，山茱萸10g，山药10g，牡丹皮10g，泽泻10g，川芎10g，香附10g，苍术10g，栀子10g，神曲10g，白芍15g，茯苓15g，每日1剂，水煎服，连服3个月为1个疗程（月经期间停服）。结果显示，1个疗程总有效率53.3%，2个疗程总有效率71.7%。[11]

10.脑卒中后抑郁

周晓卿运用百忧解合用越鞠丸加减治疗脑卒中后抑郁60例，基础组方为：川芎12g，苍术10g，香附15g，神曲10g，栀子6g，每日1剂，水煎服。治疗4周及8周后，治疗组总有效率（95.0%）明显高于对照组（83.3%）。[12]

（二）实验研究

1.反流性食管炎

郑婷婷等研究越鞠丸对反流性食管炎大鼠的作用，发现越鞠丸加味能明显改善反流性食管炎大鼠食管黏膜的病理学改变，减轻食管炎症，降低反流性食管炎（RE）大鼠食管黏膜PCNA、p53、CyclinD1的表达。[13]

2.脂肪肝

郝志民研究新加越鞠丸对非酒精性脂肪肝小鼠的治疗作用，发现新加越鞠丸可通过升高血清脂联素水平，降低血清瘦素水平，以此来减轻多因素导致的肝损伤，可能为该方治疗非酒精性脂肪肝的作用机制。[14]

3.急性心肌缺血

胡蓉等观察越鞠丸对大鼠急性心肌缺血的影响，发现越鞠丸10g/kg、5g/kg、2.5g/kg可明显降低Pit诱导心肌缺血模型大鼠ECG的ST段T波的抬高幅度、降低血清中LDH、CK的活性，同时升高血清中SOD及GSH-Px的活性，说明越鞠丸对大鼠急性心肌缺血损伤具有明显保护作用，其机制可能与提高心肌组织抗氧化能力有关。[15]

4.抑郁症

闫东升等观察越鞠丸对慢性轻度不可预见性的应激抑郁（CUMS）小鼠模型的影响，发现越鞠丸组小鼠行为学指标明显改善，同时可以升高抑郁症模型小鼠脑组织中的5-HT含量，降低血浆皮质醇含量。[16]

5.抗抑郁

蒋麟观察主治郁证的中药方剂越鞠丸对慢性应激状态下大鼠海马脑源性神经营养因子的影响，发现越鞠丸对慢性应激大鼠抑郁模型有明显的抗抑郁作用，其抗抑郁作用可能与增加海马脑源性神经营养因子的表达有关。[17]

6.代谢综合征

杨红莲等研究越鞠丸对代谢综合征大鼠肝脏-磷酸腺苷激活的蛋白激酶-α

（AMPK-α）表达的影响，发现越鞠丸组大鼠血压、空腹血糖、TG、TC、LDL-C明显降低，P-AMPK-α蛋白表达明显升高，说明越鞠丸能改善代谢综合征大鼠代谢综合征，其上调P-AMPK-α蛋白的表达是其可能的作用机制。[18]

7.帕金森病

王省等研究越鞠丸快速改善帕金森病抑郁（DPD）的机制。发现越鞠丸能够减少DPD模型小鼠强迫游泳时间（FST）的不动时间，提高糖水偏好实验（SPT）比率，起效时间为单次给药后的第3天；1-甲基-4-苯基-1,2,3,6-四氢吡啶离子（MPP$^+$）处理的PC12细胞环磷腺苷效应元件结合蛋白（CREB）磷酸化水平降低，与模型组比较，越鞠丸可以提高磷酸化CREB表达。结论：越鞠丸能够快速改善帕金森病抑郁，其作用机制与激活CREB信号、保护神经元有关。[19]

三、类方鉴析

1.六郁汤（《医学入门》）

（1）组成：香附6g，陈皮3g，半夏3g，川芎3g，苍术3g，赤茯苓2.5g，栀子2.5g，砂仁1.5g，甘草1.5g，生姜3片。

（2）功用：解诸郁。

（3）主治：郁证。

（4）鉴别：六郁汤与越鞠丸均能治胸胁闷胀疼痛、脘堵嗳气、食欲不振、精神抑郁诸症。六郁汤偏治气郁、痰郁为主者，越鞠（汤）丸则偏于治湿郁、血郁、食郁为主者。[20]

2.逍遥散（《太平惠民和剂局方》）

（1）组成：甘草4.5g，当归9g，茯苓9g，白芍9g，白术9g，柴胡9g，生姜3片，薄荷6g。

（2）功用：疏肝解郁，养血健脾。

（3）主治：肝郁血虚脾弱证。两胁作痛，头痛目眩，口燥咽干，神疲食少，或往来寒热，或月经不调，乳房胀痛，脉弦而虚。[8]

（4）鉴别：越鞠丸和逍遥散均有疏肝解郁功效。逍遥散重在疏肝解郁，健脾养血；主治肝郁脾虚之胁痛，并伴见乳房胀痛、月经不调、神疲食少、舌淡红等症。越鞠丸重在行气解郁；主治肝脾郁结之胁痛，并伴见胸膈痞闷、胸胁刺痛、口苦泛酸等症。[21]

附：原文与方论

【原文】气血冲和，万病不生，一有怫郁，诸病生焉，故人身诸病，多生于郁。越鞠丸，解诸郁。

香附、川芎、苍术、神曲、栀子各等分。（《丹溪心法》）

【方论】

1.清·吴昆

"越鞠者，发越鞠郁之谓也。香附理气郁，苍术开湿郁，抚芎调血郁，栀子治火郁，神曲疗食郁。此以理气为主，乃不易之品也。若主湿郁加白芷、茯苓，主热郁加青黛，主痰郁加南星、海石、瓜蒌，主血郁加桃仁、红花，主食郁加山楂、砂仁，此因病而变通也。如春加防风，夏加苦参，秋冬加吴茱萸，此《经》所谓升降沉浮则顺之，寒热温凉则逆之耳。"（《医方考》）[22]

2.清·吴谦等

"夫人以气为本，气和则上下不失其度，运行不停其机，病从何生？若饮食不节，寒温不适，喜怒无常，忧思无度，使冲和之气升降失常，以致胃郁不思饮食，脾郁不消水谷，气郁胸腹胀满，血郁胸膈刺痛，湿郁痰饮，火郁为热，及呕吐恶心，吞酸吐酸，嘈杂嗳气，百病丛生。故用香附以开气郁，苍术以除湿郁，抚芎以行血郁，山栀以清火郁，神曲以消食郁，此朱震亨因九郁之法而变通者也。五药相须，共收五郁之效。然当问何郁病甚，便当以何药为主。至若气虚加人参，气痛加木香，郁甚加郁金，懒食加谷蘖，胀加厚朴，痞加枳实，呕痰加姜、夏，火盛加萸连，则又存乎临证者之详审也。"（《医宗金鉴·删补名医方论》）[23]

3.清·费伯雄

"凡郁病必先气病，气得流通，郁于何有？此方注云：统治六郁，岂有一时而六郁并集者乎？须知古人立方，不过昭示大法。气郁者，香附为君；湿郁者，苍术为君；血郁者，川芎为君；食郁者，神曲为君；火郁者，栀子为君。相其病在何处，酌量加减，方能得古人之意而不泥古人之方，读一切方书，皆当如是观。"（《医方论》）[24]

参考文献

[1] 李飞.中医药学高级丛书——方剂学（上下）[M].北京：人民卫生出版社，2006.

[2] 邓中甲.普通高等教育"十五"国家级规划教材 方剂学（供中医药类专业用）[M].北京：中国中医药出版社，2003.

[3] 李劲亮.越鞠丸辅治肝胃不和型功能性消化不良的临床效果观察[J].临床合理用药杂志，2018，11（23）：40-41.

[4] 陈绪忠，董明兴，王志强.越鞠丸加减联合硫糖铝治疗慢性萎缩性胃炎疗效观察[J].中医学报，2018，33（09）：1770-1773.

[5] 周红香，廖维政，王满英，等.越鞠丸合甘麦大枣汤加减治疗产后抑郁症[J].中国医学创新，2015，12（6）：104-105.

[6] 孙素芹.越鞠丸加减治疗高脂血症44例临床观察[J].上海中医药杂志，2008，42（01）：35-36.

[7] 陈海军. 越鞠丸治疗胆囊切除术后胆道功能障碍50例[J]. 吉林中医药, 2003, 23 (7): 21.

[8] 雷其山. 越鞠丸为主治疗脂肪肝59例[J]. 河南中医, 2003, 23 (3): 55.

[9] 茅正义. 越鞠丸治疗胃脘痛100例[J]. 长春中医学院学报, 2001, 177 (4): 12.

[10] 张建成, 李华高, 吴济川. 越鞠丸加减治疗顽固性失眠14例[J]. 中医药学刊, 2003, 21 (2): 303.

[11] 张海峰. 芍地黄汤合越鞠丸治疗多囊卵巢综合征60例[J]. 实用中医药杂志, 2004, 20 (2): 70.

[12] 周晓卿. 越鞠丸加味合百忧解治疗卒中后抑郁60例[J]. 中国民间疗法, 2005, 13 (3): 18.

[13] 郑婷婷, 叶蔚, 叶斌, 等. 越鞠丸加味对反流性食管炎大鼠食管黏膜PCNA、p53、CyclinD1表达的影响[J]. 中国中医药科技, 2018, 25 (02): 184-187.

[14] 郝志民, 赵云昇, 朱维平, 等. 新加越鞠丸对非酒精性脂肪肝大鼠脂联素及瘦素影响的实验研究[J]. 世界中西医结合杂志, 2013, 8 (03): 237-239, 321.

[15] 胡蓉, 王金艳, 周爽. 越鞠丸对大鼠实验性急性心肌缺血的保护作用[J]. 中国民族民间医药, 2017, 26 (14): 47-49.

[16] 闫东升, 周小琳, 石和元, 等. 越鞠丸对抑郁症模型小鼠行为学、5-羟色胺及血浆皮质醇的影响[J]. 江西中医学院学报, 2007, 19 (02): 64-67.

[17] 蒋麟. 越鞠丸对慢性应激大鼠海马脑源性神经营养因子的影响[J]. 中国临床康复, 2005, 9 (28): 138-140.

[18] 杨红莲, 张丽, 段玉红. 越鞠丸对代谢综合征模型大鼠的治疗作用及其对肝脏AMPK-α表达的影响[J]. 江苏中医药, 2015, 47 (05): 77-79.

[19] 王省, 唐娟娟, 陈畅, 等. 越鞠丸快速改善帕金森病抑郁的机制研究[J]. 世界科学技术-中医药现代化, 2017, 19 (02): 289-294.

[20] 焦树德. 方剂心得十讲[M]. 2版. 北京: 人民卫生出版社, 2005.

[21] 王刚佐. 中医临证指要[M]. 北京: 人民卫生出版社, 1999.

[22] 吴昆. 医方考[M]. 北京: 中国中医药出版社, 2007.

[23] 吴谦, 等. 医宗金鉴[M]. 北京: 中国中医药出版社, 1994.

[24] 费伯雄. 医方论[M]. 北京: 中医古籍出版社, 1987.

止带方（《世补斋不谢方》）

止带方，原出《世补斋不谢方》，为中医著名的清热祛湿剂，具有清热利湿止带之功效。多用于治疗湿毒下注证，症见带下量多，色黄如脓，黏稠，或呈泡沫状秽臭等。现代常用于治疗宫颈柱状上皮移位、外阴阴道假丝酵母菌病、慢性宫颈炎、HPV感染等证属湿热者。因本方清热燥湿之力较强，故脾肾不足、寒湿蕴阻者慎用此方。

一、传统应用

【药物组成】茵陈20g，栀子、黄柏、赤芍、牡丹皮、牛膝、茯苓、猪苓、泽泻、车前子各10g。[1]

【功效主治】清热利湿止带。用于治疗湿毒内侵，下注任带，致带浊下注证。症见带下量多，色黄如脓，黏稠，或呈泡沫状、秽臭等。[1]

【服用方法】水煎服。

【加减化裁】若带下量多者可加用白果、芡实；味臭秽者加蒲公英、紫花地丁；小便淋热者加用白茅根、金钱草。[2]

二、现代研究

（一）临床应用

1.宫颈柱状上皮异位（宫颈糜烂）

王芬运用复方黄柏液联合止带方加味治疗宫颈柱状上皮异位（宫颈糜烂）40例，基本方剂组成：猪苓、茯苓、泽泻、车前子、黄柏、茵陈、栀子、牡丹皮、川牛膝、赤芍各10g，鱼腥草、土茯苓各15g，水煎服，每日1剂，每剂分早晚两次服用，7天为1个疗程，连续2个疗程，痊愈3例，显效25例，有效11例，无效1例。[3]

2.外阴阴道假丝酵母菌病

张轲等运用止带方联合克霉唑栓剂治疗外阴阴道假丝酵母菌病56例，基本方剂组成：茯苓15g，猪苓12g，泽泻12g，车前子12g，土茯苓20g，黄柏10g，牡丹皮10g，赤芍15g，栀子12g，牛膝10g，茵陈12g，苦参15g，上药加水500ml，文火煎煮40min，取汁700ml，二煎加水300ml煎煮取汁100ml，两煎混合，分早晚冲洗外阴及阴道，每日1剂，7天为1个疗程，痊愈38例，好转16例，无效2例，总有效率96.4%。[4]

3.慢性宫颈炎合并HPV感染

张明哲等运用止带方加减治疗慢性宫颈炎合并HPV感染LEEP术后89例，基本方剂组成：白术15g，茯苓20g，车前子20g（布包煎），泽泻15g，茵陈15g，赤芍10g，牡丹皮10g，黄柏10g，栀子10g，牛膝15g，紫草10g，苦参10g，板蓝根20g，土贝母15g，黄芪30g，莪术10g，甘草6g，每日1剂，分早晚2次温服，共治疗4个月经周期，痊愈45例，显效29例，有效15例。[5]

（二）实验研究

减轻宫颈炎病变程度：王晓彤研究止带方对大鼠宫颈炎病理形态、IL-6、IL-8和受孕率的影响，发现止带方干预的大鼠受孕率均增高，同时阴道及宫颈病变减轻；中药阴道给药组阴道病理评分、IL-6和IL-8均显著降低；中药中剂量组和双唑泰组IL-6、IL-8水平均显著降低，说明止带方可能是改善了局部免疫功能，降低了IL-6、IL-8水平，从而减轻了宫颈炎病变程度，提高大鼠受孕率。[6]

附：原文与方论

【原文】

止者，以通为止也。甚者须苍术、厚朴。有寒宜炮姜、附子。并须茵陈。此证寒浸、湿热皆有之。

茵陈蒿，黄柏，黑山栀，赤芍，丹皮，牛膝，车前，猪苓，茯苓，泽泻。或加二、三妙丸。

【方论】

1.袁立霞等

本方多因脾虚湿盛，郁久化热，或情志不遂，肝郁化火，肝热脾湿，湿热互结，流注下焦，损及任带，遂成带下病。或外感湿热，湿热之邪直犯阴部，累及肝经、任带，而成带下病。故治以清热利湿止带。方中猪苓、茯苓、车前子、泽泻利水除湿；茵陈、黄柏、栀子清热泻火解毒；赤芍、牡丹皮凉血化瘀，合牛膝活血，并能引药下行，直达病所以除下焦湿热。诸药合用集利水、燥湿、清热于一方，使湿热分消，任带复常，则带下自愈。（《读经典学名方系列 妇科病名方》）[2]

2.夏桂成

湿热带下临床上颇为常见。一般虚中夹实者，即既有湿热，又有脾肾不足者，可选用易黄汤一类方药，而有实无虚，轻则用本方，重者可选用龙胆泻肝汤等。但当前临床上所见湿热证型，尚须与辨病相结合，即应辨明是外阴阴道假丝酵母

菌病、滴虫性阴道炎，还是淋菌性阴道炎等。尚未明确诊断之前，可以本方统治之。（《实用妇科方剂学》）[1]

3.孙浩铭

猪苓、茯苓、车前子、泽泻利尿除湿，茵陈清热利湿，黄柏、栀子清热解毒，牡丹皮、赤芍活血解毒，牛膝引下，诸药合用，使之热清湿去毒解。本方应用于热毒湿邪所引起的带下症以及外阴瘙痒效果良好。如带下色黄，稠黏臭甚，可加土茯苓30g、败酱草30g，阴痒可加白鲜皮30g、苦参30g煎汤，趁热熏洗。对引起产后恶露不绝或产后发热者，酌加益母草15g、蒲公英24g、金银花12g、连翘18g，使解毒之效更强。（《孙浩铭妇科临床经验》）[7]

4.杨恒茂等

本方所主之证皆因湿毒内侵，损伤任带所致。方用黄柏、栀子清热，牡丹皮、赤芍凉血活血，茵陈清利湿热，猪苓、茯苓、车前子、泽泻利湿，牛膝引药下行。共奏清热利湿止带之功。然本方解毒之力较弱，临证多配蒲公英、紫花地丁、土茯苓、苦参清热解毒其效更佳。本方内服碍胃，不能久服，多配外洗方，内服外治相结合可缩短疗程。（《实用中医妇科方药学》）[8]

参考文献

[1] 夏桂成.实用妇科方剂学[M].北京：人民卫生出版社，1997.

[2] 袁立霞.读经典学名方系列 妇科病名方[M].北京：中国医药科技出版社，2013.

[3] 王芬，李大剑，王晓晓.复方黄柏液联合止带方加味治疗宫颈糜烂疗效观察[J].安徽中医学院学报，2012，31（01）：19-21.

[4] 张轲，刘国岭，赵自更，等.止带方联合克霉唑栓剂治疗外阴阴道假丝酵母菌病56例临床观察[J].云南中医中药杂志，2012，33（09）：19-20.

[5] 张明哲，叶贵丹.止带方加减治疗慢性宫颈炎合并HPV感染LEEP术后观察[J].中国实验方剂学杂志，2017，23（17）：211-216.

[6] 王晓彤，林海雄，李志成，等.止带方对大鼠宫颈炎病理形态、IL-6、IL-8和受孕率的影响[J].中华中医药学刊，2017，35（02）：361-363，518-519.

[7] 福州市人民医院.孙浩铭妇科临床经验[M].福州：福建人民出版社，1978.

[8] 杨恒茂，张文阁.实用中医妇科方药学[M].西安：陕西科学技术出版社，1988.